AF610520

TRAITÉ PRATIQUE

DE

L'INFLAMMATION DE L'UTÉRUS

ET DE SES ANNEXES.

Typographie de Hennuyer et Cᵉ, rue Lemercier, 24. Batignolles.

TRAITÉ PRATIQUE

DE

L'INFLAMMATION DE L'UTÉRUS

DE SON COL

ET DE SES ANNEXES

PAR

JAMES HENRY BENNET,

DOCTEUR EN MÉDECINE DE LA FACULTÉ DE PARIS,

ancien interne des hôpitaux de la même ville, membre du collége royal des médecins, et médecin-accoucheur du dispensaire général de l'Ouest à Londres.

Traduit de l'anglais sur la seconde édition,

PAR

F. A. ARAN,

Docteur en médecine, ancien interne-lauréat des hôpitaux de Paris.

PARIS.

CHEZ LABÉ, LIBRAIRE DE LA FACULTÉ DE MÉDECINE,

PLACE DE L'ÉCOLE-DE-MÉDECINE, 4.

1850

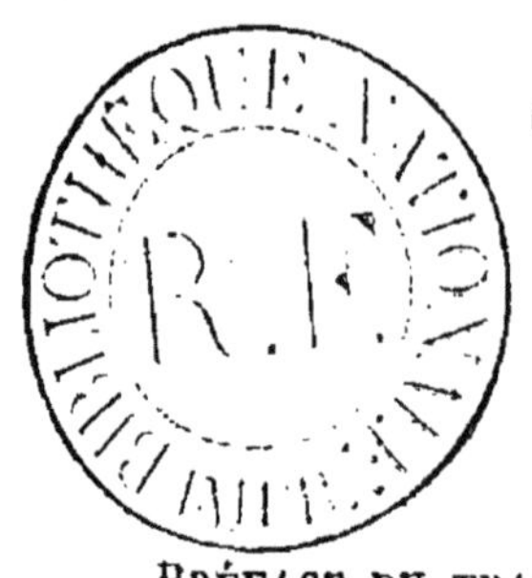

TABLE DES CHAPITRES.

APPENDICE.

FIN DE LA TABLE DES CHAPITRES.

PRÉFACE DU TRADUCTEUR.

Le livre dont nous donnons aujourd'hui la traduction a obtenu un immense succès en Angleterre : il répondait à une lacune de la littérature médicale anglaise ; c'était le premier traité pratique publié sur les inflammations de l'utérus, et, à beaucoup d'égards, il soulevait des questions entièrement nouvelles, sinon pour nous, du moins pour nos voisins d'outre-Manche. En France, cette lacune se fait moins sentir sans doute : nous comptons quelques traités estimés, des travaux individuels fort nombreux, qui résument la pratique des médecins qui s'occupent plus particulièrement des maladies utérines ; mais nous croyons qu'il n'y a pas encore dans la littérature médicale française un livre qui puisse servir de guide aux médecins dans cette portion de la pathologie. La discussion qui a eu lieu récemment à l'Académie de médecine n'a que trop prouvé d'ailleurs l'incertitude et le doute qui pèsent encore sur la pathologie et la thérapeutique des maladies de l'utérus.

C'est notre conviction, que les médecins français trouveront dans le livre que nous leur soumettons aujourd'hui des doctrines médicales saines, des indications claires et précises, des règles de conduite nettement tracées, et, ce qu'on trouve rarement dans les ouvrages de notre époque, des détails suffisamment circonstanciés pour leur permettre d'appliquer eux-mêmes les méthodes thérapeutiques dont l'auteur leur recommande l'adoption. Ancien élève de l'école de Paris, M. H. Bennet a puisé largement dans la pratique des médecins et des chirurgiens qui furent ses maîtres. Placé depuis sur un vaste théâtre d'observation, il a su mettre à profit une position tout exceptionnelle pour soumettre à un contrôle sévère les préceptes qu'il avait recueillis parmi nous. C'est dire que l'ouvrage de M. Bennet, en même temps qu'il représente l'état actuel de la pathologie utérine, renferme beaucoup de choses véritablement nouvelles, et par-dessus tout d'une véritable utilité pratique.

Nous aurions pu grossir ce volume en y ajoutant des notes que depuis longtemps nous avons recueillies, dans l'intention de publier nous-même un ouvrage sur ce sujet, et que nous utiliserons peut-être un jour. Dans l'intervalle, M. Bennet, notre condisciple et notre ami, a publié son livre; et comme il a puisé souvent aux mêmes sources que nous, comme il a défendu à beaucoup d'égards des convictions qui sont les nôtres, nous nous en sommes tenu au rôle modeste de traducteur. Nous aurions craint d'ailleurs de retarder l'apparition d'un livre dont la publication nous semble tout à fait opportune.

PRÉFACE DE L'AUTEUR.

—

Je dois à l'obligeance de M. le docteur Aran de pouvoir adresser quelques mots aux lecteurs de cet ouvrage. Je m'empresse d'en profiter pour leur rappeler qu'il a été écrit pour un public médical n'ayant pas la moindre connaissance pratique des travaux modernes de l'école de Paris sur la pathologie utérine. Quand j'ai commencé à publier mes recherches sur ce sujet, les médecins anglais en étaient encore, il y a six ans, au même point que les médecins français quand parurent les premiers travaux de M. Récamier. Ce qui m'était demandé, par conséquent, c'était un ouvrage didactique qui pût leur servir de guide, et qui fût en même temps le résumé de l'état de la science à Paris, et celui de mes recherches personnelles. Dans un ouvrage de ce genre, écrit pour un public peu familiarisé avec ces travaux, j'ai dû ne pas m'appesantir longuement sur la partie historique et critique de mon sujet.

Ce livre dérive directement de l'école de Paris, puisque c'est dans ce centre scientifique que j'ai puisé les connaissances qui en font la base ; mais il contient, en outre, le résultat de longues et nombreuses recherches entreprises depuis mon établissement à Londres. Aussi me permets-je d'espérer qu'il ne sera pas jugé indigne de prendre place, même en France, parmi les ouvrages destinés à étendre le cercle des connaissances pratiques sur cette partie importante de la pathologie.

J'ai la grande satisfaction de pouvoir affirmer que, dans mon propre pays, j'ai été assez heureux pour opérer une véritable révolution dans le traitement des affections utérines. Un grand nombre de médecins distingués ont adopté et mis en pratique les idées que je me suis efforcé de propager; et d'ici à peu de temps, il est évident que la vraie pathologie utérine sera autant étudiée et connue dans tous les pays où la langue anglaise se parle, que dans celui qui fut si longtemps ma patrie d'adoption, la France.

Les épreuves de la traduction de mon ami M. Aran m'ayant été soumises au fur et à mesure de leur impression, j'ai pu faire quelques changements et quelques additions, qui font véritablement de ce volume une troisième édition. Je puis aussi, par conséquent, en garantir la scrupuleuse fidélité. Aussi ai-je des remerciements sincères à adresser à M. Aran pour avoir si bien reproduit ma pensée, et m'avoir ainsi mis à même de reparaître parmi les maîtres et les condisciples avec lesquels se sont écoulées tant d'heureuses années d'études.

Londres, 9, Cambridge-Square.
Hyde-Park.
9 avril 1850.

INTRODUCTION.

Influence des moyens d'exploration physique sur le diagnostic et le traitement des maladies utérines. — État de la science chez les anciens. — Causes qui ont retardé l'avancement de la pathologie utérine au moyen âge. — État actuel de l'obstétrique et de la pathologie utérine en Angleterre.

Pour tous ceux qui ont suivi la marche de la science depuis trente ans, il est incontestable que l'application des moyens physiques d'exploration à l'étude des symptômes locaux et des altérations morbides, a fait une véritable révolution en pathologie. La découverte de l'auscultation et de la percussion a jeté sans doute une vive lumière sur l'histoire des maladies de poitrine. Eh bien! elle n'a pas apporté une plus grande amélioration au diagnostic et au traitement de ces maladies, que l'introduction du spéculum et des autres moyens d'exploration n'a réalisé de progrès dans la pratique des maladies utérines. J'en appelle, sous ce rapport, à tous ceux qui parcourront cet ouvrage, et qui feront au traitement des maladies utérines l'application des vues que j'y ai développées. J'en appelle surtout à ceux qui ont puisé dans les auteurs anglais les plus estimés leurs connaissances de l'état actuel de la science à cet égard.

Une grande erreur a été commise par tous ceux qui ont écrit sur les affections utérines, j'en excepte seulement les auteurs français récents, c'est qu'on a considéré et décrit l'inflammation de l'utérus hors l'état puerpéral, comme une maladie rare, tandis que, en réalité, l'inflammation est la plus commune de toutes les manifestations morbides de cet organe, aussi bien que de tous les autres organes de l'économie animale. Cette erreur a eu des conséquences fâcheuses : non-seulement elle a conduit à méconnaître entièrement l'existence de l'inflammation, mais encore elle a eu l'inconvénient de faire mal interpréter une foule d'états morbides, qui en sont la conséquence naturelle, et que l'on a étudiés indépendamment de leur origine : je veux parler de la leucorrhée, de la dysménorrhée, de la métrorrhagie, du prolapsus partiel, de la débilité générale, etc.

Au premier abord, il paraîtra assez singulier qu'une classe de maladies aussi fréquentes que les inflammations utérines, ait été presque entièrement méconnue jusqu'à ces dernières années, et que les symptômes dont elles sont le point de départ aient servi si longtemps de base à de fausses idées pathologiques. Rien n'est plus vrai cependant : les siècles, en se succédant, ont perpétué les mêmes erreurs ; mais pour se rendre compte de cette circonstance, il faut remonter un peu dans l'histoire de la médecine.

Avant tout, il importe de bien se pénétrer du rôle que l'utérus remplit dans l'économie. Ce n'est pas un organe destiné à la conservation de l'existence de l'individu, mais bien un organe destiné à la perpétuation de l'espèce. Ses fonctions ne sont pas de tous les jours, de toutes les heures, de tous les instants, comme celles du cerveau, des poumons, du foie. Aussi, les inflammations chroniques ou subaiguës dont il est affecté ne donnent-elles pas naissance à des symptômes aussi tranchés, aussi facilement reconnaissables que celles des organes dont je viens de parler. En outre, l'inflammation de l'utérus, qui se produit dans l'état de vacuité, présente pour caractère particulier (et cela par suite des dispositions anatomiques sur lesquelles j'aurai bientôt occasion d'insister) d'être en général *périphérique*, qu'on me passe le mot; c'est-à-dire d'être principalement et primitivement limitée à la membrane muqueuse qui revêt le col et qui tapisse sa cavité; au col lui-même, qui est beaucoup moins sensible que le corps de l'utérus; au tissu cellulaire caché dans les replis du péritoine, qui constituent les ligaments larges; et aux ovaires. Enfin l'inflammation utérine, ainsi limitée, est le plus souvent chronique.

Les considérations physiologiques et pathologiques qui précèdent, jointes à la situation profonde et en quelque sorte centrale qu'occupe l'utérus dans la cavité abdominale, expliquent comment, dans l'immense majorité des cas, les symptômes des affections utérines inflammatoires présentent un degré d'obscurité qu'on ne trouve que dans un petit nombre d'autres maladies. De là, la nécessité d'appeler à notre aide tous les moyens d'investigation possibles, pour arrriver à un diagnostic précis et exact. Or, de tous ces moyens, il n'en est aucun qui puisse fournir une connaissance plus complète des altérations pathologiques que l'inspection directe.

Il ne peut y avoir de doute à cet égard : dès les temps les plus reculés de l'histoire de notre art, les médecins avaient reconnu que cet examen direct était non-seulement possible, mais facile dans un grand nombre de cas. Ils voyaient continuellement l'utérus descendre si bas dans le vagin, soit par son propre poids, soit par la laxité de ses moyens de sustentation, qu'il suffisait d'écarter les grandes lèvres pour l'apercevoir ; d'autres fois même l'utérus venait faire saillie à l'extérieur. De l'examen de l'utérus ainsi prolapsé à l'emploi de quelque moyen mécanique destiné à entr'ouvrir la vulve et le vagin, de manière à permettre à la vue de s'étendre jusqu'au segment inférieur de l'utérus, il n'y avait évidemment qu'un pas. Ce pas a été franchi depuis deux mille ans. Bien que ce fait ne soit pas généralement connu, il n'en est pas moins vrai. L'inspection directe du col de l'utérus à l'aide d'instruments particuliers était connue des anciens, peut-être même dans des temps fort reculés; et si, plus tard, ce mode d'exploration est tombé dans un oubli complet, ainsi que les connaissances que l'on en avait obtenues, c'est un fait des plus singuliers dans l'histoire de la médecine, et dont on ne peut se rendre compte que par les vicissitudes sociales si diverses que cette science a subies depuis.

Paul d'Égine parle, dans plusieurs endroits de son ouvrage, du διοπτρα ou *dioptra*, comme d'un instrument généralement en usage. Dans le chapitre où il traite des ulcérations de l'utérus, il dit que ces ulcérations sont reconnues avec le *dioptra*, et dans le chapitre consacré au traitement des abcès de la matrice, il s'étend longuement sur la manière d'appliquer cet instrument, qui devait être probablement un spéculum bivalve. Paul d'Égine vivait au septième siècle; mais il n'était lui-même qu'un compilateur, et il paraît bien démontré qu'il avait emprunté la partie de son ouvrage qui traite des maladies utérines à Aétius, lequel l'avait lui-même empruntée à de plus anciens auteurs, à Archigène et à Asclépiade.

L'examen physique direct du col de l'utérus était donc connu des anciens, il leur était même familier. C'est ce qui est pleinement démontré par les renseignements pratiques qu'ils nous ont laissés relativement aux maladies de l'utérus, renseignements qu'ils n'auraient pu acquérir sans l'emploi du spéculum.

Ainsi, dans le chapitre de Paul d'Egine, qui traite des ulcérations de la matrice, et auquel j'ai fait allusion [1], on retrouve les ulcérations inflammatoires, décrites dans leurs caractères, leurs variétés, leurs causes et leur traitement. Il est vrai que la description est un peu confuse; mais il est impossible de n'y pas reconnaître les faits pathologiques divers qui ont été reproduits et ressuscités en quelque sorte dans ces dernières années. Les anciens connaissaient les diverses lésions inflammatoires du col de l'utérus, qui constituent en réalité, ainsi que je l'ai dit, les formes les plus communes des maladies utérines, et il est plus que probable que leur traitement était institué d'après les données fournies par l'examen avec le *dioptra*. C'est ainsi que l'on voit divers agents thérapeutiques recommandés suivant que l'ulcération est d'un bon ou d'un mauvais aspect, qu'elle s'étend

[1] Exulceratur subinde vulva (*uterus*) ex infelici partu, aut fœtu excusso, aut corrupto, vel ex medicamentis acribus, vel fluore, vel abcessibus diruptis. Si igitur prompta in conspectum venerit exulceratio, spicillo oriculario, quod διοπτρισμον vocant, deprehenditur; sin alte desederit, ex recrementis. Humor enim diversus excernitur: inflammato quidem ulcere, paucus, cruentus, aut fæculentus, cum magno dolore; sordido, copiosior, et sanies cum minore cruciatu; depascente, fœtidus, niger, cum doloribus vehementioribus, aliisque inflammationis signis; præterea quæ laxant medicamina, hoc irritant, contraria leniunt. Cum purum ulcus est, humor paucus, æqualis, odoris expers, crassus, candidus, ob exquisitum loci sensum excitatur. Si inflammationem experitur ulcus, iis quæ ad illam scripta sunt, utendum est. In sordido... Porro quo magis expurgetur... Item ægyptia citra æruginem mirifice ad exulcerationes conducit. Ubi pascendo serpunt ulcera... At citra inflammationem serpentibus, robustiora injicientur... Purgato ulcere... (Pauli Æginetæ opus, *De re medica*, traduction latine de J. Guinter, livre III, chapitre LXVI. 1542).

ou non, qu'elle est ou non accompagnée d'inflammation. Il ne paraît pas toutefois qu'ils aient employé les caustiques; en effet, le traitement qu'ils recommandent est celui que les anciens mettaient en usage contre les ulcères en général, traitement assez rationnel, qui comprenait deux classes d'agents, les émollients et les astringents.

Pour tous ceux qui connaissent l'état actuel de la pathologie utérine, il est impossible de lire sans surprise la description que Paul d'Egine a tracée des ulcérations de la matrice. Les faits importants qu'on y trouve signalés, les médecins modernes les voient tous les jours, et cependant ils sont restés ensevelis dans l'oubli pendant des siècles, jusqu'au moment où M. Récamier, l'un des médecins de l'Hôtel-Dieu, rendit à l'humanité l'important service de faire revivre le spéculum et de ressusciter en quelque sorte l'étude des maladies utérines.

Je ne crois pas pouvoir mieux établir combien on a perdu de vue dans ce pays ces données pathologiques importantes, qu'en faisant allusion à ce fait singulier, que les ulcérations inflammatoires du col de l'utérus et leurs suites n'ont pas même été signalées dans l'ouvrage qui occupe, en Angleterre, la première place parmi les traités classiques des maladies des femmes; je veux parler du *Traité sur les écoulements des femmes*, de sir Charles Clarke, dont la troisième édition a paru en 1831. Dans cet ouvrage, on trouve décrites avec soin les diverses formes de l'ulcération cancéreuse; mais quant aux ulcérations inflammatoires, leur existence n'y est pas même mentionnée. Or, quand on réfléchit que les maladies de l'utérus, qui sont accompagnées d'écoulements chroniques muqueux, puriformes ou sanguinolents, ou bien d'autres symptômes utérins, coïncident cinq fois sur six avec des ulcérations inflammatoires du col, il est facile de concevoir combien doivent être erronées les opinions de l'école anglaise, relativement à l'état de la pathologie utérine.

Ce qui diminue, toutefois, la surprise que l'on éprouve quand on voit des renseignements si utiles être restés aussi longtemps perdus pour l'humanité, ce sont les phases diverses par lesquelles ces connaissances ont passé avant d'arriver jusqu'à nous. Alors qu'après la chute de l'empire romain l'Europe était plongée dans les ténèbres de l'ignorance, la science s'était réfugiée chez les Arabes, et c'est à leurs travaux que nous devons la conservation des principaux auteurs classiques grecs et romains. C'est par leur intermédiaire que les connaissances médicales parvinrent au clergé catholique, qui leur succéda. A la renaissance des lettres, plusieurs siècles après la chute des califes arabes, toutes les connaissances scientifiques sans exception, qui constituaient le *quadrivium*, restèrent entre les mains des prêtres et des moines.

Les médecins arabes, comme les membres du clergé catholique, se trouvaient placés, les premiers par la loi de Mahomet, les seconds par leur vœu de chasteté, dans une position délicate en ce qui regarde leurs rapports avec les malades du sexe féminin. Il n'est donc pas extraordinaire que les Arabes se soient bornés à nous transmettre, sans changements, dans leurs ouvrages, relativement aux maladies utérines et à la pratique des accouchements, les documents contenus dans les auteurs grecs et latins. Il n'est pas extraordinaire non plus que le clergé catholique romain ait abandonné l'obstétrique aux sages-femmes et ait laissé tomber dans un oubli profond toutes les connaissances pratiques des anciens, relatives aux maladies utérines. Ni les disciples de Mahomet, ni les membres du clergé catholique, moines ou prêtres, ne pouvaient poursuivre l'avancement de ces deux branches des sciences médicales. Aussi la pratique des accouchements fut-elle négligée et resta-t-elle une lettre morte, en tant que science, jusqu'à une époque assez rapprochée de nous, celle d'Ambroise Paré, de Guillemeau, etc. Aussi, par la même raison, les maladies utérines restèrent-elles négligées et plongées dans l'obscurité jusqu'à nos jours.

Il est assez singulier que les effets désastreux de cette position sociale des médecins se soient prolongés encore plusieurs siècles après que les causes en ont disparu ; mais dans l'histoire des arts et des sciences, on n'aurait pas de peine à trouver des exemples analogues. Jusqu'au milieu du quatorzième siècle, la pratique de la médecine était dans les mains du clergé. On s'explique donc facilement comment l'étude des maladies utérines et des accouchements fut négligée jusqu'à cette époque. Pendant longtemps encore, il y eut de nombreux points de contact entre la médecine et le clergé. Si, vers la fin du quatorzième siècle, le pape Honorius IV défendit au clergé de pratiquer la médecine, dans divers pays, les médecins restèrent encore soumis au célibat. Les choses se passèrent ainsi à l'Université de Paris jusqu'en 1420. Toutefois, il est tant soit peu extraordinaire que l'influence de ces conditions sociales primitives se fasse sentir encore sur la profession médicale et sur l'état de la médecine en Angleterre, dans un pays qui professe depuis trois cents ans le protestantisme. Et cependant il faut bien qu'il en soit ainsi, quand on songe à l'état dans lequel se trouve aujourd'hui, dans ce pays, la pathologie utérine, et aux préjugés défavorables qui pesaient, il y a quelques années, et qui pèsent encore, nous regrettons de le dire, sur les médecins qui se consacrent à la pratique des accouchements ou au traitement des maladies utérines[1].

[1] Le collége royal des chirurgiens de Londres exige encore aujourd'hui que ceux de ses membres qui se présentent comme candidats pour les places d'examinateurs et membres du Conseil, affirment sur l'honneur n'avoir pas donné, depuis cinq ans, leurs soins à une femme en couche. Les règlements de la plupart des hôpitaux d'Angleterre exigent que les candidats aux places de chirurgiens ne pratiquent pas l'art des accouchements. Le collége royal des médecins a toujours refusé, jusqu'à ces dernières années, d'admettre ceux de ses membres qui exerçaient comme accoucheurs, aux places et dignités intérieures dont il dispose; enfin, dans un document public qui date de ce siècle, le collége a déclaré l'art des accouchements *indigne d'occuper l'attention d'un homme bien élevé.*

(*Note de l'auteur.*

TRAITÉ PRATIQUE

DE

L'INFLAMMATION DE L'UTÉRUS,

DE SON COL ET DE SES ANNEXES.

CHAPITRE I.

Anatomie et physiologie de l'utérus et de son col. — Fréquence extrême de l'inflammation utérine périphérique. — Statistique des maladies utérines. — Source des prétendus troubles fonctionnels de l'utérus. — Division de l'ouvrage.

En inscrivant, en tête de ce chapitre, ces mots *anatomie et physiologie de l'utérus*, ce n'est pas que j'aie l'intention de décrire minutieusement l'anatomie et la physiologie de cet organe; je veux seulement rappeler les traits les plus importants de sa structure et de ses fonctions, considérées dans leurs rapports avec la pathologie, et principalement avec les points de cette science qui ont fait l'objet de mes recherches.

L'utérus est un organe musculaire d'une nature particulière. Sa structure est facile à démontrer dans l'état de gestation. L'œil aperçoit sans difficulté les fibres musculaires, disposées en faisceaux, en cercles et en ellipses. A cette époque, l'utérus est, en outre, un organe très-vasculaire; ses artères et ses veines sont larges et remplies de sang. Il suit de là que, dans l'état de gestation, l'utérus possède un haut degré de vitalité, et que les maladies qui l'atteignent dans cet état doivent participer de ce degré élevé de vitalité. Aussi, dans l'état puerpéral, les inflammations sont-elles graves et rapides dans leur développement et dans leurs progrès. Hors l'état de gestation, au contraire, l'utérus est dans des conditions bien différentes : au lieu de peser plusieurs livres, il pèse un peu plus d'une once ; son tissu musculaire est complétement rudimentaire ; ses fibres sont tellement agglomérées et combinées que, au premier abord, l'œil n'aperçoit qu'une masse de tissu fibreux, là où la gestation montre un organe musculaire et fortement vascularisé. Les recherches récentes de M. Jobert (de Lamballe) ont montré que ce tissu fibro-musculaire ne contient pas de trace de tissu cellulaire ; il n'y en a pas même entre l'organe et le feuillet du péritoine qui lui sert d'enveloppe. Les sinus veineux et les artères, si évidents dans l'état de gestation, sont comprimés par la condensation extrême du tissu utérin ; aussi la circulation sanguine y est très-peu considérable, ainsi qu'on peut s'en convaincre par l'aspect blanchâtre d'une coupe pratiquée dans cet organe. La conséquence de ces conditions anatomiques, c'est que le corps de l'utérus, hors l'état de gestation, ne possède qu'un très-faible degré de vitalité. Par suite, il est rarement atteint d'inflammation ; et, lorsque celle-ci a lieu, elle revêt le plus souvent le caractère de la chronicité.

C'est avec intention que j'établis une distinction entre le corps et le col de l'utérus. Il existe, en effet, une grande différence entre les conditions anatomiques de ces deux portions de l'organe utérin. Cette différence avait passé longtemps inaperçue. Elle a été signalée, dans ces derniers temps, par les anatomistes français, et en particulier par M. Jobert (de Lamballe)[1], et par M. Négrier[2]. Ces particularités que présente la structure du col utérin sont importantes à connaître, parce qu'elles donnent la

[1] *Recherches sur la structure de l'utérus* (Comptes-rendus de l'Académie des Sciences, 1844).

[2] *Recherches et considérations sur la constitution du col de l'utérus.* Paris, 1846.

clef de faits pathologiques nombreux, qui, sans cela, seraient inexplicables.

La structure du col de l'utérus est fondamentalement la même que celle du corps de cet organe ; comme lui, il contient des fibres musculaires ; mais sa structure en diffère par la présence d'une certaine quantité de tissu cellulaire, qui manque complétement dans le corps utérin. Quelques auteurs ont nié l'existence des fibres musculaires du col. Pour moi, je les ai parfaitement aperçues dans le col utérin d'une femme, morte au huitième mois de la grossesse ; et M. Jobert les a rencontrées dans tout le règne animal. Ces fibres sont disposées circulairement, longitudinalement ; quelques-unes sont entre-croisées. Les fibres circulaires sont les plus nombreuses de toutes ; on ne trouve les fibres longitudinales qu'à la région postérieure du col. Les fibres circulaires sont distinctes de celles du corps de l'utérus ; les fibres longitudinales, qui occupent la partie moyenne de la région postérieure du col, sont, au contraire, la continuation du faisceau longitudinal postérieur de l'utérus. Il suit de là que l'inflammation chronique du col utérin a beaucoup plus de tendance à se propager à la paroi postérieure de l'utérus qu'à l'antérieure, dont les connexions sont moins intimes avec le col.

Non-seulement la structure du col de l'utérus est moins compacte que celle du corps de cet organe, mais encore elle est beaucoup plus vasculaire, et jouit par conséquent d'une vitalité plus considérable. Le col reçoit le sang des artères utérines et ovariques ; les premières, plus volumineuses, après avoir longé le vagin, fournissent de grosses branches au col de l'utérus. Les artères ovariques pénètrent aussi et se ramifient librement dans l'épaisseur du col. Le corps de l'utérus est alimenté par les divisions ultimes des artères utérines, et par les petites branches utérines des artères ovariques.

Les laborieuses recherches de M. Robert Lee ont parfaitement démontré la présence d'une très-grande quantité de nerfs dans l'utérus et dans son col. Ce fait important a été confirmé par les dissections nouvelles de M. Beck, bien qu'il y ait quelques différences entre la description des nerfs utérins, donnée par ce dernier, et celle de M. Lee. Les nerfs utérins émanent des plexus spermatiques, aortique et hypogastrique, c'est-à-dire du nerf grand sympathique ; peut-être quelques branches du plexus sacré arrivent-elles à l'utérus, par l'intermédiaire du plexus hypogastrique. Ces conditions anatomiques expliquent, d'une part, l'insensibilité du col utérin aux lésions physiques ; et, de l'autre, la sympathie étroite qui unit l'utérus et les autres organes de la vie organique placés, comme lui, sous le contrôle de cette division du système nerveux.

FIG. 1. FIG. 2.

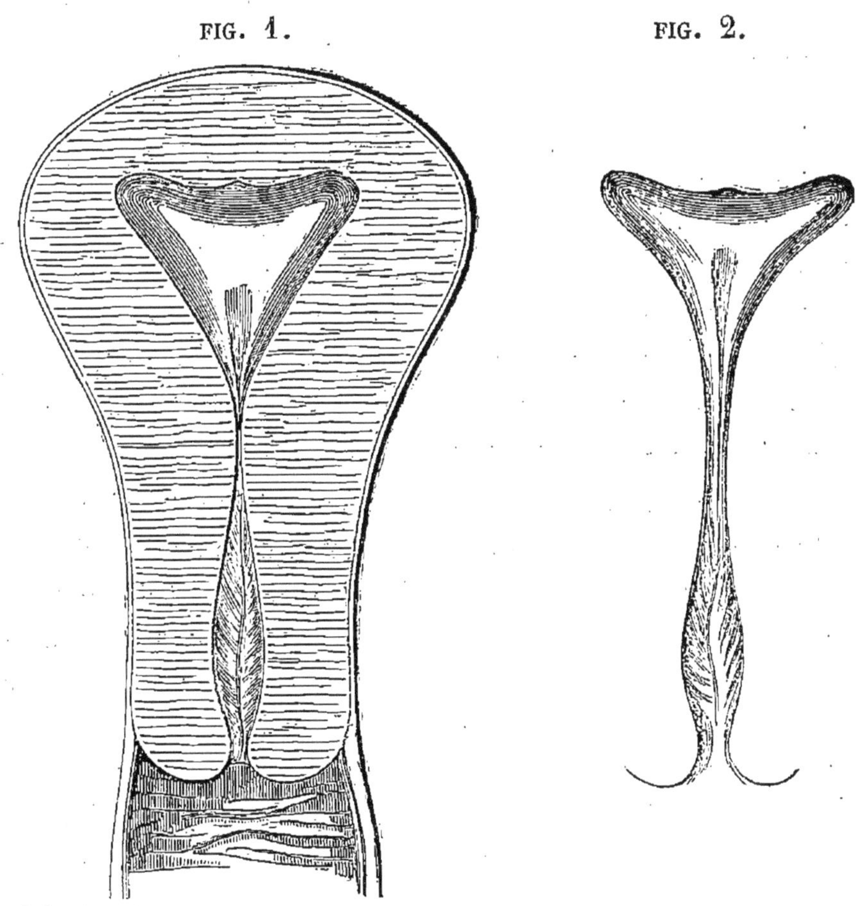

Cavités de l'utérus et de son col, telles qu'elles sont pendant la vie.

Les mêmes cavités, d'après une planche de Quain.

La cavité utérine n'est pas, comme on la décrit généralement, une cavité *simple*, terminée inférieurement par un canal, creusé dans le col ; mais bien une cavité *double*, dont l'une appartient à l'utérus et l'autre au col utérin, et qui diffèrent l'une de l'autre. La cavité utérine est triangulaire ; ses parois forment des courbes, dont la convexité est interne. La cavité du col est au contraire fusiforme, et ses parois latérales constituent des courbes régulières, dont la convexité est externe. A la réunion de ces deux cavités, existe, pendant la vie, une espèce d'étranglement ou de coarctation, qui ferme la cavité de l'utérus. Cette coarctation, qui n'a été mentionnée ni décrite par aucun anatomiste, existe toujours, ou presque toujours, en l'absence de maladie ; elle est telle, qu'elle rend impossible, à moins d'employer une certaine force, l'introduction d'une sonde moyenne dans la cavité utérine, excepté quelques jours après l'accouchement, et quelquefois un certain nombre de jours après la menstruation. La présence de cette coarctation est si fréquente, et on la retrouve si souvent pendant la vie, que je la considère comme le résultat d'une disposition anatomique, et probablement d'une espèce de sphincter musculaire. La membrane muqueuse de ces cavités est-elle enflammée, le sphincter se relâche, et la sonde utérine pénètre, sans difficulté, dans la cavité de l'organe.

La membrane muqueuse qui tapisse la cavité de l'utérus est réduite à un état tellement élémentaire, que son existence a été niée par plusieurs anatomistes. Il n'en est pas ainsi de celle qui tapisse la cavité du col, son orifice et le col lui-même : celle-ci est dense, vasculaire, bien organisée ; elle forme de nombreux replis transversaux ; elle présente, en outre, un grand nombre de follicules muqueux, qui jouissent d'une activité fonctionnelle considérable. Cette différence de structure de la muqueuse du col et du corps de l'utérus établit une différence notable entre la disposition morbide de la cavité utérine, et celle de la cavité du col : la muqueuse de la cavité utérine est rarement affectée d'inflammation, tandis que celle de la cavité du col en est très-souvent atteinte.

De chaque côté de l'utérus se trouvent les annexes de cet organe, constituées par les replis latéraux du péritoine. Ces derniers renferment, dans leur épaisseur, les ovaires, les trompes de Fallope et les ligaments ronds. La structure des ovaires est cellulo-fibreuse, mais plus vasculaire que celle de l'utérus dans l'état de vacuité. Les ligaments ronds sont composés de fibres musculaires, qui émanent de l'utérus. Les trompes de Fallope sont constituées par une gaîne fibro-musculaire, au centre de laquelle se trouve un canal, tapissé, comme l'utérus, d'une membrane muqueuse très-élémentaire. Ces divers organes contiennent du tissu cellulaire, et se trouvent tous placés au milieu d'un tissu cellulaire filamenteux, qui sépare les replis du péritoine. Ce tissu cellulaire paraît avoir pour but principal de permettre aux replis du péritoine, qui forment les ligaments latéraux, de se séparer et de s'accommoder au développement progressif de l'utérus pendant la gestation.

FIG. 3.

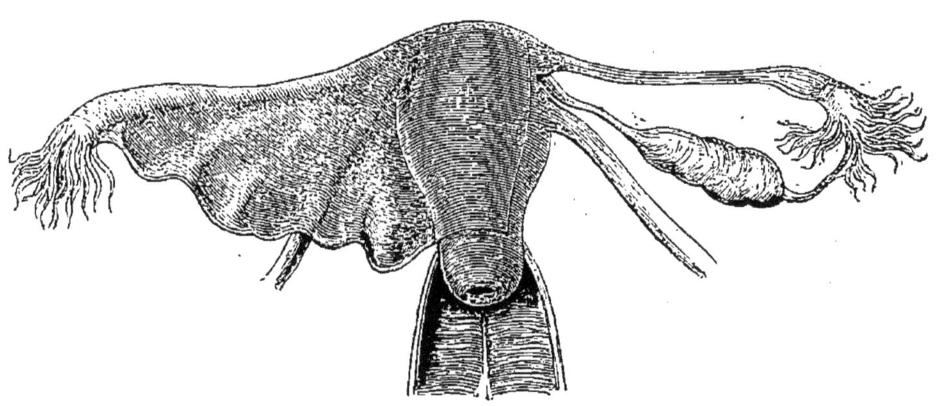

L'utérus et les ligaments larges; réduction d'après une planche de Quain.

Il résulte de tous ces détails anatomiques que le corps de l'utérus, hors l'état de gestation, ne contient pas de tissu cellulaire, présente une structure très-dense et non vasculaire, que sa cavité est tapissée par une membrane muqueuse élémentaire. Le col utérin, au contraire, renferme du tissu cellulaire, a une structure moins dense, plus vasculaire, a une cavité distincte de celle du corps de l'utérus, tapissée d'une membrane muqueuse, vasculaire, épaisse, parsemée de nombreux follicules muqueux. Enfin, dans le voisinage immédiat de l'utérus, on trouve ses organes annexes, placés au milieu d'un tissu cellulaire filamenteux, entre deux feuillets du péritoine, mais en dehors de la cavité péritonéale, et contenant eux-mêmes une assez grande quantité de tissu cellulaire.

Si nous jetons un coup d'œil sur la physiologie de l'utérus, nous voyons que, pendant toute la durée de son activité vitale, cet organe a à remplir, hors l'état de gestation, une fonction importante, la menstruation. Cette fonction consiste dans la sécrétion ou excrétion périodique, pendant un temps variable, d'une certaine quantité de sang par la cavité utérine. Cette excrétion coïncide, au moins telle est l'opinion généralement admise aujourd'hui, avec le détachement et la descente d'un ovule parvenu à sa maturité. La menstruation est précédée, accompagnée et suivie d'une détermination sanguine vers les organes utérins, d'une espèce de molimen hémorrhagique. Qu'on examine une femme au spéculum, un jour ou deux avant l'apparition des règles, pendant leur durée, le lendemain ou le surlendemain de leur disparition, et l'on trouvera la membrane muqueuse du vagin, et plus particulièrement la membrane muqueuse du col, turgescentes et d'un rouge foncé; preuve évidente de la congestion passive, dont les organes génitaux sont le siége à cette époque. S'il existe une maladie de l'utérus, cet état de congestion se continue bien plus longtemps, avant et après l'évacuation menstruelle. C'est dans la portion la plus vasculaire, c'est-à-dire dans le col utérin, que la congestion sanguine est le plus prononcée, ainsi qu'on peut s'en convaincre par l'examen direct.

Les menstrues reparaissent périodiquement, chez la plupart des femmes, chaque mois lunaire, ou toutes les quatre semaines; elles durent, en général, quatre ou cinq jours; le molimen hémorrhagique menstruel doit donc se prolonger pendant sept ou dix jours au moins. Il suit de là que, chez une femme menstruée, l'utérus et surtout le col utérin, sa portion la plus vitale, se trouvent, pendant un tiers de chaque mois, dans un état congestif voisin de l'inflammation. Si, d'un autre côté, on réfléchit que l'une des causes les plus fréquentes de l'inflammation est la suppression brusque des sécrétions, et que des causes nombreuses peuvent modifier ou suspendre le flux menstruel, on ne sera pas étonné de voir l'inflammation atteindre souvent l'utérus, et surtout son col, en l'absence de lésions physiques ; nous dirons plus, on doit s'étonner que cette inflammation ne soit pas plus commune qu'elle l'est réellement.

Chez quelques femmes, l'utérus présente une espèce de faiblesse ou de susceptibilité naturelle. Cette faiblesse se traduit par des symptômes particuliers : les menstrues ont de la peine à s'établir ; elles sont irrégulières pendant les premières années, peu ou trop abondantes ; elles sont souvent précédées et suivies de leucorrhée ; tous symptômes qui annoncent une congestion du système utérin ; enfin, elles sont accompagnées de douleurs, pendant toute leur durée, ou pendant une portion seulement de celle-ci. Ces particularités de la menstruation, morbides en apparence, constituent cependant, pour certaines femmes, un état normal et parfaitement compatible avec l'absence de maladies de toute nature. Ces femmes forment, dans la grande race humaine, comme une espèce de classe à part, qui a le malheureux privilége d'être exposée aux maladies inflammatoires de l'utérus, et à tous les accidents auxquels ces maladies donnent lieu.

Ces considérations anatomiques et physiologiques étaient nécessaires, pour expliquer comment l'inflammation du col de l'utérus est une maladie très-commune, beaucoup plus commune surtout que l'on pourrait le croire, d'après les meilleurs ouvrages publiés sur les maladies utérines. L'inflammation du corps de l'utérus, hors l'état de gestation, est une maladie rare ; mais, dans les mêmes circonstances, l'inflammation du col utérin est, au contraire, une maladie si fréquente, que, étant donnée une femme jeune qui accuse des troubles locaux ou fonctionnels du côté des organes utérins, on ne court pas grand risque de se tromper, en affirmant qu'il existe une inflammation de cette portion de l'utérus. La leucorrhée, la dysménorrhée, la ménorrhagie, la névralgie utérine, les chutes de matrice, ont été généralement étudiées, comme des maladies à part ; mais, en réalité, dix-neuf fois sur vingt, ces maladies ne sont autres que le résultat immédiat de l'inflammation du col, et ne réclament d'autre traitement que celui de la maladie primitive, à laquelle elles doivent leur origine. La leucorrhée, surtout lorsqu'elle est chronique, et lorsqu'elle persiste pendant l'intervalle des règles, est presque constamment due à l'inflammation et à l'ulcération du col utérin. J'ai la conviction qu'un grand nombre de ces maladies prétendues fonctionnelles de l'utérus, si elles étaient soumises à un contrôle sévère, rentreraient dans le même cadre. La plupart des cas rebelles de dysménorrhée, de ménorrhagie, de névralgie utérine, d'aménorrhée, que l'on rencontre dans la pratique, tiennent à une inflammation locale. Je ne range pas dans ces affections la chlorose et l'hystérie, parce qu'elles ne me paraissent pas être des maladies du système utérin : la chlorose est une maladie du sang, et les modifications qu'elle entraîne dans la menstruation dépendent seulement de la faiblesse et du trouble de l'hématose; l'hystérie est une maladie du système nerveux ; elle est souvent liée avec une maladie de l'utérus, mais sans qu'il y ait, pour cela, rapport nécessaire entre ces deux affections. La névralgie utérine (*irritable uterus*) ne diffère en rien de l'inflammation du col, et tous les symptômes que Gooch, et les auteurs qui l'ont copié, ont rapportés à cette prétendue névralgie, appartiennent, sans aucun doute, à la métrite du col utérin.

Depuis les quelques années que je suis placé, en qualité de médecin-accoucheur, à la tête du dispensaire général de l'Ouest, j'ai recueilli des données statistiques, de nature à établir que l'inflammation du segment inférieur de l'utérus est, en réalité, aussi commune, et joue un rôle aussi important en pathologie utérine que je viens de l'affirmer. Le dispensaire de l'Ouest est un des plus grands établissements de cette espèce que possède la ville de Londres. Près de dix mille malades viennent y réclamer, chaque année, des secours médicaux. Pour ma part, j'ai dans mes attributions toutes les femmes qui présentent des symptômes utérins. Tous ces cas présentent la même origine et sont de même nature que ceux qui sont observés dans les autres établissements. Eh bien! je peux affirmer que, sur 300 cas, sur lesquels j'ai conservé des notes détaillées et recueillies immédiatement après l'examen, il en est 243 dans lesquels il existait une inflammation du col ou de sa cavité, et 222 dans lesquels cette inflammation était compliquée d'ulcérations. Or, bien que la cause de la maladie fût toujours la même, il y avait une grande variété dans les manifestations morbides; quelques femmes se plaignaient de leucorrhée, quelques autres de dysménorrhée; les unes de troubles menstruels, les autres de pertes; d'autres encore de douleurs dans les reins, de chute, de prolapsus de la matrice; quelques-unes enfin n'accusaient que de la faiblesse et de l'anémie.

Cette doctrine que je soutiens ici, à savoir, que l'inflammation et l'ulcération du col de l'utérus sont, dans l'immense majorité des cas, la véritable cause des troubles qui existent du côté de l'utérus, paraîtra peut-être singulière, pour ne pas dire plus, aux personnes qui ont puisé leurs connaissances sur la pathologie utérine dans les traités classiques anglais les plus répandus. En admettant cependant ce fait pathologique, on range tout simplement l'utérus sous l'empire des lois qui régissent le développement des maladies dans le reste de l'économie humaine. L'inflammation ne joue-t-elle pas le principal rôle dans l'histoire des maladies de tous les tissus et de tous les organes animaux, du cerveau, du poumon, du foie, des reins, etc.? Retranchez d'un traité sur les maladies d'un organe quelconque, tout ce qui a trait à l'inflammation et à ses conséquences, et dites-nous ce qui restera de ce traité! Si, dans les auteurs modernes, la pathologie de l'inflammation de l'utérus n'occupe pas une place aussi considérable que celle à laquelle elle a droit; si même cette inflammation est considérée comme une maladie plus rare qu'elle ne l'est réellement, à quoi cela tient-il, si ce n'est à ce qu'on ne s'est pas assez attaché à étudier les phénomènes locaux de ces maladies; à ce qu'on n'a pas cherché à les rattacher à leurs véritables causes, et enfin à ce qu'on a considéré comme des maladies à part, et les conséquences de l'inflammation et les troubles fonctionnels qu'elle développe?

Nous nous sommes attaché, dans ce qui précède, à faire saisir les grandes différences qui existent entre les conditions anatomiques et physiologiques du corps de l'utérus, et celles du col de cet organe. Nous n'avons pas besoin de dire que nous ne confondrons pas, dans une même description, l'histoire de l'inflammation de ces deux portions de l'organe utérin. Nous traiterons d'abord de l'inflammation aiguë et chronique du corps de l'utérus, hors l'état de gestation; nous examinerons ensuite la même maladie dans le col, avec ses nombreuses et importantes conséquences. Mais, auparavant, nous consacrerons un chapitre particulier à l'étude des inflammations des annexes de l'utérus. Cette inflammation des organes et des tissus renfermés dans les ligaments larges a des rapports si intimes avec l'histoire des inflammations du corps de l'utérus, que j'ai préféré intervertir l'ordre naturel des matières, que séparer deux maladies qui ont de si nombreux points de contact.

Dans la première édition de cet ouvrage, je n'avais étudié les inflammations du col de l'utérus, qu'à deux points de vue principaux : chez les femmes *qui n'avaient pas été mères,* et chez celles *qui avaient eu des enfants.* L'expérience m'a appris que cette division était incomplète. Après une description générale de l'inflammation de cette région, à l'état aigu et à l'état chronique, j'étudierai, dans autant de chapitres séparés, les particularités qu'elle présente : 1° chez les femmes *vierges;* 2° chez les femmes *dans l'état de gestation;* 3° *dans l'état puerpéral;* et 4° chez les femmes *qui ont cessé d'être menstruées.* Je passerai ensuite en revue, dans autant de chapitres, les ulcérations inflammatoires du col, qui accompagnent souvent les tumeurs fibreuses de l'utérus, et les polypes utérins; la vulvite et la vaginite; les rapports qui existent entre l'inflammation de l'utérus, les maladies fonctionnelles, et les déplacements de l'utérus ; les inflammations et les ulcérations syphilitiques du col, et le diagnostic des ulcérations cancéreuses.

CHAPITRE II.

Inflammation du corps de l'utérus, hors l'état de gestation. — Métrite aiguë. — Métrite chronique. — Métrite interne.

Sous le nom de métrite, on comprend généralement l'inflammation de l'utérus tout entier, du corps et du col, dans l'état puerpéral comme hors l'état de gestation. Pour moi, je ne parlerai pas de la métrite puerpérale, c'est-à-dire de l'inflammation qui succède immédiatement à l'accouchement. Comme je l'ai dit plus haut, je séparerai l'histoire de l'inflammation du corps, de celle du col de l'utérus, et dans ce chapitre je traiterai seulement de la métrite du corps utérin.

Ainsi limitée, l'inflammation du corps de l'utérus, dans l'état de vacuité, peut occuper toute l'épaisseur de cet organe, peut être aiguë ou chronique, ou affecter exclusivement la membrane muqueuse qui tapisse la cavité utérine; ce qui constitue la métrite interne. De là, trois formes bien tranchées de la métrite du corps utérin, que nous allons étudier successivement : la *métrite aiguë*, la *métrite chronique* et la *métrite interne*.

1° Métrite aiguë.

L'inflammation aiguë du corps de l'utérus, hors l'état de gestation, est une maladie rare. Sur ce fait, les pathologistes sont presque tous d'accord ; pour ma part, je la crois encore plus rare qu'on ne le pense généralement, et j'ai vu bien souvent des praticiens expérimentés prendre pour une métrite aiguë du corps, une inflammation des ligaments larges. A quoi tient cette rareté de la métrite aiguë? Evidemment à la structure particulière du corps de l'utérus, qui est dense, fibro-musculaire, et qui ne renferme pas de tissu cellulaire. Les tissus de cette espèce doivent à leur structure leur immunité de l'inflammation ; mais lorsque, par le développement et la vitalité que l'organe acquiert pendant la grossesse, ou seulement par la présence d'une tumeur fibreuse considérable, la structure de l'utérus a été modifiée, le corps de l'organe devient susceptible d'inflammation, et la métrite qui survient dans ces circonstances présente une intensité et une ténacité tout à fait en rapport avec ce changement de structure.

Siége. — La métrite aiguë affecte en général tout le corps de l'utérus. Il peut cependant arriver qu'elle n'occupe qu'une portion de son étendue. Paul d'Egine et d'autres anciens auteurs ont décrit la métrite de la paroi antérieure, celle de la paroi postérieure, celle des côtés, celle du fond ou du sommet, et ont rapporté, à chacune d'elles, des symptômes particuliers. Quelques auteurs modernes ont adopté cette division ; cependant elle n'est applicable qu'à la métrite chronique, dans laquelle chacune de ces régions peut être affectée séparément. Rien de pareil pour la métrite aiguë : dans tous, ou presque tous les cas de métrite aiguë que j'ai observés, l'utérus tout entier, y compris le col, participait à l'inflammation. Peut-être celle-ci est-elle plus intense sur un point que sur un autre ; mais c'est une chose assez difficile à déterminer, et qui, au fond, me paraît présenter peu d'importance pratique.

L'inflammation aiguë du corps utérin, dans l'état de vacuité, s'étend rarement au péritoine, tandis que c'est là une complication si fréquente et si dangereuse de la métrite puerpérale. Je ne me rappelle que deux ou trois cas, dans lesquels les symptômes de la péritonite fussent assez tranchés, pour me faire admettre l'existence de cette maladie. Cependant j'ai été appelé, à diverses reprises, pour voir des malades, chez lesquelles on avait admis, mais à tort, l'existence d'une péritonite. A quoi tient cette participation si fréquente du péritoine à l'inflammation utérine puerpérale, et son immunité comparative dans la métrite non puerpérale ? Je l'attribue principalement à un changement de texture et de nutrition de cette membrane, consécutif au développement de l'utérus. Suivant toute probabilité, le péritoine, comme la matrice, acquiert, pendant la grossesse, un haut degré de vitalité, et doit à cette circonstance sa disposition à l'inflammation.

Causes.— Parmi les causes prédisposantes à la métrite aiguë, et à l'inflammation du système utérin en général, nous devons mentionner la jeunesse, le tempérament pléthorique, et plus particulièrement cette susceptibilité du système utérin, que nous avons signalée comme disposition spéciale chez certaines femmes. Il semble que, chez ces dernières, le molimen hémorrhagique menstruel soit porté jusqu'au point de distendre outre mesure les tissus utérins ; ou bien que l'utérus ait une sensibilité si vive, que la congestion physiologique menstruelle ne puisse avoir lieu, sans porter cette sensibilité à un degré morbide. C'est une condition physiologique chez certaines femmes, comme je l'ai dit, indépendante de toute imperfection, lésion physique ou maladie des organes utérins; mais ce n'en est pas moins une des causes prédisposantes principales de l'inflammation utérine.

Les causes déterminantes de la métrite aiguë sont la suppression brusque des règles, l'abus des rapports sexuels, et l'extension de l'inflammation chronique du col de l'utérus : ce sont là les causes les plus fréquentes. Mais je dois y ajouter, comme déterminant parfois cette inflammation aiguë, toutes les manœuvres chirurgicales qui peuvent être pratiquées sur les organes utérins : la cautérisation des ulcérations du col, les injections vaginales, l'introduction des pessaires, etc. Toutes les causes qui peuvent suspendre brusquement la menstruation, surtout à son début, l'exposition au froid ou à l'humidité, le refroidissement des pieds, les émotions morales, peuvent déterminer une métrite aiguë. Ces dernières causes sont généralement considérées comme de nature à produire une inflammation aiguë, même dans l'intervalle des règles. Pour moi, je considère cette inflammation comme très-rare dans l'intervalle des époques menstruelles, excepté lorsque l'organe a été soumis à quelque lésion physique, à un coup, à une chute, ou à la cautérisation du col. Cette dernière cause d'inflammation, sans être très-commune, doit être cependant mise en considération. L'inflammation est alors la conséquence de l'exaltation de vitalité qui résulte de la présence d'un travail inflammatoire dans son voisinage.

Symptômes.— Les symptômes de la métrite aiguë sont locaux et généraux, ou sympathiques. Le plus important de tous les symptômes locaux, c'est une douleur vive, située profondément dans la région hypogastrique, au-dessus et derrière le pubis, irradiant dans la région de l'ovaire, et quelquefois dans les cuisses, accompagnée d'une sensation très-désagréable de gêne et de poids dans le bassin. Il y a aussi, en général, une douleur vive à la partie inférieure de la région lombaire ou lombo-dorsale. La surface cutanée de la région abdominale inférieure, à partir de l'ombilic, jusqu'au pubis, est très-sensible au toucher ; mais en exerçant une pression légère sur les parois abdominales, on n'augmente pas beaucoup la douleur profonde, même lorsqu'on exerce cette compression immédiatement au-dessus du pubis. Au toucher, le vagin paraît généralement chaud et sec ; le col est gonflé, et souvent, sinon toujours, sensible à la pression. Le corps de l'utérus est probablement augmenté de volume ; mais toutes les tentatives que l'on fait pour s'en assurer et les déplacements qu'on lui imprime sont tellement douloureux, qu'on ne peut prolonger l'examen. Cette sensibilité est parfois si vive, que le moindre contact détermine des douleurs, qui donnent la sensation de nausées. Malgré cette sensibilité excessive de l'utérus, on peut reconnaître, dans tous les cas, et sans développer de trop grandes douleurs, que c'est bien l'utérus qui est le siége de l'inflammation, et non les tissus voisins. La tumeur, qui est sensible à la pression, se continue, sans ligne de démarcation, avec le col ; elle occupe la ligne médiane ; elle se rencontre, avec les mêmes caractères, à droite et à gauche de cette ligne, à moins toutefois que l'utérus ne soit incliné transversalement à gauche, comme cela arrive souvent, lorsque l'inflammation s'étend davantage vers le côté droit. Il n'est pas sans importance de reconnaître cette inclinaison ; en effet, dans l'inflammation des ligaments larges, la tumeur, formée par les tissus enflammés, est généralement appliquée et, pour ainsi dire, annexée aux parties latérales de l'utérus, de manière à former avec lui une seule masse.

Par suite de la grande sensibilité de la matrice, les malades ne peuvent supporter aucun ébranlement; elles ne peuvent ni marcher, ni rester debout; et lorsqu'elles sont assises dans leur lit, position toujours douloureuse, elles inclinent généralement le corps en avant, de manière à soustraire l'utérus à la pression des organes abdominaux. Couchées, les malades restent sur le dos; c'est la position dans laquelle l'utérus comprime le moins les organes environnants. Le passage des matières dans le rectum est toujours accompagné de douleurs, ce qui tient à la position de cet intestin derrière l'utérus; ces douleurs sont encore plus vives, lorsqu'il y a de la constipation. Les garderobes sont quelquefois tapissées de mucus, ce qui tient à la participation de la membrane muqueuse du rectum à l'inflammation. Fort souvent aussi il y a de l'irritation et de la douleur vers la vessie, avec une dysurie plus ou moins marquée. Telle est la connexion intime, vasculaire et nerveuse de l'utérus, du rectum et de la vessie, qu'il est bien difficile que ces organes ne souffrent pas à la fois d'une inflammation vive, qui attaque l'un d'entre eux.

Dans la métrite aiguë, il n'y a pas généralement d'écoulement. Dans les premiers temps, la sécrétion vaginale est suspendue, aussi bien que celle de la cavité utérine; quelquefois cependant, lorsque l'inflammation se propage à la membrane interne de l'utérus, il survient une sécrétion séro-sanguinolente, en plus ou moins grande quantité. Au déclin de l'inflammation, on observe souvent un écoulement abondant, qui offre des caractères variables.

La métrite aiguë est toujours accompagnée d'une vive réaction fébrile: la peau est chaude; le pouls fréquent, sans être petit et concentré, comme dans la péritonite; la langue est couverte d'un enduit blanchâtre; il existe presque constamment des nausées, mais très-rarement des vomissements. Comme dans toutes les maladies fébriles, il y a de la soif, de la céphalalgie, de l'agitation ; le ventre est resserré ; les seins sont souvent affectés sympathiquement ; ils sont gonflés et douloureux. Il y a des cas dans lesquels un sein seulement présente ces phénomènes.

Au dire de la plupart des auteurs, l'inflammation vive de l'utérus donnerait souvent lieu à des symptômes hystériques. Je peux affirmer que cela est peu commun ; et lorsque cela a lieu, c'est en général chez de jeunes femmes, qui ont déjà présenté des atteintes d'affections hystériques.

Les symptômes que je viens d'énumérer ne se montrent pas dans tous les cas, et ne se présentent pas toujours avec un égal degré d'intensité. Parfois tout se borne à uned ouleur obscure vers le bas de la région hypogastrique, avec un peu de réaction fébrile ; et c'est seulement par le toucher que l'on peut s'assurer du siége de l'inflammation dans le corps de l'utérus.

Marche et terminaisons. — L'inflammation aiguë du corps de l'utérus se termine en général par la résolution, et cède à un traitement approprié, en cinq ou dix jours. L'absence de tissu cellulaire dans l'épaisseur du corps de l'utérus fait que l'inflammation se termine rarement par suppuration ; cependant cela peut avoir lieu. Si la collection purulente se forme au voisinage de la cavité utérine, elle se vide presque constamment dans cette cavité, et s'écoule par l'orifice du col. Si la suppuration se forme près de la surface externe, l'inflammation se propage en général au tissu cellulaire des ligaments larges, et le pus se comporte comme dans le cas d'inflammation et de suppuration de ces ligaments. Telle est la fréquence de cette propagation de l'inflammation aiguë de l'utérus aux ligaments larges, que je pense qu'elle peut être considérée comme une des terminaisons naturelles de la métrite aiguë.

Lorsque la métrite aiguë ne se termine pas par la résolution ou par extension aux ligaments larges, elle passe à l'état chronique, et presque toujours elle devient partielle. Je n'ai jamais vu une métrite aiguë, hors l'état de gestation, se terminer d'une manière funeste. Cette terminaison est donc extrêmement rare.

Cela tient probablement à ce que l'inflammation ne s'étend pas au péritoine, et à ce que l'utérus ne joue qu'un rôle vital, relativement peu important dans l'économie humaine pendant l'état de vacuité.

Pronostic. — La métrite aiguë, on le voit, est une maladie rarement funeste; c'est dire que c'est une maladie peu à craindre, si on la traite par des moyens convenables. Toutefois, si l'on n'emploie pas un traitement énergique et en temps utile, on s'expose à la voir passer à l'état chronique. Or, la métrite chronique et l'inflammation chronique des ligaments larges exposent les malades à des accidents très-sérieux et de très-longue durée.

Diagnostic. — Le diagnostic de la métrite aiguë ne présente pas de bien grandes difficultés. Cependant, lorsque les accidents sont peu intenses, elle peut passer inaperçue. Beaucoup de médecins se contentent de savoir qu'il existe une inflammation de la partie inférieure de l'abdomen ; et sur ces simples données, ils emploient un traitement antiphlogistique plus ou moins rationnel, contre ce qu'ils appellent une inflammation du bas-ventre. On ne saurait trop s'élever contre une pareille pratique : non-seulement on ne peut se contenter de notions aussi obscures sur le véritable état des malades; mais encore il faut s'assurer avec le plus grand soin de la nature des altérations, afin d'être en mesure d'employer un traitement qui puisse triompher de la maladie en temps utile, et qui ne laisse pas après lui les germes d'une maladie plus grave.

Les maladies avec lesquelles on peut le plus facilement confondre la métrite aiguë sont l'inflammation de la vessie et celle des ligaments larges : toutes deux développent les mêmes douleurs locales et la même réaction fébrile. Indépendamment des symptômes qui leur sont propres et qui peuvent servir à les distinguer les unes des autres, on peut établir très-facilement cette distinction à l'aide du toucher. Le doigt de la main droite introduit dans le vagin est porté en haut, en arrière et au-dessus du pubis. En pressant avec la main gauche sur la partie inférieure de l'abdomen, on comprime la vessie. Si cette cavité est enflammée, on détermine une douleur vive, tandis que s'il n'y a de ce côté que des douleurs sympathiques, cet examen exaspère à peine la douleur. Je me suis assuré, dans plusieurs cas obscurs, que les symptômes aigus, qu'on attribuait à une inflammation utérine, étaient réellement dus à une cystite. Chez une jeune personne, qui était tombée sur des pierres en se baignant, et chez laquelle l'urètre avait été froissé, le gonflement des parties contuses entraîna une rétention d'urine, et la malade continuant à cacher la cause de ses souffrances, il en résulta une cystite. Les symptômes inflammatoires très-intenses irradiaient dans tout le bassin et jetaient beaucoup d'obscurité sur le diagnostic. En pratiquant le toucher, je reconnus facilement la nature et les limites de la maladie : l'utérus était petit, indolent, mobile, tandis que la vessie était enflammée et très-douloureuse. Dans l'inflammation des ligaments larges, la douleur occupe les parties latérales, et le doigt fait reconnaître la tumeur inflammatoire située sur les côtés de l'utérus.

Anatomie pathologique. — La métrite aiguë, hors l'état de gestation, est si rarement suivie de mort qu'il serait bien difficile de réunir des éléments suffisants pour tracer une description de ses caractères anatomiques. Mme Boivin et Dugès, dans leur *Traité des maladies de l'utérus*, t. II, p. 240, disent que les altérations anatomiques de cette maladie sont *probablement* les mêmes que celles de la métrite puerpérale. Faute de notions qui me soient propres, j'en suis réduit à répéter cette assertion et à dire que l'utérus doit être probablement tuméfié et ramolli, plus vasculaire qu'à l'état normal et d'une teinte blanc rougeâtre, avec des infiltrations circonscrites de pus dans son épaisseur.

2° Métrite chronique.

En décrivant la métrite chronique, je me bornerai, comme je l'ai fait pour la métrite aiguë, à étudier seulement cette maladie dans le corps de l'utérus. Cette distinction de la métrite chronique du corps, et du col, n'a pas été faite par les auteurs ; elle n'en est pas moins d'une grande importance pratique;

et c'est parce qu'elle n'a pas été adoptée que l'on ne possède pas encore une description exacte de cette forme de l'inflammation utérine. Grand nombre de pathologistes ont rapporté quelques-uns des principaux symptômes de la métrite chronique à des déplacements de l'utérus, dont celle-ci est la cause primitive. Cette circonstance n'a pas peu contribué à jeter de l'obscurité sur l'histoire de cette maladie.

Siége. — Contrairement à ce qui a lieu pour la métrite aiguë, l'inflammation chronique du corps de l'utérus est toujours ou presque toujours partielle; c'est-à-dire qu'elle occupe une portion limitée du tissu utérin. Neuf fois sur dix, elle est circonscrite à la paroi postérieure de l'utérus, dans sa portion inférieure, immédiatement au-dessus de la base du col. La prédilection de la métrite chronique pour cette portion de l'organe tient probablement, en grande partie, à la présence du faisceau longitudinal musculaire, qui pénètre de la paroi postérieure de l'organe dans la partie postérieure du col utérin; c'est par l'intermédiaire de ce faisceau musculaire que l'inflammation chronique du col se propage au corps de l'organe. Au reste, la métrite chronique peut occuper aussi la paroi antérieure ou les parois latérales, ce qui vient à l'appui de la description et de la division données par les anciens.

Causes. — La métrite chronique succède parfois à une métrite aiguë, puerpérale ou non. Mais le plus souvent, comme je viens de le dire, elle résulte de l'extension graduelle de l'inflammation chronique du col au corps de l'utérus; autrement dit, c'est la conséquence d'anciennes maladies de l'utérus.

Symptômes. — La métrite chronique est une maladie dont les symptômes offrent une variété considérable dans leur intensité, suivant qu'on examine les malades pendant le repos de l'organe, c'est-à-dire dans l'intervalle des règles, ou pendant le flux menstruel, et même quelques jours avant ou après les règles. La métrite chronique est une maladie très-douloureuse et très-pénible; elle n'en est pas moins compatible avec ce qu'un observateur superficiel pourrait prendre pour un assez bon état de santé, surtout dans l'intervalle des menstrues. A cette époque, en effet, à peine s'il y a un peu de réaction fébrile, et les symptômes locaux perdent beaucoup de leur intensité ; les symptômes généraux eux-mêmes se bornent souvent à quelques troubles fonctionnels de l'estomac, du système nerveux ou de la nutrition générale, résultats de la réaction sympathique de l'utérus sur le reste de l'économie. Les choses changent de face pendant la durée du molimen hémorrhagique qui précède la menstruation. L'inflammation utérine, qui était latente, se révèle par des signes évidents ; et ses manifestations locales et générales reparaissent avec une nouvelle intensité.

Lorsqu'une portion de l'utérus est enflammée d'une manière chronique, les malades éprouvent les symptômes suivants : douleur constante, sourde, désagréable, profonde à la partie inférieure de la région hypogastrique, immédiatement au-dessus et en arrière du pubis, et dans les régions ovariques, droite ou gauche, la dernière surtout ; douleurs sourdes et pénibles dans la région lombo-sacrée, plus générales et plus constantes que les douleurs abdominales et pelviennes, s'étendant irrégulièrement autour des hanches, et s'accompagnant le plus souvent d'une sensation profonde de pesanteur dans le bassin ; difficulté de se livrer à la marche, et généralement à toute espèce de mouvement, parce que les ébranlements se communiquent douloureusement à l'utérus. C'est surtout pour monter et descendre les escaliers que les malades ressentent de vives douleurs ; et celles-ci deviennent quelquefois insupportables lorsque les femmes vont en voiture. Tous ces symptômes s'exaspèrent surtout pendant la période menstruelle ; à cette époque, les douleurs sont souvent atroces, et empêchent toute espèce de mouvement.

En pratiquant le toucher, on trouve le plus ordinairement une maladie du col qui complique la métrite du corps ; puis en portant le doigt avec soin en arrière, en avant, sur les côtés de l'utérus, et en refoulant devant soi le cul-de-sac du vagin, on découvre une portion de l'utérus excessivement sensible, se continuant, sans ligne de démarcation, avec la surface assez peu sensible du col de l'utérus. Le plus souvent on sent une saillie, tantôt régulière, tantôt régulière et bosselée; dans ce dernier cas, les nodosités que présente la tumeur sont toutes parfaitement sphériques. En pressant sur cette surface tuméfiée, on détermine de très-vives douleurs. Comme je l'ai dit, il est des cas dans lesquels il n'existe pas de tumeur appréciable, mais seulement une sensibilité excessive dans un point limité de l'utérus; cette sensibilité est telle, que les malades sont sur le point de se trouver mal au moindre contact. Dans presque tous les cas, l'utérus est parfaitement mobile; mais les mouvements qu'on cherche à lui imprimer déterminent de très-vives douleurs.

L'utérus n'est pas fixé, par ses ligaments, dans une position immobile, comme le foie ou comme les reins; il est, au contraire, comme suspendu dans la cavité pelvienne, et maintenu dans sa position normale plutôt par la contractilité du vagin et par la pression des organes environnants, que par ses ligaments propres. L'utérus doit à cette disposition de pouvoir s'élever dans la cavité abdominale, pendant la grossesse; mais, en revanche, toutes les fois que l'inflammation chronique, ou tout autre travail morbide, a déterminé la tuméfaction partielle de ses parois, le corps de l'organe s'incline et se déplace dans le sens de la tuméfaction. Ainsi, la paroi postérieure est-elle le siége de l'inflammation et de la tuméfaction, comme cela a lieu généralement, le corps de l'utérus, entraîné par ce nouveau poids, se porte en arrière vers la cavité du sacrum; autrement dit, l'utérus est en rétroversion, et le col en antéversion, dirigé en haut vers le pubis. Dans ces circonstances, pour rencontrer la base du col et la paroi postérieure de l'utérus tuméfiée, il faut porter le doigt profondément dans le bassin, vers le sacrum.

Dans la rétroversion utérine qui survient pendant la grossesse, le col, qui est porté en avant, s'approche de plus en plus du pubis à mesure que la grossesse fait des progrès, comprime l'urètre et finit par empêcher l'écoulement de l'urine. Rien de pareil dans la rétroversion, produite par l'inflammation : le corps de l'utérus n'acquiert pas un développement aussi considérable que dans la grossesse; bien plus, le col conserve souvent sa position normale, malgré la rétroversion du corps, et forme ainsi un angle avec le corps de l'organe. C'est ce qu'on appelle la *rétroflexion*.

La paroi antérieure de l'utérus est-elle enflammée ou tuméfiée, l'utérus peut se porter en avant. C'est ce qui arrive surtout chez les femmes qui ont eu des enfants. Dans ce cas, le corps de l'utérus, au lieu de se porter dans la cavité du sacrum, est incliné en avant vers le pubis, et le col est dans la rétroversion. La paroi antérieure du vagin est souvent tellement allongée, par la rétroversion excessive du col utérin, qu'il est difficile d'atteindre l'utérus avec le doigt, et de s'assurer de l'existence de l'inflammation et de la tuméfaction de l'organe. Cependant avec du soin et de la patience, on parvient au moins à reconnaître qu'il existe de la douleur dans une portion limitée de l'organe. Ce signe, joint au déplacement et à d'autres symptômes, suffit pour établir le diagnostic.

Lorsque l'utérus est dans la rétroversion, et qu'il est considérablement augmenté de volume, il repose le plus souvent d'une manière directe sur le rectum, et oppose un obstacle mécanique au passage des matières. De là, l'accumulation de ces matières au-dessus de l'utérus, et une constipation opiniâtre avec ténesme ; de là aussi des douleurs utérines extrêmement vives, quelquefois avec menace de syncope, lorsque les malades vont à la garderobe spontanément ou par l'usage des purgatifs ; douleurs qui dépendent du déplacement que les matières font subir à l'utérus, à mesure qu'elles passent dans le rectum. Par la même raison, les lavements occasionnent souvent aussi de vives douleurs. Dans le plus grand nombres de cas, il existe, en même temps que les symptômes précédents, une congestion considérable, ou même une inflammation subaiguë de la membrane muqueuse qui tapisse le rectum, ainsi que le montre la sécrétion d'une grande quantité de muco-pus, qui est rendu avec les fèces et qui leur forme souvent une enveloppe. Il ne faut cependant pas confondre le muco-pus fourni par le rectum avec le muco-pus qui s'échappe du vagin pendant les garderobes. C'est une erreur assez souvent commise par les malades. Très-fréquemment il existe en même temps une vive irritation de la vessie, du col vésical et de l'urètre. Cette irritation tient en partie au déplacement de l'utérus, dont les connexions sont si intimes avec la vessie ; mais elle dépend aussi de l'irradiation de l'irritation ou de l'inflammation de l'utérus aux organes environnants, et enfin des troubles morbides de la sécrétion urinaire.

La métrite chronique partielle peut certainement être bornée aux régions latérales de l'utérus, indépendamment de toute maladie des ligaments larges ; mais je ne me rappelle pas avoir jamais rencontré un cas de cette espèce. Si l'inflammation chronique était ainsi localisée, les symptômes seraient les mêmes, sauf toutefois en ce qui concerne les déplacements de l'utérus, qui se produiraient latéralement, en vertu des lois de la pesanteur.

Dans la métrite chronique, l'écoulement vaginal n'est pas un phénomène constant. Cependant, on observe très-fréquemment un écoulement mucoso-purulent ou sanguinolent, ce qui tient à l'inflammation coexistante du vagin et du col, ainsi qu'à l'ulcération de ce dernier organe. En l'absence de cette dernière complication, l'écoulement est blanchâtre ou transparent, véritablement leucorrhéique ; dans quelques cas, on lui voit prendre, pendant un ou plusieurs jours, avant et après les règles, une teinte particulière brun foncé, qui dépend évidemment du mélange du mucus et du sang. Le mucus blanchâtre est sécrété par la membrane muqueuse congestionnée qui tapisse le col ; le mucus transparent, par les follicules muqueux de la cavité du col ; l'écoulement mucoso-sanguinolent, par la membrane interne de la cavité utérine, et peut-être même par la portion enflammée de cette membrane seulement. Ce dernier écoulement ne se montre qu'à l'approche des règles, au moment où l'utérus est gorgé de sang.

Symptômes généraux. — Les femmes qui sont atteintes d'une inflammation chronique de l'utérus ont, en général, le teint pâle et jaunâtre ; leur visage exprime presque toujours la douleur et la langueur. On a signalé depuis longtemps, chez ces malades, une altération particulière des traits, que l'on a désignée sous le nom de *facies utérin*. Dans aucun cas ce faciès n'est plus marqué que dans la métrite chronique. C'est surtout pendant les exacerbations périodiques que ramène la menstruation, que l'on remarque cette expression particulière des traits; elle est peu ou point marquée dans l'état de repos de l'utérus. Il m'est arrivé bien souvent, en entrant dans la chambre de mes malades, de leur annoncer, à leur facies seulement, qu'elles étaient à leur époque menstruelle.

La pâleur de la face est un des principaux symptômes de la métrite chronique; mais, à la moindre émotion, à la moindre excitation, les joues se colorent vivement; et cette coloration pourrait faire croire à un observateur superficiel que les malades ont toute l'apparence de la santé.

L'amaigrissement est encore un symptôme de la métrite chronique, mais il n'est pas aussi constant que les précédents : souvent, pour s'en apercevoir, il faut avoir vu les malades lorsqu'elles étaient en bonne santé.

Un des symptômes les plus fréquents et des plus importants au point de vue du diagnostic, ce sont les nausées. L'inflammation est-elle vive, les nausées sont presque continuelles; elles augmentent seulement à chaque époque menstruelle. La maladie est-elle moins intense, ou a-t-elle été améliorée par un traitement convenable, les nausées n'existent que pendant l'exacerbation périodique des accidents. Rarement portées jusqu'à l'envie de vomir, les nausées sont cependant suffisantes pour donner aux malades le dégoût des aliments. C'est, à mes yeux, le symptôme presque caractéristique de l'inflammation chronique du corps de l'utérus : il a, pour moi, tant d'importance, que lorsque je le vois survenir dans le cours d'une inflammation chronique du col utérin, j'en conclus que le corps de l'utérus participe probablement à l'inflammation, même lorsque je ne peux m'assurer directement de cette extension de l'inflammation.

En outre des symptômes précédents, les malades affectées

d'inflammation chronique du corps de l'utérus offrent, à un plus ou moins haut degré, tous les symptômes que l'on observe dans le cours des maladies chroniques : de violents maux de tête, des troubles de la vision, ou de la surdité, de l'insomnie, des rêves pénibles; langue chargée, perte d'appétit, flatuosités, cardialgie, constipation, palpitations, des accès de fièvre de temps en temps. Les urines sont presque toujours chargées d'urates, et quelquefois d'autres produits morbides. En un mot, toutes les fonctions qui sont sous l'influence du système nerveux de la vie organique, et la nutrition surtout, paraissent affectées sympathiquement.

Parmi ces troubles sympathiques, il n'en est pas de plus marqués que ceux qui ont lieu du côté de l'estomac. Cette connexion intime de l'estomac et du corps de l'utérus se traduit, comme on vient de le voir, par la présence constante des nausées, dans le cas d'inflammation de ce dernier. Physiologiquement, on peut aussi la démontrer par l'existence si générale des maux de cœur pendant la grossesse; et l'expérimentation directe en fournit une nouvelle preuve, en montrant le cathétérisme utérin donnant lieu à des nausées, même lorsque l'utérus est dans l'état normal. L'inflammation de l'utérus ne peut donc exister longtemps, sans apporter un trouble profond aux fonctions digestives, et sans être suivie de dyspepsie et d'une perturbation dans les fonctions assimilatrices et nutritives. La clef de ce fait important se trouve évidemment dans cette circonstance, que l'utérus et l'estomac reçoivent leurs nerfs du même système, le système du grand sympathique.

Marche. — L'Inflammation chronique de l'utérus a la plus grande tendance à se perpétuer indéfiniment; autrement dit, il se passe, pour l'utérus, quelque chose d'analogue à ce qui a lieu pour tous les tissus qui, comme lui, ont un faible degré de vitalité, pour les os par exemple. Seulement, dans l'utérus, l'inflammation a d'autant plus de tendance à se perpétuer, que des exacerbations périodiques, ramenées par les fonctions utérines, viennent ranimer, en quelque sorte, l'inflammation à de courts intervalles. D'autre part, l'utérus joue, dans l'économie, un rôle plus important que le système osseux; et ses connexions intimes avec le grand sympathique lui assurent une plus grande influence que sur le reste de l'économie. Ce n'est pas à dire que, dans tous les cas, la métrite chronique offre un très-haut degré de gravité. Les symptômes locaux et généraux sont souvent légers et obscurs, surtout dans les intervalles des époques menstruelles; mais à mesure que la maladie se prolonge, les symptômes deviennent de plus en plus tranchés, de plus en plus évidents, jusqu'à ce qu'ils arrivent peu à peu à constituer l'état que nous venons de décrire.

Terminaisons. — Les exacerbations périodiques, qui surviennent sous l'influence de la congestion utérine menstruelle, empêchent la métrite chronique de se terminer spontanément par résolution. Mais, une fois que les femmes ont franchi leur âge critique, nul doute que la résolution ne puisse avoir lieu spontanément. Sous l'influence d'un traitement approprié, rien n'est plus commun, au contraire, que de voir se résoudre la métrite chronique. Quelquefois la tuméfaction du tissu utérin s'affaisse et disparaît graduellement; d'autres fois la maladie se termine par induration; la tuméfaction persiste, mais toute sensibilité morbide a disparu. Cette dernière terminaison est de beaucoup plus commune que la résolution complète. L'inflammation chronique peut passer à l'état aigu, s'étendre aux ligaments larges, ou même au péritoine, sous l'influence de l'exacerbation menstruelle ou de toute autre cause accidentelle; toutefois cela est rare. La dégénérescence cancéreuse est aussi une des terminaisons possibles de l'inflammation chronique du tissu utérin; je la crois aussi très-rare. Lorsqu'elle survient, c'est sous l'influence d'une diathèse cancéreuse; et, lorsqu'il existe une pareille diathèse, la présence d'une maladie chronique de l'utérus est bien de nature à localiser son action dans cet organe.

Pronostic. — On comprend, par ce qui précède, que le pronostic de la métrite chronique est assez favorable, en ce qui regarde la vie des malades, qu'elle met rarement en danger. Il n'en est pas tout à fait de même relativement à la probabilité d'un rétablissement rapide. La métrite chronique peut aussi se terminer d'une manière funeste, par le développement d'une inflammation aiguë dans les organes environnants, ou par la dégénérescence cancéreuse. Le médecin doit donc se tenir dans une prudente réserve; et cette réserve est d'autant plus importante que les troubles généraux de l'économie créent un danger encore plus sérieux que la maladie elle-même. Par exemple : une femme qui souffre, depuis plusieurs années, d'une métrite chronique, se trouve, par suite des désordres de la digestion et de la nutrition, ou des nombreux dérangements fonctionnels que cette maladie occasionne, dans un état de débilité et de faiblesse extrême. Qu'il survienne, en cette circonstance, quelque maladie intercurrente, ou qu'il éclate quelque cachexie, à laquelle la malade était exposée par sa constitution, et elle aura bien peu de vitalité pour résister à leurs atteintes. Nombre de femmes meurent phthisiques ou succombent à des inflammations aiguës, auxquelles elles eussent résisté certainement si leur constitution n'eût été appauvrie par l'existence d'une maladie chronique de l'utérus.

Malgré ces circonstances fâcheuses, le médecin peut, en général, porter un pronostic favorable, toutes les fois que la maladie n'est pas très-ancienne, et que la malade a la volonté énergique de se soumettre, pendant un temps suffisant, à un traitement énergique et judicieux. Malheureusement il est rare que ces conditions soient réunies : les malades ne réclament pas en temps utile les soins du médecin; encore moins s'y soumettent-elles avec une certaine rigueur. D'un autre côté, je crois que, dans quelques circonstances, et lorsque la maladie a des années de durée, elle peut résister à tous les moyens employés pour en triompher, au moins tant que dure la menstruation. Par la ténacité extrême de quelques cas que j'ai eu à soigner et de plusieurs autres que je soigne en ce moment, je suis persuadé qu'il doit en exister de ce genre. La chronicité est la marche caractéristique de cette maladie ; et rien n'est plus difficile que d'en triompher radicalement.

Diagnostic. — La plupart des malades affectées de métrite chronique, que j'ai eu à traiter, avaient été considérées par d'autres médecins comme affectées d'irritation utérine, de déplacements de l'utérus, rétroversion, ou rétroflexion, ou de dysménorrhée fonctionnelle. Le toucher m'a révélé, dans tous ces cas, la véritable nature de la maladie. Par eux-mêmes, les symptômes généraux que j'ai énumérés suffisent, surtout s'ils sont intenses, pour faire soupçonner une métrite chronique; mais le toucher seul peut lever tous les doutes. La sensibilité circonscrite, augmentant par la pression, et occupant en général la paroi postérieure de l'utérus, la tuméfaction locale et le déplacement consécutif de l'utérus constituent des signes tellement caractéristiques qu'il serait difficile de s'y tromper.

Il existe cependant quelques états morbides de l'utérus, non inflammatoires, qui, à la rigueur, pourraient être confondus avec cette inflammation. Assez souvent cet organe conserve, quelque temps encore après la guérison complète d'une maladie inflammatoire, une exagération particulière de la sensibilité : le moindre contact occasionne de la douleur, tantôt dans tous les points, tantôt sur un seul point; mais cette sensibilité n'est pas inflammatoire; car si on renouvelle le contact ou que l'on continue la pression, la douleur disparaît d'elle-même. De petites tumeurs fibreuses se développent souvent dans les parois de l'utérus. Elles augmentent le volume et le poids de cet organe, et en occasionnent le déplacement; mais le gonflement et le déplacement seuls ne peuvent être considérés comme des signes d'inflammation. Si la tuméfaction de l'utérus est considérable, c'est que très-probablement il existe une tumeur fibreuse; d'ailleurs la présence d'une tumeur de ce genre n'exclut pas l'inflammation; j'ai vu souvent les deux maladies réunies. Enfin on peut prendre pour une métrite chronique le phlegmon des ligaments larges, qui occupe les parties latérales de la matrice, surtout si la tumeur phlegmoneuse empiète sur l'utérus, ainsi que cela arrive souvent. Je ferai connaître plus bas les symptômes qui différencient ces affections ; mais je dirai par avance qu'elles peuvent exister réunies.

Il est parfois assez difficile de distinguer le cancer de l'utérus de la métrite chronique. Si la tumeur utérine circonscrite présente des irrégularités et des nodosités à sa surface, si les douleurs ont le caractère lancinant, si la santé a beaucoup souffert, si la malade, faible, amaigrie, offre la teinte jaunâtre de la cachexie cancéreuse, on peut, à juste titre, soupçonner l'existence d'un cancer. En suivant avec attention les symptômes et les progrès de la maladie, on peut s'assurer si ces craintes sont bien justifiées. En analysant avec soin le mode suivant lequel les deux affections se manifestent dans l'utérus, on peut d'ailleurs arriver à un diagnostic assez exact, même dans les cas douteux. Le cancer commence, le plus souvent, par le col utérin, et gagne ensuite le corps. Quel que soit son siége, le cancer se montre en général latent dans sa première période ; et lorsque le médecin est appelé, il est rare qu'il ne trouve pas la maladie fort avancée. Le cancer de l'utérus est bientôt suivi de la formation d'adhérences intimes, qui souvent envahissent l'utérus et les tissus environnants. Dans la métrite chronique, il peut y avoir des adhérences ; mais elles ne sont jamais aussi intimes que celles du cancer. Dans le cancer, les nodosités et les saillies de la tumeur sont irrégulières, bosselées et séparées par des espèces de sillons ; dans la métrite chronique, les nodosités sont sphériques et régulières dans leur irrégularité. Les tissus cancéreux ne sont pas ordinairement sensibles au toucher ; c'est l'inverse pour l'inflammation de l'utérus. Le cancer a de la tendance à progresser ; il parcourt ses périodes dans un espace de temps limité, un, deux ou trois ans. Dans la métrite chronique, on peut faire remonter souvent l'origine de la maladie à plusieurs années ; et, une fois reconnue, la maladie reste presque stationnaire si elle est abandonnée à elle-même. Si le cancer est ulcéré, la distinction est encore plus facile.

Anatomie pathologique. — En examinant l'utérus des personnes qui sont mortes pendant le cours d'une métrite chronique, on trouve la portion enflammée de l'utérus augmentée de volume et plus congestionnée de sang que dans l'état normal. Si l'inflammation s'est terminée par induration, le tissu de l'organe est plus dense, d'une couleur grisâtre ou gris rougeâtre.

3° Métrite interne.

Ainsi que l'indique son nom, la *métrite interne*, ou *catarrhe utérin*, est l'inflammation de la membrane muqueuse qui tapisse l'intérieur de la cavité de l'utérus. On a beaucoup écrit sur cette maladie, dans ces dernières années : les uns l'ont considérée comme très-commune ; d'autres ont été plus loin, et ont voulu y voir la cause de la plupart des inflammations et des ulcérations du col de l'utérus. Toutes ces assertions ne sont rien moins que fondées. La métrite interne est une forme *rare* de l'inflammation utérine ; et si on l'a considérée comme fréquente, c'est qu'on a confondu avec elle l'*inflammation de la cavité du col*, maladie très-commune. C'est que la membrane muqueuse qui revêt la cavité du col diffère à beaucoup d'égards, ainsi que nous l'avons dit, de celle de la cavité du corps utérin : elle est épaisse, présente des replis et de nombreux follicules muqueux, et offre une surface beaucoup plus étendue que la muqueuse utérine proprement dite.

On ignore généralement que, hors l'état de gestation, la cavité utérine est extrêmement petite ; tellement petite que, dans des expériences faites avec grand soin par M. Vidal (de Cassis), à propos de la question des injections utérines, et pour s'assurer de la capacité de la cavité du corps, cet honorable chirurgien n'a jamais pu faire tenir dans cette cavité plus de 9 à 11 gouttes de liquide. La cavité du col en contiendrait beaucoup plus. J'ai déjà dit que ces deux cavités étaient séparées l'une de l'autre par une espèce d'étranglement ou de sphincter naturel, qui n'a pas été décrit par les anatomistes, et qui cependant est assez développé pour mettre un certain obstacle à la pénétration de la sonde utérine, chez une femme bien portante. M. le professeur Simpson, d'Edimbourg, avait signalé, il y a quelques années, l'existence de cet étranglement, comme condition pathologique. Mais des recherches ultérieures m'ont appris qu'il existe dans l'état normal, et qu'il ne constitue pas une condition essentiellement pathologique, même lorsqu'il oppose un obstacle invincible à l'introduction de la sonde utérine. La cavité du col est plus profonde d'un demi-pouce que celle de l'utérus lui-même. La sonde utérine, introduite librement, pénètre de deux pouces et demi dans l'intérieur de l'utérus, un pouce dans la cavité de l'utérus, et un pouce et demi dans la cavité du col (*voir fig. 1, p. 4*).

Les données anatomiques qui précèdent expliquent clairement l'erreur dans laquelle sont tombés les auteurs qui ont écrit sur le catarrhe utérin. Toutes les fois que, en examinant le col au spéculum, ils ont vu du muco-pus s'échapper par l'orifice utérin, ils en ont conclu, sans autre examen, que ce liquide était fourni par la cavité de l'utérus, et que celle-ci était le siége d'une inflammation. Ils n'ont pas réfléchi que le muco-pus pouvait tout aussi bien provenir de la cavité du col. Or, c'est ce qui a lieu dix-neuf fois sur vingt. L'examen d'un très-grand nombre de femmes, auquel je me suis livré depuis plusieurs années, m'a confirmé dans cette opinion, que, dans l'immense majorité des cas, l'inflammation ne s'étend pas à la cavité de l'utérus ; et la preuve, c'est que la dilatation qui accompagne constamment l'inflammation de la cavité du col ne s'étend pas généralement jusqu'au niveau de la portion rétrécie, ou de ce que j'appellerai l'*orifice interne,* qui continue à ne pas permettre l'introduction de la sonde dans la cavité utérine. Enfin, il suffit, pour guérir l'inflammation et suspendre l'écoulement, d'agir sur la cavité du col seulement, à partir de son orifice inférieur jusqu'à l'orifice interne.

J'ajouterai cependant que, dans un petit nombre de cas, l'orifice interne participe au relâchement de la cavité du col, de sorte que la sonde passe librement dans l'utérus, les deux cavités communiquant ensemble, comme on peut le voir dans la fig. 2, p. 4. Avec cette disposition, il peut y avoir, ou non, inflammation de la cavité utérine. Si cette inflammation existe, l'écoulement est plus abondant et présente des caractères particuliers; les symptômes locaux et généraux sont un peu différents; enfin, ce qui est pleinement concluant, on ne peut guérir définitivement la maladie sans porter les agents thérapeutiques dans l'intérieur même de la cavité du corps. Voilà des cas véritables de métrite interne ou de catarrhe utérin ; mais quant aux autres, de beaucoup plus nombreux, je les considère comme des cas d'inflammation de la membrane muqueuse du col ou de catarrhe cervico-utérin.

Causes. — Toutes les causes qui peuvent donner naissance à la métrite aiguë ou chronique peuvent devenir le point de départ de la métrite interne. Le plus souvent cependant on la voit succéder à une inflammation ancienne et prolongée du col et de sa cavité : l'inflammation s'étend graduellement le long de la cavité du col, gagne l'orifice interne et, plus tard, la cavité utérine. Quand on songe à la fréquence de l'inflammation de la cavité du col, on est surpris que cette maladie s'arrête si exactement aux limites du sphincter interne; mais très-probablement cela tient au changement de structure de la membrane muqueuse qui s'opère dans ce point.

Parmi les causes qui peuvent encore donner lieu le plus facilement à la métrite interne, il faut ranger les inflammations consécutives à l'accouchement et à l'avortement. Après l'expulsion de l'œuf, l'intérieur de l'utérus conserve une sensibilité morbide très-prononcée, surtout au niveau de la surface d'implantation placentaire; et si l'inflammation survient dans ces circonstances, la membrane interne de l'utérus est toute disposée à y participer. Dans quelques cas exceptionnels, une blennorrhagie peut être la cause de la métrite interne; l'inflammation s'étend graduellement du vagin au col, du col à sa cavité, et de celle-ci à la cavité utérine. Toutefois, ce fait est beaucoup moins fréquent qu'on le dit.

Symptômes. — La métrite interne est presque toujours compliquée d'inflammation du col, de sa cavité ou de la substance même de l'utérus. Il suit de là que ses symptômes sont assez difficiles à démêler. Cette difficulté est telle, que, pour ma part, je ne crois pas qu'on ait encore donné une description exacte et complète de cette maladie. On peut reconnaître l'existence d'une métrite interne aux signes suivants : l'orifice interne du col est largement ouvert, et la sonde pénètre librement dans la cavité utérine ; cette cavité est dilatée, et ses parois sont plus sensibles qu'à l'état normal ; enfin, il existe un écoulement séro-sanguinolent plus ou moins abondant, avec une douleur sourde et profonde dans la région de l'utérus, en arrière et un peu au-dessus du pubis, et une réaction fébrile assez vive.

L'écoulement séro-sanguinolent est le plus important de ces signes ; on peut même dire qu'il est aussi caractéristique de la métrite interne, que l'expectoration sanglante l'est de la pneumonie. La présence du sang dans la sécrétion de ces surfaces muqueuses enflammées tient, dans les deux cas, à la même cause, l'absence de membrane épithéliale. L'épithélium ne se retrouve pas plus dans la cavité de l'utérus que dans les cellules pulmonaires ; et sur ces surfaces, l'inflammation entraîne l'exsudation des globules sanguins et le mélange du sang avec la sécrétion de la membrane enflammée. L'écoulement sanguinolent n'existe pas dans tous les cas de métrite interne : on le retrouve surtout lorsque l'inflammation est vive, ou à son plus haut degré d'intensité. Au début, au déclin, et quelquefois pendant toute la durée de la maladie, la sécrétion reste muqueuse ou puriforme ; et lorsque la congestion persiste seule, elle n'est plus formée que par du mucus transparent. Dans ce dernier cas, il devient difficile de distinguer la métrite interne de l'inflammation de la cavité du col ; l'écoulement a le même aspect ; le liquide s'échappe très-épais de l'orifice utérin. Toutefois, on peut encore établir une distinction en tenant compte de l'abondance de l'écoulement, de la dilatation morbide de l'orifice interne, et des autres symptômes qui ont été énumérés plus haut.

Chez la femme bien portante et hors l'état de gestation, la cavité de l'utérus n'a qu'un pouce de profondeur : elle est si petite, qu'elle contient à peine quelques gouttes de liquide. La sonde utérine, introduite dans son intérieur, ne peut donc y exécuter que des mouvements très-limités. Dans la métrite interne, la cavité utérine est dilatée dans tous les sens ; la sonde utérine se meut assez librement dans son intérieur ; enfin, la présence de cette sonde et son contact avec les parois de la cavité semblent développer plus de douleur que dans l'état normal. Il ne faudrait pas cependant attacher trop d'importance à ce dernier symptôme : l'introduction de la sonde détermine, en général, de la douleur, et assez fréquemment des nausées et des syncopes, même chez les femmes dont l'utérus est parfaitement sain.

La métrite interne est presque toujours accompagnée d'une douleur sourde et désagréable dans le dos ou dans les régions ovariques, analogue à celle qui est occasionnée par l'inflammation du col ; elle s'accompagne en outre d'une douleur profonde dans la région de l'utérus. Cet organe est, en général, un peu tuméfié, augmenté de volume et sensible au toucher ; tout l'organe semble dans un état de congestion et d'irritabilité. Avec la métrite interne, il existe souvent aussi un peu de réaction fébrile, se reproduisant à certains intervalles, et revenant surtout après la marche, à la suite de l'examen au spéculum, ou aux époques menstruelles. La menstruation est troublée ; les règles se reproduisent généralement à des intervalles plus courts ; elles sont plus abondantes, durent plus longtemps et s'accompagnent de plus de douleur qu'à l'ordinaire ; quelquefois l'écoulement de sang est si considérable et si prolongé, qu'il constitue une espèce de perte. C'est ce que l'on observe plus particulièrement lorsqu'il existe un écoulement séro-sanguinolent. Chez quelques malades, au contraire, l'écoulement menstruel semble moins abondant. Dans l'un et l'autre cas, on peut établir en règle générale que le retour de la menstruation aggrave les accidents. En outre de ces phénomènes, on peut observer tous les symptômes généraux et sympathiques de la métrite chronique et de l'inflammation chronique du col, lorsqu'il y a coexistence de ces diverses affections.

Dans quelques cas rares, l'inflammation de la membrane interne de la cavité utérine est suivie d'ulcération. Dans ces cas, la cavité de l'utérus se dilate considérablement ; le pus, le sang, le mucus s'accumulent dans son intérieur et s'échappent à travers l'orifice utérin. Le docteur Hall Davis a présenté, il y a peu de temps, à la Société pathologique de Londres, un utérus dont la cavité interne présentait plusieurs larges ulcérations. Il existe d'autres faits du même genre ; mais cette terminaison de la métrite interne n'en est pas moins très-rare, par suite de la structure rudimentaire de la muqueuse utérine, qui la rend probablement peu accessible à l'inflammation ulcérative.

On vient de voir que le toucher, combiné avec l'usage de la sonde utérine, fournit les principales données du diagnostic de la métrite interne. Toutefois, pour arriver à un diagnostic complet, il faut examiner le col au spéculum, de manière à s'assurer exactement de l'état de cette portion de l'organe, et à apprécier la quantité et la nature de l'écoulement utérin.

Marche, terminaisons et pronostic.—La métrite interne, aiguë, simple complication de l'inflammation du corps de l'utérus (ce qui est le cas le plus fréquent, lorsqu'elle succède à l'accouchement ou à l'avortement), se termine assez souvent par résolution; d'autres fois, elle passe à l'état chronique. La forme chronique est la plus commune pour la métrite interne qui survient hors l'état puerpéral ; une fois chronique, elle se perpétue indéfiniment, si on ne l'attaque par un traitement convenable. Comme toutes les autres inflammations de l'utérus, elle est souvent entretenue, même chez les femmes le mieux constituées, par les exacerbations périodiques que ramène le molimen hémorrhagique menstruel ; et, comme pour les autres inflammations utérines, c'est une circonstance qui fait que la métrite interne se termine si rarement par résolution, d'une manière spontanée, au moins tant que durent les règles. Passé l'âge critique, cette inflammation utérine, comme les autres phlegmasies du même organe, s'éteint graduellement et disparaît sous la simple influence de la modification qui s'est produite dans l'état fonctionnel et dans la vitalité de l'organe utérin. Confirmée et ancienne, la métrite interne peut avoir une action sympathique et fâcheuse sur la constitution, qu'elle débilite, et peut devenir ainsi une cause indirecte de mort, par le développement de quelques affections intercurrentes, ou de quelque cachexie.

Anatomie pathologique. — J'ai eu bien souvent l'occasion d'examiner la surface interne de l'utérus, chez des femmes qui avaient succombé à des suites de couches, plus ou moins longtemps après l'accouchement. La surface interne de l'utérus était rouge, gonflée, congestionnée, revêtue d'une couche de muco-pus. Hors l'état de gestation, je n'ai vu qu'une seule fois des pièces anatomiques se rapportant à cette maladie, c'était celle qui fut présentée à la Société pathologique par M. Hall Davis. La membrane muqueuse présentait plusieurs larges ulcérations inflammatoires, situées à la face interne de la cavité utérine, et ne s'étendant pas à la cavité du col, qui était parfaitement saine. Indépendamment de cette altération, l'organe utérin était considérablement augmenté de volume, ses parois étaient épaissies et sa cavité était largement dilatée.

Diagnostic. — La métrite interne présente de si nombreux points de contact avec l'inflammation du col ou du corps de l'utérus, elle coexiste si souvent avec elle, que, pour porter un diagnostic précis, il faut faire le départ des symptômes qui appartiennent à chacune de ces affections. On peut surtout la confondre avec la métrite aiguë ou chronique, et plus particulièrement avec l'inflammation de la membrane interne de la cavité du col. Mais, dans la métrite aiguë, la réaction fébrile est plus vive, la douleur locale plus intense, la sensibilité de l'utérus plus développée. Dans la métrite chronique, la sensibilité de l'utérus est presque toujours circonscrite à un point particulier ; il existe, en outre, des modifications dans le volume de telle ou de telle autre portion de l'organe. Dans l'inflammation de la cavité du col, on voit le muco-pus sourdre par l'ouverture, et la cavité du col est dilatée ; mais l'orifice interne reste fermé ; bien plus, lorsque l'écoulement mucoso-puriforme est teint de sang, il n'est jamais *mélangé* avec ce liquide, comme dans la période aiguë de la métrite interne; autrement dit, on ne trouve dans la métrite de la cavité du col ni l'écoulement séro-sanguinolent, sanieux, qui caractérise la métrite interne, ni les symptômes réactionnels graves auxquels elle donne souvent naissance.

CHAPITRE III.

Inflammation et abcès des annexes de l'utérus (ovaires, trompes de Fallope et tissu cellulaire des ligaments larges).

On peut voir dans les écrits de Paul d'Egine, et de quelques autres auteurs, que les anciens connaissaient l'inflammation et les abcès du bassin, ainsi que leurs symptômes et leurs terminaisons. Non-seulement Paul d'Egine décrit nettement le mode suivant lequel le pus formé dans la cavité pelvienne se fraye une voie à l'extérieur, en perforant le rectum, le vagin, ou la vessie; mais encore il entre dans de curieux détails relativement au traitement, et donne même le moyen d'ouvrir ces abcès par le vagin. Toutefois, les anciens ne paraissent pas avoir eu une idée exacte de l'origine et de la nature de ces abcès : ils les décrivaient comme des abcès de l'utérus, parce qu'ils pensaient que cet organe était le siége de l'inflammation et la source du pus. Les auteurs arabes se bornèrent à copier les anciens sur presque tous les points de la pathologie utérine, sans y ajouter presque rien qui leur appartînt en propre. Ce fut seulement au dix-septième et au dix-huitième siècle, lorsque l'obstétrique et la pathologie utérine semblèrent prendre un nouvel essor, que Guillemeau, Moriceau, et surtout Puzos appelèrent l'attention des praticiens sur cette classe importante de maladies. Pour les deux premiers, comme pour les anciens, les abcès venaient de l'utérus. Puzos reconnut leur point de départ dans les ligaments larges de cet organe; mais les vues si exactes de cet auteur sur l'inflammation pelvienne se trouvèrent, en quelque sorte, défigurées à leur origine par la théorie qu'il voulut faire prévaloir, et en vertu de laquelle il considérait ces abcès comme *des dépôts laiteux métastatiques*. Pourquoi faut-il que nous disions que cette opinion si singulière, pour ne pas dire plus, a longtemps régné dans la science, soutenue qu'elle était par les noms de Planchon, Van-Swieten, Levret, Raulin, Antoine Petit, Gastelier, etc.? Les recherches anatomo-pathologiques de notre époque en ont fait justice. Je dois ajouter que c'est principalement aux travaux des auteurs français, surtout à ceux de Dance, de M. Husson, de Mme Boivin, de Baudelocque, de MM. Ménière, Andral, Dupuytren, Grisolle, Velpeau, H. Bourdon et Marchal (de Calvi), que l'on doit de posséder aujourd'hui des connaissances assez exactes sur l'inflammation du bassin chez l'homme et chez la femme.

Quelque nombreux qu'aient été les travaux publiés dans ces dernières années sur l'inflammation phlegmoneuse des annexes de l'utérus, je ne crains pas d'affirmer que cette maladie est encore très-incomplétement connue. Cela tient, en grande partie, à ce que la plupart des auteurs n'ont considéré cette inflammation que dans ses rapports avec l'état puerpéral; tandis que, en réalité, elle est très-fréquente en dehors de cette condition pathologique. Il y a dix ans que j'ai entendu signaler ce fait par M. Gendrin dans ses leçons cliniques. Tout ce que j'ai vu depuis n'a fait que me confirmer l'exactitude de cette assertion. Je puis même affirmer, par ce qu'il m'a été donné d'observer dans ma pratique particulière, que cette maladie est au moins aussi commune hors l'état puerpéral que dans cet état; seulement elle passe le plus souvent méconnue; ou on la confond avec la métrite aiguë, ou avec les abcès de la fosse iliaque.

Par cela même que l'inflammation des annexes de l'utérus n'a été étudiée que sous sa forme la plus grave, c'est-à-dire dans l'état puerpéral, on n'a pas songé à décrire les caractères de cette maladie, dans ses formes moins graves, c'est-à-dire en dehors de l'état puerpéral. Après cela, peut-on s'étonner qu'elle passe si souvent inaperçue? L'état puerpéral imprime à toutes les maladies inflammatoires un cachet particulier; il leur donne surtout un haut degré de gravité, qui dépend très-probablement de l'augmentation de la quantité de fibrine contenue dans le sang. L'inflammation des annexes de l'utérus acquiert, dans ces circonstances, une intensité et une gravité extrêmes. Pour en donner une idée, il nous suffira de dire que, dans l'état puerpéral, cette maladie se complique presque toujours de l'inflammation de l'utérus; que la phlegmasie des ovaires, des trompes de Fallope et des ligaments larges a la plus grande tendance à se propager au péritoine et au tissu cellulaire du bassin; qu'elle peut être suivie de la formation d'adhérences, de perforations abdominales, et souvent de la mort; tandis que, hors l'état puerpéral, la maladie a la plus grande tendance à se limiter aux tissus qu'elle a primitivement affectés, se complique rarement de péritonite, de perforation, et se termine encore plus rarement d'une manière funeste.

Je m'occuperai d'abord de l'inflammation et des abcès des annexes de l'utérus, hors l'état puerpéral. En étudiant cette affection sous sa forme la plus simple et la moins compliquée, j'espère éclairer d'autant l'histoire de cette maladie sous toutes ses autres formes. Mais, avant tout, qu'il me soit permis de rappeler brièvement les dispositions anatomiques des parties renfermées dans le bassin.

Chez la femme, le péritoine, après avoir tapissé la face postérieure de la vessie, se réfléchit sur l'utérus, revêt la face antérieure du corps de cet organe, puis sa face postérieure, et se réfléchit enfin sur le rectum. En passant de la face antérieure à la face postérieure de l'utérus, le péritoine forme, sur les côtés, deux larges replis, qui contiennent les trompes de Fallope, les ovaires et les ligaments ronds. (*Voy. fig.* 3, *p.* 6.) Ces deux replis du péritoine, qui, par leur juxtà-position, forment les ligaments larges, sont séparés l'un de l'autre, aussi bien que les organes qu'ils renferment, par du tissu cellulaire filamenteux.

Ce tissu cellulaire se continue lui-même avec le tissu cellulaire extrà-péritonéal du bassin. Cette disposition physiologique a pour but de permettre à ces replis du péritoine de se séparer et de glisser l'un sur l'autre, à mesure que l'utérus augmente de volume durant la grossesse. Toujours est-il que ce tissu cellulaire est très-disposé à l'inflammation, et que par conséquent il joue un grand rôle dans les maladies inflammatoires du bassin.

Les ovaires ont une structure fibro-celluleuse. Quant aux trompes de Fallope, elles présentent une enveloppe celluleuse et un canal muqueux central. Comme le tissu cellulaire qui les environne, ces organes sont aussi très-disposés à l'inflammation.

En résumé, il existe dans la cavité du bassin, au contact immédiat de l'utérus, au-dessus de l'aponévrose pelvienne, entre deux feuillets péritonéaux, mais en dehors du péritoine, en rapport avec la vessie en avant, et le rectum en arrière, un espace qui renferme une grande quantité de tissu cellulaire filamenteux, très-disposé à l'inflammation, et divers autres organes qui, par leur structure, sont plus ou moins exposés aux maladies inflammatoires. C'est dans cet espace ainsi limité que l'inflammation se circonscrit, et parcourt ses périodes avec toute la régularité des inflammations phlegmoneuses qui se développent sur d'autres points du corps.

1° Inflammation et abcès des annexes de l'utérus, hors l'état puerpéral.

Siége. — L'inflammation qui se produit dans la région que nous venons de décrire peut se borner au tissu cellulaire; c'est alors une simple inflammation phlegmoneuse; ou bien elle peut affecter les ovaires seuls, les trompes seules, ou tous ces tissus à la fois. Dans tous ces cas, le péritoine participe ou ne participe pas à l'inflammation. La localisation anatomique de ces organes, leur rapprochement et leurs relations intimes expliquent toute la difficulté, sinon l'impossibilité de donner les caractères distinctifs de l'inflammation de chacune de ces parties en particulier. Je traiterai donc d'une manière générale de l'inflammation des ligaments larges, sauf à signaler, chemin faisant, les différences qu'il peut être utile d'apprécier.

Dans la plupart des cas, l'inflammation reste bornée au tissu cellulaire des ligaments larges et aux organes qu'ils contiennent; elle ne s'étend ni au tissu cellulaire du bassin, ni au péritoine. Ce n'est pas un fait peu curieux de l'histoire de cette forme d'inflammation que de voir une phlegmasie rester ainsi limitée pendant des mois et des années, sans s'étendre aux organes environnants. J'ajouterai que, dans les cas, extrêmement rares, où la péritonite vient compliquer cette inflammation des ligaments larges, elle offre une grande tendance à se localiser; tandis que, dans l'état puerpéral, la péritonite s'étend avec une rapidité déplorable.

Causes. — Les causes de l'inflammation des ligaments larges, hors l'état puerpéral, sont les mêmes que celles de la métrite aiguë. Toutes les causes physiologiques ou pathologiques, de nature à exagérer la vitalité ou à arrêter les fonctions du système utérin, peuvent développer cette inflammation. Tantôt elle est *primitive*, c'est-à-dire que la phlegmasie débute d'emblée dans les ligaments larges; tantôt elle est *consécutive* à l'inflammation de l'utérus. Primitive, elle peut occuper le tissu cellulaire, les ovaires ou les trompes de Fallope; plus fréquemment le premier que les deux autres. La cause la plus fréquente, c'est l'arrêt brusque de la menstruation : l'écoulement menstruel est-il supprimé brusquement, le système utérin est gorgé de sang; l'inflammation se développe et attaque surtout les régions qui sont douées du plus haut degré de vitalité. Assez souvent l'inflammation des ligaments larges survient chez des personnes affectées d'inflammation chronique ou d'ulcération inflammatoire du col de l'utérus. La maladie du col est alors le point de départ du travail inflammatoire qui gagne le ligament large. J'ai vu, dans plusieurs cas, cette inflammation succéder à une chute sur les pieds ou sur le siége. C'est principalement à l'approche des règles, pendant leur durée, ou peu de temps après leur cessation, que l'on voit survenir l'inflammation des ligaments larges.

Symptômes. — Les symptômes de l'inflammation des annexes

de l'utérus se rapprochent, à beaucoup d'égards, de ceux de la métrite aiguë : mêmes phénomènes réactionnels ; mêmes douleurs vives au bas de la région hypogastrique ; et lorsque les malades essayent de marcher ou de se tenir debout, même sensibilité abdominale, même sensation de poids dans la profondeur du bassin, même irritation de la vessie, même difficulté dans la défécation. En y regardant de plus près, toutefois, on parvient à saisir quelques différences ; ainsi, la douleur est plus vive, à une certaine distance de la ligne médiane, au niveau de la région ovarique, droite ou gauche, gauche surtout, que sur la ligne médiane elle-même ; quelquefois on peut saisir une petite différence dans la saillie d'un des côtés du ventre ; enfin, si la malade peut supporter la pression de la main, et si les parois abdominales ne sont ni trop épaisses ni trop résistantes, on peut sentir profondément, dans la région de l'ovaire, une espèce de tuméfaction.

Ces signes ne suffiraient pas seuls pour permettre de distinguer l'inflammation des ligaments larges de la métrite aiguë ; le toucher seul peut lever tous les doutes. Pour obtenir du toucher des renseignements suffisants, la malade doit être couchée sur le dos ; les jambes doivent être élevées ou fléchies. On introduit l'index dans le vagin, en lui faisant suivre l'axe du bassin ; la pulpe du doigt est promenée autour du col utérin dont on constate d'abord l'état ; portant ensuite l'extrémité du doigt dans le cul-de-sac du vagin, au niveau de son insertion sur le col, on s'assure de l'état du col de l'utérus, de celui des organes pelviens et de la cavité du bassin en général. Pendant toute la durée de cet examen, la main gauche est appliquée sur la région hypogastrique, immédiatement au-dessus du pubis. Chez une femme dont les organes génitaux sont sains, et lorsque la vessie est vide, on peut refouler devant soi le cul-de-sac du vagin sur les parties latérales de l'utérus, dans l'étendue d'un pouce ou deux ; la main placée sur la paroi abdominale et le doigt introduit dans le vagin peuvent se rapprocher au point que l'épaisseur des parois abdominales et des ligaments larges les sépare seulement. Les tissus renfermés dans l'épaisseur de ces ligaments, le tissu cellulaire, les ovaires, les trompes de Fallope, sont-ils enflammés, épaissis ou indurés, les choses ne se passent plus de même. Lorsqu'on veut refouler le vagin avec le doigt, sur le côté de l'utérus, on trouve une résistance insolite ; le cul-de-sac vaginal a disparu ; en sa place, il existe, sur le côté du col et du corps de l'utérus, une tuméfaction avec induration. Si on presse sur cette tumeur, on détermine une douleur très-vive ; à son niveau, le vagin est le siége d'une chaleur anormale. En portant le doigt derrière les tissus enflammés, en même temps qu'on déprime doucement la paroi abdominale avec la main gauche, on peut s'assurer que la tumeur inflammatoire est mobile, et tout à fait distincte des parois de la cavité pelvienne ; mais, en revanche, la tumeur, accolée sur les parties latérales de l'utérus, est immobile, et forme avec lui une seule masse. C'est cette dernière circonstance qui a fait si souvent confondre l'inflammation des ligaments larges avec la métrite. Dans les cas douteux, on peut compléter le diagnostic, au moyen du toucher rectal. J'ai cru remarquer que lorsque la tumeur inflammatoire dont je viens de parler est constituée par l'inflammation du tissu cellulaire, c'est-à-dire lorsqu'elle est purement phlegmoneuse, elle est plus intimement unie à l'utérus que lorsqu'elle est constituée par l'ovaire enflammé. Je n'oserais pas affirmer qu'il en soit toujours ainsi.

Telle est, en toute circonstance, l'intimité des connexions qui existent entre la tumeur inflammatoire et les côtés de l'utérus, qu'il faut une grande habitude pour distinguer l'inflammation du ligament large de la métrite aiguë ou chronique. Mais, ainsi que nous l'avons vu, la métrite aiguë, lorsqu'elle se développe hors l'état puerpéral, se termine le plus souvent par résolution ou par le passage à l'état chronique ; la suppuration est rare, par suite de l'absence du tissu cellulaire. L'inflammation du ligament large, au contraire, se termine le plus souvent par suppuration ; c'est, en réalité, dans la plupart des cas, une inflammation purement phlegmoneuse ; et l'on sait, en pathologie, avec quelle facilité les inflammations phlegmoneuses arrivent à suppuration. L'ovarite elle-même, qui est bien moins susceptible de suppuration que le phlegmon du ligament large proprement dit, est bien plus souvent suivie de la formation du pus que la métrite aiguë.

Quelques jours suffisent pour que la suppuration ait lieu, à moins qu'on ne la combatte par un traitement prompt et énergique. On reconnaît cette terminaison aux symptômes suivants : il survient quelques frissons et quelques-uns des symptômes bien connus qui accompagnent une suppuration interne ; il y a une espèce de temps d'arrêt dans les symptômes locaux et généraux, et quelquefois une sensation de fluctuation profonde, que l'on reconnaît par le toucher ou par la palpation abdominale.

Une fois le pus formé, il est bien rare qu'il soit absorbé ; aussi s'ouvre-t-il une voie à l'extérieur. Les adhérences inflammatoires soudent la tumeur phlegmoneuse au vagin, au rectum, aux parois abdominales, à la vessie ; et dans un temps variable, le plus souvent avant la disparition des phénomènes aigus, le pus se fait jour dans l'une ou l'autre de ces directions, sinon dans plusieurs à la fois. Dans les inflammations du ligament large, qui surviennent hors l'état puerpéral, c'est presque constamment par la portion supérieure du vagin ou par le rectum, que le pus s'échappe au dehors. Je ne me rappelle pas, une seule fois, avoir vu le pus se frayer une route à travers les parois abdominales, excepté lorsqu'il existait une cause grave et permanente de maladie dans les annexes de l'utérus, des tubercules suppurés par exemple. Lorsqu'il en est ainsi, c'est seulement des semaines ou même des mois après l'établissement du travail inflammatoire, que le pus perfore les parois abdominales ; presque toujours, il s'est déjà ouvert auparavant une voie par le vagin ou par le rectum. L'évacuation des abcès dans la vessie est encore moins fréquente ; elle est précédée, en général, de la formation d'une ouverture dans le vagin ou dans le rectum. Quelquefois les abcès s'ouvrent dans toutes ces directions successivement.

Telles sont les terminaisons ordinaires des abcès des ligaments larges, lorsque le pus s'échappe au dehors. Mais dans quelques cas, les replis péritonéaux de ces ligaments s'ulcèrent dans la direction de la cavité péritonéale ; l'abcès se vide dans le péritoine, et il survient une péritonite suraiguë. D'autres fois le pus remonte le long des ligaments ronds, et vient se montrer dans les grandes lèvres ; ou bien, s'échappant du bassin, le long des vaisseaux fémoraux, il vient paraître à la cuisse ; ce sont là des faits tout à fait exceptionnels et très-rares, surtout en dehors de l'état puerpéral. Dans quelques cas, on a vu le pus sortir par le col de l'utérus ; on en a conclu que l'abcès s'était vidé dans la cavité de cet organe. Pour moi, je pense que, dans ces cas, le phlegmon du ligament large était compliqué de métrite, et qu'un abcès, formé dans l'épaisseur de l'utérus, s'était ouvert dans l'intérieur de la cavité du col. Il me semble tout à fait impossible de comprendre qu'un abcès, primitivement formé dans un ligament large, puisse s'ouvrir une voie à travers les parois épaisses de l'utérus, à moins que cet organe ne participe, lui aussi, à l'inflammation.

Le fait le plus général, c'est l'ouverture des abcès du ligament large dans le vagin, dans le rectum, ou dans les deux à la fois ; et rien n'est plus facile à expliquer, lorsqu'on réfléchit à la situation de la tumeur phlegmoneuse, par rapport à ces deux organes. Cette ouverture se fait ordinairement dans un mouvement brusque, dans la toux, dans l'acte de la défécation ; d'autres fois, elle se produit d'une manière si latente que les malades s'en aperçoivent à peine, et n'en parleraient pas si l'on ne fixait leur attention sur ce point. Fort souvent même l'écoulement du pus passe inaperçu pour le médecin, parce qu'il est loin de se douter de la nature de la maladie, et qu'il croit à l'existence d'une métrite simple. Quant aux malades, elles prennent cet écoulement de pus pour des flueurs blanches plus abondantes ; encore moins s'occupent-elles de la suppuration qui peut se faire jour avec les garderobes. Les femmes ont des sentiments de délicatesse si exagérés, que, pour obtenir d'elles des renseignements précis sur les symptômes qui se passent vers l'utérus, il faut leur poser des questions très-nettes; encore a-t-on peine à triompher de leur répugnance à parler de tout ce qui a trait aux fonctions du rectum et du vagin. Quelquefois l'ouverture de l'abcès est accompagnée d'une sensation de déchirure appréciable pour la malade. Du reste, l'évacuation de l'abcès peut avoir lieu de quelques jours à quelques semaines après le début de l'inflammation. La quantité de pus évacuée varie de quelques drachmes à une demi-pinte, même plus.

L'évacuation du pus par le vagin est la terminaison la plus favorable du phlegmon du ligament large. En pénétrant dans ce conduit, le pus irrite un peu la membrane muqueuse vaginale; mais cette irritation est tout à fait sans importance. L'évacuation du pus par le rectum est encore une terminaison favorable, bien qu'elle détermine au contraire une vive irritation de la membrane muqueuse du gros intestin. Il en résulte une espèce de ténesme douloureux, comme dyssentérique, avec évacuations alvines répétées, qui se prolonge pendant plusieurs jours.

C'est toujours par de très-petites ouvertures que le pus se fraye une issue dans le rectum et dans le vagin. Le toucher fait bien rarement reconnaître le point précis où a eu lieu la perforation, et l'on n'est guère plus heureux avec le spéculum. J'ajouterai que, dans la période aiguë de cette maladie, la sensibilité du vagin et des organes intérieurs contre-indique l'emploi du spéculum; à une période plus avancée, il n'est même pas nécessaire d'y recourir, à moins qu'il n'existe en même temps une maladie du col utérin. Dans quelques cas, on trouve, dans le point où s'est faite l'ouverture de l'abcès, une petite dépression ou une induration qui en fait reconnaître le siége. Si l'abcès s'est ouvert dans le rectum, les matières fécales et les gaz intestinaux ne s'engagent jamais dans la petite fistule; ce qui tient probablement, comme l'a dit Dupuytren, à la compression exercée sur l'orifice par les organes abdominaux voisins.

Lorsque le pus doit s'échapper à travers les parois abdominales, cette évacuation est toujours précédée et accompagnée d'une tuméfaction inflammatoire considérable, avec induration des tissus environnants et des parois abdominales. La tumeur phlegmoneuse met beaucoup de temps à s'ouvrir à l'extérieur; elle détruit graduellement tous les tissus qui la séparent de la peau, et devient ainsi l'origine d'un travail inflammatoire des plus douloureux; l'ouverture se fait ordinairement au-dessus de l'arcade crurale, dans le voisinage de la région ovarique. Les symptômes sympathiques et réactionnels sont nécessairement graves dans tous ces cas. Mais le groupe de symptômes généraux et locaux, qui appartient à ces perforations abdominales, s'observe surtout très-prononcé dans la forme puerpérale de la maladie.

Il est très-rare que le pus s'ouvre une voie dans la vessie; avant que cette perforation ait lieu, il y en a eu presque toutours d'autres dans telles ou telles directions. Dans un cas, chez une femme récemment accouchée, j'ai vu en 1840, à l'hôpital Saint-Louis, un abcès du ligament large s'ouvrir successivement dans le rectum, à l'extérieur à travers les parois abdominales, et dans la vessie. Le passage du pus dans la vessie est toujours marqué par une irritation très-vive de cet organe; mais l'urine ne pénètre jamais dans la fistule; au moins n'en connais-je point d'exemple.

Aussitôt que le pus s'est échappé de la cavité du bassin, il y a, dans l'état de la malade, une détente des plus marquées; tous les symptômes perdent de leur intensité; les douleurs profondes du bassin diminuent, ainsi que la sensibilité et le gonflement de l'abdomen; la fièvre s'éteint rapidement. Telle est même, le plus souvent, la rapidité de l'amélioration, surtout lorsque l'abcès s'est ouvert dans le vagin, que les malades se considèrent comme convalescentes, et quittent immédiatement les salles d'hôpitaux comme guéries. Cette amélioration est cependant trompeuse: en portant le doigt dans le vagin, on peut s'assurer que la tumeur située sur le côté de l'utérus est encore appréciable; elle a diminué de volume, elle est moins sensible à la pression, et la partie supérieure du vagin est moins chaude et moins douloureuse; autrement dit, une partie de la tumeur s'est ramollie et a suppuré ; mais l'autre partie reste dans un état d'inflammation subaiguë et d'induration, comme dans les tumeurs phlegmoneuses suppurées. Il suit de là que les malades conservent, à un plus ou moins haut degré, les signes d'une inflammation utérine chronique, à savoir, de la douleur, de la lourdeur, de la pesanteur dans le bassin ; de la sensibilité, de la lourdeur et souvent de la tuméfaction dans l'une ou l'autre des régions ovariques ; de la douleur dans la partie inférieure des lombes; de l'impossibilité de rester debout ou de marcher pendant un certain temps, et plus particulièrement de monter et de descendre des escaliers.

Ordinairement, les ouvertures par lesquelles le pus s'est écoulé dans le vagin et dans le rectum restent ouvertes, et permettent à l'écoulement du pus de se faire. Quelquefois cependant ces ouvertures se ferment au bout de quelques jours ; dans ce dernier cas, si la sécrétion du pus est suspendue, si la résolution marche rapidement dans la tumeur phlegmoneuse, la maladie arrive bientôt à terminaison, et la guérison est complète en quelques semaines, ou bien en un mois ou deux. Si, au contraire, le pus continue à être sécrété, il forme de nouveau collection; et, jusqu'à ce qu'il se soit ouvert une nouvelle route, on voit se reproduire les symptômes inflammatoires aigus, mais sous une forme bien moins tranchée qu'auparavant.

Si la marche des tumeurs inflammatoires du ligament large ne rencontrait aucune cause perturbatrice, il n'est pas douteux que, dans la plupart des cas, l'absorption du pus se ferait d'une manière graduelle, et que les rechutes seraient rares ou de peu d'importance. Il n'en est pas ainsi, malheureusement, au moins dans le plus grand nombre des cas : le molimen hémorrhagique qui accompagne la menstruation, et d'autres fois l'excitation fonctionnelle des organes génitaux, réveillent le travail inflammatoire, momentanément assoupi, dans des tissus encore tuméfiés et indurés; les symptômes de la maladie reparaissent; du pus se forme de nouveau et finit par s'écouler dans le vagin ou dans le rectum. Ces exacerbations ou ces rechutes de la maladie aiguë deviennent de moins en moins fréquentes à mesure que diminue la tuméfaction des annexes de l'utérus, et que les tissus malades reviennent à leur état normal.

L'inflammation des ligaments larges est une maladie essentiellement chronique. On voit de malheureuses femmes, atteintes d'inflammation et de suppuration des ligaments larges, même sous la forme la moins grave, conserver, pendant des mois, même des années, des traces de ces inflammations locales, et présenter, dans ce long intervalle, des symptômes d'irritations utérines, avec des exacerbations aiguës de temps en temps. En même temps, la menstruation est plus ou moins troublée, quelquefois elle est supprimée pendant des mois entiers ; d'autres fois il y a du retard. Généralement la période menstruelle est raccourcie, les malades perdent moins de sang et éprouvent des douleurs vives pendant toute la durée de leurs règles : dans quelques cas rares, cependant, la quantité de sang est augmentée, et les périodes menstruelles sont rapprochées. La congestion physiologique, augmentée par l'inflammation des annexes de l'utérus, ajoute elle-même à l'intensité de cette inflammation. La présence de la leucorrhée s'explique aussi par la congestion permanente du système utérin. Bien longtemps avant que la sensibilité locale ait entièrement disparu, avant que le rétablissement soit complet, toute trace d'induration ou de gonflement a cessé d'être appréciable.

Telle est la succession des phénomènes morbides que l'on observe dans la forme la moins grave, dans la forme non puerpérale de l'inflammation des annexes de l'utérus. Souvent méconnue, parce qu'on ignore généralement la succession des faits pathologiques qui la constituent, cette maladie n'en est pas moins aussi facile à reconnaître et à suivre dans ses évolutions que la plupart des affections utérines.

Marche et terminaisons. — A l'état aigu, l'inflammation des ligaments larges s'accompagne de tout l'appareil des symptômes fébriles réactionnels qui appartient aux maladies aiguës en général. A mesure qu'elle passe à l'état chronique, ces symptômes sont remplacés par ceux qui appartiennent aux maladies chroniques de l'utérus, dyspepsie, cardialgie, constipation, céphalalgie, palpitations, insomnie, faiblesse générale, troubles de la nutrition, etc.

Nous avons vu que l'inflammation des ligaments larges, attaquée de bonne heure par un traitement énergique, peut se terminer par résolution. La terminaison la plus commune est cependant la suppuration, et, avec elle, toute cette succession de phénomènes morbides que nous venons de décrire.

La durée de la période secondaire de la maladie, celle pendant laquelle la malade commence à se rétablir des atteintes de l'inflammation aiguë, varie suivant l'état de la constitution et de la santé générale, suivant les conditions sociales dans lesquelles elle est placée, et aussi suivant le traitement mis en usage. Toutes les circonstances sont-elles favorables, les exacerbations et les rechutes sont peu nombreuses; le rétablissement est assez rapide. Les conditions sont-elles moins favorables, le rétablissement est lent et difficile; il est vrai qu'il en est ainsi quelquefois même dans les conditions les plus heureuses. On peut dire, en général, que, dans la forme non puerpérale de l'inflammation des ligaments larges, si le pus s'échappe au dehors, et pourvu qu'il ne se dirige pas vers les parois abdominales, les symptômes secondaires sont peu intenses, sauf pendant les exacerbations et les rechutes. Les malades peuvent se lever et se livrer à leurs occupations habituelles; seulement leur santé est assez délicate; elles ont quelque sensation désagréable dans le bassin; la menstruation est troublée et laborieuse.

Pronostic. — Le pronostic de l'inflammation des ligaments larges n'est pas grave, au moins relativement à l'existence des malades; mais ce n'en est pas moins une affection sérieuse, qui peut troubler la santé pendant un temps assez long. En dehors de l'état puerpéral, il est très-rare de voir cette maladie se terminer d'une manière funeste. Sous le rapport du pronostic, il est de la plus haute importance de distinguer cette affection de la métrite aiguë, avec laquelle on la confond souvent. La métrite aiguë se termine ordinairement par résolution, sous l'influence d'un traitement judicieux, et sans laisser après elle aucune trace de son existence. L'inflammation des ligaments larges, au contraire, bien que peu grave en apparence à son début et dans sa période d'acuité, donne lieu à des lésions et à des changements de structure que le temps seul peut faire disparaître, et qui ne disparaissent pas toujours complétement.

Si l'on a décrit jusqu'à ce jour les inflammations et les abcès des ligaments larges comme une maladie très-grave et fort souvent funeste, c'est qu'on a toujours eu en vue les abcès de cette espèce qui suivent les couches, et dans lesquels il se produit des suppurations très-étendues. Dans cette forme de la maladie, la mort peut survenir quelquefois ; mais, même dans ces circonstances, elle est assez rare, à moins que l'inflammation n'acquière un degré d'intensité presque exceptionnel.

Diagnostic. — Après tout ce que nous avons dit de l'inflammation des ligaments larges, nous n'avons pas besoin d'insister sur l'importance d'un diagnostic exact, et surtout d'un diagnostic porté de bonne heure. La maladie est-elle reconnue à son début, un traitement actif peut enrayer ses progrès, prévenir la suppuration, s'opposer à l'extension de l'inflammation ; et lors même que ce traitement n'empêche pas la production du pus, il limite la suppuration et épargne bien des souffrances aux malades. Le diagnostic a encore une grande importance pour le médecin : il lui permet de porter un pronostic d'après la succession connue des symptômes de cette affection. Un pronostic trop favorable, tel qu'on pourrait en porter pour une métrite ou pour une inflammation simple du bas-ventre, compromettrait infailliblement le médecin. Nous ne saurions trop recommander la prudence à cet égard.

Les symptômes de l'inflammation des ligaments larges ont souvent tant de rapports, pendant la période d'acuité, avec ceux de la métrite aiguë, qu'à moins de trouver, dès l'abord, dans une région ovarique, ou dans les deux à la fois, une tumeur de nature inflammatoire, il serait presque impossible de distinguer ces deux maladies l'une de l'autre ; heureusement le toucher vient en aide au praticien. J'ajouterai que, existât-il une tumeur développée en dehors de l'utérus, il serait impossible, sans l'exploration directe, de dire positivement s'il s'agit d'une inflammation phlegmoneuse des ligaments larges ou d'une inflammation de même nature, développée dans la fosse iliaque.

Le phlegmon de la fosse iliaque pourrait donc être confondu, à la rigueur, avec le phlegmon des ligaments larges. Telle est d'ailleurs la proximité des ligaments larges et de la fosse iliaque, qu'on s'explique facilement comment, en certains cas, la tumeur phlegmoneuse, empiétant dans un sens ou dans un autre, rend la distinction presque impossible à la palpation seule. Ajoutons que l'extrême sensibilité des parois abdominales, la rigidité spasmodique des muscles qui les constituent, enfin la présence d'une grande quantité de tissu adipeux, mettent de grands obstacles à cette constatation par la palpation. Au contraire, le toucher permet, dans la plus grande partie des cas, d'arriver au diagnostic : pour ma part, je ne comprends pas que les auteurs aient voulu baser sur autre chose que sur le toucher le diagnostic différentiel des deux affections; qu'ils aient pu faire intervenir, par exemple, des circonstances, telles que la fréquence plus grande à droite des abcès iliaques, la rétraction de la cuisse, etc. La tumeur phlegmoneuse est-elle située dans la fosse iliaque, ou bien s'agit-il d'un abcès du psoas ou d'un abcès lombaire, le cul-de-sac du vagin n'offre au toucher ni tuméfaction, ni chaleur, ni douleur ; tout au plus existe-t-il un peu de sensibilité générale. Si l'on refoule le vagin vers le côté du bassin, on finit par rencontrer la tumeur phlegmoneuse, mais en rapport avec les parois osseuses, et faisant, à l'intérieur, une saillie plus ou moins considérable. Les annexes de l'utérus sont-elles enflammées, on reconnaît au toucher que la maladie a pour siége la cavité pelvienne ; on lui trouve d'ailleurs tous les caractères que nous avons décrits. Dans quelques cas rares, l'inflammation se propage des ligaments larges à la fosse iliaque et réciproquement; dans ces cas, les symptômes de ces deux affections sont réunis et confondus.

La métrite aiguë et les abcès iliaques sont, ainsi que nous venons de le voir, les deux maladies avec lesquelles on peut le plus facilement confondre l'inflammation des ligaments larges; mais cette inflammation offre des caractères qui lui sont communs avec d'autres affections des organes pelviens. Ainsi, la métrite partielle chronique, celle qui est caractérisée par une tuméfaction limitée de l'utérus, pourrait être prise, à la rigueur, pour une petite tumeur inflammatoire des ligaments larges. Dans la métrite chronique, la tuméfaction occupe presque toujours la face inférieure et postérieure de l'organe, et non les parties latérales; il n'y a pas, et il n'y a pas eu de suppuration; les antécédents ne sont pas les mêmes. Une tumeur de l'ovaire ou de la trompe, une grossesse extra-utérine, une accumulation de matières dans le gros intestin, ne pourraient pas davantage faire illusion, malgré l'identité de siége, en l'absence de tout symptôme inflammatoire, et lorsque les antécédents et les symptômes sont aussi différents.

Il peut arriver que le médecin ne soit appelé que lorsque l'inflammation du ligament large affecte la forme chronique, et est déjà ancienne. Dans ce cas, tous les symptômes aigus peuvent avoir disparu, et les malades offrent tous les signes d'une maladie chronique de l'utérus, avec trouble de la menstruation et exacerbations inflammatoires de temps en temps. Mais au toucher, tout s'éclaircit: on trouve, sur les parties latérales de l'utérus, les restes d'une tumeur phlegmoneuse; les renseignements fournis par la malade viennent d'ailleurs en aide au diagnostic. Il m'est arrivé plusieurs fois de reconnaître la maladie, à l'histoire qui m'a été fournie par les malades, alors que toute trace d'induration inflammatoire avait disparu du bassin, et qu'il restait seulement un peu de sensibilité dans le point qui avait été le siége de l'inflammation.

Lorsque l'inflammation phlegmoneuse s'est étendue à la totalité du bassin, lorsque des collections purulentes se sont formées en divers points, la cavité pelvienne est, pour ainsi dire, une collection de maladies, et il est difficile de dire quel a été le point de départ de l'inflammation, si l'on n'en a pas suivi les progrès. Au reste, ces accidents sont bien plus communs dans la forme puerpérale de l'inflammation des ligaments larges, dont nous allons nous occuper immédiatement.

2° Inflammation et abcès des annexes de l'utérus, dans l'état puerpéral.

L'état puerpéral, qui s'étend depuis le moment de l'accouchement jusqu'à la fin de la quatrième, cinquième ou sixième semaine, est une période pleine de dangers. Pendant sa durée, toutes les maladies inflammatoires offrent une gravité particulière, surtout celles des organes qui jouent un rôle plus ou moins important dans la fonction de l'accouchement.

Si l'inflammation se développe dans les ligaments larges immédiatement après l'accouchement, elle est le plus souvent compliquée de métro-péritonite : c'est alors un simple épiphénomène de cette redoutable maladie. La plupart des auteurs modernes ont noté, à propos de la fièvre puerpérale, la fréquence de la suppuration des ovaires et des ligaments larges, dans les cas de métro-péritonite terminés par la mort. Lors même que l'inflammation des ligaments larges ne se développe que quelques semaines après les couches, les symptômes généraux sont bien autrement prononcés, la tuméfaction locale est plus considérable, et l'inflammation phlegmoneuse a plus de disposition à s'étendre et à envahir les tissus voisins que dans la forme non puerpérale ; il est aussi bien plus difficile de suspendre les progrès de la maladie; enfin, le travail inflammatoire et la suppuration s'étendent et durent encore après que le pus s'est déjà fait jour au dehors : de là ces adhérences abdominales et ces perforations, si fréquentes même qu'on les a presque considérées comme le seul et unique mode de terminaison de la maladie.

L'inflammation des ligaments larges est-elle jointe à la métro-péritonite, alors il est impossible de distinguer les symptômes qui lui appartiennent, au milieu de ceux de l'inflammation métropéritonéale. Mais aussitôt que celle-ci commence à s'éteindre, on reconnaît, dans le bassin, l'existence d'une tumeur phlegmoneuse, avec tous les caractères que nous avons signalés. Quelquefois, dans la convalescence de la métro-péritonite, des fausses membranes emprisonnent ou circonscrivent, sur un côté ou sur les deux côtés de l'utérus, des collections de pus situées dans l'intérieur du péritoine, en dehors des ligaments larges, et qui, par leur voisinage de ceux-ci, pourraient simuler une inflammation de ces ligaments, alors même qu'ils sont parfaitement sains. Quand même une inflammation phlegmoneuse des ligaments larges existe véritablement, toutes les fois qu'il y a eu une métro-péritonite antécédente, il reste une inflammation chronique de l'utérus et du péritoine voisin.

L'inflammation des ligaments larges peut survenir, d'une manière *primitive*, à toutes les périodes de l'état puerpéral, indépendamment de la métro-péritonite. Elle se présente alors avec les symptômes que nous avons décrits, mais bien autrement prononcés que dans la forme non puerpérale. La violence de l'inflammation est d'autant plus grande, que celle-ci éclate à une époque plus rapprochée de l'accouchement ; c'est que, avec cette inflammation du ligament large, il y a toujours alors un peu de métrite et de péritonite. J'ai vu bien souvent cette forme d'inflammation, dans les hôpitaux de Paris, chez de jeunes femmes qui, après avoir accouché à la Maternité, en sortaient, le huitième ou le dixième jour, dans un bon état, mais qui s'étaient exposées au froid et avaient repris, de trop bonne heure, leurs travaux à leur arrivée chez elles. La suppression subite de la sécrétion lactée me paraît une des causes les plus fréquentes de cette inflammation, quelle que soit d'ailleurs la cause de cette suppression.

Dans la forme puerpérale de l'inflammation des ligaments larges, le travail phlegmasique est bien plus diffus que dans la forme non puerpérale. L'utérus, le péritoine, le tissu cellulaire, les organes renfermés dans l'épaisseur des ligaments participent presque toujours à l'inflammation. Aussi, non-seulement les premiers symptômes sont-ils beaucoup plus aigus et plus intenses que dans la forme non puerpérale, mais encore l'écoulement du pus au dehors n'est-il pas suivi de cette détente favorable que l'on observe dans cette forme. Il y a bien un peu de soulagement; mais ce soulagement n'a pas grande importance : la tuméfaction de l'abdomen persiste ; le ventre est dur et sensible au toucher ; le pouls est fréquent, la peau chaude, la langue blanche ou chargée. La malade ne dort pas, a de la répugnance pour les aliments et ne peut bouger sans éprouver de la douleur. Au toucher, on reconnaît, sur un des côtés de l'utérus, une tumeur dure, sensible, mais très-difficile à limiter. Cette tumeur a évidemment contracté des adhérences avec les organes environnants, avec les parois du bassin ou celles de l'abdomen; il est souvent impossible de lui imprimer des mouvements; d'autant plus que le moindre contact est extrêmement douloureux. Lorsque le pus s'est frayé une issue dans le rectum ou dans le bassin, l'ouverture de l'abcès reste fistuleuse, et le pus s'échappe à mesure qu'il est formé. Cela n'empêche pas que, dans certains cas, le travail inflammatoire persiste, et que le pus s'échappe successivement par des voies très-diverses.

C'est dans la forme puerpérale de l'inflammation du ligament large que l'on voit souvent les abcès s'ouvrir à travers les parois abdominales. Ce mode de terminaison est toujours accompagné d'une recrudescence dans les symptômes généraux fébriles. C'est aussi dans cette forme d'inflammation que l'on rencontre l'œdème ou la *phlegmatia alba dolens* d'un ou des deux membres inférieurs. Le danger des adhérences internes et des perforations abdominales consécutives décroît à mesure que l'on s'éloigne de l'époque de l'accouchement. Après cinq ou six semaines, l'inflammation des ligaments larges rentre dans la forme non puerpérale.

L'inflammation des ligaments larges est une maladie très-douloureuse, qui plonge les malades dans un état fort grave pendant plusieurs mois, et qui les réduit à une espèce de marasme. La mort en est quelquefois la conséquence; elle a lieu, soit par suite de l'affaiblissement causé par la persistance de la fièvre et de la douleur ou par une abondante suppuration, soit par une péritonite générale, succédant à l'extension de l'inflammation ou à la pénétration du pus dans le péritoine, soit enfin par une maladie intercurrente. Je suis convaincu, toutefois, que le danger de cette maladie a été fort exagéré par les auteurs modernes, et en particulier par M. Marchal (de Calvi). On est parti, pour baser ce pronostic, des données statistiques, empruntées aux faits publiés jusqu'à ce jour; tandis qu'on eût dû songer que ces faits étaient purement exceptionnels, et avaient dû à des circonstances complexes l'attention qu'on leur avait accordée. Je n'ai certes pas pris note de tous les faits d'inflammation que j'ai observés; mais mon impression générale c'est que, même dans la forme puerpérale, la mort est une terminaison peu fréquente, si l'on en excepte cependant les cas dans lesquels cette inflammation n'est qu'un épiphénomène d'une maladie beaucoup plus dangereuse, la métro-péritonite aiguë.

C'est par la même manière de raisonner que M. Marchal (de Calvi) a été conduit à considérer l'ouverture des abcès des ligaments larges, à travers la paroi abdominale, comme aussi fréquente que l'ouverture de ces abcès dans le rectum ou dans le vagin, tandis qu'à mes yeux cette proposition est une véritable hérésie médicale. La perforation à travers les parois abdominales n'est pas rare dans la forme puerpérale; mais, par le fait, c'est encore une exception, si l'on veut tenir compte du grand nombre de cas dans lesquels elle se fait dans une tout autre direction.

L'inflammation des ligaments larges peut donc réduire les femmes à un marasme et à une faiblesse extrêmes; mais la mort en est rarement la terminaison. J'ai souvent admiré comment les femmes pouvaient résister à des souffrances ainsi prolongées, pendant des semaines et des mois entiers. Je m'en suis rendu compte par cette circonstance que, dans cette inflammation, aucune fonction vitale n'est intéressée. Ne voit-on pas de même, dans le cancer de l'utérus, la vie se prolonger, longtemps après que la cavité pelvienne a été complétement envahie par la maladie? Quoi qu'il en soit, dans ces cas graves, le rétablissement est toujours très-lent, surtout s'il y a des ouvertures fistuleuses à la paroi abdominale. La cessation du mouvement fébrile est un des premiers signes favorables. Elle est, en général, accompagnée d'une rémission marquée dans les symptômes inflammatoires locaux : le sommeil, l'appétit reparaissent, et les malades entrent peu à peu en convalescence. Mais les altérations morbides sont si profondes, les tissus et les organes du bassin sont tellement épaissis et indurés, les dépôts de lymphe plastique sont si abondants, les conduits fistuleux sont si compliqués et si bien organisés, qu'il faut des mois, même des années pour faire disparaître les dernières traces de la maladie et pour ramener les organes pelviens à l'état normal. L'inflammation chronique de l'utérus, qui existe presque toujours en même temps, rend le rétablissement encore plus difficile, impossible même en certains cas. Enfin, lors même que la santé est complétement rétablie, et que toute trace d'inflammation a disparu du côté du bassin, il reste souvent encore des adhérences entre les organes pelviens : de là des déplacements de l'utérus, des trompes de Fallope ou des ovaires, et par suite une stérilité souvent incurable.

Anatomie pathologique. — Ce n'est pas une chose facile que de tracer la description des caractères anatomiques propres à l'inflammation des ligaments larges. Par elle-même, cette inflammation tue rarement ; et lorsque la mort a lieu par suite d'altérations profondes dans les organes environnants, il est bien difficile de faire la part des altérations primitives et des altérations secondaires, de dire par où la maladie a commencé.

Lorsque l'inflammation des ligaments larges n'est qu'une complication de la métro-péritonite aiguë, on trouve, en outre des altérations propres à cette maladie, en outre de l'épanchement séro-albumineux et des pseudo-membranes qui soudent entre elles les circonvolutions intestinales, le tissu cellulaire des ligaments larges gonflé, congestionné ou infiltré de pus, ou bien encore une collection de pus, plus ou moins abondante, entre les replis du péritoine, dans les ovaires ou dans les trompes de Fallope. Ce sont là, en quelque sorte, les altérations élémentaires de la maladie, celles qu'on retrouverait aussi dans la forme non puerpérale, si l'on avait plus souvent l'occasion de faire l'autopsie des femmes mortes avec cette inflammation. Lorsque la mort est due à l'extension de l'inflammation au péritoine, à une péritonite aiguë consécutive, à une perforation, les caractères anatomiques de la péritonite générale et de l'inflammation des annexes de l'utérus sont réunis et combinés. C'est dans cette forme de la maladie que l'on observe ces collections purulentes, circonscrites et limitées par de fausses membranes, dans la cavité du péritoine, au pourtour des organes pelviens.

Si la mort est le résultat de l'épuisement causé par un travail inflammatoire chronique et par l'abondance de la suppuration, les altérations sont bien autrement profondes : le bassin est converti en une cavité suppurante plus ou moins étendue, parfaitement circonscrite, tantôt par une membrane pyogénique de deux ou trois lignes d'épaisseur, tantôt par les organes pelviens et les anses intestinales, soudés les uns aux autres par des pseudo-membranes. J'ai vu, dans un cas, un abcès qui occupait presque tout le bassin : ses parois étaient constituées par le rectum en arrière, par la vessie et les parois abdominales en avant, en haut par la masse intestinale. Les ovaires et les trompes de Fallope, épaissis et augmentés de volume, macéraient au milieu du pus, sur les parties latérales de l'utérus enflammé et hypertrophié. Dans ces derniers cas, il semble que le feuillet péritonéal des ligaments larges ait complétement disparu; au moins est-il complétement méconnaissable. Le rectum, le vagin, la vessie, sont généralement épaissis et enflammés, surtout si l'abcès s'est ouvert dans leur intérieur. Les parois abdominales sont indurées et épaissies, dans le point où elles touchent à la collection purulente; dans le cas où elles sont perforées, on trouve, autour de la perforation, le tissu musculaire transformé en un tissu dense, homogène, strié de lignes jaunâtres.

En outre des altérations précédentes, on peut trouver des traces de désorganisation dans les fosses iliaques et dans les régions lombaires. Ainsi, il peut y avoir des collections de pus sous le *fascia iliaca*, sous l'aponévrose lombaire, avec destruction plus ou moins complète des muscles psoas iliaques et des carrés des lombes. Dans tous ces cas, la maladie n'est plus circonscrite à son siége primitif; elle est compliquée de phlegmon iliaque, affection malheureusement trop commune à la suite de l'accouchement.

Enfin, on a trouvé les grosses veines du bassin et des membres abdominaux, les veines iliaques et fémorales, la veine porte elle-même, complétement oblitérées (Mélier, Tardieu..., etc.); les lymphatiques de l'utérus et de la région pelvienne gorgés de pus.

CHAPITRE IV.

Inflammation, ulcération et hypertrophie du col de l'utérus. — Division du sujet. — Coup d'œil général.

Je l'ai dit au commencement de cet ouvrage: l'inflammation du col de l'utérus et ses suites immédiates, l'ulcération et l'hypertrophie, constituent une affection des plus communes, plus fréquente même que toutes les autres maladies utérines. C'est la cause principale de ces divers états morbides qui ont été étudiés, jusqu'ici, comme autant d'affections spéciales : la leucorrhée; le prolapsus et le déplacement de l'utérus; les troubles de la menstruation; la stérilité; divers accidents de la grossesse; l'avortement; la faiblesse générale, etc. L'inflammation avec l'ulcération du col de l'utérus est aussi une complication très-fréquente des polypes utérins, qui font saillie à travers les lèvres du col, ou qui l'ont déjà franchi, ainsi que des tumeurs fibreuses développées dans l'épaisseur de l'utérus.

Les causes, les symptômes et les suites de l'inflammation du col varient notablement, suivant l'état fonctionnel de l'utérus, aux différentes phases de la vie de la femme. De là, la nécessité d'étudier cette maladie sous ses différents aspects. Je décrirai donc successivement l'inflammation et l'ulcération du col de l'utérus, 1° chez la femme vierge; 2° chez la femme enceinte; 3° pendant et après l'avortement et l'accouchement; 4° à une période avancée de la vie, après la cessation de la menstruation; 5° comme complication des polypes et des tumeurs fibreuses de l'utérus. J'examinerai ensuite l'influence que l'inflammation et l'ulcération du col de l'utérus exercent sur la production des prétendues maladies fonctionnelles de la matrice : la leucorrhée, la dysménorrhée, l'aménorrhée, la ménorrhagie, la stérilité, la faiblesse générale, le prolapsus et les déplacements de l'utérus; mais, avant tout, jetons un coup d'œil général sur l'inflammation, l'ulcération et l'hypertrophie du col utérin.

Rappelons d'abord sommairement la disposition anatomique des parties constituantes du col de l'utérus.

Comparativement au corps utérin, le col jouit d'un haut degré de vascularité : dans son épaisseur existe une grande quantité de tissu cellulaire; enfin, la membrane muqueuse qui tapisse sa cavité présente tous les caractères d'une muqueuse complète.

Le volume et la longueur du col de l'utérus varient notablement, suivant les femmes. Ce fait doit être pris en considération, dans la détermination de l'existence d'une hypertrophie de cette portion de l'organe. Telles sont même, à cet égard, les variations physiologiques, que, si l'on s'en tenait au volume seulement, on serait exposé souvent à commettre des erreurs, et à supposer l'existence d'une maladie là où il n'y en a pas réellement. Le fait est que le col peut être volumineux et parfaitement sain; mais, dans ce dernier cas, le toucher ne détermine aucune sensation douloureuse. La longueur du col n'est pas moins variable; ce qui tient principalement aux variations qu'offre l'insertion du vagin sur le col. Tantôt le col n'a que quelques lignes de long, tantôt il a un pouce et demi et au delà. On a vu cet allongement congénial du col de l'utérus être porté au point de constituer une difformité et un véritable état morbide. J'ai observé, à mon dispensaire, en 1846, une femme non mariée, âgée de vingt-trois ans, dont le col avait trois pouces de long, et l'épaisseur du médius dans toute son étendue ; ce col était sensible à la pression et enflammé. Lorsqu'elle vint me consulter, l'utérus avait déjà commencé de s'abaisser depuis trois ans, et le col avait franchi d'un pouce la membrane de l'hymen, repoussée et dilatée. J'ajouterai que, dans ces derniers temps, plusieurs personnes, en particulier M. Costilhes, ont cherché à déterminer le volume du col de l'utérus dans l'état normal. Pour ma part, je n'attache pas une grande importance à cette détermination : quels que soient le volume, la forme, la direction du col, on peut le considérer comme normal du moment où il n'est ni enflammé, ni induré, du moment où son orifice est naturellement clos, et où la cavité du col est dans l'état normal.

Chez une femme bien portante, le col de l'utérus présente de la mollesse et une surface lisse ; en quelques points qu'on le touche, on ne trouve ni dureté ni résistance. Seulement, on y constate un certain degré d'élasticité, qui varie avec la présence ou l'absence de congestion utérine. Dans l'état sain, la surface du col de l'utérus est généralement onctueuse au toucher ; ce qui tient à la couche de mucus dont elle est tapissée. Pas la moindre douleur à la pression, dans quelque point qu'on l'exerce. A ce sujet, je dois faire une remarque : c'est que, lorsqu'on pratique le toucher, on doit porter la pulpe du doigt successivement sur toutes les parties de la surface de cet organe, en haut, en bas, de chaque côté, et jusques entre les lèvres du col ; car il peut exister une petite induration locale, ou un simple écartement des lèvres du col, qui autrement échapperait à l'examen. Une fois qu'on a constaté l'état du col, il faut encore rechercher dans quel état se trouve le corps de l'organe ; s'il est retenu ou non par des adhérences qui le rendent immobile. Il faut savoir que, hors l'état de gestation et lorsque l'utérus n'est pas le siége d'une hypertrophie pathologique, on peut, en pressant sur le col, soulever facilement tout l'organe ; de même qu'on peut le faire basculer dans tous les sens.

Siége. — L'inflammation du col de l'utérus peut commencer par la membrane muqueuse qui tapisse le col, par celle qui revêt sa cavité interne, par les follicules muqueux que présente cette membrane, ou dans l'épaisseur même du tissu du col. Dans ce dernier cas, la maladie est compliquée, en général, de métrite du corps. L'inflammation de la membrane muqueuse est assez souvent limitée à l'intérieur ou à l'extérieur du col, mais rarement toutefois à un seul élément anatomique. Le plus souvent, les follicules muqueux et le réseau muqueux vasculaire sont, en même temps, le siége de l'inflammation.

Causes.—Les causes qui donnent naissance à l'inflammation du col peuvent être divisées en *prédisposantes* et en *déterminantes.* Les causes *prédisposantes* sont anatomiques et physiologiques. Parmi les causes prédisposantes *anatomiques*, nous rangeons la vascularité si prononcée du col, comparativement au corps de l'utérus; le haut degré de vitalité et le développement considérable de la membrane muqueuse qui le tapisse, tant à l'intérieur qu'à l'extérieur; enfin, le grand nombre des follicules muqueux qui existent autour de l'orifice et dans la cavité du col.

Les causes prédisposantes *physiologiques* sont nombreuses, et varient suivant l'époque de la vie utérine.

Avant l'établissement de la menstruation, l'utérus est dans une espèce de sommeil; sa vitalité est rudimentaire; d'ailleurs, il est bien peu exposé aux causes d'inflammation. Une fois la menstruation établie, les choses changent de face ; la vitalité du système utérin s'exagère, et chaque mois, pendant un certain temps, l'organe demeure dans un état de congestion physiologique. Loin de nous de vouloir considérer le molimen hémorrhagique qui précède, accompagne et suit l'évacuation menstruelle, comme prédisposant à l'inflammation du col, tant que ce molimen reste dans ses limites physiologiques. Malheureusement, la congestion menstruelle ne se maintient pas toujours aussi régulièrement circonscrite. Chez quelques femmes, elle est naturellement morbide; et pendant toute leur vie menstruelle, ces femmes présentent de la douleur pendant leurs règles, indépendamment de toute maladie inflammatoire locale, ou de vice de conformation de l'appareil utérin. Chez toutes les femmes, d'ailleurs, l'excrétion menstruelle peut être retardée, diminuée, augmentée ou brusquement suspendue, sous l'influence d'une foule de causes morales, sociales ou pathologiques. Dans tous ces cas, la congestion utérine naturelle peut devenir morbide et s'élever jusqu'au degré inflammatoire. C'est ce qui explique comment des femmes vierges peuvent présenter assez souvent de l'inflammation et des ulcérations du col de l'utérus, et aussi comment elles peuvent contracter toutes les autres maladies inflammatoires de l'utérus que nous allons étudier.

Chez la femme mariée, le col de l'utérus se trouve exposé à une autre cause d'inflammation; nous voulons parler de la congestion et de l'excitation physiologiques qui accompagnent les rapports sexuels, surtout lorsqu'ils sont trop fréquemment répétés, et des contusions physiques auxquelles il est exposé en pareil cas. Chez quelques femmes, le système utérin est tellement irritable, que les rapports sexuels développent presque immédiatement une inflammation. C'est ce qu'on observe surtout chez les jeunes femmes, quelques jours ou quelques semaines après leur mariage, alors même qu'on a apporté la plus grande modération dans les rapports sexuels : ces femmes restent souvent stériles; ou, lorsqu'elles deviennent enceintes, elles font des fausses couches répétées. Telle est souvent la cause de ces fausses couches répétées que l'on observe chez certaines femmes dans les premières années de leur mariage, et qui sont une si grande source d'embarras pour les accoucheurs.

La conception a-t-elle eu lieu, on voit surgir de nouvelles causes d'inflammation. L'utérus et ses annexes entrent dans une nouvelle vie : au lieu de cet état de repos, troublé seulement à des époques périodiques par la congestion menstruelle, l'utérus conserve, pendant des mois entiers, une vitalité exagérée; il devient le siége d'une nutrition des plus actives; il augmente rapidement de volume; le tissu fibro-musculaire dur qui le constitue subit une transformation complète : il revêt tous les caractères du tissu musculaire ; les artères et les veines, jadis si peu développées, prennent un volume énorme ; tout l'organe devient excessivement vasculaire. Le col participe à ces changements : il se gonfle, se tuméfie, se ramollit; il participe enfin à cette exagération d'activité qui s'est emparée du tissu utérin. La grossesse doit donc être considérée comme une cause prédisposante de l'inflammation du col; et l'on peut seulement s'étonner qu'elle ne soit pas plus fréquente. Les recherches que j'ai faites chez les femmes enceintes m'ont prouvé que, chez elles, l'inflammation et l'ulcération du col sont communes. Mais je crois que, dans ces cas, l'inflammation était le plus souvent antérieure à la conception, et qu'elle avait seulement pris un nouveau degré d'intensité, sous l'influence des changements survenus dans la vitalité de l'utérus.

On pourrait admettre *à priori* que l'accouchement doit être une cause très-fréquente de l'inflammation et de l'ulcération du col de l'utérus. Rien de plus fréquent en effet : non-seulement l'accouchement peut être suivi d'une inflammation de l'utérus, qui peut se circonscrire et se perpétuer dans le col, alors qu'elle a été éteinte dans le corps de l'organe; mais encore il peut déterminer, de prime abord, une inflammation du col, indépendamment de tout état inflammatoire du système utérin. Cette dernière circonstance tient à ce que le col de l'utérus se trouve exposé, pendant le travail de l'accouchement, même le plus naturel, à des déchirures et à des contusions. Si le travail est rapide, il suffit d'une forte contraction, ou d'une série de fortes contractions, qui pressent énergiquement l'enfant contre l'orifice utérin imparfaitement dilaté, pour que l'on voie survenir une déchirure du col, dans des circonstances en apparence les plus favorables.

La membrane muqueuse qui tapisse la cavité du col utérin est encore plus exposée aux déchirures et aux contusions que les tissus profonds de cet organe. Cette membrane muqueuse, bien différente, ainsi que nous l'avons vu, de celle qui revêt la cavité utérine, se vascularise de plus en plus, devient de plus en plus parfaite, à mesure que la grossesse avance et que s'exalte la vitalité organique de l'utérus. Il ne faudrait pas croire, toutefois, que cette membrane souffre dans son intégrité, par suite des changements qui s'accomplissent dans le système utérin : d'abord, la dilatation du col ne commence, chez les femmes primipares, que vers la fin du sixième mois ; chez les femmes qui ont eu des enfants, elle arrive un peu plus tôt, vers la fin du cinquième mois ; ensuite cette dilatation est, par elle-même, peu considérable ; elle n'est donc pas de nature, tant que le travail n'est pas commencé, à léser l'intégrité de la membrane muqueuse qui tapisse l'intérieur du col. Mais aussitôt que les douleurs, qui précèdent et accompagnent l'expulsion du fœtus, se sont franchement établies, la dilatation du col marche rapidement ; en quelques heures elle est portée si loin, qu'elle ouvre un libre passage au fœtus. Cette dilatation rapide d'un canal tapissé d'une membrane muqueuse doit avoir pour conséquence, dans un grand nombre de cas, des contusions, des érosions, des déchirures de cette membrane. Chez la plupart des femmes, on ne peut en douter, ces lésions disparaissent avec promptitude ; la cicatrisation se fait avec rapidité, par l'effet de la rétraction des tissus du col, et grâce à la phlegmasie réparatrice, qui se montre, après la délivrance, dans le corps et dans le col de l'utérus. Si cette inflammation physiologique de l'utérus se prolonge au delà de la durée convenable ; si elle revêt un caractère pathologique, si les restes du placenta ou des membranes laissés dans la cavité utérine, donnent naissance, par leur décomposition, à un écoulement irritant et fétide, on comprend aisément comment ces lésions de la membrane muqueuse, au lieu d'arriver à la guérison, deviennent presque inévitablement le point de départ d'une inflammation et d'une ulcération.

Lorsque l'inflammation et l'ulcération du col de l'utérus reconnaissent cette dernière origine, on apprend, en interrogeant les malades, que *souvent*, mais non toujours, elles ont éprouvé, à la suite de leurs dernières couches ou d'un avortement, des symptômes morbides plus ou moins intenses, depuis ceux d'une métrite assez aiguë, jusqu'à de simples douleurs utérines, ou un écoulement lochial d'une odeur fétide. Dans ces cas, l'inflammation et l'ulcération se montrent d'abord entre les lèvres du col utérin, ou dans sa cavité; et, si l'on examine d'assez bonne heure la malade, on peut saisir l'ulcération, au moment où elle franchit l'orifice, pour s'étendre au reste du col. J'ai souvent rencontré des cas de cette espèce. L'observation attentive des ulcérations inflammatoires, consécutives au travail de l'accouchement, me porte à croire qu'un grand nombre de ces ulcérations procèdent suivant l'ordre d'évolution que je viens de signaler.

Les femmes qui ont eu des enfants, et qui ont échappé aux dangers des suites de couches, restent exposées à toutes les causes d'inflammation que nous avons énumérées plus haut, avec cette circonstance particulière et aggravante que, chez elles, ces causes ont une sphère d'activité plus grande que chez les femmes vierges ou chez celles qui n'ont pas eu d'enfant. Pendant toute la durée de la vie menstruelle, l'utérus d'une femme qui a eu des enfants reste dans un état de vascularité, de vitalité, plus prononcé qu'avant la conception; à partir de ce moment, il conserve toujours un volume plus considérable; autrement dit, l'utérus reste plus disposé aux maladies inflammatoires. De même aussi, chez les femmes qui ont eu des enfants, la métrite, qui se développe en dehors de l'état de grossesse, entraîne un plus grand accroissement de volume du corps de l'utérus, que chez celles qui n'ont pas eu d'enfant. Enfin, cet état de vitalisation exagérée du col de l'utérus, chez les femmes qui ont conçu, explique la fréquence, chez elles, de l'induration et de l'hypertrophie, à la suite de l'inflammation et de l'ulcération de cette portion de l'organe utérin. C'est là un des faits les plus importants à rappeler, parce que les changements dans la structure intime du col, qui constituent l'hypertrophie, forment un des traits principaux de l'histoire de la maladie, et révèlent l'origine et le point de départ du travail morbide.

A une époque plus avancée de la vie, lorsque la menstruation est sur le point de disparaître, la congestion utérine, par ses irrégularités mêmes, par son intensité et sa durée, devient une cause prédisposante de l'inflammation du col. Cet état de congestion de l'utérus peut se perpétuer pendant des années après la cessation définitive de l'écoulement menstruel, surtout si le col est le siége d'un travail inflammatoire. Toutefois, nous devons dire que, le plus souvent, cette congestion va s'affaiblissant peu à peu, et qu'on voit disparaître spontanément, après la ménopause, les affections inflammatoires du col qui peuvent encore exister, en même temps que l'utérus commence à s'atrophier.

Les diverses causes prédisposantes de l'inflammation, que nous venons d'énumérer, sont toutes liées à des états fonctionnels et physiologiques du système utérin. Leur exagération ou leurs modifications morbides conduisent au développement de l'inflammation, sous l'influence de toutes les causes efficientes ordinaires des maladies inflammatoires, et plus particulièrement de celles qui agissent sur l'utérus. L'inflammation du col peut être aussi le résultat de l'extension d'une vaginite, blennorrhagique ou non. D'autres fois elle peut survenir spontanément, comme toutes les autres phlegmasies, sans qu'on puisse la rattacher à une cause particulière. L'exposition directe du col au contact de l'air, au frottement, aux violences extérieures, peut entraîner cette inflammation, comme on le voit dans la chute complète de l'utérus. La présence de tumeurs fibreuses développées dans l'épaisseur des parois utérines, ou de polypes volumineux provenant de la cavité de l'utérus et en contact avec le col par l'intermédiaire de leur pédicule, l'existence de petits polypes vasculaires naissant du pourtour de l'orifice ou des parois de la cavité du col, constituent encore autant de causes d'inflammation. Le mode d'action de ces dernières causes nous paraît facile à expliquer : les tumeurs fibreuses, développées dans l'épaisseur des parois utérines, leur donnent un développement et une vitalité morbides, et prédisposent tout l'utérus, le col comme le corps, au travail inflammatoire. Quant aux polypes, qu'ils soient fibreux ou vasculaires, ils irritent directement le col de l'utérus, avec lequel ils sont en contact, et deviennent ainsi le point de départ de l'inflammation et de l'ulcération de la membrane muqueuse.

Symptômes. — Les symptômes de l'inflammation du col de l'utérus peuvent se diviser en symptômes anatomiques, locaux, fonctionnels, et sympathiques ou constitutionnels.

Les *symptômes anatomiques* comprennent tous les changements d'aspect, de forme et de structure du col de l'utérus, que l'on peut apprécier avec le toucher et par l'examen direct.

Congestion et inflammation simple. — Lorsque la membrane muqueuse qui tapisse le col est le siége de l'inflammation, elle cesse de donner au toucher cette sensation onctueuse, qui lui appartient dans l'état normal; en même temps, le col tout entier se tuméfie, augmente de volume; mais il reste mou, tant que le travail morbide ne dépasse pas la période de congestion. Si l'inflammation s'étend aux tissus profonds, ou si elle a commencé par eux, le col, en même temps qu'il augmente de volume, présente une induration plus ou moins prononcée. C'est la conséquence de l'infiltration plastique, causée par l'inflammation. Une fois augmenté de volume, le col utérin occupe constamment, dans le vagin, une position plus déclive que dans l'état normal, quelquefois jusqu'à s'approcher de la vulve. Chez les femmes mariées, l'action physique, à laquelle le col est exposé pendant les rapports sexuels, détermine le plus souvent la *rétroversion* de cette partie de l'organe.

Si l'on introduit le spéculum, on trouve le col offrant une rougeur vive, au lieu de cette couleur rose pâle qu'offre le col dans l'état de santé. Tantôt cette couleur rouge est uniforme, parsemée seulement de papules d'un rouge vif ou de pustules blanchâtres, qui ne sont autres que les follicules muqueux hypertrophiés ou distendus par le muco-pus; tantôt le col peut offrir des teintes, variables entre le rouge vif du sang artériel et la coloration livide du sang veineux, toutes circonstances en rapport avec l'état de la circulation. La surface enflammée est recouverte d'une certaine quantité de muco-pus, qu'il faut enlever presque toujours, pour s'assurer de l'état de la membrane muqueuse. La présence de ce muco-pus a une très-grande importance sous le point de vue séméiologique, parce qu'on peut rencontrer la rougeur et la tuméfaction du col dans des cas de simple congestion, surtout si cette congestion est portée à un degré morbide. Qu'on examine, par exemple, le col chez une femme bien portante, pendant la menstruation, un jour ou deux avant ou après cet acte physiologique, et l'on observera le plus souvent ces phénomènes. Mais l'absence du produit de l'inflammation, du muco-pus, empêchera toute confusion. Il ne faut pas confondre non plus le muco-pus, produit de l'inflammation, avec la sécrétion crémeuse, blanchâtre, assez abondante, que l'on observe de ce côté, et qui appartient à la congestion et non à l'inflammation. On comprend, du reste, que, dans la première période de l'inflammation, et lorsqu'il n'y a pas encore de sécrétion morbide, il est assez difficile de distinguer la congestion de l'inflammation. Cette difficulté se présente bien rarement dans la pratique, parce que les malades ne réclament presque jamais les secours de l'art, dans la première période de leur maladie.

Le col utérin est quelquefois, mais rarement, le siége d'une inflammation diphtéritique bien caractérisée. Les pseudo-membranes diphtéritiques se forment le plus souvent en plaques rondes, répandues sur la surface du col. Cette forme d'inflammation est très-rebelle au traitement et très-disposée à la récidive, même après la guérison.

Changements produits par l'inflammation dans la cavité du col. — Lorsque l'inflammation occupe la cavité du col, il en résulte d'importantes modifications dans la disposition de l'orifice et de la cavité du col. Ces modifications n'ont encore été décrites, que je sache, par aucun auteur. Dans l'état normal, l'orifice du col est fermé : à peine si le doigt en apprécie l'ouverture ; et lorsqu'on y introduit une sonde ou une bougie d'un volume médiocre, elle écarte, en passant, les lèvres du col, comme elle le ferait pour l'urètre. La cavité du col elle-même, ainsi que son orifice interne, présentent un effacement analogue. Mais si la cavité du col est le siége de l'inflammation, les choses ne se passent plus de même : le col se dilate et reste plus ou moins entr'ouvert. Il en est de même de son orifice externe, dont les lèvres se renversent au dehors. Il est assez difficile de s'expliquer, d'une manière satisfaisante, les changements que l'inflammation apporte ainsi dans la disposition de la cavité et de l'orifice du col utérin. Cela tient-il à la paralysie des fibres musculaires sous-muqueuses, paralysie survenue à la suite de l'inflammation de la membrane muqueuse sus-jacente? ou bien est-ce le résultat de la distension inflammatoire du tissu cellulaire sous-muqueux? Quelle que soit l'explication que l'on adopte, le fait est certain : constamment, ou à peu près constamment,

FIG. 4.

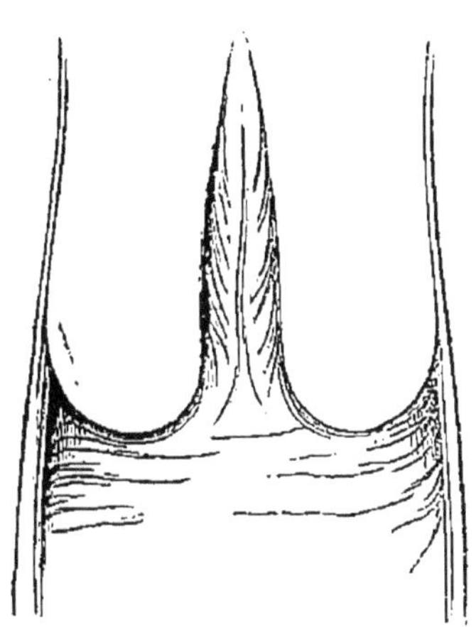

Orifice et cavité du col entr'ouverts par l'inflammation.

l'inflammation de la cavité du col s'accompagne d'une dilatation plus ou moins prononcée de l'orifice et de cette cavité. C'est là un signe très-bon à connaître, parce qu'il est très-facilement appréciable au toucher. Toutes les fois que le doigt, au lieu de rencontrer un orifice à peine perceptible, s'engage plus ou moins profondément dans une dépression bien marquée, on peut conclure, presque avec certitude, qu'il existe une inflammation avec ou sans ulcération. Dès lors, il faut pousser plus loin les investigations, soumettre la femme à un examen direct, afin de s'assurer du véritable état des parties malades.

En général, la dilatation morbide de la cavité du col n'atteint pas l'orifice interne, qui oppose, dans la plupart des cas, ainsi que nous l'avons dit, une espèce de barrière à l'extension de l'inflammation à la cavité utérine.

Dans ce dernier cas, l'orifice interne arrête la sonde, ainsi qu'on peut le voir dans la *fig.* 1, *p.* 4. Que si l'inflammation de la membrane muqueuse du col s'étend à la cavité de l'utérus, ou existe en même temps que l'inflammation de celle-ci, la dilatation devient complète ; la sonde pénètre librement dans la cavité utérine, sans rencontrer la résistance qu'offre naturellement l'orifice interne.

C'est pour n'avoir pas établi entre les deux cavités de l'utérus, celle du col et celle du corps, une distinction bien tranchée, que les auteurs qui ont écrit sur la métrite interne ont entièrement confondu les symptômes des maladies de ces deux cavités. On voit, par exemple, beaucoup de pathologistes français considérer la métrite interne comme une forme très-commune de l'inflammation utérine, venant compliquer le plus grand nombre d'inflammations et d'ulcérations du col, si même elle n'en est le point de départ. Or, je puis affirmer qu'une pareille doctrine est complétement inexacte. L'inflammation de la cavité du col est, en réalité, une affection extrêmement commune ; mais l'inflammation de la cavité utérine est heureusement une maladie fort rare.

Nous avons posé en règle générale l'existence de la dilatation de l'orifice externe du col, dans les cas d'inflammation et d'ulcération de la cavité de cette portion de l'organe. Cette règle n'est pas sans exception : il m'est arrivé de rencontrer l'orifice externe fermé, dans un petit nombre de cas, bien que la cavité du col fût enflammée, ulcérée et dilatée derrière l'orifice externe, ainsi que j'ai pu m'en assurer, en dilatant les lèvres du col. Cela prouve qu'il ne faut pas s'en rapporter au toucher seulement, pour reconnaître les maladies du col utérin.

Pour pratiquer avec fruit l'examen du col de l'utérus enflammé, et pour reconnaître la dilatation que nous venons de signaler, il faut se servir d'un spéculum bivalve, ou au moins d'un spéculum conique ou cylindrique, assez volumineux pour permettre aux lèvres du col de s'écarter librement. Il est bien rare, en l'absence d'inflammation, de trouver les lèvres du col séparées l'une de l'autre, de manière à former une espèce de canal, comme les tuyaux bronchiques, dans un poumon hépatisé, par exemple. Les parois du col utérin sont toujours plus ou moins en contact. Mais si, en dilatant un spéculum bivalve, ou en se servant d'un très-large spéculum conique, on écarte les parois du vagin, on ne tarde pas à voir les lèvres du col se séparer l'une de l'autre, et l'on peut inspecter ainsi l'état d'une certaine étendue de la cavité du col.

Dans l'état d'inflammation, la membrane muqueuse qui tapisse la cavité du col présente une coloration d'un rouge livide foncé, que l'œil suit à une grande profondeur, surtout si l'on a la précaution d'abaisser, avec la sonde, la lèvre inférieure du col. Si on touche cette membrane avec un stylet, elle saigne facilement, surtout si elle est excoriée ou ulcérée; tandis que dans l'état sain, on peut glisser une sonde dans la cavité du col jusqu'à l'orifice interne, sans provoquer l'écoulement d'une seule goutte de sang. Toutefois, il n'en est pas de même au passage de la sonde à travers l'orifice interne; car, même dans l'état sain, la sonde utérine détermine souvent, en pénétrant dans la cavité du corps, la sortie de quelques gouttelettes de sang.

La membrane muqueuse enflammée de la cavité du col sécrète parfois, en plus ou moins grande abondance, du muco-pus, qui remplit sa cavité, et dont on a peine à la débarrasser pour apercevoir la membrane muqueuse. Pour y réussir, je me sers ordinairement d'un porte-caustique, entre les mors duquel j'introduis un peu de coton. Grâce à la dilatation du col, je porte le tout dans sa cavité, et je la débarrasse du muco-pus. Dans les cas où il n'y a pas de sécrétion purulente, on trouve souvent la cavité du col complétement remplie d'un mucus glaireux transparent, sécrété par les follicules muqueux de la membrane enflammée. Ce mucus glaireux, qui a les plus grands rapports avec le blanc d'œuf, a beaucoup occupé les auteurs qui ont écrit sur les écoulements des femmes. Un grand nombre d'entre eux l'ont considéré comme une conséquence de la faiblesse et comme une sécrétion propre à l'organe utérin en totalité ; tandis que réellement cette sécrétion est presque toujours un indice d'inflammation, et est fournie exclusivement par la cavité du col. Parfois cette sécrétion est extrêmement abondante et constitue une des formes principales de l'écoulement vaginal, connu sous le nom de flueurs blanches. La présence d'une grande quantité de ce mucus glaireux, jointe à l'écartement des lèvres du col, est, pour moi, un signe pathognomonique de l'inflammation de la cavité du col utérin.

Ulcérations inflammatoires. — L'inflammation peut, pendant des années, occuper le col et sa cavité, sans donner lieu à d'autres altérations anatomiques que celles que nous venons de décrire. Toutefois, cela est assez rare, et la suite naturelle de l'inflammation est, dans l'immense majorité des cas, la production d'une ulcération. La membrane muqueuse qui tapisse le col, ou plus particulièrement celle qui est située près de son orifice, paraît très-disposée au travail ulcératif. Aussi l'ulcération se montre-t-elle, en général, d'abord autour de l'orifice, et ensuite dans l'intérieur de la cavité du col ; de là elle s'étend plus ou moins, soit en dedans, soit en dehors, sur le col. Les auteurs ont décrit plusieurs formes ou espèces différentes de ces ulcérations ; mais toutes ces divisions me paraissent sans nécessité et sans avantage. Les ulcérations qui occupent le col de l'utérus peuvent présenter toutes les modifications variées que les surfaces qui suppurent offrent sur tout autre point du corps, depuis les petites granulations de l'exulcération, jusqu'aux végétations livides de l'ulcère de mauvaise nature ; mais, en réalité, ces modifications de l'ulcération ne réclament ni division ni classification.

Existe-t-il une excoriation ou une exulcération, le col offre en général une teinte d'un rouge vif. Souvent les granulations sont tellement petites, qu'il est difficile, au premier abord, de s'assurer si la membrane muqueuse est simplement congestionnée ou exulcérée, et de reconnaître les limites de l'ulcération, lorsque l'on a constaté son existence. Le meilleur moyen de lever tous les doutes, c'est de toucher légèrement, avec le nitrate d'argent, la surface que l'on suppose exulcérée. Cette surface prend immédiatement une teinte blanchâtre, plus prononcée que la région qui est le siége d'une congestion simple, et l'on peut reconnaître exactement ses limites. C'est sous forme d'excoriation ou d'exulcération de la membrane muqueuse, que se présente, en général, l'ulcération de la cavité du col. Il est très-rare de voir des granulations dans ce point. Chez les femmes vierges, l'ulcération offre souvent le même caractère, surtout lorsqu'elle est limitée au contour et à la cavité de l'orifice.

Sous une forme plus tranchée, l'ulcération du col de l'utérus est susceptible de présenter toutes les variétés possibles : tantôt ce sont des granulations fermes, d'un rouge vif, saignant difficilement; tantôt ce sont des bourgeons volumineux, fongueux, livides et saignant abondamment au moindre contact. Lorsque les ulcérations présentent ce dernier aspect, la congestion du vagin et du col est souvent très-considérable, leur coloration est livide et violacée; et l'on peut apercevoir, à la surface non ulcérée du col, des veines dilatées variqueuses. C'est la présence de ces veines variqueuses qui a engagé quelques auteurs français à donner le nom d'*ulcérations variqueuses* aux ulcérations qui se montrent dans ces circonstances. Chez les femmes enceintes, après les premiers mois, les ulcérations du col affectent, en général, cet aspect fongueux. Quelquefois les granulations, semblables aux bourgeons charnus d'une plaie luxuriante, s'élèvent au-dessus du niveau des parties environnantes, et forment de petites masses charnues, que le doigt peut détacher en partie, ou qui se séparent spontanément. Les ulcérations de cette espèce saignent abondamment au moindre contact, et souvent en si grande abondance, que le fond du spéculum est rempli de sang, aussitôt qu'il touche la surface du col. Quel que soit le caractère de l'ulcération inflammatoire du col, la surface ulcérée n'est jamais excavée : elle est toujours de niveau avec les tissus non ulcérés, si même elle ne s'élève au-dessus; et les bords ne sont jamais taillés à pic. Ces dispositions expliquent comment il est presque impossible, au toucher, de déterminer le point précis où se termine l'ulcération.

Il est très-rare de voir, sur le col, plus d'une ulcération, située autour de l'orifice, pénétrant dans sa cavité, et s'étendant plus ou moins en dehors de sa face extérieure. Quelquefois, cependant, on trouve dans le voisinage de l'orifice, mais à une certaine distance, plusieurs petits points d'ulcération, isolés les uns des autres. Ces ulcérations multiples, qui sont très-rares, sont formées évidemment par des aphthes ou par l'ulcération des follicules muqueux.

La présence presque constante des ulcérations autour et en dedans du col de l'utérus en modifie toujours la forme, d'une manière notable. Les lèvres de l'orifice se gonflent, s'élargissent et se dilatent; cet orifice lui-même s'entr'ouvre, et sa dilatation est bien plus considérable que dans le cas d'inflammation simple. Cette dilatation de l'orifice dépend principalement des dimensions acquises par le col, augmenté de volume; du degré et de la nature de l'ulcération; et des conditions physiologiques des malades. Elle est toujours plus considérable chez les femmes qui ont eu des enfants. Dans les cas légers, l'extrémité du doigt pénètre seulement dans l'écartement des lèvres du col. Si la maladie est plus avancée et arrivée à l'état chronique, on peut porter dans la cavité du col la moitié, même plus, de la première phalange; d'autres fois, on peut y introduire deux ou trois doigts. C'est ce qui arrive surtout, lorsque les lèvres du col sont considérablement hypertrophiées et indurées : elles présentent alors l'aspect de deux segments de sphère arrondis, séparés par une fissure profonde. En écartant ces deux segments avec le spéculum bivalve, on découvre profondément l'ulcération dans leur écartement.

Au toucher, les ulcérations donnent, en général, la sensation de quelque chose de mou, de velouté, que le doigt apprécie aisément. Cette sensation, jointe à l'écartement des lèvres du col, constitue le renseignement le plus important que le toucher puisse fournir, relativement à l'existence d'une ulcération. Mais ces deux signes ne fournissent que des indices probables ; car l'inflammation de la cavité du col peut, à elle seule, déterminer l'écartement de ses lèvres ; et quant à la sensation de velouté et de mollesse, elle peut manquer complétement, du moment où l'ulcération est située entre les lèvres du col ou dans l'intérieur de sa cavité. Heureusement, l'état d'écartement des lèvres du col réclame, de toute nécessité, l'introduction du spéculum ; et cet instrument permet d'établir la distinction entre l'inflammation simple et l'ulcération.

Dans presque tous les cas où l'ulcération occupe l'extérieur du col, un examen attentif permet de reconnaître que cette ulcération pénètre, plus ou moins profondément, dans la cavité du col utérin. La cavité du col tout entière peut être ulcérée, jusqu'au niveau de l'orifice interne. Dans le cas où cette cavité n'est le siége d'aucune ulcération, s'il existe des ulcérations au dehors, elle est ordinairement enflammée à un plus ou moins haut degré. Pour découvrir ces ulcérations et ces inflammations de la cavité du col, il faut, ainsi que je l'ai dit, faire usage d'un spéculum bivalve, qui détermine l'écartement des lèvres du col. Dans certains cas, il faut en outre déprimer une des lèvres du col, avec la sonde utérine ; enfin, lorsqu'on ne découvre pas l'ulcération, on peut en soupçonner la présence, à la nature des sécrétions et à l'expansion de la cavité. D'ailleurs, il est souvent difficile de distinguer, dans cette cavité, l'inflammation de l'ulcération, tant sont petites les granulations de la surface ulcérée.

La coarctation naturelle de l'orifice interne met une barrière presque infranchissable à l'extension de l'ulcération dans la cavité de l'utérus. Pour ma part, je n'ai jamais vu d'ulcération se propager de la cavité du col à la cavité utérine ; et dans le cas d'ulcération de la cavité de l'utérus que j'ai rapporté plus haut, le col et sa cavité étaient parfaitement sains.

Écoulements. — Toutes les ulcérations, quel que soit leur siége, fournissent une sécrétion purulente. Le pus est épais et d'une belle couleur jaunâtre, ou peu consistant et sanieux, suivant l'état de l'ulcération. Il est aussi en plus ou moins grande abondance ; enfin, il peut être, ou non, mélangé avec du mucus. Si le pus est sécrété en très-petite quantité, s'il n'est pas mélangé avec du mucus, il peut arriver qu'il soit absorbé dans le vagin, et qu'il ne paraisse aucun écoulement à l'extérieur ; on peut trouver alors des ulcérations très-étendues, chez des femmes qui ne présentent pas d'écoulement vaginal. Au contraire, la sécrétion purulente est-elle fort abondante, ou se trouve-t-elle mélangée avec une grande quantité de mucus, une portion plus ou moins considérable de la sécrétion s'échappe au dehors ; et la malade est dite avoir des *flueurs blanches ;* expression générique, sous laquelle on désigne généralement tous les écoulements non sanguinolents.

Lorsque l'écoulement est entièrement composé de pus, il est, en général, épais et jaunâtre ; rarement il est très-abondant. Lorsqu'il est formé entièrement ou presque entièrement de mucus, ses caractères varient, suivant la région qui fournit la sécrétion muqueuse : tantôt le mucus provient des follicules muqueux du col de l'utérus, congestionnés ou enflammés ; tantôt il provient de la cavité même du col, ou enfin de celle du vagin. L'inflammation et l'ulcération du col s'accompagnent, en général, d'une congestion plus ou moins vive. La quantité de la sécrétion est en rapport direct avec l'intensité de cette congestion. Quant à sa nature, elle varie, suivant le siége de la sécrétion. L'écoulement blanc, laiteux, crémeux, qu'on observe si souvent chez les femmes, et qui a donné son nom aux écoulements vaginaux en général (*flueurs blanches, leucorrhée*), est fourni par la sécrétion des nombreux follicules muqueux qui tapissent le col, et peut-être aussi par les follicules de la partie supérieure du vagin. L'écoulement épais, visqueux, filant, transparent, semblable à du blanc d'œuf, est sécrété par les follicules muqueux qui occupent la cavité du col, et peut-être aussi par la membrane interne de la cavité utérine ; j'ai toujours vu ce mucus s'échapper de la cavité du col. Pour que cette dernière sécrétion soit un peu abondante, il faut que la cavité du col soit enflammée ; son existence est donc presque toujours l'indice d'une maladie inflammatoire de cette cavité. Il n'en est pas tout à fait de même du mucus blanc, laiteux, qui constitue les flueurs blanches proprement dites. Sécrété par la face externe du col, il reconnaît pour cause une congestion quelconque. Aussi, beaucoup de femmes, dont l'utérus est parfaitement sain, présentent-elles un écoulement analogue, quelques jours avant et après les règles ; c'est-à-dire pendant la durée de la congestion physiologique. Au premier abord, il paraît assez difficile à comprendre que l'inflammation de la membrane muqueuse, qui tapisse la cavité du col, ne s'accompagne que d'une sécrétion de mucus transparent. Mais d'autres membranes muqueuses nous fournissent quelque chose d'analogue, la muqueuse nasale par exemple, dans le coryza.

Indépendamment de ces écoulements muqueux particuliers, toutes les surfaces enflammées peuvent sécréter, en plus ou moins grande abondance, du mucus sous sa forme habituelle ; mucus qui se mélange avec le pus. Nous croyons que le mucus laiteux et glaireux est, en général, le résultat d'un état de congestion très-prononcée, ou d'un véritable état inflammatoire ; tandis que, à un degré de congestion moindre, les follicules fournissent une sécrétion, à peu près identique à celle des autres membranes muqueuses de l'économie.

Dans le cas d'inflammation et d'ulcération du col de l'utérus, les sécrétions morbides fournies par ces différents points sont quelquefois très-abondantes : non-seulement les malades tachent leur linge, mais encore le vagin contient une grande quantité de ces sécrétions, surtout à sa partie supérieure ; et lorsqu'on introduit le spéculum, on ne découvre le col qu'après l'avoir débarrassé du mucus, qui s'interpose entre l'organe et l'œil de l'observateur. Dans ces derniers cas, quelque intenses que soient la congestion et l'inflammation du col de l'utérus et du vagin, si la maladie est purement inflammatoire, l'écoulement n'est jamais entièrement purulent : il est formé en grande partie par du mucus. Pour ma part, toutes les fois qu'il existe un écoulement, formé de flots de pus, je considère ce phénomène comme un indice à peu près certain de l'existence d'une gonorrhée.

Dans les ulcérations du col, il n'est pas rare de voir l'écoulement vaginal teint de sang. Cela a lieu, surtout après des efforts, à la suite de quelque exercice violent, ou après des rapports sexuels; mais cela peut survenir aussi, à certains intervalles, sans aucune cause appréciable. Chez quelques femmes, le sang se trouve en plus ou moins grande abondance dans l'écoulement, pendant la première semaine qui suit l'écoulement menstruel; d'autres fois, l'écoulement sanguin se prolonge encore plus longtemps. Enfin, on peut le voir durer pendant presque tout l'intervalle qui sépare les périodes menstruelles. Dans ce cas, le sang est fourni par les surfaces ulcérées, et il est très-rare qu'il soit en grande quantité. En général, dans l'intervalle des menstrues, le sang ne fait que paraître dans l'écoulement, mélangé qu'il est à la sécrétion mucoso-purulente. D'autres fois, cependant, il s'écoule du sang pur. On peut même observer de véritables hémorrhagies. Les rapports sexuels sont suivis, le plus souvent, de l'écoulement d'une petite quantité de sang pur. C'est là un signe très-important, parce qu'il indique l'existence d'une surface ulcérée, qui a été atteinte par le contact d'un corps extérieur. Presque toujours les écoulements sanguinolents prolongés, que l'on observe à la suite des accouchements laborieux, des avortements et des fausses couches, ces écoulements qui durent, sans interruption, pendant des semaines et des mois entiers, et qui résistent à toute espèce de traitement, ne reconnaissent d'autre cause que des ulcérations du col de l'utérus ou de sa cavité. C'est un point sur lequel nous reviendrons, dans une autre partie de cet ouvrage.

Hypertrophie inflammatoire. — Les ulcérations inflammatoires du col amènent, en général, après un certain temps, des changements importants dans la structure, dans le volume, dans la forme de l'organe. L'un des premiers effets de la maladie est, comme nous l'avons vu, de produire la congestion et le gonflement de la portion centrale du col de l'utérus. En devenant plus volumineux, le col conserve, encore quelque temps, de la mollesse et de l'élasticité. Cet état peut se prolonger sans aucune autre modification. J'ai vu souvent des femmes chez lesquelles, après des années de maladie, le col avait conservé toute sa mollesse, malgré son augmentation de volume, son gonflement, et son état de congestion. C'est ce qui arrive surtout lorsque la maladie s'est limitée à la cavité du col, ou au voisinage immédiat de l'orifice. Les choses ne se passent pas ainsi le plus souvent : les parties centrales du col s'enflamment; la lymphe plastique s'épanche dans leur épaisseur et ne tarde pas à s'organiser : de là l'induration du col. Dans les premiers temps, l'induration centrale est évidemment de nature inflammatoire, ainsi que l'indiquent l'augmentation de chaleur de l'organe, la rougeur vive, et quelquefois la douleur à la pression. Si la maladie n'est pas arrêtée dans ses progrès, les symptômes inflammatoires vont s'affaiblissant; et il ne reste plus, du côté du col, qu'une simple hypertrophie chronique, dont l'origine inflammatoire est très-difficile à reconnaître.

C'est une chose vraiment surprenante, que les dimensions que le col peut acquérir, dans le cas d'hypertrophie inflammatoire. Le volume du col ainsi enflammé peut varier, entre celui d'une petite noix, et celui du poing d'un adulte. Chez les femmes vierges et chez celles qui n'ont pas eu d'enfants, le col acquiert rarement de grandes dimensions. Souvent, sans avoir augmenté de volume, il est induré; et le toucher fait reconnaître le changement de structure, que l'œil ne pouvait apercevoir. Chez les femmes vierges, il est rare que le col fasse plus que doubler ou tripler de volume. Il y a cependant quelques exceptions à cette règle. Chez les femmes qui ont eu des enfants, au contraire, l'induration centrale et l'hypertrophie sont des phénomènes prédominants. Grâce à la vascularité et à la vitalité du tissu utérin, l'inflammation s'étend rapidement dans l'épaisseur du col; non-seulement l'induration ne tarde pas à survenir, mais encore cette induration occupe toujours une plus grande étendue que chez les femmes vierges, ou chez celles qui ont été stériles.

Quelques médecins français ont prétendu que l'hypertrophie inflammatoire du col, si fréquente chez les femmes qui ont eu des enfants, ou qui ont été atteintes d'une inflammation du col utérin, est la cause principale des ulcérations qui accompagnent presque constamment cette hypertrophie ; en d'autres termes, suivant eux, les ulcérations ne sont, en général, que des affections secondaires. Je suis fâché de le dire : cette assertion est erronée. Il m'est arrivé bien souvent de suivre l'extension de l'inflammation, qui accompagne le travail ulcératif, jusque dans les tissus plus profondément situés, et de voir, sous son influence, se manifester graduellement l'induration des parties profondes. J'ai vu bien souvent des femmes, qui ne portaient d'abord qu'une ulcération légère, présenter ensuite une induration, qui se prononçait de plus en plus, à mesure que l'ulcération faisait des progrès. J'ai vu, bien souvent aussi, des ulcérations bornées à une seule lèvre du col, et accompagnées seulement d'induration et d'hypertrophie, dans la lèvre du col qui était le siége de ces ultérations. Autrement dit, dans les cas récents, il y a, en général, les rapports les plus évidents entre le degré de l'induration, et l'étendue et la durée de l'ulcération. Enfin, il y a, dans la production de l'induration inflammatoire du col, une circonstance importante, qu'il ne faut pas perdre de vue ; c'est l'intervalle de temps qui s'est écoulé depuis le dernier avortement ou accouchement : plus une femme est affectée d'une inflammation et d'une ulcération du col, à une époque rapprochée de celle où elle a accouché, ou a fait une fausse couche, plus facilement les ulcérations entraînent l'hypertrophie inflammatoire du col.

Les indurations et les hypertrophies sont, en général, bornées au col de l'utérus ; mais elles s'étendent quelquefois au corps de l'organe, qui devient ainsi le siége de l'inflammation. C'est là une complication sérieuse, et d'autant plus sérieuse, qu'il est autrement facile de triompher d'une hypertrophie inflammatoire du col, que de ramener le corps de l'organe à ses conditions normales. Fort heureusement, l'induration se limite le plus souvent dans le col de l'utérus, malgré la continuité anatomique des deux portions de l'organe utérin.

L'induration et l'hypertrophie du col reconnaissent, en général, pour cause l'extension de l'inflammation superficielle aux parties centrales; elles sont la conséquence, et non la cause des ulcérations. C'est, sans doute, le fait le plus général; mais les choses peuvent se passer autrement : l'induration et l'augmentation de volume du col peuvent être les restes d'une métrite générale, et entraîner, par l'irritation qu'elles produisent, l'inflammation et l'ulcération de la membrane muqueuse.

Quelle que soit, d'ailleurs, la cause de l'induration inflammatoire du col, si elle est très-étendue et persistante, elle devient, à son tour, une cause importante de maladie. Elle entretient incessamment les ulcérations, à la fois par la présence de l'inflammation chronique, et par l'irritation qu'occasionnent les frottements du col hypertrophié, souvent même abaissé, contre les parois du vagin.

A mesure que le col induré augmente de volume, l'orifice externe du col s'entr'ouvre et se dilate dans le sens transversal; de sorte que, à la place d'un orifice circulaire ou presque circulaire, on trouve une espèce de fente profonde, avec deux lèvres bien circonscrites. C'est ce qu'on observe surtout lorsque l'induration s'accompagne d'une ulcération assez étendue. Tantôt les lèvres de l'orifice sont aussi indurées et aussi augmentées de volume l'une que l'autre, tantôt il y en a une plus volumineuse que la lèvre opposée. Si c'est la lèvre supérieure qui est surtout augmentée de volume, elle recouvre l'orifice du col, et le doigt est forcé de la repousser pour atteindre cet orifice ; si c'est, au contraire, la lèvre inférieure qui est plus volumineuse, l'orifice du col est placé au-dessus d'elle et comme dirigé vers le pubis. J'ai vu des cas dans lesquels, soit la lèvre supérieure, soit la lèvre inférieure, étaient assez hypertrophiées pour constituer une espèce de tumeur, dépassant de deux pouces au moins la lèvre du col non hypertrophiée.

Le col induré présente souvent des divisions, qui le séparent en autant de lobes. Ces lobes ne sont autre chose que le résultat de la déchirure du col, survenue à une époque antérieure, dans un avortement, dans un accouchement simple ou laborieux, surtout à la suite de l'application des instruments. Les surfaces déchirées ne se cicatrisent pas, et l'ulcération qui s'en empare finit par être suivie de l'hypertrophie de ces espèces de segments. Parfois on leur voit acquérir une dureté comme pierreuse, et, au premier aspect, on pourrait croire qu'il existe là une affection cancéreuse. J'ai vu plusieurs erreurs de ce genre, commises par des hommes fort instruits et très-haut placés dans la science. Il y a cependant un moyen facile de fixer le diagnostic : lorsque l'aspect lobulé, irrégulier, du col de l'utérus est purement inflammatoire, et consécutif à une déchirure, les fissures qui séparent les lobes irradient de l'orifice du col, comme d'un centre. C'est tout le contraire dans le cas de tumeur cancéreuse. Enfin chaque lobe, pris séparément, est parfaitement lisse, et ne présente pas de traces de bosselures ou d'inégalités superficielles.

Déplacements du col de l'utérus. — L'utérus n'est pas, comme on l'écrit partout, solidement soutenu par ses ligaments : il est, ainsi que nous l'avons dit, suspendu dans la cavité du bassin et maintenu dans sa situation, par la rétraction naturelle du vagin autour de son segment inférieur, et par la compression des organes environnants. Par suite de cette disposition anatomique, les plus légères modifications, qui surviennent dans le volume et dans le poids du col, entraînent un changement dans sa situation. L'hypertrophie inflammatoire du col augmente considérablement la pesanteur spécifique de la portion inférieure de l'utérus. De là, la descente, le prolapsus de l'organe entier. Le col se trouve plus rapproché de la vulve; en même temps, il se dirige très-souvent en arrière, de manière à refouler la paroi postérieure du vagin, et à peser sur le rectum, tandis que le corps de l'utérus est plus ou moins entraîné en avant. Ce dernier changement de situation, qui constitue ce qu'on appelle la rétroversion du col, s'observe si souvent chez les femmes mariées, affectées d'induration inflammatoire du col, que je le considère presque comme constant; c'est, en grande partie, le résultat des rapports sexuels. Dans l'état normal, le col est petit et mou, et cède à la pression; mais lorsqu'il est augmenté de volume et induré, il présente nécessairement de la résistance; par suite, il se trouve refoulé en arrière, et logé dans la cavité du sacrum. La reproduction continuelle de l'acte physique, qui occasionne ce déplacement, est, le plus souvent, de nature à rendre la rétroversion permanente.

Toutes les fois que le col est le siége d'une induration et d'une augmentation de volume considérable, il existe un prolapsus plus ou moins prononcé, à moins, toutefois, que le vagin ne soit extrêmement contractile. Le déplacement est surtout sensible lorsque les malades sont debout; et, comme on le comprend, le degré du déplacement varie, suivant le degré de l'hypertrophie et suivant l'état du vagin. Si le vagin a conservé toute sa contractilité, chez les femmes vierges, par exemple, l'utérus conserve sa situation; mais si, au contraire, le vagin est relâché, et n'offre pas de point d'appui au col hypertrophié, ainsi que cela a lieu chez les femmes qui ont eu beaucoup d'enfants, le col peut descendre jusqu'au voisinage de l'orifice de la vulve, ou même se montrer à l'extérieur. Dans certains cas, le relâchement du vagin est dû, en grande partie, à la maladie elle-même : la portion supérieure de ce conduit, distendue par le col hypertrophié, perd sa tonicité, et le col, augmenté de volume, s'affaisse, pour ainsi dire, dans une poche non contractile. Lorsque l'utérus est ainsi descendu dans le vagin, les femmes se plaignent d'une sensation très-désagréable de pesanteur et de tiraillement, non-seulement dans le bassin, mais encore dans l'abdomen. Souvent, quand les malades sont debout, il leur semble qu'un corps étranger est sur le point de s'échapper de l'intérieur du vagin. Ces sensations tiennent, en grande partie, au poids de l'utérus, qui pèse sur le plancher de la cavité pelvienne, et aussi aux tractions que l'organe, hypertrophié et prolapsé, exerce sur les ligaments et sur les organes avec lesquels il est en rapport. Assises ou couchées, les femmes ressentent moins cette pesanteur. Si l'augmentation du volume du col est considérable, cette sensation est remplacée par une autre, celle du refoulement d'une tumeur par la résistance du siége sur lequel les femmes sont assises.

Le col hypertrophié est quelquefois dirigé en avant : il y a alors antéversion. Dans ces cas, le col est situé derrière le pubis, à une plus ou moins grande hauteur, suivant l'étendue du déplacement. Lorsqu'il en est ainsi, c'est que le corps de l'utérus est entraîné en arrière, dans la cavité du sacrum, par quelque engorgement de sa face postérieure. Au reste, l'antéversion et la rétroversion ne sont pas les seuls déplacements que puisse présenter le col : on peut le trouver encore, occupant une position diagonale, à droite ou à gauche, dans la cavité pelvienne. Alors, si l'on porte le doigt dans le vagin, et qu'on le dirige selon une ligne droite vers le sacrum, on ne rencontre pas le col, que l'on laisse sur le côté. Lorsque le col est dirigé de droite à gauche, comme cela a lieu le plus ordinairement, on ne saurait affirmer que le déplacement soit morbide; car on trouve l'utérus dans cette situation, chez beaucoup de femmes, même dans le cas de vacuité de l'utérus; et l'hypertrophie du col ne fait qu'exagérer et rendre plus apparente une disposition presque normale.

Extension de l'inflammation au vagin et à la vulve. — Dans le cas d'inflammation du col de l'utérus, la congestion et l'inflammation s'étendent presque toujours au vagin. Si l'inflammation du col est légère, la congestion ou l'inflammation se borne au tiers, ou à la moitié supérieure du vagin, qui présente une coloration rouge foncé, et qui fournit une sécrétion mucoso-purulente. Si la maladie du col est grave, et parfois même sans cette circonstance, tout le vagin et la vulve présentent de la congestion, du gonflement, de la sensibilité et un état inflammatoire plus ou moins prononcé.

Assez souvent la vulve est le siége d'une inflammation, quoique le vagin ne présente rien de pareil; d'autres fois, l'inflammation vulvaire survit à l'inflammation vaginale. Cette inflammation de la vulve, des grandes et des petites lèvres, etc., peut s'accompagner d'un symptôme des plus inquiétants, une affreuse démangeaison. Cette démangeaison a été décrite, comme une maladie à part, sous le nom de *prurigo vulvaire* : elle se lie toujours à un état d'inflammation érythémateuse ou folliculaire, bornée aux lèvres, aux nymphes, ou à l'hymen, ou bien occupant toute la vulve. Presque constamment, cette inflammation est un symptôme d'une maladie inflammatoire des organes utérins; de là sa résistance à la thérapeutique ordinaire. Tant que l'on n'attaque pas la maladie de l'utérus, et qu'on se borne à combattre directement l'inflammation vulvaire, on a bien peu de chances de réussite, quelque énergique que soit le traitement mis en usage. Que l'on attaque, au contraire, l'inflammation utérine, qu'on la fasse disparaître, et l'on voit l'affection prurigineuse s'amoindrir et disparaître entièrement. La forme la plus douloureuse de cette inflammation vulvaire, et des démangeaisons qui l'accompagnent, est celle dans laquelle la peau de la face externe des grandes lèvres est intéressée; alors les démangeaisons sont horribles; elles rendent tout sommeil impossible, et les malades n'éprouvent de soulagement que lorsqu'elles ont écorché et couvert de sang la surface enflammée. Dans ces cas, les grandes lèvres sont toujours considérablement épaissies, et les nombreux follicules muqueux de cette région, augmentés de volume et devenus visibles, donnent, à la peau et aux membranes muqueuses, un aspect tacheté. Cette dernière forme d'inflammation vulvaire ne disparaît jamais qu'après la curation radicale de la phlegmasie utérine. Ajoutons qu'il ne faut pas prendre pour un symptôme de maladie, la coloration rouge foncé que présentent physiologiquement le vagin et la vulve, avant, pendant et après la menstruation, ainsi que durant l'allaitement; il n'y a, dans cette coloration, qu'une détermination physiologique du sang vers le système utérin; détermination qui disparaît avec la cause qui l'a produite.

Extension de l'inflammation au rectum et à la vessie. — L'inflammation du col de l'utérus, surtout lorsqu'elle est intense et chronique, s'étend assez souvent au rectum, à la vessie et à l'urètre, ou du moins exerce une influence morbide sur ces divers organes. Telle est la connexion intime des systèmes vasculaires des trois organes pelviens, la vessie, l'utérus et le rectum, qu'il est impossible que l'un de ces organes soit, pendant longtemps, le siége d'une inflammation, sans que les autres en ressentent plus ou moins le contre-coup. Le rectum est presque toujours affecté dans les maladies chroniques de l'utérus. Une nouvelle circonstance facilite ici la propagation de l'inflammation : le col ou le corps de l'utérus exerce une pression mécanique sur l'intestin. Si c'est le corps qui est enflammé et augmenté de volume, il se porte en arrière, dans la concavité du sacrum, et pèse de tout son poids sur le rectum. Si c'est le col qui est hypertrophié et induré, ou bien il se porte en arrière, ce qui a lieu le plus souvent, et comprime l'intestin ; ou bien, se portant en avant, ce qui est plus rare, il entraîne le corps de l'utérus en arrière, dans la concavité du sacrum. Dans tous les cas, la pression exercée sur le rectum a des conséquences fâcheuses : les matières, trouvant un obstacle à leur libre passage dans la partie inférieure de l'intestin, s'accumulent au-dessus, et distendent, d'une manière permanente, la partie supérieure de l'intestin. Le rectum est alors le siége d'une congestion et d'une irritation extrêmes, ainsi que l'indiquent la sensibilité dont il est le siége et la quantité de mucus rendue avec les garderobes. L'action combinée de ces causes finit, après un certain temps, par détruire la contractilité naturelle de l'intestin, et par entraîner une constipation des plus opiniâtres. Cette constipation est un des signes les plus caractéristiques de l'inflammation chronique de l'utérus et de son col.

Lorsque l'utérus enflammé, ou son col, presse sur le rectum, le passage des matières est marqué quelquefois par une douleur assez vive, surtout si les matières sont solides. Cette sensation de douleur est surtout très-vive lorsque le corps de l'utérus participe à l'inflammation. Ces douleurs dépendent du redressement de l'organe, survenant au moment où les matières passent de la partie supérieure dans la portion inférieure du rectum.

Notons encore, comme signe dépendant de l'extension de l'inflammation au rectum, les hémorrhoïdes et le prolapsus de l'anus. C'est le résultat inévitable de la constipation opiniâtre et des efforts qu'elle entraîne, de la congestion et de l'irritation secondaire du rectum, des troubles de la circulation de cet intestin, de la dilatation et du relâchement de ses tuniques, principalement de la tunique muqueuse. Les hémorrhoïdes se montrent surtout à l'époque de la menstruation, au moment de la congestion maximum des organes pelviens. Elles peuvent reparaître à de courts intervalles, et entraîner des douleurs très-vives, qui ajoutent encore à l'état fâcheux des malades.

Les connexions anatomiques, qui existent entre la vessie et l'utérus, rendent facilement compte du retentissement des maladies inflammatoires du col vers les organes urinaires : la vessie et l'urètre peuvent devenir le siége d'une congestion et d'une irritation assez vives. De là des douleurs au-dessus et derrière le pubis, avec fréquent besoin d'uriner, difficulté dans l'excrétion de l'urine, sensation de chaleur et de brûlure dans l'urètre, au moment du passage de l'urine.

Assez souvent l'irritation de la membrane muqueuse de la vessie, de son col ou de l'urètre, ne reconnaît d'autre cause, dans le cas d'inflammation chronique du corps ou du col de l'utérus, que les troubles survenus dans l'excrétion urinaire elle-même. Les inflammations ulcératives de l'utérus éveillent, en effet, des réactions sympathiques, vers tous les organes qui reçoivent le même ordre de nerfs ; de là des troubles de la digestion, de l'assimilation et de la nutrition générale. Les reins éliminent en abondance des urates et des phosphates ammoniacaux, de l'oxalate de chaux, etc. La présence de ces sels dans l'urine détermine alors une vive irritation vers la membrane muqueuse qui tapisse l'appareil urinaire, les reins, les uretères, la vessie et l'urètre. Je ne crois pas que cette nouvelle cause d'irritation vésicale ait été encore signalée dans les maladies utérines. C'est à tort, suivant moi, qu'on a voulu expliquer cette irritation vésicale, par le déplacement de l'utérus lorsqu'il existe, ou par les tiraillements que ce déplacement peut exercer sur la vessie. Ces circonstances peuvent entrer pour quelque chose dans la production de l'irritation vésicale, mais elles n'en sont certainement pas la cause principale.

Il est souvent assez difficile, sinon impossible, de bien préciser, d'après les symptômes, la véritable cause de l'irritation vésicale. Cependant, lorsque cette irritation est produite par la simple extension de l'inflammation à la vessie ou à son col, on ne l'observe que lorsque l'inflammation utérine est à son maximum. Alors, ce n'est pas seulement de la douleur, pendant l'excrétion des urines, que les malades peuvent éprouver, mais une grande difficulté de vider la vessie urinaire, souvent même une rétention complète d'urine. Ces symptômes, surtout la rétention d'urine, se montrent très-prononcés pendant les périodes menstruelles; ce qui équivaut à dire qu'ils s'exaspèrent avec l'inflammation utérine. Dans les intervalles des menstrues, les phénomènes vésicaux s'affaiblissent avec l'inflammation du col, et l'irritation vésicale devient plus supportable; les urines elles-mêmes sont le plus souvent parfaitement claires et sans dépôt.

Lorsque l'irritation de la vessie et de l'urètre est due au contact d'une sécrétion urinaire morbide, les malades n'éprouvent pas, à beaucoup près, autant de difficulté et de douleur dans l'évacuation des urines; mais aussi ces symptômes sont à peu près permanents : elles accusent une douleur sourde et pénible, vers le col de la vessie; et lorsqu'on examine les urines, on les trouve fortement chargées de sels. Ces symptômes sont, en général, en rapport avec l'inflammation chronique du col de l'utérus; mais il n'est pas rare de les voir survenir, ou, lorsqu'ils existent, de les voir s'exaspérer, après la curation complète de la maladie du col de l'utérus. Il semble que l'inflammation ulcérative du col, tant qu'elle a été prédominante, a effacé en quelque sorte l'état d'irritation de la vessie, en vertu d'une espèce de dérivation ou de révulsion ; mais aussitôt que la révulsion a disparu, l'irritation de la vessie, si obscure qu'on aurait pu en contester l'existence, se révèle par ses symptômes caractéristiques. C'est là une circonstance très-fertile en erreurs. J'ai été bien souvent consulté, dans ces dernières années, pour des femmes qui étaient parfaitement guéries de maladies utérines, et chez lesquelles l'apparition subite ou graduelle des symptômes d'irritation de la vessie avait fait croire à une rechute ou à l'existence de quelque affection utérine obscure. J'ai vu bien souvent aussi l'irritation vésicale, survenue en ces circonstances, être prise pour une maladie calculeuse, ou pour toute autre maladie du système urinaire. De pareilles erreurs ne seraient pas aussi fréquentes, si l'on s'attachait un peu plus à rechercher avec soin les symptômes qui annoncent la présence de cette forme d'irritation vésicale.

La douleur sourde et pénible que les malades accusent dans ces dernières circonstances, et dont elles rapportent le siége au col de la vessie, immédiatement derrière et au-dessus de la symphyse du pubis, est continuelle, et augmente par l'excrétion des urines ; elle s'étend quelquefois dans toute la région hypogastrique, et remonte presque jusqu'à l'ombilic. En outre de cette douleur, les malades se plaignent encore de ressentir des douleurs profondes, des espèces de pesanteur des deux côtés de la région lombaire supérieure, au niveau des reins ; et parfois aussi des douleurs lancinantes sur le trajet de l'uretère jusqu'à la vessie. En introduisant le doigt dans le vagin, en comprimant l'urètre et le col de la vessie contre le pubis, on développe une douleur plus ou moins vive, ce qui n'a pas lieu dans l'état normal. Quelquefois, aussi, l'on perçoit un certain degré de gonflement et de tension vers le col de la vessie. Le besoin d'uriner est fréquent ; l'urine, en traversant l'urètre, occasionne une sensation de chaleur et de brûlure ; les malades sont forcées de se lever plusieurs fois la nuit pour vider la vessie ; j'en ai vu qui ne pouvaient retenir leurs urines pendant plus d'une demi-heure.

Lorsque l'irritation vésicale est due à un état morbide de la sécrétion urinaire, les urines sont troubles au moment où elles sont rendues ; mais, à mesure qu'elles se refroidissent, la matière qui les troublait se dépose, sous forme de nuages floconneux, légèrement colorés, qui, après être restés un certain temps en suspension, finissent par tomber au fond du vase. D'autres fois, l'urine, qui est claire au moment de son évacuation, se trouble en se refroidissant. L'urine est généralement d'une couleur brun foncé, et les sédiments qu'elle dépose sont de la même couleur, d'autres fois d'un rouge sale. Ces sédiments sont formés, en grande partie, d'urate amorphe d'ammoniaque ; mais ils peuvent contenir aussi des cristaux d'oxalate et de phosphate de chaux. L'urine renferme-t-elle des phosphates triples, ces phosphates forment souvent une couche irisée, à la surface de l'urine, comme celle qui se produit à la surface de l'eau de chaux, exposée au contact de l'air. Je me suis assuré que cette couche irisée est composée de cristaux des mêmes sels phosphatiques que ceux qui existent dans le sédiment.

Les urines troubles ne reconnaissent quelquefois d'autre cause que la perturbation momentanée des fonctions digestives : on les voit paraître, de deux à quatre heures après l'ingestion des aliments ; elles disparaissent la digestion terminée. D'autres fois, la présence de ces urines troubles est constante, à quelque partie du jour qu'on les examine, qu'elles aient été ou non modifiées par la digestion ; autrement dit, on retrouve les mêmes caractères dans l'urine de la nuit et dans l'urine de la digestion. Sous le microscope, on y découvre de nombreuses écailles d'épithélium, et même quelques globules de pus.

Ces altérations de l'urine peuvent durer pendant des années, liées qu'elles sont à la dépravation des fonctions digestives et assimilatrices, sans déterminer l'irritation de la membrane muqueuse de l'appareil urinaire. Mais, une fois cette irritation produite, il devient bien difficile de s'en rendre maître, entretenue qu'elle est continuellement par la cause qui l'a produite, l'altération de composition de l'urine. Dans beaucoup de cas, c'est après des mois entiers, et lorsque l'urine est revenue à ses qualités normales, que l'irritation de la vessie disparaît définitivement. Pendant toute la durée de cette irritation vésicale, les malades rendent souvent des écailles d'épithélium en si grand nombre, qu'on les distingue à l'œil nu, et qu'elles se rassemblent en grande quantité au fond du vase.

De la douleur et de son siége. — Une des principales causes qui ont, jusqu'à ce jour, empêché les médecins d'avoir des idées exactes sur la fréquence de l'inflammation et de l'ulcération du col de l'utérus, c'est que ces maladies ne s'accompagnent pas toujours de douleur locale; et que la douleur, lorsqu'il en existe, se fait sentir à une grande distance du siége anatomique de l'altération morbide, dans des régions ou dans des organes qui sont parfaitement sains. Des affections, souvent fort étendues du col de l'utérus, peuvent persister pendant des années, sans déterminer de douleur, et sans donner lieu à tout autre symptôme local.

Lorsqu'elle existe, la douleur produite par l'inflammation et l'ulcération du col de l'utérus est perçue dans l'une des régions ovariques ou dans les deux à la fois, dans les régions lombaires inférieures, et dans le haut de la région sacrée. Il est rare que les malades accusent de la douleur derrière le pubis, au niveau du col malade. Par une circonstance assez bizarre, dix-neuf fois au moins sur vingt, c'est dans la région ovarique gauche, seulement, que se trouve le siége de la douleur. Peut-être cela tient-il à quelque particularité dans la distribution des nerfs de l'utérus? Quant à moi, je dois dire que je ne sais à quoi rapporter cette préférence de la douleur pour cette région. Toujours est-il que, toutes les fois qu'il existe une douleur sourde, pénible, constante, circonscrite, vers la région ovarique gauche, on peut, presque avec certitude, annoncer qu'il existe une inflammation ulcérative du col de l'utérus. Les douleurs que les malades ressentent dans le dos, ont le même caractère sourd et pénible. Quelquefois elles sont tellement faibles, que les malades les désignent sous le nom de faiblesse des reins; d'autres fois elles sont très-vives, presque intolérables, et empêchent les malades de se livrer à aucun exercice ; il leur semble qu'on leur déchire les reins : elles ne se trouvent bien ni assises, ni debout. Dans les cas où la douleur a son siége vers le col de l'utérus lui-même, les femmes accusent une douleur, derrière et au-dessus du pubis. Cette douleur est rarement circonscrite ; elle irradie, au contraire, dans toute la région hypogastrique inférieure.

Les trois espèces de douleurs que nous venons de décrire, et que, dans leur ordre de fréquence, je peux ranger ainsi : douleurs *lombo-sacrées*, douleurs *ovariques*, et douleurs *hypogastriques inférieures*, peuvent exister séparément, ou se trouver réunies chez la même femme. On les observe dans le cas d'inflammation ulcérative, comme dans le cas d'inflammation simple ; toutefois, dans le premier cas, elles sont plus marquées, plus intenses et plus constantes. La persistance d'une ou de plusieurs de ces douleurs est un signe important, alors même que les douleurs ne sont pas très-vives. Elles peuvent diminuer dans le repos et dans l'intervalle des règles ; dans certains cas même, sous l'influence d'excitations morales, les malades peuvent s'en croire débarrassées. Mais, en réalité, pour peu qu'elles interrogent leurs sensations, elles arrivent, presque toujours, à reconnaître qu'elles conservent un certain degré de douleur. Les douleurs dans le dos, que l'on observe dans le cas de faiblesse générale, sont, au contraire, essentiellement intermittentes, surviennent après la fatigue ou l'exercice, et disparaissent par le repos. Quant aux douleurs ovariques ou hypogastriques, que beaucoup de femmes bien portantes éprouvent aux époques menstruelles, ces douleurs disparaissent, en même temps que la congestion menstruelle.

Beaucoup d'auteurs ont confondu les douleurs locales de l'inflammation du col, avec la névralgie de l'utérus. Il en résulte que la description de cette dernière maladie est assez obscure et assez confuse. Dans la véritable névralgie utérine, la douleur a pour siége principal l'utérus. En général, la douleur revient subitement, presque sans symptômes précurseurs, à un léger engourdissement près. Quelques minutes avant et après l'accès névralgique, les malades sont parfaitement bien; tandis que, pendant l'accès, on les voit se rouler de désespoir. La véritable névralgie est donc essentiellement intermittente; elle dure un certain temps, et se reproduit à certains intervalles. Tantôt il n'y a qu'un seul accès dans les vingt-quatre heures, tantôt il y en a plusieurs. Les accès durent ordinairement une heure ou deux, mais ils peuvent aussi en durer dix ou douze. L'accès névralgique se compose d'une série de paroxysmes, séparés par un petit intervalle de repos, dont la durée est très-variable. Pendant les accès, les malades éprouvent également des douleurs dans les régions lombo-dorsale, ovariques, etc. La peau de l'abdomen peut même être le siége d'une sensibilité excessive. Toutes ces douleurs disparaissent, avec les douleurs utérines, aussitôt la terminaison de l'accès. La malade semble alors renaître; dans quelques cas, le calme est si complet, que le souvenir du passé et la crainte de l'avenir troublent seuls sa quiétude. Que l'on touche une malade affectée de névralgie utérine, dans l'intervalle des accès, et l'on trouvera quelquefois le corps et le col de l'utérus parfaitement sains, et sans aucune sensibilité morbide; d'autres fois, on découvre quelque lésion, qui est évidemment le point de départ des symptômes névralgiques : une tumeur fibreuse développée dans le tissu utérin, une ulcération du col; mais, dans tous ces cas, les accès névralgiques coexistent avec les symptômes qui sont propres à chacun de ces états morbides.

En outre des douleurs lombo-sacrées, ovariques ou hypogastriques, qui caractérisent plus particulièrement l'inflammation et l'ulcération du col utérin, les malades accusent souvent d'autres douleurs, qui se rapportent évidemment à la même cause. Ainsi, ce sont des douleurs dans les hanches, autour de la crête de l'os des iles, dans les aines, dans les cuisses, en arrière sur le trajet du nerf sciatique et de ses divisons, en avant et en dedans sur le trajet du nerf crural et du nerf obturateur. Ces douleurs tiennent évidemment à la pression, exercée par l'utérus augmenté de volume, sur l'origine des nerfs sacrés et sur le plexus du même nom, dans la cavité pelvienne. Dans d'autres cas, elles sont sympathiques, comme celles du dos. Les douleurs lombo-sacrées paraissent se localiser, principalement dans les dernières divisions du cordon spinal, à leur sortie des trous sacrés et des trous déchirés des vertèbres lombaires inférieures; ces douleurs lombo-sacrées peuvent avoir leur siége, comme les douleurs ovariques, dans le nerf grand sympathique et dans ses divers plexus. Le caractère sourd et pénible est un des traits caractéristiques des douleurs qui appartiennent au système du grand sympathique. On l'observe dans les irritations et les inflammations chroniques de beaucoup d'organes, qui reçoivent leurs nerfs de la même origine. Toutes les douleurs que nous venons de décrire peuvent être compliquées de celles qui appartiennent à l'irritation de la vessie et du rectum. Il est presque inutile de dire que, dans ce dernier cas, la masse des souffrances est de beaucoup augmentée, et la position des malades des plus fâcheuses.

L'inflammation aiguë ou chronique de l'utérus apporte un trouble plus ou moins profond à l'accomplissement des fonctions de cet organe. Ces fonctions, qui jouent un rôle si important dans la conservation de l'espèce, ont une importance bien moindre, en ce qui touche l'existence de la femme. Il ne faut donc pas s'étonner que les troubles divers de ces fonctions échappent souvent à l'attention. Ces troubles fonctionnels se rapportent aux deux grandes fonctions de l'utérus : la menstruation et l'imprégnation.

Menstruation. — Il est bien rare que l'inflammation et l'ulcération du col persistent pendant un certain temps, sans modifier la menstruation d'une manière fâcheuse ; mais il y a de si grandes variétés physiologiques chez les femmes, en ce qui touche les douleurs menstruelles, la périodicité, la durée, et la quantité de l'écoulement sanguin, qu'il serait bien difficile de juger, d'après l'état de la menstruation seulement, s'il y a, ou non, maladie inflammatoire du col de l'utérus. Toutefois, règle générale, lorsqu'il y a une inflammation développée dans cette région, la menstruation devient habituellement douloureuse, plus rare ou plus abondante qu'à l'état normal, irrégulière dans sa périodicité et dans sa durée. Comme ces variations ne sont pas incompatibles, dans de certaines limites, avec l'état de santé, il ne faudrait pas en conclure, d'une manière absolue, qu'il existe une maladie inflammatoire. On est cependant autorisé à soupçonner la présence d'une inflammation, toutes les fois que la menstruation, qui était facile auparavant, est devenue laborieuse et irrégulière, ou lorsqu'elle s'accompagne de bien plus de difficultés qu'en temps ordinaire. En un mot, pour pouvoir affirmer que la menstruation est accompagnée de phénomènes morbides, il faut d'abord interroger les malades, pour savoir avec quel cortége de symptômes elle marchait dans l'état normal. Autrement dit, il faut comparer la menstruation dans l'état de santé, avec la menstruation à l'état pathologique.

Les douleurs que les malades éprouvent durant la menstruation, dans le cas d'inflammation et d'ulcération du col de l'utérus, présentent, comme on le comprend, beaucoup d'analogie avec les douleurs menstruelles physiologiques ; comme celles-ci, elles sont plus intenses pendant les premières heures, pendant le premier jour, ou tout au plus pendant les deux premiers jours des menstrues. Comme celles-ci, elles peuvent se prolonger pendant toute la période menstruelle, ou un certain temps pendant cette période ; mais ce qui les différencie des douleurs menstruelles physiologiques, ce sont leur intensité et leurs caractères propres. Dans certains cas, elles sont continuelles et tellement vives, qu'elles forcent les malades à garder le lit, et qu'elles rendent tout repos impossible pendant plusieurs jours. Presque toujours elles sont accompagnées de nausées, d'envie de vomir et d'un léger état fébrile. Quant à leur siége, il est le même que celui des douleurs que les malades ressentent dans l'intervalle des règles ; c'est-à-dire qu'elles occupent les régions lombo-sacrée, ovariques et hypogastrique. Les douleurs dorsales, utérines et ovariques, sont à peu près aussi intenses les unes que les autres ; elles sont continuelles ; mais des coliques utérines s'y ajoutent de temps en temps. Dans ces cas extrêmes, toute la partie inférieure de la région abdominale est douloureuse à la pression, les régions ovariques surtout ; dans certains cas même, les malades ne peuvent supporter le poids des couvertures ; et on est obligé de recourir à l'administration de fortes doses d'opium. J'ai donné des soins à une dame, qui était arrivée, peu à peu, à prendre un plein verre de laudanum, pour calmer ces accidents dysménorrhéiques.

L'exacerbation des douleurs qui appartiennent à l'inflammation ulcérative du col de l'utérus, ne dépend pas seulement de la congestion menstruelle, qui vient distendre le tissu utérin, mais bien aussi d'une exacerbation momentanée dans l'inflammation locale. Il me semble que l'on peut comparer cette exaspération des accidents à ce qu'on observe dans le panaris, lorsqu'on tient le doigt enflammé dans une position déclive : le sang obéit à l'action de la pesanteur, et distend notablement les tissus enflammés. Chaque période menstruelle a donc pour résultat de réveiller, d'étendre l'inflammation utérine locale. Un grand nombre de dysménorrhées graves, que l'on suppose de nature fonctionnelle, ne reconnaissent pas d'autre cause.

Les inflammations du col de l'utérus troublent encore très-souvent la menstruation dans sa périodicité. Tantôt les règles reparaissent à des époques plus rapprochées qu'à l'ordinaire, tantôt, au contraire, il y a retard dans leur manifestation. Ainsi on voit, sous l'influence de cette maladie, certaines femmes avoir leurs règles toutes les trois semaines, plus souvent même ; d'autres éprouvent un retard de plusieurs semaines, même de plusieurs mois. L'influence de l'inflammation et de l'ulcération du col est surtout fort remarquable après l'accouchement ; on voit des femmes chez lesquelles l'apparition des règles est ainsi retardée de deux, trois, quatre mois, quoiqu'elles n'allaitent pas.

Le flux menstruel peut encore être troublé dans sa durée : tantôt elle est augmentée, tantôt elle est diminuée ; le dernier cas est le plus fréquent. D'autres fois l'écoulement sanguin cesse, pendant vingt-quatre heures, pour reparaître et durer plus ou moins longtemps. D'autres fois encore, les règles sont continuées par une exsudation sanguine, qui se prolonge pendant plusieurs jours, et qui est fournie par la surface ulcérée, ainsi qu'on peut s'en assurer en cautérisant légèrement l'ulcération; la cautérisation suspend immédiatement l'exsudation.

Les règles éprouvent encore des modifications dans la quantité de l'écoulement sanguin : règle générale, cette quantité est diminuée; mais on peut aussi observer des écoulements sanguins assez abondants pour constituer de véritables hémorrhagies. C'est ce qui a lieu, surtout lorsque le col utérin est le siége d'ulcérations très-vasculaires. En revanche, il est des cas dans lesquels la quantité de sang est si peu considérable, que les malades tachent à peine leur linge, pendant quelques heures, ou pendant un jour ou deux. Ces différences dans la proportion de sang excrétée durant la menstruation, me paraissent tenir à la congestion excessive, occasionnée par la détermination pathologique du sang vers l'utérus, sous l'influence d'une irritation locale. La preuve, c'est que toutes les causes qui tendent à diminuer cette congestion, les applications de sangsues sur le col, par exemple, et les antiphlogistiques en général, rapprochent la menstruation de ses conditions normales, augmentent l'écoulement s'il est trop peu considérable, ou le diminuent, s'il est trop abondant. Je suis toutefois tenté de croire que, dans un certain nombre de cas, principalement dans le cas d'ulcération vasculaire, c'est la surface de l'ulcération qui fournit une partie du sang, tandis que le reste est excrété par la membrane interne de la cavité utérine.

La congestion utérine morbide qui accompagne et suit en général la menstruation, dans l'inflammation ulcérative du col de l'utérus, a une influence des plus fâcheuses sur la marche de la maladie. Dans le plus grand nombre des cas, la surface enflammée et ulcérée offre une plus grande tuméfaction, une plus grande irritation, un aspect de plus mauvaise nature qu'à l'ordinaire, à la fin de la période menstruelle; il faut quelquefois plus d'une semaine, pour ramener les parties malades à l'état qu'elles présentaient avant la menstruation. Dans ces cas malheureux, il semble qu'il y ait une véritable rechute toutes les trois ou quatre semaines, et l'on n'a, chaque mois, que douze ou quinze jours dont on puisse disposer pour le traitement. En revanche, il est des cas très-graves d'ulcération et d'inflammation, dans lesquels l'écoulement menstruel ne trouble en rien le travail réparateur, qui marche, pendant sa durée, avec autant de rapidité qu'à toute autre époque.

Imprégnation. — Il suffirait de connaître les rapports intimes qui existent entre la menstruation et l'imprégnation, pour comprendre que l'une de ces fonctions ne peut être intéressée, sans que l'autre le soit également. Effectivement, l'inflammation du col de l'utérus est l'une des causes les plus fréquentes de la stérilité. Non-seulement cette maladie frappe de stérilité les femmes qui n'ont pas conçu, mais encore elle peut rendre stériles, pendant un temps plus ou moins long, des femmes qui ont eu déjà des enfants. Cela est tellement fréquent que, si une femme jeune, qui a déjà été mère, a cessé d'être féconde depuis quelque temps, sans cause bien connue, et si en même temps elle présente des troubles de la santé générale ou du système utérin, on doit soupçonner l'existence d'une inflammation du col de l'utérus. Mais il est des femmes qui ont une si grande facilité à l'imprégnation, que les maladies inflammatoires du col de l'utérus, quelque étendues qu'elles soient, n'empêchent ni la fécondation, ni la grossesse; seulement alors, celle-ci est douloureuse, fatigante, et souvent terminée par l'avortement. Je me suis assuré que l'inflammation du col est la cause presque constante de ces avortements successifs qu'on observe chez certaines femmes, dans les premières années de leur mariage.

Comment l'inflammation et l'ulcération du col de l'utérus deviennent-elles des causes de stérilité ? Il est probable que ces causes doivent agir de plusieurs manières : ainsi, dans certains cas, c'est la vitalité de l'utérus qui est profondément modifiée ; de sorte que cet organe est dans l'impossibilité de conserver l'ovule dans son intérieur ; d'autres fois, c'est la présence de la sécrétion mucoso-purulente, dans la cavité du col ou à son orifice externe, qui oppose un obstacle mécanique à la pénétration du liquide spermatique dans l'utérus ; d'autres fois enfin, c'est l'épaississement et l'induration des tissus profonds du col, qui agissent de la même manière, en interrompant la communication entre la cavité utérine et le vagin. Ces causes de stérilité, on le comprend, doivent disparaître avec la maladie inflammatoire qui les tient sous sa dépendance. Aussi ai-je vu, après un traitement bien dirigé, un grand nombre de jeunes femmes, mariées depuis plusieurs années, sans avoir d'enfants, ou de femmes qui n'étaient plus fécondes depuis plusieurs années, devenir enceintes après la guérison de l'affection locale.

Inertie utérine. — Sous ce nom, je désigne l'absence d'appétits sexuels chez les femmes. C'est un symptôme fonctionnel important de l'inflammation et de l'ulcération du col, aussi bien que de l'inflammation utérine en général. Ce symptôme est quelquefois porté si loin, que non-seulement les malades n'éprouvent, dans le coït, nulle sensation agréable, mais encore que cet acte leur inspire un dégoût et une répulsion profonde, indépendamment de toute douleur physique. Le médecin moraliste ne doit pas perdre de vue la cause possible de ce phénomène, d'autant plus que c'est souvent une cause de trouble et de désordre dans les ménages. Au reste, aussitôt que l'inflammation cède au traitement, le système utérin ne tarde pas à reprendre sa sensibilité physiologique. C'est encore l'indice d'une guérison complète.

Dans les cas d'inflammation et d'ulcération du col, le coït est souvent douloureux : les douleurs peuvent être momentanées, mais elles peuvent aussi durer quelques heures, même un jour entier. Tantôt elles ont leur siége derrière le pubis, au niveau même de l'altération morbide; tantôt c'est purement une exaspération des douleurs ovariques et lombo-sacrées. Quelques femmes accusent seulement, après le coït, un sentiment de faiblesse générale, ou de la tristesse. Lorsqu'il existe une ulcération, le coït est quelquefois suivi de l'écoulement de quelques gouttes de sang, ou même d'une hémorrhagie assez abondante.

Je dois ajouter qu'il n'est pas rare d'observer des femmes dont le col de l'utérus est enflammé, augmenté de volume et ulcéré, et qui n'éprouvent aucune douleur pendant le coït. J'ai été bien souvent surpris, en interrogeant des malades dont l'utérus était dans un état d'ulcération très-avancé, d'apprendre qu'elles avaient continué à avoir des rapports avec leurs maris, sans en avoir éprouvé des accidents. Il en est de même, au surplus, pour plusieurs autres maladies utérines, les polypes, les tumeurs de l'utérus, même le cancer ulcéré.

Nous arrivons à l'étude des troubles fonctionnels, des sympathies réveillées dans l'organisme par l'inflammation et l'ulcération du col de l'utérus. C'est un des traits les plus importants de la maladie, un de ceux sur lesquels on s'est le moins appesanti. Les recherches des anatomistes modernes, plus particulièrement celles de M. Robert Lee, ont mis hors de doute la présence d'une grande quantité de nerfs dans l'utérus ; ces nerfs appartiennent presque exclusivement au système du grand sympathique. On comprend donc, par les connexions nerveuses de l'utérus et des divers organes de la vie animale, comment l'utérus ne peut être malade un certain temps, sans entraîner des troubles fonctionnels vers ces derniers organes. En général, l'altération locale est trop limitée dans son étendue, trop isolée, et souvent même trop chronique dans sa marche, pour donner naissance à des phénomènes fébriles. Aussi, tout se borne, en général, à des perturbations dans les fonctions de la vie animale et à des altérations dans la nutrition.

Troubles des fonctions digestives. — C'est vers les fonctions digestives que s'exerce, peut-être au plus haut degré, l'influence de l'inflammation et de l'ulcération du col de l'utérus. Il y a cependant de très-grandes différences dans l'intensité de ces troubles, suivant les individus ; chez quelques femmes, il y a seulement des digestions un peu moins bonnes qu'à l'état normal ; mais dans la majorité des cas, la digestion va se troublant de plus en plus, et les symptômes dyspeptiques, gastralgiques, prennent une telle intensité, qu'ils l'emportent sur tous les autres, et font perdre de vue la véritable cause des accidents. Tantôt l'appétit est diminué, tantôt il est augmenté. Ce dernier cas est assez fréquent. On voit alors des femmes éprouver continuellement un appétit que rien ne peut rassasier. Assez souvent il existe des nausées, surtout pendant les périodes menstruelles. L'ingestion des aliments est suivie d'une sensation de poids et d'oppression au creux de l'estomac et de la poitrine; d'autres fois, les malades se plaignent d'un corps étranger qui leur serre la gorge. Il y a en outre des éructations, des flatuosités, des renvois d'un liquide insipide ou acide, ou d'aliments à demi digérés. Dans quelques cas, il y a des vomissements constants après le repas; c'est ce qui a lieu, surtout lorsque le corps de l'utérus participe à la maladie.

La région de l'estomac est souvent le siége d'une douleur sourde, pénible, analogue à celle qui caractérise la souffrance des organes qui reçoivent leurs nerfs du grand sympathique. Indépendamment de ces douleurs, il peut y en avoir, sous les fausses côtes du côté gauche, dans la poitrine et sous la mamelle gauche, dans la région du cœur. La peau des régions qui sont le siége de la douleur peut être elle-même très-sensible; et cette sensibilité augmente presque toujours par la pression; les malades ont beaucoup de peine à garder leurs corsets; en même temps, la langue est chargée d'un enduit blanchâtre ou jaunâtre, surtout à sa base; elle est sèche et comme parcheminée le matin; le sommeil est difficile, peu réparateur, interrompu et troublé par des rêves désagréables; pesanteur de tête, céphalalgie frontale sus ou péri-orbitaire, d'autres fois occipitale.

En outre de ces symptômes prédominants de la dyspepsie, il en est un très-important, qui est fourni par l'examen de la sécrétion urinaire : dans l'état normal, l'urine, à quelque heure du jour qu'elle soit recueillie, est parfaitement claire et sans dépôt; mais que l'estomac soit affecté, d'une manière primitive ou secondaire, on voit l'urine présenter des modifications variées; en général, elle contient une grande quantité d'urate d'ammoniaque, qui se sépare de l'urine par le refroidissement, quand il n'est pas en assez grande abondance pour troubler la transparence de celle-ci. Cette modification de l'urine est d'autant plus constante que les fonctions digestives et nutritives sont plus profondément troublées. Si ces fonctions sont moins profondément altérées, il n'y a de trouble et d'altération dans l'urine que pendant la digestion, c'est-à-dire pendant la deuxième, troisième, quatrième heure qui suit l'ingestion des aliments. Dans les cas les plus légers, on ne voit paraître les urates dans l'urine que lorsque les malades ont consommé des substances animales, ou tout autre aliment de digestion difficile, ou bien lorsque la digestion a été troublée par quelque stimulant, comme le vin, les alcooliques, la température élevée..., etc. La conséquence de ce qui précède, c'est que, dans la plupart de ces cas, la présence de ces sels morbides dans l'urine dépend de digestions défectueuses ; et l'on s'explique aisément comment, par le seul fait de ce trouble et de la perversion de la nutrition qui en est la conséquence, les malades tombent dans la faiblesse et dans la prostration.

Les altérations de sécrétion, que nous venons de signaler du côté des organes urinaires, sont souvent accompagnées d'un état pathologique de ces organes eux-mêmes ; ainsi, on voit les malades se plaindre de douleurs dans la région des reins, sur le trajet des uretères, dans la région de la vessie et vers son col. Ces douleurs paraissent se lier quelquefois à un état d'irritation et de congestion de la substance des reins ; mais le plus souvent elles tiennent à une irritation de la membrane muqueuse des voies urinaires, irritation dont nous avons parlé un peu plus haut, en traitant des symptômes locaux de l'inflammation ulcérative du col utérin. Nul doute que cet état d'irritation de la membrane muqueuse ne puisse devenir, en certains cas, le point de départ d'une maladie organique des reins.

La plupart des auteurs qui ont écrit sur les maladies des femmes ont signalé la coïncidence de la leucorrhée et de la dyspepsie ; ils ont le plus souvent rapporté l'origine de la leucorrhée à l'affection dyspeptique ; en d'autres termes, ils ont considéré les symptômes utérins comme le résultat d'un trouble des fonctions digestives. A mes yeux, il n'y a pas d'erreur plus grave. Je ne veux cependant pas dire que la dyspepsie, en affaiblissant l'organisme, ne puisse faciliter le développement d'une maladie dans le système utérin; mais je n'hésite pas à affirmer que les troubles de la digestion sont très-rarement le point de départ des leucorrhées rebelles. Presque constamment, au contraire, les symptômes dyspeptiques qu'on observe dans ces circonstances sont des phénomènes purement sympathiques de la maladie inflammatoire du col de l'utérus, dont l'existence a passé inaperçue.

Il faut, en général, bien peu de temps pour que l'inflammation du col fasse sentir son influence fâcheuse sur les fonctions digestives; seulement, les troubles de ces fonctions sont plus ou moins prononcés, suivant la vitalité des malades; les femmes ont-elles un estomac faible et délicat, elles souffrent bien plus tôt, et d'une manière plus intense de la dyspepsie, que celles dont les fonctions digestives s'exécutent ordinairement d'une manière normale. Il m'est souvent arrivé, en interrogeant des femmes qui se plaignaient de phénomènes dyspeptiques, et en portant mon attention d'une manière toute particulière vers les fonctions utérines, de découvrir une maladie dont la malade soupçonnait à peine l'existence. J'ajouterai, à ce sujet, qu'il est des personnes dont la résistance vitale est telle, que tout se borne à des phénomènes locaux, et que la digestion, pas plus que les autres fonctions de l'économie, n'en éprouve aucune influence fâcheuse.

Par ce qui précède, on peut juger de l'utilité de l'examen des urines, pour mesurer, d'une manière presque mathématique, l'influence de la maladie de l'utérus sur la digestion et la nutrition. On peut suivre ainsi, dans certains cas, jour par jour, semaine par semaine, les progrès que fait la maladie, soit en bien, soit en mal. On peut même, en fixant l'attention des malades sur la sécrétion urinaire et sur les modifications dont elle peut être le siége, leur donner le moyen de régler leur régime alimentaire, soit dans sa qualité, soit dans sa quantité. Les malades intelligentes apprennent bientôt, en examinant les urines qu'elles rendent deux, trois, quatre heures après l'ingestion des aliments, à distinguer quelle est l'alimentation qui leur convient, et si elles doivent apporter un changement quelconque à leur régime alimentaire.

Les fonctions du foie participent souvent à l'état de perturbation du système digestif, mais toutefois à un degré bien moins prononcé que le système urinaire ; la sécrétion de la bile peut être suspendue ; d'autres fois elle est trop abondante. Mais ces états morbides sont presque toujours temporaires ; ils cèdent facilement à un traitement approprié ; de sorte que je n'y attache pas plus d'importance qu'à la plupart des symptômes qui annoncent la perturbation des fonctions digestives. Il est cependant un état pathologique des fonctions biliaires, susceptible d'obscurcir, par sa prédominance, tous les autres symptômes de la maladie. A certains intervalles, les malades sont prises d'accidents bilieux intenses, caractérisés d'abord par de la douleur dans l'hypochondre droit, une coloration jaunâtre de la peau, et de la céphalalgie, ensuite par des vomissements et des superpurgations bilieuses. Ces accidents se montrent fort irréguliers dans leur manifestation ; cependant, on les voit presque toujours coïncider avec la menstruation, ou du moins avec la congestion menstruelle ; survenir immédiatement après les règles, ou bien se reproduire dans la première, dans la deuxième ou la troisième semaine qui suivent celles-ci. Dans ces derniers cas, bien que les vomissements et les superpurgations ne paraissent pas suivre, d'une manière immédiate, l'époque menstruelle, c'est à cette époque que commencent, en général, la douleur de côté et les autres symptômes précurseurs. Chez ces malades, les règles sont souvent peu abondantes, et accompagnées d'une congestion peu considérable du système utérin. Peut-être pourrait-on expliquer, en certains cas, les phénomènes bilieux, par la propagation de la congestion au système hépatique, par l'intermédiaire de la veine-porte.

Quelle que soit l'origine de ces symptômes bilieux, il est bien rare qu'on les rapporte à leur véritable cause, lorsqu'ils sont un peu intenses. Presque toutes les malades qui les présentaient et auxquelles j'ai été appelé à donner mes soins, étaient traitées depuis longtemps pour des maladies du foie; erreur d'autant plus pardonnable que les symptômes utérins sont souvent très-obscurs, et relégués, pour ainsi dire, sur le second plan, par les troubles fonctionnels du système hépatique. Une fois ces alternatives périodiques d'hypercrinie établies depuis un certain temps dans le foie, il est souvent fort difficile de parvenir à déraciner cette habitude morbide, alors même que l'affection utérine, qui en était le point de départ, est entièrement guérie. A l'époque menstruelle surtout, on voit les accidents se reproduire; et cela a lieu encore plus sûrement, lorsque l'affection utérine n'a pas cédé entièrement au traitement. Les malades restent faibles, ont de la peine à se rétablir, et la perturbation des fonctions digestives se prolonge encore pendant assez longtemps.

J'ai vu, dans plusieurs cas de maladies chroniques du col de l'utérus, le foie énormément augmenté de volume, hypertrophié ou congestionné. Dans un cas, c'était chez une femme mariée, âgée de trente ans, qui n'avait pas eu d'enfant, et qui était affectée, depuis plusieurs années, d'une inflammation ulcérative du col de l'utérus; le foie descendait, de plus de deux pouces, au-dessous des fausses côtes, jusqu'à l'ombilic d'une part, et jusqu'à la crête iliaque de l'autre. L'organe hépatique, parfaitement lisse, ne présentait aucune trace de division en lobules; c'était un simple gonflement du foie. La malade, depuis longtemps en traitement, ignorait l'existence de sa maladie du foie, aussi bien que celle de l'inflammation utérine. Depuis plusieurs mois, elle avait de la douleur à la région hépatique; sa peau était légèrement ictérique, et sa santé était gravement altérée. A mesure que l'affection utérine s'est modifiée, le gonflement du foie a diminué graduellement, sous l'influence des vésicatoires et de l'iodure de potassium. En neuf mois, il a disparu complétement, bien que l'affection utérine ne fût pas entièrement guérie. Cette malade s'est parfaitement rétablie depuis. J'avoue que je suis assez embarrassé pour caractériser cette forme de maladie du foie. Le gonflement hépatique était trop consistant, pour que l'on pût croire à l'existence d'une congestion sanguine, telle que celle que l'on observe dans le cours des maladies du cœur. D'un autre côté, si c'était une véritable hypertrophie du foie, on s'expliquerait difficilement comment elle a cédé au traitement, dans un temps aussi court.

Dans cette forme de maladie utérine, que nous étudions en ce moment, on observe souvent des troubles dans les fonctions de la partie supérieure du gros intestin ; c'est une espèce de paralysie du côlon, qui entraîne une constipation des plus rebelles. Les matières s'accumulent dans les bosselures du cæcum ou du côlon, et les malades rendent des espèces de scybales en petites masses dures. Si l'on pratique, dans ces circonstances, le toucher rectal, on trouve le rectum entièrement vide. Cette forme de constipation peut exister en même temps que celle qui se lie à l'extension de l'inflammation de l'utérus à l'intestin rectum.

Troubles de la respiration. — Les douleurs, que les malades éprouvent à la région de l'estomac, irradient souvent sur le trajet des nerfs du grand sympathique, qui constituent le plexus solaire ou qui en émanent, et plus particulièrement le long des nerfs pneumo-gastriques. Aussi n'est-il pas rare d'observer des douleurs très-vives sous le sternum ou dans les parois de la poitrine, de nature à troubler les actes respiratoires. C'est dans ces circonstances, que les malades peuvent se croire atteintes d'affection du poumon ou du cœur, surtout si, dans leur famille, quelques-uns de leurs proches ont présenté ces maladies. Par un examen attentif, on pourra s'assurer que les poumons et le cœur sont parfaitement sains, et que cette douleur thoracique, cette dyspnée, tous ces symptômes du côté du poumon ne sont que des phénomènes sympathiques. Il n'est pas rare, au surplus, d'observer la phthisie pulmonaire, chez les femmes affectées d'inflammation du col de l'utérus ; et peut-être cette grave complication reconnaît-elle pour cause, dans beaucoup de cas, la débilitation excessive qu'entraînent les maladies utérines prolongées.

Troubles de la circulation. — Dans l'inflammation simple ou ulcérative du col de l'utérus, il est fort rare d'observer un mouvement fébrile, que cette inflammation soit aiguë ou non, pourvu cependant qu'elle soit limitée au col de l'utérus. Quelques femmes présentent un léger état fébrile vers le soir ; mais ce phénomène est assez rare. Cette absence de fièvre est très-importante à connaître comme fait général, parce qu'elle peut guider dans le diagnostic, et faire soupçonner l'existence d'une inflammation du col de l'utérus, chez des femmes pâles, languissantes, débilitées, ne présentant, en un mot, aucun caractère des phlegmasies. Au reste, qu'il y ait ou non de la fièvre, le pouls est généralement modifié ; il est petit, faible, vite et irrégulier ; autrement dit, il réflète en partie la débilitation générale de l'organisme, et la réaction sympathique de l'utérus sur l'organe central de la circulation.

Troubles de la nutrition. — Avoir énuméré les troubles des principales fonctions de l'économie, de la digestion, de la respiration, de la circulation, c'est avoir dit que la nutrition générale souffre notablement, dans les inflammations du col de l'utérus. Les malades perdent leur embonpoint, elles sont amaigries, pâles, jaunâtres, languissantes et faibles ; en un mot, elles sont dans un état anémique, plus ou moins avancé. Cette anémie est si générale, dans cette forme de maladie utérine, qu'elle en forme en quelque sorte un des caractères, lorsque la maladie est ancienne. Cependant toutes les constitutions ne subissent pas, au même degré et avec une égale rapidité, cette influence débilitante : j'ai vu des malades qui portaient, depuis plusieurs années, des ulcérations et une hypertrophie du col, chez lesquelles la nutrition ne paraissait avoir reçu presque aucune atteinte. Cela dépend, en grande partie, de la force de la constitution des malades et de l'état des fonctions digestives. Chez une femme faible, ou atteinte de dyspepsie, la santé générale est bientôt altérée ; tandis que les femmes robustes, dont les fonctions digestives sont très-énergiques, résistent beaucoup plus longtemps à cette influence morbide.

Troubles des fonctions cérébro-spinales. — Parmi les symptômes qui s'observent du côté de la tête, les principaux sont une céphalalgie intense, un état de découragement et de faiblesse d'esprit remarquable. La céphalalgie peut occuper tous les points de la tête ; mais elle s'observe principalement au sommet et à la région frontale. Les malades comparent souvent la douleur sincipitale à la sensation d'un poids énorme qui pèserait sur la tête. La dépression des fonctions intellectuelles est souvent portée très-loin : les malades sont tourmentées par des illusions ou des hallucinations, surtout par la crainte de l'aliénation mentale. Cette crainte n'est pas toujours sans fondement : chez les femmes prédisposées par l'hérédité, les maladies utérines, en se prolongeant, peuvent entraîner momentanément des troubles profonds dans les facultés mentales. Nous disons *momentanément*, parce que l'aliénation disparaît presque toujours, après la guérison de la maladie locale et le rétablissement de la constitution. En général, le trouble des fonctions intellectuelles est à son maximum pendant la menstruation ; certaines femmes n'en éprouvent même qu'à cette époque. J'ajouterai qu'il est des cas dans lesquels l'existence d'une inflammation utérine ne se traduit par d'autres symptômes, que par un peu de faiblesse générale, de l'accablement et de la langueur, pendant les périodes menstruelles.

Du côté des sens spéciaux, tels que la vue et l'ouïe, on observe des altérations diverses. La vue est plus ou moins affaiblie, et cet affaiblissement peut aller jusqu'à une véritable amaurose. Cet affaiblissement de la vue présente malheureusement une très-grande ténacité ; et il n'est pas toujours facile, même en guérissant l'affection utérine, de rendre aux malades ce qu'elles ont perdu, sous le rapport de la vision. L'ouïe est moins souvent troublée que la vue ; cependant j'ai observé plusieurs cas de surdité partielle, qui ne reconnaissaient d'autre cause qu'une inflammation utérine, et qui, pour la plupart, ont disparu après la guérison de la maladie de l'utérus.

La sensibilité cutanée est parfois fort exaltée, soit dans toute l'étendue du corps, soit sur quelques points, dans le côté gauche du corps en particulier. Le moindre contact détermine des douleurs excessives. Cette exagération de la sensibilité semble souvent dépendre d'un état général d'agacemeut, d'irritation de la moelle épinière.

J'ai observé, dans les affections chroniques du col, un grand nombre de phénomènes nerveux, que l'on rapporte habituellement à l'hystérie; mais quant à cette affection elle-même, en tant qu'elle est caractérisée par des convulsions, je ne l'ai observée qu'un très-petit nombre de fois. Je ne saurais donc admettre, avec quelques pathologistes, en particulier avec M. Landouzy, que l'hystérie ait son point de départ dans une affection de l'utérus. Que chez des sujets prédisposés, les maladies utérines puissent, par leur réaction sur le système cérébro-spinal, devenir une cause déterminante de l'hystérie convulsive, cela est possible, même probable; mais ce n'est là qu'un phénomène sympathique, et le siége primitif de la maladie nerveuse se trouve toujours dans le système cérébro-spinal. Les accès hystériques, qui se lient ainsi à l'inflammation du col, affectent, en général, une forme très-grave; ils se montrent ordinairement pendant la menstruation, et peuvent être suivis de paralysie.

Les malades affectées d'inflammation du col de l'utérus, surtout lorsque cette inflammation est intense, présentent de l'insomnie, ou bien un sommeil imparfait, et interrompu par des rêves désagréables et des espèces de cauchemars. Cette insomnie se montre, principalement, dans les cas où l'on observe des douleurs constantes et sourdes vers l'un des principaux viscères de l'économie. Quand ces douleurs manquent, ou sont peu prononcées, le sommeil est souvent très-bon, très-réparateur, parfois même trop prolongé et trop pesant.

Dans la description que nous venons de tracer de l'inflammation, de l'ulcération, et de l'induration du col de l'utérus, nous avons dû passer en revue tous les symptômes locaux et généraux auxquels elles peuvent donner naissance. Cela ne veut pas dire que l'on observe, chez tous les malades, tous ces symptômes sans exception, ou le plus grand nombre d'entre eux. Il peut en être ainsi dans certains cas; mais le plus souvent, on n'en constate qu'un petit nombre, un ou deux seulement dans quelques cas. C'est ce qui explique comment il est souvent difficile de diagnostiquer une maladie utérine, à moins de pratiquer une exploration avec le doigt ou avec le spéculum.

Dans quelques cas, on observe surtout des symptômes locaux ; ce sont des douleurs dans les régions lombaires et ovariques, des pesanteurs dans le ventre, des écoulements vaginaux plus ou moins abondants; à peine s'il y a quelques troubles fonctionnels; les malades conservent toutes les apparences de la santé. Cette absence d'expression fonctionnelle symptomatique de l'inflammation utérine s'observe surtout dans les premiers temps de la maladie. Dans toute autre circonstance, elle indique, ainsi que nous l'avons dit, une résistance vitale très-considérable et une forte constitution.

D'autres fois, les symptômes locaux manquent entièrement ou presque entièrement; et la maladie utérine se révèle seulement par des troubles fonctionnels ou sympathiques. Toutes les fois que, chez une femme, on observe des troubles de la digestion, des perturbations de la nutrition et de la santé générale, sans pouvoir localiser cette affection dans quelqu'un des principaux organes intérieurs, on peut soupçonner l'existence de quelque affection utérine chronique, même en l'absence de tout symptôme utérin apparent. Le moindre trouble, le plus léger symptôme morbide du côté des fonctions utérines augmente encore les probabilités. Enfin s'il existe, chez la malade, des douleurs plus vives pendant la menstruation, ou bien des changements un peu importants dans la durée et dans la quantité de l'excrétion menstruelle ; s'il existe des douleurs légères, mais continues, dans les régions lombaires et ovariques, de la pesanteur, un écoulement vaginal, des douleurs dans le coït, une augmentation de la sensibilité utérine; ou bien seulement si la malade présente de la stérilité, la présence d'un ou de plusieurs de ces symptômes rendra presque certaine l'existence de l'inflammation du col.

Marche. — L'inflammation du col offre une marche très-variable dans ses manifestations locales et fonctionnelles : tantôt les accidents marchent avec rapidité; le col ne tarde pas à s'hypertrophier ; la vessie et le rectum participent bientôt à la phlegmasie ; puis surviennent les réactions sympathiques, et en quelques mois, les malades tombent dans un état de faiblesse extrême, alors même que la maladie locale est très-limitée en étendue et en intensité. Tantôt, au contraire, des années s'écoulent avant que la santé générale soit troublée sérieusement, alors même qu'il existe une maladie du col très-étendue.

Terminaisons. — Les inflammations ulcératives du col de l'utérus peuvent se terminer par la mort ; mais cette terminaison n'a presque jamais lieu d'une manière directe. La débilité dans laquelle se trouvent plongées les malades par les troubles des fonctions principales de l'économie, jointe à la douleur et à l'irritation causées par les symptômes locaux, pourrait, sans doute, par elle-même, amener en certains cas une terminaison funeste ; mais il est bien rare qu'il en soit ainsi. Le véritable danger se trouve dans l'explosion d'un cachexie, qui sommeille depuis longtemps dans l'organisme, et qui se trouve réveillée par cette cause accidentelle. Que les malades présentent, par exemple, une disposition héréditaire à certaines affections, et l'on verra celles-ci éclater sous l'influence de la maladie utérine. D'un autre côté, les femmes qui portent des maladies de l'utérus contractent très-facilement les affections épidémiques. Je vois, tous les jours, dans ma pratique, un grand nombre de ces malades, surtout de celles qui sont dans une position peu fortunée, subir l'atteinte des influences épidémiques sous la forme la plus grave. L'inflammation ulcérative du col de l'utérus, quoiqu'elle soit rarement funeste d'une manière directe, peut donc entraîner prématurément la mort, par les complications dont elle peut être le point de départ.

Il est une question très-importante, souvent posée au médecin par les malades, c'est celle-ci : *l'inflammation ulcérative du col peut-elle conduire au cancer?* Tous les pathologistes savent aujourd'hui qu'il n'y a pas de connexion immédiate entre le cancer et l'inflammation ; que le cancer n'est pas, ainsi qu'on le pensait autrefois, une simple modification du travail phlegmasique. Ce sont donc deux maladies essentiellement différentes, et l'inflammation ne saurait être considérée, à aucun égard, comme la première période du cancer. Il est probable cependant que l'inflammation du col, lorsqu'elle est prolongée, peut occasionner le développement du cancer, mais seulement en favorisant l'explosion de la cachexie cancéreuse par la débilité générale, et sa localisation dans le col par l'existence antérieure d'un travail morbide. Règle générale : les inflammations ulcératives du col n'ont que peu ou point de tendance à dégénérer ; et dans le cas de cancer de l'utérus, il est bien rare de trouver des antécédents qui indiquent l'existence d'une inflammation à une époque antérieure. Il faut donc en conclure, malgré la possibilité de la dégénérescence cancéreuse, que cette dégénérescence est un résultat très-peu probable de la maladie, surtout lorsque celle-ci est combattue par un traitement convenable.

Pronostic.—Reconnues de bonne heure et traitées convenablement, les inflammations du col se terminent presque toujours d'une manière favorable, à moins de graves complications. Quelque grande que soit la faiblesse, à quelque degré que soit porté l'épuisement et l'amaigrissement, quelque intenses que soient les phénomènes locaux et fonctionnels, le plus souvent, avec le temps, tout rentre dans l'ordre, et les malades recouvrent la santé. Je connais bien peu de maladies dans lesquelles le traitement ait autant d'efficacité, et réalise des changements plus rapides que dans cette forme de maladie utérine. Une fois l'altération locale en voie de résolution, toutes les fonctions se rétablissent presque spontanément; la digestion, l'assimilation et la nutrition reprennent leur cours; et en quelque temps, on voit des femmes, qui semblaient plongées dans un état cachectique profond, se rétablir parfaitement. Seulement, il faut souvent un temps assez long pour arriver à une guérison complète; il faut même des mois et des années dans les cas graves et chroniques.

Diagnostic.—Si l'on retrouvait, dans tous les cas, les symptômes que j'ai rattachés à l'inflammation et à l'ulcération du col de l'utérus, le diagnostic ne présenterait aucune difficulté; mais il est loin d'en être toujours ainsi. Comme nous venons de le voir, les douleurs ovariques et lombaires, qui constituent un caractère presque pathognomonique, peuvent manquer ou être peu prononcées, de même que tous les autres symptômes locaux. Les troubles constitutionnels n'ayant, de leur côté, rien qui les relie directement à l'inflammation de l'utérus, on comprend comment il est des cas dans lesquels le diagnostic peut être extrêmement difficile, non-seulement pour les personnes qui ne sont pas familiarisées avec l'étude des maladies utérines, mais encore pour celles qui en ont fait l'objet de leurs méditations et de leurs recherches.

Il serait sans utilité d'énumérer ici, de nouveau, les divers symptômes qui appartiennent à l'inflammation et à l'ulcération du col de l'utérus. De ces symptômes, il n'en est peut-être pas un, si l'on en excepte ceux qui sont fournis par l'examen direct, qui appartienne exclusivement et en propre à cette affection. Pour établir le diagnostic, il faut prendre chacun des symptômes présentés par la malade, en scruter la valeur, et rapprocher le tableau qu'on a sous les yeux, des données générales et spéciales que l'expérience a fournies. Pour faire comprendre combien il est important pour les médecins de posséder des notions exactes sur les maladies des organes pelviens, je signalerai quelques-unes des erreurs qui sont commises le plus communément dans la pratique, et je dirai comment on peut les éviter.

Les écoulements vaginaux, que l'on rencontre fréquemment chez les femmes affectées d'inflammation et d'ulcération du col de l'utérus, sont presque généralement regardés comme le résultat d'une faiblesse constitutionnelle : c'est là une des erreurs les plus graves et les plus invétérées, et qui, grâce à la sanction de tous les anciens pathologistes, a fini par acquérir droit de domicile dans la science ; et pourtant cette opinion est en contradiction avec l'expérience de tous les jours et avec les lois de la pathologie. Beaucoup de femmes qui habitent les grandes villes présentent bien, de temps en temps, soit avant, soit après la menstruation, après des fatigues ou des émotions morales, un écoulement vaginal blanchâtre, plus ou moins abondant, sans trouble apparent dans la santé générale. Cette dernière circonstance suffirait, seule, pour prouver qu'une simple sécrétion muqueuse du vagin est insuffisante à produire cette faiblesse constitutionnelle, qu'on observe souvent dans le cas de leucorrhée, et que l'on rattache à cet écoulement. L'étude des lois qui régissent les fonctions et les maladies des membranes muqueuses conduit encore au même résultat. Des sécrétions muqueuses abondantes peuvent se faire pendant des années par les fosses nasales, le poumon, le canal intestinal, sans qu'elles entraînent de faiblesse générale et d'amaigrissement. Tout se réunit donc, expérience et analogie, pour démontrer que, dans les cas où il existe, avec un écoulement vaginal, une faiblesse constitutionnelle considérable, sans maladie locale, ou sans cachexie, qui puissent en rendre compte, il doit exister, du côté du système utérin, une lésion autrement sérieuse qu'une simple hypercrinie. Les réflexions qui précèdent s'appliquent encore plus fortement aux cas dans lesquels l'écoulement vaginal n'est pas seulement muqueux, mais encore purulent. La présence du pus dénote, d'une manière évidente, qu'il existe quelque inflammation des organes intérieurs. Aussi suis-je toujours fort étonné, quand je vois des médecins rattacher les écoulements purulents à la faiblesse. En feraient-ils autant de l'expectoration du pus, ou d'une excrétion purulente par l'intestin ?...

Les sensations de poids, de tiraillement, de pesanteur, qui caractérisent le prolapsus partiel de l'utérus, déterminé par l'hypertrophie inflammatoire du col utérin, sont généralement regardées comme le résultat de la descente de l'utérus, causée par la faiblesse ou la laxité des ligaments utérins. Encore une erreur désastreuse : car non-seulement elle conduit le praticien à négliger les moyens de s'assurer du véritable état des choses ; non-seulement elle lui fait perdre de vue le traitement le plus efficace ; mais encore elle le conduit à employer des pessaires et d'autres moyens mécaniques qui, presque toujours, aggravent les accidents.

On considère encore généralement, comme signe de faiblesse constitutionnelle, les douleurs qui existent à la partie inférieure des reins, dans les fesses ou dans les cuisses. Ces douleurs accompagnent presque toujours les écoulements vaginaux ; et le public les rattache à la leucorrhée. On peut être cependant à peu près certain, lorsqu'elles sont un peu prononcées, qu'elles ont pour cause une inflammation avec ulcération du col de l'utérus.

Les douleurs des régions ovariques, surtout celles du côté gauche, les plus caractéristiques des symptômes locaux des ulcérations du col, n'ont encore fait, que je sache, les frais d'aucune théorie. Cependant on les a quelquefois rapportées à une maladie de l'ovaire, même à une maladie du foie, lorsqu'elles ont leur siége vers la région ovarique droite.

Le corps ou le col de l'utérus est-il augmenté de volume, et placé dans la rétroversion, de manière à mettre obstacle au passage des matières dans le rectum, on a pu, dans quelques cas, supposer l'existence d'un rétrécissement de cet intestin. Cette erreur est surtout possible, lorsqu'il y a en même temps inflammation de ce côté. J'ai vu nombre de femmes martyrisées depuis longtemps par des tentatives de dilatation, dirigées contre un rétrécissement de l'intestin, qui n'avait jamais existé.

Enfin l'irritation est-elle très-vive du côté de la vessie, l'attention du médecin peut se diriger presque exclusivement de ce côté, et l'affection utérine peut passer inaperçue. Cette erreur est très-commune : j'ai vu des malades qui avaient été examinées nombre de fois, afin de découvrir l'existence d'une pierre; ou qui étaient traitées, depuis des années, pour une cystite idiopathique.

Telles sont les principales erreurs de diagnostic, dont les symptômes locaux peuvent devenir le point de départ. A plus forte raison, les symptômes fonctionnels peuvent-ils tromper lorsqu'ils prédominent les symptômes locaux à peine caractérisés. Les symptômes fonctionnels attirent forcément l'attention vers les organes qui sont le siége de ces perturbations, l'estomac, le foie, le cœur, le cerveau... etc.; et si l'on ne pousse pas ses investigations au delà, on peut méconnaître entièrement l'origine des accidents. Toutefois, si l'on analyse avec soin l'histoire de la malade et les symptômes fonctionnels qu'elle présente ; si l'on remonte à leur origine, et si l'on suit avec soin leur progrès, on parviendra presque toujours à déterminer si ces troubles fonctionnels sont idiopathiques ou symptomatiques d'une maladie des organes utérins. Ce que les praticiens ne doivent jamais perdre de vue, c'est que, pas plus chez la femme que chez l'homme, la santé générale et la nutrition ne peuvent s'altérer, à moins de causes pathologiques sérieuses. Toutes les fois que les fonctions de l'économie sont dépravées, toutes les fois que des femmes tombent dans l'affaiblissement ou dans la débilité, il faut bien qu'il existe, ou quelque cachexie, ou quelque maladie locale; ou bien qu'elles aient été exposées à l'influence de mauvaises conditions hygiéniques.

Anatomie pathologique. — L'inflammation et l'ulcération du col de l'utérus ne constituent pas, par elles-mêmes, des maladies mortelles. Aussi a-t-on rarement l'occasion d'examiner, après la mort, les altérations pathologiques qu'elles entraînent. Il m'a été donné cependant, en plusieurs occasions, de pouvoir étudier, chez des femmes qui avaient succombé à des maladies intercurrentes, l'état du col de l'utérus, et je n'y ai reconnu d'autres modifications anatomiques, que celles que j'avais pu constater pendant la vie. Dans les cas où il existe des ulcérations, la membrane muqueuse est légèrement érodée, ou entièrement détruite par l'ulcération ; dans ce dernier cas, on aperçoit, à l'œil nu, le tissu fibreux sous-jacent. La surface ulcérée n'est pas excavée, mais bien de niveau, ou à peu de chose près, avec les tissus environnants ; les bords en sont parfaitement lisses et réguliers, ni indurés, ni déchiquetés. Le col lui-même, lorsqu'il est augmenté de volume à la suite d'une inflammation chronique, présente tous les caractères de l'hypertrophie celluleuse : son tissu est plus dense et plus résistant qu'à l'état normal.

CHAPITRE V.

Inflammation et ulcération du col de l'utérus chez la femme vierge ; ses rapports avec la leucorrhée, la dysménorrhée, l'aménorrhée, les troubles de la menstruation, le prolapsus partiel, etc.

Ainsi que je l'ai dit ailleurs, le col de l'utérus peut être affecté d'inflammation, et consécutivement d'ulcération et d'induration, à toutes les périodes de la vie de la femme. Ces maladies présentent des particularités importantes, suivant les conditions physiologiques des organes utérins. La description générale de l'inflammation et de l'ulcération du col, que j'ai tracée dans le chapitre précédent, s'applique plus particulièrement aux femmes mariées. J'aurai donc à étudier ces maladies dans les autres phases de l'existence de la femme, en commençant par celles qu'on observe chez les femmes non mariées, ou chez les vierges.

A l'époque où j'ai publié la première édition de mon livre, personne, pas même les médecins français les plus familiarisés avec les maladies utérines, n'avait signalé l'existence et la fréquence des ulcérations inflammatoires du col chez les vierges ; je n'en avais parlé moi-même qu'avec la plus grande réserve, et plutôt au point de vue théorique qu'au point de vue pratique.

L'expérience de ces dernières années m'a convaincu que je n'avais pas été assez affirmatif ; non-seulement *il peut* exister une inflammation ou des ulcérations du col de l'utérus, mais encore ces altérations sont *assez communes*, du moins si j'en juge par ce que m'a fourni ma pratique. N'ayant rien trouvé dans les auteurs sur cette forme de maladie utérine, ne l'ayant point encore rencontrée moi-même, ou du moins ne l'ayant pas encore reconnue, j'avais conclu que, lorsqu'il existe une ulcération, elle doit se cicatriser spontanément (comme cela a lieu si souvent pour la bouche), par cela que les malades ne sont pas exposées aux causes d'irritation, qui entretiennent les ulcérations chez les femmes mariées. La raison me disait que le col de l'utérus devait être parfois enflammé et ulcéré ; mais faute d'une expérience qui me fût propre, j'avais été conduit à admettre que la guérison devait être toujours, ou presque toujours, spontanée. Je n'avais cependant émis cette opinion qu'avec une certaine réserve, comme si j'avais prévu les résultats, auxquels des recherches ultérieures devaient me conduire.

Dans ces dernières années, j'ai analysé avec soin, dans le but d'éclairer cette question importante, l'état de toutes les jeunes femmes non mariées, pour lesquelles j'ai été consulté, et qui présentaient des symptômes utérins. Je me suis assuré que l'inflammation avec ulcération du col de l'utérus, chez la femme vierge, est non-seulement une maladie assez commune, mais encore qu'elle est l'origine d'une des formes les plus graves et les plus rebelles de dysménorrhée, et de la plupart des leucorrhées invétérées, qui coïncident avec une débilité générale très-prononcée.

Non-seulement j'ai rencontré l'inflammation et l'ulcération du col chez des femmes vierges qui avaient dépassé l'âge de vingt ans, et qui étaient réglées depuis plusieurs années ; mais encore j'ai reconnu, dans ces derniers temps, l'existence de cette maladie, chez de jeunes filles de seize et de dix-sept ans, chez lesquelles la menstruation n'était pas encore parfaitement établie. On trouvera deux observations de ce genre à la fin de ce chapitre,

Il est donc prouvé, de la manière la plus complète, que la congestion qui précède et qui accompagne l'établissement de la menstruation, peut acquérir un degré pathologique et être suivie du développement de l'inflammation ulcérative. Rien ne me fait supposer que le côl de l'utérus puisse être le siége d'une ulcération avant cette époque ; et quand on considère l'espèce de sommeil, dans lequel est plongé l'organe utérin avant l'établissement de cette fonction nouvelle, il est bien difficile d'admettre que cet organe puisse être le siége d'un travail inflammatoire de quelque gravité.

Je ne crois pas exagérer, en disant que la découverte que j'ai faite est d'une grande importance ; elle met, en effet, sur la voie du traitement d'une classe d'accidents des plus inquiétants et des plus rebelles ; mais, d'un autre côté, il faut reconnaître qu'en présence de ces accidents, et lorsque le médecin en a établi la nature, il peut éprouver des perplexités réelles, relativement au traitement qu'il doit adopter. Certes, tous les examens directs, qu'ils soient pratiqués avec le doigt ou avec le spéculum, excitent une grande répugnance chez les femmes, même lorsqu'ils sont impérieusement réclamés par la présence d'altérations pathologiques évidentes des organes utérins. En toutes circonstances, le médecin ne doit y recourir que lorsqu'ils sont absolument nécessaires ; à plus forte raison doit-il avoir des scrupules, lorsqu'il s'agit d'y soumettre une femme vierge. Toutefois, si le médecin est bien convaincu qu'une jeune femme est atteinte d'une affection qui détruit de jour en jour sa santé, et dont les effets désastreux ne peuvent être arrêtés qu'en pratiquant un examen direct, il ferait preuve de fausse délicatesse, il manquerait à ses devoirs, s'il ne surmontait tous les obstacles, de quelque part qu'ils viennent. Le médecin pratique souvent un examen direct dans d'autres régions de l'économie où cet examen soulève, au moins, autant de répugnances : à l'anus, au rectum, aux organes génitaux externes ; il ne doit pas hésiter davantage lorsqu'il s'agit d'une maladie du col de l'utérus. Seulement il faut, pour pratiquer cet examen, qu'il ait la certitude morale de l'existence de cette affection. L'on verra, plus bas, que l'appréciation des antécédents et des symptômes éprouvés par les malades suffit, le plus souvent, à cet égard.

Causes. — C'est ordinairement chez de jeunes femmes pléthoriques, qui offrent les apparences du tempérament sanguin, que l'on observe l'inflammation et l'ulcération du col. Il suit de là que la maladie offre souvent un caractère inflammatoire bien prononcé. Une autre cause prédisposante, et d'une plus grande importance, se trouve dans cette susceptibilité naturelle de l'utérus, que nous avons signalée comme formant l'apanage d'un grand nombre de femmes, qui sont ainsi prédisposées aux inflammations utérines. Chez les jeunes filles qui offrent cette disposition malheureuse, la première apparition des règles se fait souvent d'une manière irrégulière ; par suite, celles-ci restent douloureuses ; elles sont trop ou trop peu abondantes, précédées ou suivies de flueurs blanches, tous symptômes qui indiquent une disposition morbide du système utérin.

Symptômes. — Les symptômes locaux de l'inflammation et de l'ulcération du col utérin sont les mêmes chez les vierges que chez les femmes mariées : ce sont des douleurs dans les régions lombo-sacrée, ovariques et hypogastrique, dans les fesses et dans les cuisses; des écoulements muqueux, blanchâtres ou transparents, muco-sanguinolents ou purulents ; une sensation de pesanteur et de poids dans le bassin. Chez les vierges comme chez les femmes mariées, la présence d'un écoulement glaireux ou purulent indique une inflammation du col, probablement avec ulcération. Un écoulement leucorrhéique, blanchâtre, *permanent*, doit faire soupçonner l'existence de cette affection, parce qu'il annonce la présence, non pas d'une faiblesse générale ou locale, mais bien d'une congestion utérine permanente, c'est-à-dire de la condition la plus favorable au développement de l'inflammation ulcérative du col. Au reste, il faut savoir que, dans cette affection, les écoulements n'ont pas une existence constante.

Comme chez les femmes mariées, les douleurs locales persistent en général *pendant toute la durée de la période inter-menstruelle* ; seulement, elles perdent ordinairement un peu de leur intensité. Chez les vierges, la sensation de pesanteur et de douleur dans le bassin n'est pas aussi commune que chez les femmes mariées. Cela tient, d'une part, à ce qu'à cette époque l'organe a moins de tendance à s'hypertrophier ; et, d'autre part, à ce que le vagin, qui a encore toute sa contractilité, soutient l'utérus et l'empêche de descendre dans le bassin. Il peut arriver cependant que le vagin se relâche, et que le poids du col, augmenté de volume, favorise le prolapsus partiel de l'organe ; mais cela n'a lieu que dans les cas où la maladie inflammatoire du col remonte à une époque déjà ancienne. Dans ces circonstances, si l'on applique des pessaires ou d'autres moyens mécaniques, destinés à soutenir l'utérus, les accidents s'aggravent avec rapidité. Rien n'est plus irrationnel que l'emploi des pessaires chez de jeunes femmes et de jeunes filles. On trouvera, plus loin, une observation qui met en lumière tous les effets désastreux de cette pratique.

Chez plusieurs femmes vierges, affectées d'ulcération du col, j'ai constaté, comme symptôme prédominant, une forme très-grave de dysménorrhée ; je suis même convaincu que la plupart des dysménorrhées rebelles que l'on considère comme incurables, et contre lesquelles on dirige l'emploi des narcotiques, ne sont autre chose que des cas d'inflammation avec ulcération du col utérin. Quoi qu'il en soit, lorsque le col est enflammé et ulcéré chez les vierges, les règles, de quelque manière qu'elles se présentassent auparavant, s'accompagnent de douleurs vives, horribles même dans certains cas. Les seins sont affectés sympathiquement ; ils sont volumineux, tuméfiés, sensibles et douloureux, et l'aréole est développée, comme dans les premiers temps de la grossesse.

A ces symptômes locaux de l'inflammation ulcérative du col, nous devons ajouter les symptômes généraux, qui peuvent jeter un grand jour sur la nature véritable de la maladie. De ces symptômes généraux, le plus significatif est la faiblesse. Cette faiblesse, on l'a expliquée jusqu'à ce jour par l'écoulement leucorrhéique ; comme si un écoulement de cette nature pouvait réagir aussi profondément sur l'économie ! On observe souvent, chez les jeunes filles, avant et après les règles, un écoulement blanchâtre ; mais quoi qu'on en dise, cet écoulement n'a jamais eu aucune influence fâcheuse sur leur santé. Chez les jeunes filles chlorotiques, scrofuleuses, phthisiques, on peut rencontrer aussi ces écoulements ; mais ils se rattachent aux troubles de la menstruation, causés par l'état cachectique de ces malades. En dehors de l'état cachectique, on peut donc affirmer que, toutes les fois qu'il existe, chez des vierges, une faiblesse générale prononcée, en même temps qu'une leucorrhée, il y a très-probablement inflammation, et presque toujours ulcération, du col utérin.

Signalons encore, comme preuve de la réaction de cette maladie sur l'organisme, les troubles des fonctions digestives, l'abattement moral, la perte de sommeil, les symptômes hystériques, l'agitation nerveuse, l'irritation spinale..., etc. J'ai observé de violentes attaques hystériques, suivies de paralysie partielle, chez des vierges affectées d'inflammation ulcérative du col. Lorsque les convulsions hystériques se lient à cette inflammation, les attaques reviennent principalement aux périodes menstruelles, c'est-à-dire au moment de l'exacerbation des accidents utérins.

Lorsque tous les symptômes généraux et locaux de l'inflammation ulcérative sont réunis chez le même sujet, le diagnostic ne présente pas de grandes difficultés. Quelquefois, au contraire, on ne trouve qu'un ou deux symptômes ; alors le diagnostic est très-difficile. J'ai donné des soins à une femme non mariée, âgée de vingt-sept ans, qui ne présentait d'autres phénomènes que des douleurs atroces, pendant les premiers jours de ses règles, et une légère perturbation dans sa santé générale. Comme la dysménorrhée ne datait que de deux ans seulement, comme elle avait résisté à tous les traitements généraux, et qu'elle augmentait incessamment, je songeai à une maladie de l'utérus. En l'examinant, je découvris une ulcération très-étendue du col de cet organe. A partir du moment où le traitement local fut commencé, tous les phénomènes locaux qui avaient manqué jusque-là, les douleurs de reins, les pesanteurs, etc., commencèrent à se montrer. J'eus beaucoup de peine à faire comprendre à la malade et à sa famille, que l'apparition de ces phénomènes n'était pas due entièrement au traitement que j'avais employé.

On voit qu'en analysant avec soin les symptômes locaux et généraux présentés par les malades, on peut arriver à de très-grandes probabilités, relativement à l'existence ou à la non-existence des ulcérations inflammatoires du col. Dès ce moment, ce qu'il y a de mieux à faire, c'est d'employer un simple traitement palliatif, les injections, le repos, les bains, etc., si du moins il n'y a pas d'inconvénient à attendre. Mais si ces moyens ont été sans succès, si les accidents augmentent, il n'y a plus à hésiter : il faut pratiquer l'examen direct des organes utérins; le salut des malades doit passer avant toute autre considération.

Examen physique. — Il est presque toujours facile de pratiquer le toucher vaginal chez une vierge, sans intéresser la membrane hymen, surtout lorsque le vagin et les organes génitaux externes ont été relâchés par une congestion et une inflammation de longue durée. L'hymen se laisse dilater suffisamment, pour qu'on puisse introduire l'index dans le vagin, avec lenteur et précaution. En général, on atteint assez aisément le col et l'orifice utérin, qui sont rarement en rétroversion; et lorsque le doigt arrive jusqu'au col, tous les doutes sont immédiatement levés. Le col de l'utérus est-il sain, il est mou, et son orifice est fermé; est-il enflammé et ulcéré, il est gonflé et tuméfié, et son orifice est plus ou moins entr'ouvert. Cet état de ramollissement et d'écartement des lèvres du col peut être dû, en certains cas, à l'inflammation seule du col utérin.

Une fois qu'on a reconnu l'existence d'une inflammation ulcérative du col de l'utérus, quelle conduite doit tenir le médecin? On a vu que cette maladie réagit d'une manière désastreuse sur l'économie, qu'elle trouble l'existence, et peut indirectement mettre la vie en danger. Dès lors, lorsque la maladie est grave, quand on a employé sans succès les moyens ordinaires de traitement, je crois que toute hésitation doit cesser, et qu'il faut avoir recours au spéculum, que l'on introduira sans diviser l'hymen, s'il est possible, mais aussi en le divisant, si cette introduction rencontre des difficultés insurmontables.

Dans quelques cas, ainsi que je viens de le dire, la membrane hymen est naturellement très-lâche, ou bien elle a été relâchée par la maladie. Alors on peut introduire, avec précaution et sans diviser préalablement cette membrane, un petit spéculum bivalve, très-étroit, que j'ai fait construire dans ce but. La membrane hymen est-elle charnue ou inextensible (ce qui a lieu surtout chez les femmes un peu avancées en âge), il faut en pratiquer la division. Dans un cas où j'ai été consulté dernièrement, chez une jeune personne de dix-neuf ans, forte et robuste, l'orifice vaginal était tellement étroit qu'on eût eu peine à y introduire une plume d'oie. Si la division de l'hymen est reconnue indispensable, on la pratique par une incision cruciale, ou mieux encore on fait de haut en bas une incision sur la ligne médiane, et sur la prolongation d'une ligne qui continue le raphé périnéal. Autant que possible, on doit laisser cicatriser les surfaces divisées de l'hymen, avant de faire aucune tentative pour l'introduction du spéculum, et cela dans le but d'épargner des douleurs inutiles à la malade. On accélère la cicatrisation, en touchant une ou deux fois et légèrement les lèvres de la plaie, avec le nitrate d'argent; sans cela, la cicatrisation pourrait être longue à se faire. J'ai eu bien rarement besoin de diviser la membrane hymen, et je suis convaincu que, avec de la patience et de la douceur, on réussira le plus souvent à introduire un très-petit spéculum, surtout si l'on a le soin d'en faire précéder l'application, par l'emploi de moyens antiphlogistiques locaux.

La nature de la maladie a-t-elle été reconnue, s'est-on assuré directement de son étendue, le fait rentre dans la catégorie générale. La seule particularité importante que j'aie constatée chez les vierges atteintes de cette maladie, c'est qu'elle se présente souvent sous une forme aiguë et inflammatoire. Le col est augmenté de volume ; mais c'est le gonflement de la congestion et de l'inflammation, et non l'hypertrophie nutritive chronique, que l'on observe si souvent chez les femmes mariées. Les surfaces ulcérées présentent aussi un aspect enflammé et vascularisé. Ces particularités sont loin d'être défavorables, et cette variété d'inflammation cède ordinairement au traitement, en un temps très-court. J'ai vu cependant des femmes vierges, un peu avancées en âge, chez lesquelles le col était hypertrophié chroniquement, et chez lesquelles la maladie présentait des caractères très-rebelles. Chez plusieurs de ces malades, qui avaient au moins quarante ans, la maladie remontait à un grand nombre d'années. Dans ces circonstances, l'utérus peut devenir facilement le siége d'un travail morbide : il s'y développe souvent des tumeurs fibreuses et des polypes vasculaires, par exemple.

Les détails qui précèdent surprendront probablement les médecins, même ceux qui se sont le plus occupés de maladies utérines ; cependant ils sont l'expression fidèle des faits ; et je suis convaincu qu'ils seront acceptés avant peu par tous les médecins. Tous ceux qui voudront regarder avec attention autour d'eux, trouveront, comme moi, des femmes malades depuis plusieurs années, dont la maladie résiste à tous les traitements, qui ont passé successivement dans les mains d'un grand nombre de praticiens, et dont la santé générale a souffert de profondes atteintes. Qu'ils examinent avec attention ces femmes, au point de vue de l'inflammation utérine, et ils reconnaîtront, comme moi, l'existence d'une inflammation avec ulcération du col de l'utérus.

L'expérience m'a appris que l'inflammation ulcérative du col peut se rencontrer chez des femmes non mariées, et que lorsqu'elle est intense, elle peut être le point de départ de troubles fonctionnels utérins graves, et d'une faiblesse générale excessive. L'expérience m'a encore appris qu'un examen physique est souvent indispensable pour reconnaître et traiter la maladie. Je n'hésite donc pas à y recourir, toutes les fois que j'en sens la nécessité ; mais, je dois le dire, *ce sont des cas exceptionnels*. Je ne saurais trop engager ceux de mes confrères qui n'ont pas suffisante connaissance de ces formes de maladie utérine, à ne pas prendre la responsabilité d'un examen de ce genre, et à chercher à perfectionner leur toucher, de manière à reconnaître les ulcérations du col. Alors seulement ils pourront se permettre un examen qui, sans cela, pourrait compromettre leur réputation.

Malgré tout ce que je viens de dire de l'inflammation et de l'ulcération du col chez les vierges, je ne voudrais pas que l'on pût croire que je considère cette maladie comme très-commune. Je la crois, au contraire, exceptionnelle ; mais je suis convaincu que tous les praticiens qui s'occupent de maladies utérines, la rencontreront comme moi. Je le dis sans exagération, il ne se passe pas de mois, que je ne sois consulté pour un ou plusieurs cas d'inflammation ulcérative du col chez les vierges ; et j'ai rendu à la santé, après des examens et l'emploi de moyens locaux, beaucoup de jeunes filles qui, depuis longtemps avaient perdu tout espoir de guérison.

Après avoir décrit brièvement les symptômes que présentent l'inflammation et l'ulcération du col chez les vierges, il me reste à confirmer cette description, en rapportant quelques faits intéressants, qu'on peut regarder comme types de la maladie. J'appellerai d'abord l'attention sur les deux gravures suivantes, dont l'une, fig. 5, représente le col de l'utérus à l'état sain chez une fille vierge menstruée ; et l'autre, fig. 6, le col ulcéré et hypertrophié d'une fille vierge, morte à l'âge de 19 ans, d'une maladie aiguë de poitrine, dessiné d'après la pièce authentique qui m'a été donnée par mon collègue M. Anderson, et que j'ai encore en ma possession. Chez cette jeune fille, l'hymen était petit et intact, le col de l'utérus était hypertrophié et ulcéré dans une grande étendue, ainsi qu'on le voit dans la gravure suivante, dessinée d'après nature, après plusieurs mois de macération dans l'alcool ; quand, par conséquent, le col utérin devait avoir perdu beaucoup de son volume. On comprend que le toucher, pratiqué avec soin, eût suffi à reconnaître l'écartement des lèvres du col et ses irrégularités.

Fig. 5.

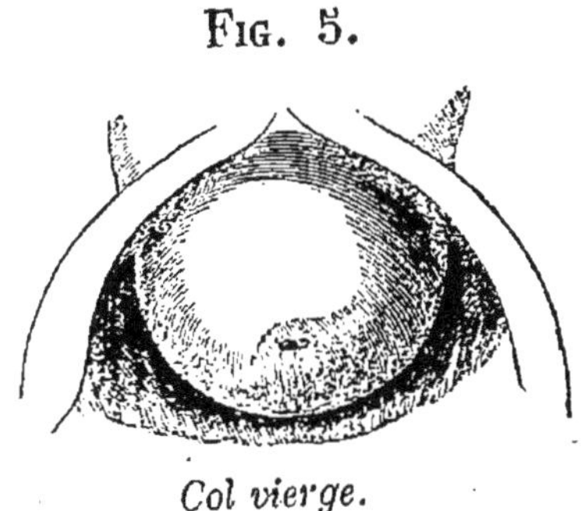

Col vierge.

Fig. 6.

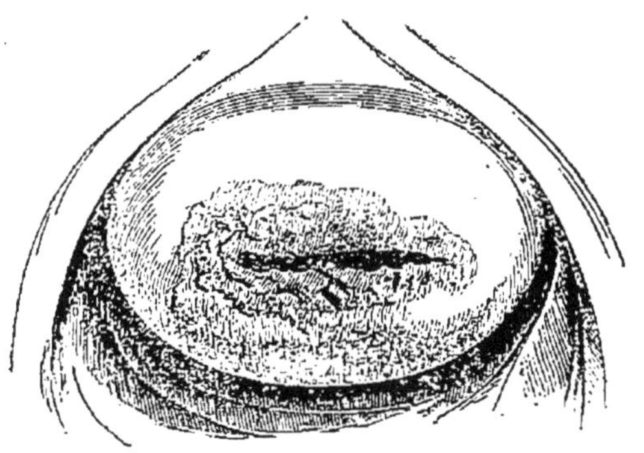

Col vierge, enflammé et ulcéré.

Observation I. — *Inflammation avec ulcération étendue du col utérin, chez une jeune personne âgée de 24 ans, accompagnée de prolapsus partiel de l'utérus et aggravée par l'usage d'un pessaire.* — Au mois d'avril 1846, une dame, du nord de l'Angleterre, vint me consulter pour sa fille, affectée depuis quelque temps de chute de la matrice. En questionnant la mère et la fille, je recueillis les détails suivants : la menstruation avait eu lieu de bonne heure ; les règles avaient paru régulièrement chaque mois ; elles duraient habituellement de quatre à cinq jours, et étaient le plus souvent accompagnées de douleurs vives pendant les deux premiers jours ; il y avait des flueurs blanches pendant un ou deux jours avant ou après les règles ; la santé était généralement bonne. A l'âge de 22 ans, les flueurs blanches devinrent plus abondantes ; la malade commença à accuser des douleurs plus vives pendant la menstruation ; et depuis cette époque, elle éprouva des douleurs dans la partie inférieure du dos. Plus tard sa santé générale s'altéra : elle maigrit, devint sujette à des accidents nerveux et dyspeptiques. Enfin, neuf mois auparavant, elle avait commencé à se plaindre d'une sensation de pesanteur et de douleur dans la région pelvienne, qui augmentait par la marche ou par la station debout; l'écoulement vaginal prit une teinte jaunâtre; les douleurs augmentèrent d'intensité, et la santé générale allait s'altérant de plus en plus. Dans ces circonstances, la mère de cette jeune fille consulta un accoucheur célèbre, qui pratiqua le toucher, reconnut une chute de la matrice, qu'il dit être due à la laxité des ligaments, et déclara que tous les accidents cesseraient, si la malade portait un pessaire. Effectivement, on introduisit un pessaire annulaire en bois, non sans difficulté. Depuis trois mois on avait essayé de le lui faire porter, en l'introduisant une ou deux fois par semaine; mais la malade n'avait jamais pu s'y soumettre d'une manière continue. Chaque introduction du pessaire était marquée immédiatement par une exaspération des douleurs locales, par l'augmentation de l'écoulement vaginal, qui, depuis cette époque, était souvent teint de sang. Quelques semaines avant que je fusse appelé à lui donner des soins, cette jeune fille avait éprouvé des douleurs horribles dans le dos, dans les régions lombo-sacrée et ovariques, surtout à l'époque de ses règles; la région hypogastrique était douloureuse au toucher. A peine si la malade pouvait faire un pas dans sa chambre; elle ne pouvait rester debout un seul instant. Elle avait un écoulement vaginal jaunâtre, abondant, généralement teint de sang. Elle était pâle et amaigrie, très-faible et nerveuse; tous les soirs elle avait un léger mouvement fébrile. Perte d'appétit, constipation, insomnie, urines chargées d'urates. Malgré tous ces symptômes, et quoique les douleurs causées par le pessaire fussent extrêmement vives, son médecin continuait à introduire le pessaire, en lui répétant qu'elle devait se trouver mieux, et que son état s'améliorait de jour en jour. La malade, lorsqu'elle me fut adressée, était persuadée qu'elle était incurable.

En introduisant le doigt dans le vagin, je trouvai les parties internes et externes relâchées et très-humides. Le col de l'utérus était très-bas, volumineux; il présentait une certaine résistance à la pression, sans être induré; ses lèvres hypertrophiées étaient entr'ouvertes; de sorte qu'on pouvait y glisser la première phalange; au toucher, elles donnaient à l'intérieur et à l'extérieur la sensation d'une surface molle, comme couverte de mousse. L'utérus était un peu augmenté de volume, surtout en arrière; il était très-sensible à la pression. Dans le point où le col se réunit au corps de l'utérus, en arrière, il y avait une dépression ou un sillon creusé dans le tissu utérin, dans lequel venait se loger la circonférence postérieure du pessaire. En ce point, la douleur était très-vive. L'utérus était mobile. En introduisant un spéculum bivalve, ce qui me fut très-facile, à cause de la laxité des parties et de leur distension préalable, je fus vraiment effrayé de l'étendue de l'inflammation et de l'ulcération : la vulve et le vagin étaient douloureux au toucher, vivement congestionnés et couverts de sanie; le col volumineux, d'un rouge livide, était tapissé d'une couche de pus sanieux; autour de son orifice entr'ouvert, s'étendait une ulcération, qui remontait dans la cavité du col, aussi loin que l'œil pouvait la suivre; les surfaces ulcérées avaient le plus mauvais aspect, elles saignaient au moindre contact. Il était évident que la malade avait été primitivement affectée d'une inflammation du col de l'utérus; que le prolapsus de la matrice, qui avait seul appelé l'attention de son médecin, était tout simplement le résultat du gonflement inflammatoire du col de l'utérus; et que le traitement qui avait été employé avait considérablement ajouté à la gravité de la maladie. Je commençai par toucher largement l'ulcération avec le nitrate d'argent, et par faire l'application de huit sangsues sur le col de l'utérus. Je revins encore à cette application quelques jours après. La malade garda le lit, fit des injections froides avec la décoction de graine de lin, prit, matin et soir, des bains de siége tièdes, et maintint la liberté du ventre avec des lavements froids et quelques purgatifs doux. Je prescrivis en outre une alimentation peu substantielle et très-peu stimulante. Sous l'influenee de ce traitement, les symptômes inflammatoires du côté de l'utérus s'amendèrent rapidement. En dix jours il y avait déjà eu un changement notable : le vagin, le col et la région postérieure de l'utérus avaient beaucoup perdu de leur sensibilité; la douleur des reins était moindre, ainsi que celle des régions abdominale et ovariques; il n'y avait plus de mouvement fébrile le soir; le sommeil était plus calme. A cette époque, je touchai de nouveau l'ulcération, qui avait encore un mauvais aspect, avec le nitrate acide de mercure, et je substituai aux injections émollientes les injections astringentes avec l'alun; je donnai seulement une mixture saline à l'intérieur.

Grâce à ce traitement et aux cautérisations périodiques de l'ulcération, pratiquées tantôt avec le nitrate d'argent, tantôt avec le nitrate acide de mercure, l'état de la malade alla s'améliorant, toutefois d'une manière assez lente : il fallut près de deux mois pour donner aux surfaces ulcérées du col et à sa cavité l'aspect d'une plaie de bonne nature, et pour tarir l'écoulement sanieux. La cicatrisation, qui avait déjà commencé à cette époque, continua à faire des progrès, à mesure que le col perdait graduellement de son volume. En même temps, celui-ci se relevait dans le vagin, et la sensation de pesanteur et de chute devenait moins pénible. La santé générale se consolidait: le sommeil était bon, le ventre libre, l'appétit assez vif; l'urine n'était plus chargée d'urates; l'embonpoint revenait.

Ce fut seulement à la fin du mois d'août, près de cinq mois après le commencement du traitement, que la malade put être considérée comme guérie. L'ulcération du col et de sa cavité était complétement cicatrisée; les lèvres du col s'étaient refermées; et celui-ci, qui avait perdu les deux tiers de son volume ancien, avait repris sa position normale dans le bassin : il était remonté d'au moins deux pouces et demi; les muqueuses étaient parfaitement saines; il n'y avait plus d'écoulement; la malade pouvait rester debout et faire à pied un mille ou deux sans fatigue; la menstruation était plus facile qu'elle n'avait jamais été; il y avait seulement un peu de douleur pendant le premier jour des règles; toutes les fonctions étaient en bon état. J'envoyai la malade aux bains de mer, pendant un mois ou deux. A son retour, sa santé était encore améliorée. J'ai revu cette jeune fille, il y a peu de temps, plus d'une année après la cessation du traitement; elle ne se ressentait plus ni de son prolapsus, ni des autres symptômes utérins; sa santé ne s'est pas démentie depuis.

Remarques. — Cette observation est intéressante, non-seulement comme exemple d'une ulcération inflammatoire du col de l'utérus chez une vierge, mais encore parce qu'elle vient à l'appui de l'opinion que je professe relativement à la nature et à la cause du prolapsus partiel de l'utérus, au moins dans un grand nombre de cas, en même temps qu'elle fournit la réfutation de l'opinion générale, encore répandue parmi les médecins anglais, sur les chutes ou prolapsus de la matrice. C'est évidemment à l'âge de vingt-deux ans que cette jeune fille a été atteinte d'inflammation du col utérin. J'en trouve la preuve dans la présence de la dysménorrhée, dans la durée et la persistance des flueurs blanches, des douleurs de reins, et des autres symptômes généraux qui ont commencé à cette époque. La chute partielle de l'utérus, qui est survenue plus tard, était le résultat physique de l'augmentation de pesanteur du col enflammé et hypertrophié, et non la suite du relâchement des ligaments, comme on l'avait supposé à tort. Pour ma part, je m'explique difficilement comment, avec des symptômes si nombreux et si évidents d'inflammation, on n'a pas reconnu la véritable nature de la maladie; comment surtout les accidents, causés par l'introduction du pessaire, n'ont pas ouvert les yeux au médecin. A partir du moment où la maladie fut reconnue, où je mis en usage un traitement antiphlogistique, tous les symptômes perdirent graduellement de leur intensité; et l'on vit, avec les lésions locales de l'utérus, cesser les troubles fonctionnels, locaux et généraux, et en particulier la dysménorrhée, qui avait toujours été le symptôme prédominant.

Observation II. — *Inflammation avec ulcération du col de l'utérus, chez une jeune fille de vingt-trois ans, ayant déterminé des accidents dysménorrhéiques graves, une faiblesse excessive, et une vive irritation de la vessie et du rectum; traitement et guérison de l'inflammation; persistance de la dysménorrhée; dilatation de la cavité du col.* — Pendant un voyage que je fis dans le midi de l'Angleterre, du mois de septembre 1846, je fus consulté pour une demoiselle de vingt-trois ans, qui souffrait depuis longtemps d'accidents dysménorrhéiques, et qui avait été traitée longtemps sans succès. D'une bonne constitution et d'un tempérament sanguin, cette jeune personne avait été bien portante pendant sa jeunesse. Réglée à quatorze ans, elle continua à l'être assez régulièrement tous les mois; les règles duraient quatre ou cinq jours; la menstruation était accompagnée de quelques douleurs, qui persistaient pendant toute la durée des règles; celles-ci étaient assez abondantes. Il y avait quelquefois un peu de flueurs blanches, dans les jours qui suivaient l'évacuation menstruelle; sous tous les autres rapports, la santé générale était bonne. A l'âge de vingt ans, la menstruation commença à l'accompagner de douleurs plus vives et plus continues, qui obligeaient sa malade au repos pendant toute leur durée. Tantôt elle gardait la chambre; d'autres fois, pour échapper à l'intensité des douleurs, elle faisait de longues courses, qui ajoutaient toujours à l'intensité des symptômes locaux. L'écoulement leucorrhéique blanchâtre devenait de plus en plus abondant, et son existence était constante. Dans l'intervalle des règles, l'état général était meilleur, mais sans être parfait. En 1845, à la suite de longues fatigues, et du grand chagrin que lui occasionnèrent la maladie et la perte d'un de ses proches parents, tous les symptômes s'exaspérèrent; les douleurs qu'elle éprouvait à chaque période menstruelle, et quelques jours avant et après cette période, devinrent assez intenses pour la contraindre à garder le lit; elles n'étaient plus limitées à l'utérus, mais elles irradiaient dans toute la partie inférieure de l'abdomen, s'étendaient à la région lombo-sacrée et aux régions ovariques; l'écoulement leucorrhéique était beaucoup plus abondant et comme purulent; les époques menstruelles étaient irrégulières, rapprochées, l'écoulement sanguin considérable; pendant toute leur durée, il y avait des maux de cœur; la santé générale commençait à s'altérer; anorexie, constipation, céphalalgie continuelle, alternative de frissons et de bouffées de chaleur; insomnie. Tous ces symptômes engagèrent la malade à réclamer des secours médicaux. Un médecin pratiqua le toucher, crut reconnaître une dysménorrhée fonctionnelle, et prescrivit pour traitement des applications de sangsues sur l'abdomen pendant les exacerbations menstruelles, le repos au lit et l'introduction de suppositoires sédatifs dans le vagin.

Malgré ce traitement, tous les symptômes avaient continué à s'aggraver. Depuis plusieurs semaines, la malade gardait presque constamment le lit, à cause des douleurs vives qu'elle ressentait dans le dos et à l'hypogastre, au moindre mouvement. La nutrition générale n'avait pas cependant encore beaucoup souffert; la face était colorée, au point qu'on eût eu peine à croire que cette malade fût atteinte d'une affection sérieuse; elle me raconta que ses souffrances, qui étaient à peine supportables dans l'intervalle des règles, prenaient une telle acuité à cette époque, que c'était une véritable agonie. Les règles paraissaient toutes les trois semaines, duraient sept ou huit jours, de sorte que c'est à peine si elle avait le temps de se remettre dans l'intervalle. Douleurs continuelles dans le dos et dans le côté; sensibilité extrême dans la partie inférieure de l'abdomen; céphalalgie continuelle, perte d'appétit, constipation, excrétion de mucus glaireux par le rectum; trouble du sommeil depuis plusieurs mois. Aux époques menstruelles, il y avait des nausées incessantes, et un besoin constant de rendre les urines; les nausées disparaissaient habituellement avec les règles.

En pratiquant le toucher vaginal, ce qui fut assez difficile, à cause de la présence de l'hymen, épais et inextensible, je trouvai le vagin chaud, humide, excessivement douloureux; le col était augmenté de volume, ramolli dans toute son étendue, son orifice entr'ouvert; et son contour donnait au doigt la sensation d'une surface veloutée; l'utérus n'était pas très-volumineux, mais il était excessivement sensible à la pression; le col était également douloureux au pourtour de son orifice et dans l'intérieur de sa cavité. Cet examen me révéla la nature de la maladie; c'était bien à une ulcération inflammatoire du col que j'avais affaire : c'était là l'origine de la dysménorrhée et des autres troubles fonctionnels; en attaquant les accidents dysménorrhéiques, on avait combattu l'effet, mais non la cause de la maladie.

Lorsqu'elle fut soumise à mes soins, le 5 octobre, dix jours après la période menstruelle, cette jeune fille était encore très-souffrante. Les symptômes locaux étaient les mêmes : il y avait une grande sensibilité à la région hypogastrique. Le voyage qu'elle avait fait à Londres avait augmenté notablement les douleurs et l'épuisement; il y avait tous les soirs une petite recrudescence fébrile. Je prescrivis immédiatement des sangsues sur le col de l'utérus; mais pour cela, il me fallut inciser la membrane hymen, ce que je fis au moyen de deux incisions latérales. Je pus alors appliquer le spéculum. Je constatai que la vulve et le vagin (ce dernier surtout) offraient une coloration d'un rouge vif; que le col de l'utérus était gonflé, rouge, enflammé et ulcéré. Je ne pus apercevoir que le tiers supérieur de cet organe, parce qu'il était trop volumineux pour s'engager dans mon petit spéculum conique; et comme il était fort difficile de faire exécuter des mouvements de rotation à cet instrument, je m'en tins à cet examen. Les sangsues appliquées sur le col saignèrent abondamment. Deux jours après, il y eut un grand soulagement. Je prescrivis des injections vaginales astringentes, faites avec précaution, des bains de siége tièdes soir et matin, un lavement froid, une mixture saline apéritive, le repos au lit, une alimentation légère peu stimulante.

Sous l'influence de ces moyens, les douleurs locales et la sensibilité de l'abdomen diminuèrent notablement. Les accès fébriles cessèrent; le sommeil devint meilleur. Le 12, les règles reparurent. Pendant les cinq ou six premiers jours, elles occasionnèrent des douleurs très-vives, moins vives toutefois qu'aux périodes menstruelles précédentes. Je suspendis tout traitement pendant leur durée, à l'exception des injections vaginales d'eau tiède. Deux jours après, je fis appliquer de nouveau huit sangsues sur le col de l'utérus. L'incision de la membrane hymen n'était pas encore guérie; aussi, l'introduction du spéculum fut-elle assez douloureuse; le vagin était rouge et congestionné, mais moins que la première fois; le col était un peu moins tuméfié; il commençait à pénétrer dans l'extrémité du spéculum. Je pus reconnaître l'existence et l'étendue de l'ulcération, autour de l'orifice du col. Quelques jours après, je cautérisai l'ulcération avec le nitrate d'argent, et je repris le même traitement.

25 octobre. — L'incision de l'hymen étant cicatrisée, j'employai, pour la première fois, un spéculum bivalve. Je constatai l'existence d'une ulcération, grande comme un schelling, autour du col, et pénétrant dans sa cavité, offrant un aspect granuleux, comme spongieux, et recouvert de pus. Le col était mou et volumineux. Je touchai l'ulcération avec le nitrate acide de mercure, et je continuai le même traitement local et général.

A partir de ce moment, la maladie marcha graduellement vers l'amélioration. En deux mois, j'obtins la cicatrisation de l'ulcération, la guérison de la vaginite, et la cessation presque complète de la leucorrhée. A la période menstruelle suivante, et dans le but de modifier la congestion utérine, je fis appliquer des sangsues quelques jours avant les règles. Les douleurs reparurent, et persistèrent comme à l'ordinaire. Des lavements laudanisés firent plus de mal que de bien, en augmentant la céphalalgie. Cependant, le second jour, l'écoulement sanguin se suspendit, et la douleur diminua; mais le troisième jour, l'excrétion menstruelle reparut, et, avec elle, les douleurs plus vives qu'elles n'avaient jamais été. Je revins aux sangsues, qui saignèrent abondamment, et qui amenèrent du soulagement. La congestion utérine très-intense persistait encore huit jours après la cessation des règles, ainsi que les nausées. Je crus devoir revenir à une nouvelle application de sangsues. Cette fois, elles réussirent très-bien, et débarrassèrent la malade de ses douleurs, de ses pesanteurs dans le bassin. Au commencement de février, quatre mois après le commencement du traitement, l'ulcération était complétement cicatrisée; le col avait repris, à peu de chose près, son volume normal; il n'y avait plus d'inflammation de ce côté, pas plus que dans le vagin; mais les douleurs persistaient dans le bas de la région hypogastrique, immédiatement au-dessus du pubis, dans le point correspondant au col de la vessie, ainsi qu'on pouvait s'en assurer directement, en pressant d'une part avec la main appliquée sur le pubis, de l'autre avec le doigt introduit dans le vagin, sur le col de la vessie. Cette sensibilité du réservoir de l'urine correspondait avec d'autres symptômes d'irritation vésicale : du ténesme, des douleurs le long de l'urètre, de nombreuses écailles d'épithélium dans l'urine, qui était cependant transparente, et à peu près normale. Les fonctions digestives étaient en grande partie rétablies; le sommeil était meilleur; la malade pouvait marcher un peu, et rester assise sur un sofa une partie de la journée ; les douleurs avaient disparu dans le dos et dans le côté ; la santé générale était satisfaisante , bien différente de ce qu'elle était quelques mois auparavant.

Je croyais la malade guérie, et j'espérais que les douleurs ne reparaîtraient pas à la période menstruelle suivante. A ma grande surprise, elles reparurent aussi intenses qu'auparavant. Je fus obligé, au troisième jour, d'appliquer des sangsues sur le col de l'utérus. Dès lors, il me fut démontré que la dysménorrhée ne reconnaissait pas seulement pour cause l'inflammation et l'ulcération du col, mais bien quelque obstacle mécanique à l'écoulement du sang hors de la cavité utérine. Je me déterminai en conséquence à dilater le col avec les tentes ou les bougies en éponge de M. Simpson. Je n'avais pu réussir à franchir l'orifice interne, ni avec la sonde utérine, ni avec une bougie d'un plus petit volume. Je commençai la dilatation; et en trois semaines, c'est-à-dire avant la période menstruelle suivante, la dilatation fut assez grande pour me permettre l'introduction d'une bougie dans la cavité utérine. Cette dilatation du col fut des plus heureuses; les règles vinrent presque sans douleur, ou plutôt il n'y eut de douleurs que pendant deux ou trois heures; le ventre ne fut pas douloureux. Depuis ce moment, le rétablissement n'a pas été entravé un seul instant, les symptômes utérins ont complétement disparu; les douleurs des époques menstruelles ne durent que quelques heures; il n'y a plus de traces d'irritation vésicale; la malade peut marcher sans difficulté, et ses digestions sont parfaitement rétablies; elle est enfin revenue à un état de santé qu'elle ne connaissait pas depuis plusieurs années.

Remarques. — On trouve dans le fait précédent tous les éléments de la description de la maladie : d'une part, les symptômes locaux avec l'irritation de la vessie et du rectum; de l'autre, des phénomènes fonctionnels généraux et locaux, et en particulier la dysménorrhée. Ce dernier symptôme était lui-même si prédominant, qu'il avait fixé seul l'attention et fait perdre de vue tous les autres. Que l'inflammation soit la cause principale de la dysménorrhée, c'est ce dont pourront se convaincre tous ceux qui liront avec attention le fait qui précède. Toutefois, il existait chez cette jeune fille une susceptibilité morbide congéniale de l'utérus. Quant au rétrécissement de la cavité du col, contre lequel j'ai été forcé de recourir à la dilatation, je ne pense pas qu'il fût congénial; car, s'il l'eût été, la menstruation se fût accompagnée de douleurs dès son établissement; tandis que les phénomènes morbides ne commencèrent vraiment à paraître qu'à l'âge de vingt ans. Je suis porté à penser que la dysménorrhée, qui reconnaît pour cause le rétrécissement des passages naturels, se lie le plus souvent à une inflammation antérieure; dans ce cas particulier, le rétrécissement du col était dû évidemment au gonflement inflammatoire chronique, dont les effets persistèrent encore après la guérison de l'inflammation.

Les deux observations suivantes montreront la maladie se développant de bonne heure, au milieu de l'établissement difficile de la fonction menstruelle.

Observation III. — *Menstruation commençante; vive inflammation de la vulve; symptômes utérins; inflammation et ulcération du col.* — Mary S., forte et robuste fille de dix-sept ans, me fut amenée, par sa sœur, au dispensaire général, le 21 novembre 1848. Celle-ci m'apprit que sa jeune sœur était atteinte d'inflammation des organes génitaux externes; qu'elle avait peine à marcher, et qu'elle avait été obligée de quitter sa place quelque temps auparavant. Cette jeune fille avait demeuré à la campagne jusqu'à l'âge de dix ans. Dans les quatre dernières années, elle avait été en service à Londres, et sa santé s'était altérée seulement depuis un an. A cette époque, elle avait commencé à ressentir, de temps en temps, des douleurs dans les régions lombaire et hypogastrique, et de fréquents maux de tête, comme cela arrive souvent avant l'établissement de la menstruation. Quatre mois auparavant, elle avait eu un écoulement abondant de sang, après un effort. Cet écoulement ne dura qu'une heure ou deux. Il cessa tout d'un coup; et depuis cette époque, les règles n'avaient pas reparu. A partir de ce moment, commença une série d'indispositions : les douleurs lombaires et hypogastriques prirent un haut degré d'intensité; il survint un abondant écoulement blanchâtre. Deux mois après, une éruption se fit sur les grandes lèvres, qui causa beaucoup de douleur à la malade. Les seins étaient constamment gonflés et sensibles. La santé générale avait beaucoup souffert : il y avait de la faiblesse, de l'abattement, de la langueur; la langue était blanchâtre, le ventre resserré. En examinant la région vulvaire, je trouvai les grandes et les petites lèvres enflammées, gonflées, augmentées de volume et sécrétant quantité de muco-pus; l'hymen était complet, mais enflammé et tuméfié; l'inflammation pénétrait évidemment dans le vagin.

Sous l'influence de moyens antiphlogistiques locaux, et d'un traitement général approprié, l'inflammation de la vulve tomba rapidement, et la santé générale devint meilleure. Cependant, bien qu'il restât peu d'inflammation à l'extérieur, la malade continuait à se plaindre de douleurs dans la région lombaire et hypogastrique, à ressentir des pesanteurs et à avoir un abondant écoulement vaginal blanchâtre. Soupçonnant alors la possibilité d'une autre maladie, je dilatai doucement l'hymen avec l'index, et j'arrivai jusque sur le col de l'utérus, que je trouvai enflammé, augmenté de volume, descendu dans le vagin et ulcéré. Après avoir employé, pendant quelques jours, des injections émollientes et astringentes pour diminuer l'irritabilité du vagin, je parvins à introduire un petit spéculum bivalve, sans déchirer l'hymen, et je reconnus une ulcération assez étendue et violemment enflammée. J'employai alors avec succès le traitement ordinaire. Sous son influence, les règles reparurent; les seins perdirent leur tension et leur gonflement, et tous les symptômes morbides disparurent.

Observation IV. — *Menstruation commençante; abcès de la vulve; symptômes utérins; inflammation et ulcération du col.*—Sarah F., jeune fille, petite et grêle, âgée de seize ans, mais n'en marquant pas plus de treize, me fut amenée par sa mère, le 15 novembre 1848, pour un gonflement de la vulve. Quoique d'une santé délicate, cette jeune fille avait été assez bien portante depuis quelques années; mais depuis neuf mois qu'elle se trouvait en service, elle avait commencé à éprouver des douleurs dans les régions lombaire et ovarique gauche. Les règles n'avaient paru que deux fois, et pendant quelques heures, à trois mois de distance. Depuis deux mois cette jeune fille n'avait rien vu, et les douleurs augmentaient incessamment. Quinze jours avant, il y avait eu une inflammation de la grande lèvre gauche, qui s'était terminée par un abcès.

En examinant cette jeune fille, je trouvai la vulve généralement enflammée, un peu gonflée, et les traces d'un abcès dans la grande lèvre gauche. Pensant que la malade n'avait autre chose que de la difficulté de l'établissement de la menstruation, avec un peu d'inflammation locale, je ne poussai pas plus loin mes investigations, et je me bornai à prescrire un traitement général, associé à quelques applications locales émollientes.

Grâce à ce traitement, toute trace d'inflammation de la vulve disparut en quelques jours; les règles revinrent graduellement. Cependant la malade se plaignait, comme par le passé, de ses douleurs lombaires et ovariques et d'une sensation de pesanteur. Ces symptômes étaient devenus si prononcés, que la malade ne pouvait faire un pas dans la chambre. Dans ces circonstances, je pratiquai le toucher avec soin en dilatant l'hymen. Je trouvai le col augmenté de volume, sensible à la pression, l'orifice entr'ouvert, et donnant une sensation de velouté. J'introduisis un petit spéculum, et je reconnus une ulcération inflammatoire, pénétrant dans la cavité du col. La malade est encore en traitement; mais son état s'est rapidement amélioré.

Remarques. — Si mon attention n'eût pas été dirigée vers les symptômes utérins par la coexistence de l'inflammation vulvaire, il est probable que l'inflammation de la cavité du col n'eût pas été reconnue. En effet, les symptômes accusés par les malades qui font le sujet des deux observations précédentes, auraient bien pu être rapportés, comme ils le sont d'habitude, à l'établissement laborieux de la menstruation. De sorte que ces jeunes filles eussent conservé leur affection utérine, et auraient eu leur santé générale troublée peut-être pour toute leur vie. Il m'est bien souvent arrivé, dans ces derniers temps, de rencontrer, chez des femmes avancées en âge, des inflammations graves du col utérin, dont je pouvais faire remonter l'origine à l'établissement de la fonction menstruelle.

CHAPITRE VI.

Inflammation et ulcération du col de l'utérus pendant la grossesse; son influence sur les grossesses laborieuses, sur la production des hémorrhagies, des vomissements rebelles, des môles, sur la mort du fœtus, sur l'avortement, etc.

Le fait de l'existence et de la fréquence de l'inflammation et de l'ulcération du col pendant la grossesse a une très-grande importance dans la pratique, parce qu'il donne la clef de presque tous les accidents et les phénomènes morbides qui peuvent survenir pendant la gestation. Cette forme de l'inflammation du col paraît avoir échappé à l'attention des auteurs les plus modernes : on ne la trouve pas mentionnée dans les ouvrages de Lisfranc, de Duparcque, etc. Mon attention fut fixée sur ce point, pendant mon internat à Saint-Louis en 1840, par M. Boys de Loury, l'un des médecins de l'hôpital Saint-Lazare, où l'on reçoit et où l'on traite les filles publiques atteintes d'affections syphilitiques. M. Boys de Loury reconnut, en soumettant au spéculum toutes les malades, sans exception, qui entraient dans son service, que l'inflammation ulcérative du col est assez commune chez les femmes grosses, et que, lorsqu'elle est abandonnée à elle-même, cette ulcération détermine souvent l'avortement. Je pense que c'est bien à M. Boys de Loury qu'appartient cette importante découverte, et l'un de ses internes, M. Costilhes, l'a consignée depuis dans une thèse qu'il a soutenue en 1843 devant la Faculté de médecine de Paris. Depuis cette époque, j'ai étudié sans relâche et avec grande attention, la question de l'inflammation et de l'ulcération du col pendant la grossesse ; et je me suis assuré, non-seulement que cette affection est fréquente, mais encore qu'elle est comme la clef de voûte de toutes les maladies de la gestation, et la cause la plus générale des grossesses laborieuses, des vomissements rebelles, des môles, des avortements et des hémorrhagies. J'ai communiqué le résultat de mes recherches sur ce point à l'Association Britannique, au mois de septembre 1846 ; et l'année suivante, M. Whitehead, de Manchester, dans son *Traité sur l'avortement*, a publié des recherches intéressantes, qui viennent à l'appui de cette opinion.

Lorsque l'inflammation et l'ulcération du col existent pendant la grossesse, on parvient presque toujours, en interrogeant les malades, à reconnaître que la maladie était antérieure à la grossesse. J'avais d'abord pensé qu'elle pouvait dater des premiers temps de la conception ; mais une expérience ultérieure m'a conduit à penser que la maladie du col existait presque toujours avant la conception. Si l'inflammation ulcérative du col utérin a pour résultat le plus fréquent de déterminer la stérilité, il n'est pas moins vrai que cette règle n'est pas sans exception, surtout chez les femmes qui ont eu déjà des enfants.

Symptômes locaux et anatomiques. — Les symptômes locaux de l'inflammation et de l'ulcération pendant la grossesse sont les mêmes que ceux qu'on observe hors l'état de gestation. Seulement ils sont plus ou moins modifiés, plus ou moins obscurcis par les changements qui se sont produits dans le col de l'utérus. Ces symptômes sont les suivants : douleur continue à la partie inférieure du dos, à la région hypogastrique, au-dessus et derrière le pubis, dans les régions ovariques, s'étendant quelquefois à tout l'abdomen ; un écoulement vaginal mucoso-purulent ; une sensation de poids et de lourdeur dans le bassin. A ces symptômes, on peut ajouter les données fournies par le toucher et par l'application du spéculum, dont nous nous occuperons en premier lieu.

La sensation fournie par le toucher diffère notablement de celle que l'on perçoit, dans des circonstances analogues, chez une femme qui n'est pas enceinte, et cela par suite des changements que la grossesse a amenés dans le col utérin. Ainsi que le savent les accoucheurs, le col utérin, pendant la grossesse, passe par des changements successifs, à mesure que celle-ci approche de son terme et que l'utérus augmente de volume. Ces changements comprennent principalement l'augmentation de volume et le ramollissement des lèvres du col, l'écartement de ces mêmes lèvres, et le changement de position du col qui, au lieu de se trouver dans la direction de l'axe du petit bassin, s'incline de plus en plus en rétroversion, et se place dans la direction de l'axe du grand bassin. Or, dans le cas d'inflammation avec ulcération du col de l'utérus, en dehors de la gestation, on trouve pour symptômes caractéristiques l'accroissement du volume du col, l'écartement de ses lèvres et la rétroversion, le tout joint à la sensation de velouté que l'on reconnaît au toucher.

On voit, par ce qui précède, qu'il est bien plus difficile de découvrir, au toucher, l'existence des ulcérations du col utérin, chez les femmes enceintes que chez celles qui ne le sont pas. On peut cependant établir le diagnostic, même dans les premières périodes de la grosesse, pourvu qu'on ait le toucher suffisamment exercé. Lorsque le col est enflammé et ulcéré, chez des femmes qui ne sont pas enceintes, il y a toujours un certain degré d'induration, tandis que dans les premiers mois de la grossesse, alors même qu'il est enflammé et ulcéré, le col est presque toujours ramolli. L'orifice du col ulcéré est beaucoup plus entr'ouvert qu'il ne devrait l'être à cette période de la grossesse; et le doigt, au lieu de rencontrer une surface lisse, donne la sensation de quelque chose, que le mot *velouté* rend imparfaitement. La surface semble fongueuse au toucher; et, à une période plus avancée de la grossesse, elle a une consistance comme pultacée. Au milieu de cette surface fongueuse, on distingue quelquefois de petites ndurations mobiles, de la grosseur d'une forte tête d'épingle, formées par des cryptes muqueux, indurés et hypertrophiés. En retirant le doigt, on le trouve recouvert de muco-pus, quelquefois teint de sang; presque toujours le vagin contient une grande quantité de muco-pus, surtout dans sa portion supérieure.

En appliquant le spéculum, on trouve la vulve et le vagin rouges et congestionnés, comme dans les cas de grossesse. Mais la congestion est plus intense qu'elle ne l'est habituellement, et la rougeur est beaucoup plus vive. Comme le col est porté très-en arrière après les premiers mois de la grossesse, il est souvent assez difficile de le mettre à découvert. Mais on y réussit toujours en se servant, suivant les cas, soit du spéculum bivalve, soit d'un large spéculum conique. Alors on aperçoit le col tuméfié, congestionné, d'un rouge livide, volumineux, ramolli, ou seulement induré partiellement. Sur l'une ou sur les deux lèvres du col, et pénétrant dans sa cavité, on aperçoit une ulcération plus ou moins étendue, quelquefois recouverte de larges granulations fongueuses. Ce développement considérable des granulations, ces fongosités luxuriantes de la surface ulcérée sont si rares hors l'état de gestation et présentent des caractères si marqués, qu'on peut en faire un symptôme presque pathognomonique de la grossesse. Dans plusieurs cas, j'ai annoncé l'existence d'une grossesse, à ce simple aspect de l'ulcération. La surface ulcérée est généralement recouverte d'une grande quantité de muco-pus. Elle saigne facilement et au moindre contact. L'aspect des fongosités est tel, dans certain cas, que plus d'une fois des personnes, qui ne connaissaient pas les faits que je viens de mentionner, ont cru à l'existence d'ulcérations cancéreuses. C'est ordinairement à la fin du troisième ou du quatrième mois de la grossesse, que l'ulcération prend cet aspect fongueux. Le vagin offre souvent une hypertrophie marquée de ses follicules muqueux.

Si le col de l'utérus était déjà le siége d'une hypertrophie et d'une induration, avant le développement de la grossesse, on le voit commencer à se ramollir vers le troisième mois; le ramollissement se fait d'abord dans l'intervalle des segments, si l'induration est lobulaire, et, plus tard, il s'étend au col tout entier. Ce ramollissement graduel du col hypertrophié et induré, qui se produit sous l'influence des changements que la grossesse entraîne dans la structure de l'utérus, explique comment il est si rare de rencontrer l'induration du col au moment de l'accouchement, tandis que cette induration est si commune dans d'autres circonstances, à la suite de l'inflammation chronique. Le ramollissement reconnaît pour cause immédiate l'accroissement graduel de vitalité, qui a lieu dans le système utérin; et c'est à la même cause qu'est dû l'aspect fongueux des ulcérations.

Les douleurs de la région lombaire sont généralement fort intenses, et les malades en rapportent souvent le siége au sacrum. Non-seulement elles sont exacerbées par la fatigue ou par l'exercice, mais encore elles existent nuit et jour. Les douleurs de l'hypogastre et des régions ovariques sont souvent très-vives, et remontent dans une étendue plus ou moins considérable de la moitié inférieure de l'abdomen. La sécrétion purulente est en assez grande abondance ; mais elle est souvent mélangée à l'écoulement leucorrhéique blanchâtre, fourni par le col et par le vagin congestionné; de sorte que l'on pourrait croire, au premier abord, à l'existence d'une simple leucorrhée. J'ai vu quelques cas d'ulcération dans des grossesses commençantes, sans aucun écoulement leucorrhéique : le pus sécrété par la surface ulcérée était absorbé dans le vagin.

Chez les malades qui présentent cette affection, il existe souvent des hémorrhagies, fournies par les surfaces ulcérées. Ces hémorrhagies peuvent revenir périodiquement et simuler la menstruation. C'est très-probablement l'existence de ces hémorrhagies périodiques qui a accrédité l'opinion, que les règles peuvent encore paraître plusieurs mois après la grossesse. Les femmes ont l'habitude de rattacher à la menstruation tous les écoulements sanguins périodiques qu'elles présentent. Les médecins, de leur côté, ignorant que le col de l'utérus peut être le siége d'une ulcération étendue, pendant la grossesse, et que cette surface ulcérée peut fournir une exsudation sanguine, tombent souvent dans la même erreur. Toutefois, nous devons dire que, si cette hémorrhagie ne peut pas être assimilée à la menstruation, en ce sens qu'elle provient d'une surface malade, qui n'est pas le siége de l'excrétion menstruelle, son apparition périodique, pendant les premiers mois de la grossesse, la rattache à la persistance du molimen hémorrhagique qui accompagne la menstruation. Quoi qu'il en soit, je n'hésite pas à dire que, dans un grand nombre de cas, dans lesquels l'hémorrhagie se répète pendant les premiers mois de la grossesse, sans être suivie d'avortement, elle est fournie par une ulcération du col. Dans ce dernier cas, elle est peu abondante, survient surtout après le coït ou après des fatigues, et n'est pas accompagnée de véritables douleurs utérines; tandis que l'hémorrhagie qui précède l'avortement, et qui est occasionnée par le décollement des membranes, se fait dans la cavité utérine, est plus grave, plus continue, et s'accompagne généralement de douleurs utérines violentes.

Symptômes généraux. — L'affection que nous venons de décrire a pour résultat naturel et inévitable une influence fâcheuse et profonde sur la santé générale. La malade, tourmentée par des douleurs qui, sans être très-vives, n'en sont pas moins désolantes à raison de leur persistance, perd peu à peu son appétit, ses forces, son embonpoint et le sommeil; elle est pâle et maigre, en proie à la cardialgie, à la constipation, à la céphalalgie et aux palpitations. Se trouvant mieux dans la position couchée, elle y passe la plus grande partie de sa grossesse, et aspire à sa délivrance, comme à la seule terminaison possible de sa maladie ; tandis qu'en réalité les symptômes qu'elle présente tiennent à une inflammation utérine locale, et disparaîtraient avec celle-ci sous l'influence d'un traitement convenable.

L'un des symptômes généraux les plus communs et les plus fatigants pour les malades, c'est l'aggravation extrême des nausées et des maux de cœur, qui existent naturellement pendant les premiers mois de la grossesse. Je suis persuadé que les ulcérations inflammatoires du col sont presque toujours la cause de ces maux de cœur et de ces vomissements rebelles, qui mettent les malades aux portes du tombeau, et qui ont quelquefois obligé à provoquer l'avortement. Pour moi, depuis que mon attention a été fixée de ce côté, j'ai presque toujours trouvé des ulcérations du col, dans les cas de cette espèce dans lesquels j'ai été consulté.

Les symptômes que j'ai énumérés, et que l'on considère, mais à tort, comme liés à la faiblesse, sont aussi ceux qui précèdent d'ordinaire l'avortement. C'est qu'en effet, les affections inflammatoires du segment inférieur de l'utérus, que je décris dans ce moment, sont l'une des causes les plus fréquentes et le moins soupçonnées de l'avortement. Il tombe sous les sens que l'existence d'une inflammation ulcérative du col peut déterminer, vers le système utérin, une congestion inflammatoire, telle qu'elle soit incompatible avec le développement du fœtus, même pendant les premiers mois de la grossesse. De là la mort du fœtus, les hémorrhagies répétées, les maladies du placenta, la formation des môles, et enfin l'avortement. Si la malade échappe aux accidents, pendant les premiers mois de la grossesse, la dilatation graduelle, qui se fait plus tard dans les tissus enflammés, détermine de l'irritation, excite les contractions utérines par l'action réflexe, et peut déterminer l'avortement ou l'accouchement prématuré. Dans un cas que j'ai en ce moment sous les yeux, la malade, jeune femme de vingt-quatre ans, affectée d'inflammation et d'ulcération du col, a fait successivement cinq fausses couches, dans les quatre premières années de son mariage, à la fin du septième mois ou au commencement du huitième.

Dans quelques cas, malgré l'existence d'une vive inflammation, avec ulcération du col utérin, les malades arrivent au terme de leur grossesse, et sont délivrées sans accident. Toutefois, la présence de ces ulcérations est une complication fâcheuse pendant le travail, en même temps qu'elle dispose les malades à la métro-péritonite et aux autres accidents qui peuvent suivre la parturition.

Sous l'influence d'un traitement convenable, on voit l'ulcération perdre peu à peu son caractère luxuriant, avoir un meilleur aspect, marcher vers la cicatrisation, et se cicatriser définitivement. Si la cicatrisation marche franchement, dès que l'irritation a cessé du côté de l'ulcération et des tissus environnants, l'avortement est peu à craindre; mais, jusque-là, l'avortement peut survenir d'un moment à l'autre. Dans certains cas, quelque traitement qu'on emploie, quelques efforts que l'on fasse pour s'y opposer, l'altération pathologique est déjà si profonde, que l'on voit survenir l'avortement. Il est donc nécessaire, en toute circonstance, de prévenir les malades de la possibilité de l'avortement, afin qu'elles ne puissent pas l'attribuer à l'examen répété auquel on les a soumises.

Quelques mots encore, relativement à l'emploi du spéculum dans ces cas particuliers. Il est une opinion fort répandue, même en France, parmi les pathologistes et les accoucheurs, c'est que l'emploi du spéculum est dangereux chez les femmes enceintes, et peut être suivi d'avortement. Cette opinion n'a pas peu contribué sans doute à faire passer inaperçues les ulcérations du col qui se montrent pendant la grossesse. Je peux affirmer cependant qu'elle est tout à fait erronée. Non-seulement l'introduction du spéculum, faite avec précaution, est sans inconvénient chez une femme enceinte; mais encore elle permet d'employer, contre l'inflammation ulcérative du col, les seuls moyens efficaces qui puissent empêcher l'avortement.

La maladie que je viens de décrire est assez importante et assez peu connue, pour que je croie devoir faire suivre sa description de quelques observations, destinées à mettre en relief les caractères principaux qui la constituent, et les moyens de la combattre.

1° Inflammation avec ulcération du col pendant la grossesse; avortement prévenu par un traitement convenable.

Observation V. — *Inflammation avec ulcération du col de l'utérus, pendant la grossesse, guérie sans avortement.* — Le 24 avril 1846, la nommée Anne E., âgée de vingt-neuf ans, vint me consulter au dispensaire général, pour une leucorrhée. Les règles avaient paru à l'âge de onze ans. Depuis, elles étaient revenues assez irrégulièrement, toutes les deux ou trois semaines, durant chaque fois de cinq à sept jours. L'écoulement sanguin était toujours très-abondant, et accompagné de douleurs vives pendant toute leur durée. Dans l'intervalle, il y avait un léger écoulement blanchâtre. Mariée à dix-neuf ans, elle devint immédiatement enceinte. Le travail fut long et difficile; il fallut recourir à l'emploi du forceps. L'enfant était mort-né. Elle se rétablit lentement. Les règles reparurent un mois après l'accouchement, et elle ne tarda pas à devenir enceinte. Depuis cette époque, elle a eu deux accouchements naturels et trois fausses couches, une à trois mois, l'autre à neuf semaines, la troisième à dix semaines. Depuis ces derniers temps, elle avait un écoulement abondant, jaunâtre, avec une sensation de pesanteur et des douleurs vives dans les régions hypogastrique, lombaire et ovariques. Les règles étaient très-douloureuses. Après un séjour de trois mois aux bains de mer, les symptômes que je viens d'énumérer diminuèrent notablement. A son retour, elle devint de nouveau enceinte, et accoucha à terme il y a dix-huit mois. Elle nourrit son enfant pendant une année. Sa santé fut assez mauvaise pendant cette grossesse; elle eut de vives douleurs du côté de l'utérus. Il fallut lui appliquer, à plusieurs reprises, des sangsues sur la région inguinale gauche, où elle souffrait principalement. Pendant qu'elle nourrissait, et depuis cette époque, les règles sont revenues régulièrement, mais très-abondantes et très-douloureuses. Dans l'intervalle des règles, il y avait un abondant écoulement jaunâtre, de la pesanteur dans le bassin, et des douleurs dans les régions lombaire, hypogastrique et ovariques. Enfin, dans ces derniers mois, l'écoulement jaunâtre avait été souvent teint de sang, surtout après le coït. Ce dernier était toujours douloureux, depuis les premiers temps du mariage; mais depuis cinq ou six mois, il était devenu intolérable. La santé générale avait beaucoup souffert depuis trois ou quatre années. La malade était pâle, jaunâtre, amaigrie; elle avait l'aspect des personnes atteintes de maladies organiques. Elle se tenait constamment inclinée en avant et ne pouvait que difficilement se relever. La langue était blanchâtre; pas d'appétit; l'estomac était tellement irritable qu'il ne pouvait rien supporter; la malade se nourrissait exclusivement de riz et d'arrow-root. Constipation, insomnie, faiblesse extrême. Les règles avaient reparu pour la dernière fois à la fin de février; elles avaient été très-abondantes et avaient duré cinq ou six jours. Depuis, il y avait eu des écoulements sanguinolents, que la malade pensait être ses règles; mais elle n'était pas certaine du fait.

En pratiquant le toucher, je constatai que le col était volumineux, induré, surtout sa lèvre antérieure. Autour de l'orifice et dans son intérieur, on avait une sensation de velouté ou de fongosité, plus particulièrement marquée au niveau de la lèvre inférieure. Le col était fortement rétroversé. Au spéculum, il fut constaté que le vagin était fortement congestionné et contenait du pus. Le col, qu'il était assez difficile d'atteindre, même avec le spéculum bivalve, à cause de la rétroversion, offrait une hypertrophie et une induration chronique considérable de la lèvre antérieure, avec ulcération au voisinage immédiat de l'orifice, tandis que la lèvre inférieure et la circonférence de ce même orifice offraient une surface ulcérée, fongueuse et saignante. L'utérus était fortement augmenté de volume.

Cette congestion si intense du vagin, le caractère fongueux de l'ulcération, le manque d'écoulement sanguin depuis la fin de février, me firent d'abord soupçonner l'existence d'une grossesse. Mais j'abandonnai cette idée, en réfléchissant que la malade était affectée, depuis plusieurs années, d'ulcération du col; qu'elle avait très-probablement confondu les règles avec l'écoulement sanguin fourni par l'ulcération; et qu'enfin la rougeur du vagin pouvait bien être tout simplement le résultat de l'inflammation.

Je résolus de me tenir sur mes gardes. En attendant je prescrivis des injections vaginales simples, avec le sulfate de zinc, une alimentation peu substantielle, le repos absolu, une tisane alcaline et un purgatif de temps en temps. Je touchai aussi la surface ulcérée avec le nitrate d'argent.

1er mai. — L'application du nitrate d'argent n'occasionna d'abord que peu de douleur; mais les deux jours suivants, les douleurs furent assez vives. Le troisième jour il survint un abondant écoulement de sang. Dès ce moment, la malade se trouva mieux. Je revins au nitrate d'argent, et je continuai le même traitement. L'état général restait le même.

15 mai. — L'ulcération continuait à présenter le même aspect fongueux; elle fournissait du sang continuellement. Voyant que le nitrate d'argent était insuffisant pour modifier l'ulcération, j'employai le nitrate acide de mercure. La malade souffrit beaucoup plus que la première fois; elle se trouva presque mal; mais l'écoulement sanguin fut suspendu pendant deux jours. Lorsqu'il reparut, il ne dura que trois jours. Plus tard, l'écoulement vaginal reprit son caractère purulent. En examinant de nouveau la malade, je constatai que l'ulcération était modifiée d'une manière favorable, était moins enflammée et moins disposée aux hémorrhagies. Je cautérisai de nouveau avec le nitrate acide de mercure.

4 juin. — La cautérisation a déterminé de très-vives douleurs, surtout dans les régions lombaire et ovariques; mais la malade se trouve mieux, beaucoup mieux même que dans le commencement du traitement. L'écoulement vaginal est jaunâtre et abondant, mais il n'est plus teint de sang. La membrane muqueuse vaginale est moins rouge; l'ulcération a un meilleur aspect, et commence à se cicatriser à sa circonférence. En revanche, l'utérus a beaucoup augmenté de volume; il s'élève au dehors de la cavité du bassin. En interrogeant avec soin la malade, j'appris que, depuis quelque temps déjà, elle n'avait pas eu d'écoulement sanguin semblable à celui des règles, et que, dans ces derniers temps, elle avait eu, à diverses reprises, des syncopes; ce qui ne lui était jamais arrivé, excepté dans le cas de grossesse. J'en conclus que la malade était véritablement enceinte. Je fus bientôt confirmé dans cette opinion par l'accroissement continu de volume de l'utérus, et le caractère de plus en plus tranché des autres symptômes de la grossesse. La malade était encore si faible qu'elle pouvait à peine se rendre au dispensaire; cependant la langue était naturelle, et l'appétit avait de la tendance à reparaître. Je crus le moment venu de prescrire l'emploi des toniques, et je joignis le citrate de fer à l'ensemble du traitement que j'avais employé jusque-là.

Depuis cette époque, et grâce aux cautérisations avec le nitrate d'argent, l'emploi des injections vaginales astringentes, des bains de siége tièdes, etc., l'état de la malade s'améliora notablement. Les douleurs lombaires, hypogastriques et ovariques diminuèrent graduellement, ainsi que l'écoulement leucorrhéique. La cicatrisation de l'ulcération marcha, quoique lentement, en commençant par sa circonférence, et en continuant dans la cavité de l'orifice. L'induration de la lèvre antérieure du col diminua avec les progrès de la grossesse; et bientôt tout le col fut mou au toucher. La santé générale devint meilleure. Une seule fois il y avait eu, pendant quelques jours, de fortes douleurs utérines, avec pesanteur, semblables à celles que la malade avait ressenties lors de ses fausses couches; mais ces douleurs avaient cédé au repos et aux lavements laudanisés.

23 juillet. — L'ulcération était complétement cicatrisée : à peine s'il y avait de la leucorrhée, et encore une leucorrhée entièrement muqueuse. Le col était mou dans toute son étendue, mais un peu plus volumineux qu'il ne l'est à cette époque de la grossesse. La santé générale était bonne sous presque tous les rapports : plus de syncopes; l'appétit et l'estomac meilleurs; un peu d'embonpoint. Cependant il y avait, de temps en temps, des douleurs dans les lombes et dans l'utérus; la malade était très-faible; elle ne sentait pas son enfant, et soupçonnait qu'il était mort, ce que rien n'indiquait d'ailleurs.

Dans ces circonstances, la malade alla faire un voyage d'agrément. Je ne m'y opposai pas, pensant que le changement d'air aurait une influence favorable, alors que l'inflammation utérine avait disparu. Effectivement, lorsqu'elle revint au commencement de septembre, je fus frappé du changement favorable qui s'était produit en elle : la grossesse avait marché, et les battements énergiques du cœur du fœtus indiquaient qu'il n'avait pas souffert. Le col était parfaitement sain; il n'y avait presque plus de douleurs lombaires et utérines; l'écoulement vaginal était peu abondant et muqueux. Cette dame était alors au septième mois de sa grossesse. Il n'est survenu aucun accident depuis, et l'accouchement s'est fait sans difficulté.

Remarques. — L'observation précédente offre, réunis, les caractères importants sur lesquels j'ai fixé plus particulièrement l'attention, dans la description de l'inflammation et de l'ulcération du col de l'utérus pendant la grossesse ; elle montre également combien la connaissance de ces caractères est utile dans la pratique obstétricale. Qu'on ne croie pas que le fait précédent constitue une véritable rareté : j'ai soigné, je soigne encore en ce moment un grand nombre de malades, qui présentent exactement la même affection.

Si nous jetons un coup d'œil sur les antécédents utérins de cette malade, nous voyons que, réglée de bonne heure, la menstruation a été chez elle, dès le début, abondante, irrégulière, douloureuse. Mariée très-jeune, son premier accouchement a nécessité l'intervention de l'art ; et depuis cette époque, elle a eu deux accouchements à terme et trois fausses couches. A l'époque de ces fausses couches, il existait déjà des symptômes graves du côté de l'utérus, particulièrement un écoulement vaginal jaunâtre, abondant, des douleurs utérines et lombaires, avec de la faiblesse générale. Depuis ce moment, les symptômes morbides n'ont jamais entièrement disparu. La santé générale, améliorée momentanément par le séjour à la campagne, ainsi qu'on l'observe tous les jours dans les diverses formes de l'inflammation utérine chronique, ne tarda pas à s'altérer de nouveau, dès le développement d'une nouvelle grossesse. Ce fut seulement grâce à l'application répétée de sangsues, qu'on parvint à calmer les douleurs utérines et à empêcher un avortement toujours imminent. Au moment où je fus appelé à donner des soins à cette malade, elle était dans un état déplorable, sous le rapport des douleurs et de la faiblesse générale. Depuis des années, il existait évidemment chez elle une inflammation avec ulcération du col, cause très-probable des avortements antérieurs et des accidents de la dernière grossesse ; et si l'on n'eût combattu la lésion locale, il est presque certain qu'il y eût eu avortement. D'un autre côté, comment eût-on pu modifier, sans un traitement local énergique, une surface ulcérée, fongueuse, saignante, étendue, comme celle qui existait sur le col de l'utérus, chez cette malade ?

J'appelle l'attention sur le ramollissement graduel qui s'est produit dans les tissus indurés, à mesure que la grossesse a marché et que l'inflammation est entrée en résolution. Ce ramollissement survient presque toujours, ainsi que je l'ai dit, par les progrès de la grossesse ; il rend compte de la rareté de l'induration inflammatoire du col utérin chez la femme enceinte. A mesure que la maladie locale a perdu de son intensité, on a vu la santé générale de la malade devenir meilleure, et la grossesse marcher d'une manière normale. Enfin, très-peu de temps après que l'inflammation avait entièrement disparu, il ne restait presque plus rien des symptômes morbides, et la santé était meilleure qu'elle ne l'avait jamais été depuis plusieurs années. Si l'on considère la gravité et l'étendue de la maladie, on ne trouvera pas que la durée du traitement ait été fort longue. Deux mois ont suffi pour cicatriser l'ulcération et pour guérir l'inflammation utérine ; or, je suis convaincu que le résultat eût été bien moins rapide, hors l'état de gestation. C'est que les ulcérations inflammatoires du col de l'utérus, qui se montrent avec des caractères si formidables en apparence chez les femmes enceintes, guérissent souvent plus rapidement que chez les femmes chez lesquelles l'utérus est dans l'état de vacuité.

OBSERVATION VI. — *Ulcération inflammatoire, très-étendue, du col de l'utérus, pendant la grossesse, traitée et guérie sans avortement; mort par métro-péritonite, quelques mois après, à la suite d'un accouchement naturel.* — Elisa T..., jeune femme de vingt-trois ans, pâle et maladive, vint me consulter le 26 juin 1846. Réglée à seize ans, elle l'avait été assez régulièrement, jusqu'au moment où elle se maria, quatre mois auparavant, à la fin du mois de février. Les règles étaient habituellement abondantes ; elles duraient quatre jours. Le premier jour, elles occasionnaient de très-vives douleurs ; elles étaient suivies, pendant quelques jours, d'un écoulement leucorrhéique blanchâtre. Depuis un an, les flueurs blanches avaient augmenté ; elles se prolongeaient pendant les règles, et la santé générale était altérée ; il y avait aussi des douleurs vives dans le dos et parfois dans le côté. Les premiers rapports sexuels occasionnèrent des douleurs utérines tellement vives, que la malade fut obligée de garder le lit pendant plus d'une semaine. La même cause ramena les mêmes accidents quelque temps après ; et le coït était presque toujours suivi d'un écoulement sanguin. L'écoulement leucorrhéique, qui était jaunâtre, était parfois strié de sang ; cependant il n'y avait pas eu, depuis son mariage, d'écoulement sanguin assez abondant pour faire croire à l'existence des règles. La santé générale s'altérait de plus en plus ; la face était pâle, jaunâtre, quoiqu'il y eût toujours de l'embonpoint, et la faiblesse était considérable ; langue blanchâtre, anorexie, constipation, céphalalgie, cardialgie, sommeil troublé par des rêves, accès hystériformes et syncopes.

En l'examinant, je trouvai l'utérus augmenté de volume, dépassant le détroit supérieur de plusieurs pouces, comme au quatrième ou au cinquième mois de la grossesse. Le col, volumineux, n'était pas très-induré ; l'orifice était entr'ouvert ; autour de cet orifice et dans son intérieur, on avait la sensation spongieuse d'une surface ulcérée. Le doigt était couvert d'un pus teint de sang. En appliquant le spéculum, je reconnus que le vagin était beaucoup plus injecté que cela n'a lieu ordinairement dans les premiers mois de la grossesse ; il était relâché, et contenait une quantité considérable de pus. Le col était volumineux, congestionné et d'un rouge vif ; à son centre, on voyait une ulcération assez étendue, fongueuse, saignante, qui occupait les deux lèvres du col, et s'étendait dans sa cavité. Je cautérisai l'ulcération avec le nitrate d'argent. Je prescrivis des injections d'alun, le repos absolu, un purgatif salin de temps en temps, et une alimentation très-légère.

3 juillet. — L'application du caustique détermina un écoulement abondant sanguin et purulent, qui se prolongea pendant plusieurs jours; mais il perdit bientôt de son abondance, et le sang cessa de s'y montrer. La malade se trouvait mieux; les douleurs utérines et lombaires étaient moins intenses; l'ulcération avait un aspect moins fongueux et plus favorable.— Même traitement.

10 juillet. — L'ulcération avait diminué de moitié, son aspect était meilleur; le vagin était moins injecté; les douleurs étaient moindres dans l'utérus et dans le dos; la leucorrhée moins abondante.

17 juillet. — L'ulcération était cicatrisée, excepté dans la cavité du col et à son pourtour immédiat. L'écoulement leucorrhéique était blanchâtre, non purulent; les syncopes étaient moins fréquentes, la santé générale meilleure.

10 août. — L'ulcération était complétement cicatrisée; la rougeur du vagin et du col n'était plus que ce qu'elle est naturellement à l'époque de la grossesse; la douleur dans le dos et dans l'utérus avait presque entièrement disparu, ainsi que l'écoulement leucorrhéique. Bon état de la santé générale.

Depuis cette époque, la malade alla de mieux en mieux. Elle revint me voir de temps en temps, et je pus me convaincre que les symptômes utérins ne s'étaient plus reproduits. Je la revis pour la dernière fois, au huitième mois de sa grossesse. Ce n'est que plusieurs mois après que j'appris son entrée à l'hôpital pour son accouchement, qui avait été très-naturel; mais elle succomba, quelques jours après, à une métro-péritonite.

Remarques. — La malheureuse jeune femme qui fait le sujet de l'observation précédente, présentait cette susceptibilité particulière du système utérin, que j'ai signalée ailleurs. Un an, même plus, avant son mariage, elle avait éprouvé, en outre des symptômes qui trahissent une congestion presque permanente du système utérin, d'autres symptômes qui dénotaient l'existence d'une maladie inflammatoire vers le vagin et vers le col de l'utérus. Le mariage a amené naturellement un accroissement immédiat et marqué, dans l'intensité des symptômes inflammatoires. Cet écoulement sanguin, qui suivait presque constamment le coït, ces stries sanguines du flux leucorrhéique, indiquaient évidemment la présence d'une ulcération. Le travail d'inflammation et d'ulcération avait marché rapidement avec la grossesse. La santé générale s'était troublée et débilitée de plus en plus, sous l'influence combinée de la douleur, de l'écoulement purulent et de la réaction sympathique.

La malade était jeune et d'une assez bonne constitution ; elle n'avait pas encore beaucoup souffert, lorsque je commençai à lui donner des soins ; aussi se rétablit-elle très-rapidement sous l'influence du traitement local. Une fois que l'ulcération commença à se cicatriser, tous les symptômes fonctionnels s'amendèrent ; et en sept semaines, c'est-à-dire en un temps très-court, comparativement à l'étendue de la maladie, la cicatrisation était complète ; toute trace d'inflammation avait disparu ; la santé générale s'était à peu près rétablie, bien qu'on n'eût mis en usage que des moyens très-simples et très-peu nombreux. La péritonite qui a mis fin aux jours de cette malade peut avoir été un fait accidentel. Il n'est pas impossible cependant que l'inflammation de l'utérus, dont elle avait été guérie avant son accouchement, n'ait créé une véritable disposition à l'inflammation utérine puerpérale.

2° Inflammation et ulcération du col, suivies d'avortement.

Dans les observations qui précèdent, j'ai montré l'inflammation et l'ulcération du col chez les femmes enceintes, suspendant ses progrès, sous l'influence d'un traitement approprié, malgré la gravité de la maladie et la débilitation profonde de la constitution. Il peut cependant arriver que le traitement le plus judicieux et le plus convenable soit insuffisant pour empêcher l'avortement. Tantôt c'est l'inflammation utérine elle-même qui semble incompatible avec la vie du fœtus ; et l'expulsion de celui-ci est précédée, en général, d'un écoulement sanguin ; tantôt l'inflammation est suivie d'une maladie de l'œuf ou du placenta ; ce qui conduit à la formation des môles et à leur expulsion. Quelquefois l'avortement n'a lieu qu'à une époque avancée de la grossesse ; mais alors c'est probablement sous l'influence de la contractilité des fibres musculaires utérines, mise en jeu par l'action réflexe.

Observation VII. — *Inflammation avec ulcération du col utérin, reconnue au sixième mois de la grossesse ; avortement ; quatre avortements antérieurs à la même époque de la gestation ; guérison définitive.* — Le 12 avril 1846, Elisabeth G..., femme mariée, âgée de vingt-huit ans, me fut adressée, au dispensaire de l'Ouest. Elle était parvenue au sixième mois de la cinquième grossesse, et elle avait déjà fait quatre fausses couches, les trois dernières au sixième et au septième mois. Petite et mince, cette femme avait toujours eu une santé délicate. Réglée à dix-sept ans, elle le fut d'une manière assez irrégulière, mais sans douleur pendant une année ; puis ses règles disparurent pendant deux années, pendant lesquelles sa santé fut chancelante. A vingt ans, les règles reparurent ; elles continuèrent à se montrer régulièrement pendant quatre années, jusqu'à l'époque de son mariage. Elle devint bientôt enceinte, et avorta à trois mois, sans cause connue. Un second avortement, qui survint à six mois, fut précédé d'un écoulement sanguin qui dura une semaine, et la força à garder le lit pendant quinze jours. Depuis cette époque, elle avait toujours eu un écoulement leucorrhéique jaunâtre. Jeune fille, elle avait eu des flueurs blanches, mais jamais un écoulement offrant cette coloration. Elle ne savait à quoi rapporter ces diverses fausses couches ; des douleurs utérines, quelquefois accompagnées d'écoulements sanguins, survenaient quelques heures ou quelques jours avant ; elles augmentaient peu à peu, et se terminaient par l'expulsion du fœtus. Dans le cours de sa dernière grossesse, elle avait été beaucoup plus faible et beaucoup plus indisposée que dans les précédentes ; de sorte qu'il lui avait été presque impossible de travailler. Elle avait éprouvé des douleurs vives dans la région lombaire, et de temps en temps de légères douleurs ovariques et hypogastriques. L'écoulement leucorrhéique était devenu, depuis quelques mois, plus abondant et plus épais. Dans les deux derniers mois, elle avait éprouvé une vive céphalalgie avec lourdeur de tête ; appétit conservé, constipation, nausées et renvois acides, pouls très-plein.

En pratiquant le toucher, je trouvai l'abdomen fortement développé. L'utérus dépassait l'ombilic, comme au commencement du septième mois de la grossesse ; le vagin était lubréfié par une sécrétion abondante ; le col de l'utérus occupait sa position normale ; il était plus volumineux et plus mou qu'il ne l'est ordinairement à cette période de la grossesse ; la surface du col, d'une mollesse fongueuse, présentait principalement autour de l'orifice, qui était très-largement ouvert, de nombreuses petites indurations, du volume d'une grosse tête d'épingle. Je retirai mon doigt couvert de pus blanchâtre et épais. Cet état fongueux et pulpeux du col, joint aux indurations partielles, à l'écoulement purulent, aux symptômes généraux, et aux antécédents de la malade, dénotait l'existence d'une inflammation, avec ulcération du col de l'utérus. Je proposai à la malade un examen au spéculum ; elle s'y refusa ; je prescrivis alors une saignée de douze onces et un purgatif.

Neuf jours après, quand je la revis, j'appris que la saignée avait un peu calmé la céphalalgie ; elle avait aussi agi sur le pouls ; mais tous les autres symptômes persistaient. Je pressai de nouveau la malade de se soumettre à mon examen; et cette fois elle y consentit. Voici ce que je constatai : la vulve était congestionnée et gonflée; le vagin rouge, douloureux et baigné de pus; le col de l'utérus était le siége d'une large ulcération fongueuse, couverte de pus, et saignant au moindre contact; tout le col était couvert de granulations luxuriantes; autrement dit, c'était l'ulcération fongueuse, avec ses caractères les plus tranchés. Je cautérisai immédiatement toute la surface malade avec le nitrate d'argent; je prescrivis des injections vaginales astringentes avec le sulfate de zinc, matin et soir, quelques purgatifs, une mixture tonique alcaline (infusion de gentiane et carbonate de magnésie), un régime léger et un repos absolu.

28 avril. — L'application du nitrate d'argent fut suivie d'un léger écoulement sanguin, qui dura pendant trois jours, sans exaspération dans les douleurs locales; celles-ci étaient encore assez vives dans le segment inférieur de l'abdomen et dans les lombes; l'écoulement jaunâtre était très-abondant; la malade accusait les mêmes pesanteurs qu'elle avait ressenties lors de ses autres fausses couches.

4 mai.—Je fus appelé auprès de cette femme, et j'appris qu'elle avait fait une fausse couche la veille. L'enfant, qui avait sept mois, n'avait vécu que quelques heures. Les douleurs utérines propulsives ne l'avaient pas quittée depuis la dernière fois que je l'avais vue. La veille au soir, les douleurs régulières de l'accouchement s'étaient établies, et en huit heures, la délivrance s'était opérée sans accident. Je continuai à la voir pendant quinze jours, sans que son état présentât rien de particulier; elle se plaignait cependant de douleurs utérines, et les lochies étaient plus abondantes qu'à l'ordinaire.

5 juin. — Nouvel examen au spéculum. Le vagin était très-rouge, congestionné, tapissé de pus; le col de l'utérus volumineux, sans être très-dur, était le siége d'une ulcération, large comme une demi-couronne; l'ulcération était fongueuse, d'un beau rouge, mais n'avait plus son aspect fongueux de la grossesse; douleurs dans le dos, dans les régions hypogastrique et ovariques; abondant écoulement jaunâtre; perte d'appétit, langue blanche; très-grande faiblesse. Je touchai de nouveau l'ulcération avec le nitrate d'argent, et je continuai le reste du traitement. Chaque semaine, je revins à la cautérisation avec le nitrate d'argent, ou avec le nitrate acide de mercure. Le 31 juin, je trouvai l'ulcération cicatrisée, le col de l'utérus mou, bien que beaucoup plus volumineux que d'ordinaire, et la membrane muqueuse de la cavité du col d'un rouge vif. Je touchai celle-ci avec le nitrate d'argent; il y avait un peu d'écoulement leucorrhéique blanchâtre; la membrane muqueuse du vagin était d'un rouge foncé, le corps de l'utérus assez volumineux, les mamelles gonflées et le mamelon saillant; la malade n'avait pas revu ses règles depuis le commencement de juin; il était donc probable qu'elle était enceinte. La santé générale était meilleure qu'elle n'avait jamais été. La grossesse a suivi sa marche naturellement, et la malade a accouché à terme d'un enfant bien portant. Elle ne s'est plus ressentie depuis de symptômes utérins.

Remarques. — Chez cette jeune femme, il existait cette susceptibilité particulière des fonctions utérines que nous avons signalée à diverses reprises. Les règles parurent tard ; elles furent d'abord irrégulières, et douloureuses de temps en temps ; elle était sujette à des flueurs blanches. Après son mariage, elle fit une fausse couche au troisième mois de sa première grossesse, sans cause connue. Depuis cette époque, elle n'avait cessé d'éprouver les symptômes de l'inflammation et de l'ulcération du col de l'utérus : un écoulement leucorrhéique jaunâtre, des douleurs dans le dos et dans les régions ovariques et hypogastrique. Ces symptômes persistèrent pendant les trois grossesses suivantes, qui se terminèrent toutes par une fausse couche; ils allèrent toujours en augmentant. Lorsque je commençai à donner des soins à cette malade, elle éprouvait les mêmes symptômes qui avaient précédé les autres fausses couches. Je reconnus la cause de ces symptômes dans l'inflammation avec ulcération du segment inférieur de l'utérus, et malgré le traitement que je dirigeai contre cette inflammation, je ne pus réussir à prévenir l'avortement. Je n'en fus nullement surpris ; l'étendue et l'intensité de l'inflammation locale étaient telles, qu'il est seulement singulier que le développement de l'utérus et du fœtus n'ait pas été arrêté plus tôt.

L'existence de l'inflammation ulcérative ne paraît pas avoir exercé une grande influence sur le travail de l'accouchement, qui n'en fut pas moins régulier. La malade eut cependant assez de peine à se rétablir, et les douleurs utérines devinrent plus vives que par le passé. Une fois l'avortement terminé, et l'utérus revenu à son état normal ou à peu près, la maladie rentra dans les cas ordinaires d'inflammation ulcérative du col, et céda aisément au traitement habituel.

On remarquera que l'hypertrophie inflammatoire du col, qui était considérable, disparut presque complétement après l'accouchement, sous l'influence de la médication. Ce résultat favorable me paraît dû aux grossesses antérieures, qui avaient empêché le col hypertrophié d'acquérir cette dureté de tissu que l'on observe si fréquemment dans la métrite chronique du col non puerpérale.

Observation VIII. — *Inflammation avec ulcération du col de l'utérus reconnue dès les premiers temps de la grossesse; expulsion au troisième mois d'un œuf altéré ou môle; guérison définitive.* — Mme T., femme mariée, de vingt-sept ans, pâle, maigre, délicate, vint me consulter au dispensaire le 23 juin 1846. Réglée à quinze ans, les règles étaient revenues d'une manière assez régulière, jusqu'à l'époque de son mariage à vingt-trois ans. Le flux menstruel durait habituellement quatre jours; il était accompagné quelquefois de douleurs dans le dos; il était précédé et suivi d'un peu d'écoulement blanchâtre; mais ces symptômes disparaissaient dans l'intervalle des règles, et la santé générale était assez bonne. Presque immédiatement après son mariage, elle devint enceinte, et sa santé fut bonne pendant la grossesse. Le travail fut assez facile; cependant le placenta fut longtemps retenu dans l'utérus, et la malade fut obligée de garder le lit, tout en nourrissant. Depuis cette époque, elle a été sujette à un écoulement jaunâtre et à des douleurs dans le dos. Ces symptômes persistèrent pendant les neuf mois où elle fut nourrice, aussi bien qu'après le retour des règles, qui eut lieu, sans aucune douleur, bientôt après qu'elle eut sevré son enfant; ce qu'elle fit de bonne heure, à cause de sa faiblesse excessive. Quatorze mois après son accouchement, elle devint de nouveau enceinte. Pendant cette grossesse, elle fut très-malade : maux de cœur continuels, pesanteur et douleur dans le dos et dans les régions ovariques, faiblesse telle qu'elle pouvait à peine rester debout. L'accouchement se fit sans difficulté; la malade nourrit son enfant pendant treize mois, malgré son mauvais état de santé. L'écoulement jaunâtre, les douleurs dans le dos et dans la région abdominale inférieure persistèrent, et la malade alla de plus en plus s'affaiblissant et maigrissant. A la suite de sa nourriture, les règles reparurent une fois ou deux; mais elles avaient manqué deux mois de suite. Les douleurs étaient vives dans les régions lombaire, hypogastrique et ovariques; la sensation de pesanteur très-prononcée, et l'écoulement jaunâtre abondant et strié de sang. La malade était pâle, amaigrie et tellement faible, qu'elle pouvait à peine marcher; langue blanche, perte d'appétit, constipation, assez bon sommeil, pas de céphalalgie.

En pratiquant le toucher, je trouvai le col mou, fongueux, volumineux et un peu dans l'antéversion; l'orifice entr'ouvert; le fond de l'utérus descendu dans le bassin et assez volumineux, comme à la première période de la grossesse. Au spéculum, le vagin était rouge, congestionné, sensible et tapissé de pus; le col, en antéversion, offrait une large ulcération fongueuse, couverte de pus, et pénétrant dans la cavité de l'orifice. Il était difficile d'atteindre le col, à cause de l'antéversion partielle et de l'étroitesse naturelle du vagin. Je prescrivis des cautérisations périodiques avec le nitrate d'argent, des injections vaginales astringentes, des purgatifs salins, une alimentation légère, stimulante, et le repos dans la position horizontale.

Sous l'influence de ce traitement, l'inflammation locale se modifia rapidement, et l'ulcération marcha vers la cicatrisation. Les douleurs perdirent de leur intensité, la leucorrhée devint moins abondante, la langue moins chargée, l'appétit meilleur, le ventre plus régulier et la faiblesse générale moins marquée. A la fin du mois de juillet, l'ulcération était cicatrisée aux deux tiers, lorsqu'il survint une hémorrhagie qui se prolongea pendant quatre jours et qui se termina par l'expulsion d'un œuf évidemment malade. Les membranes formaient un sac, gros comme le poing, rempli de sang coagulé, dans lequel je ne découvris aucune trace de fœtus.

La malade se rétablit rapidement. Un mois après, à la fin d'août, je repris le traitement. Je trouvai l'ulcération exactement où je l'avais laissée, sauf qu'elle était moins étendue. Cela tenait bien plus à la diminution naturelle de volume du col qu'au travail de cicatrisation. Je continuai le même traitement, à peu de chose près, et avec une amélioration rapide. En quelques semaines, l'ulcération fut guérie, au moins dans toute la partie qui s'étendait sur les lèvres du col ; l'ulcération persistait encore dans sa cavité. En même temps, l'écoulement leucorrhéique cessa, les douleurs dans le dos disparurent, et la santé générale s'améliora d'une manière marquée. A partir de ce moment, la malade cessa de venir réclamer mes soins, et tout me fait croire que les douleurs, qu'occasionnait chez elle l'introduction du spéculum, à cause de l'étroitesse naturelle du vagin, y étaient pour beaucoup. L'altération qui persistait était si peu prononcée, que la nature aura probablement fait le reste, toute seule.

Remarques. — On voit, dans l'observation précédente, les symptômes tranchés d'inflammation du col de l'utérus, succédant à un premier accouchement, et reconnaissant très-probablement pour cause la rétention du placenta. La nature de ces symptômes, à savoir, l'existence d'un écoulement vaginal jaunâtre et de douleurs dans le dos et dans le côté, porte à croire que l'ulcération remontait à cette époque. La grossesse suivante fut laborieuse, et après elle les symptômes utérins devinrent de plus en plus tranchés. Cependant ils ne mirent pas obstacle à la conception. La malade était parvenue au deuxième mois de sa troisième grossesse, lorsque je fus appelé auprès d'elle. L'inflammation ulcérative du col était déjà en pleine voie de cicatrisation, lorsque, à la fin du troisième mois, il survint une hémorrhagie, suivie, quelques jours après, d'avortement. L'œuf était profondément altéré. Aussi ne peut-on pas rapporter l'avortement, d'une manière directe, à l'inflammation du col de l'utérus; toutefois cette inflammation peut en avoir été la véritable cause ; car elle a pu entraîner la mort du germe fœtal et la formation d'une môle.

CHAPITRE VII.

Inflammation, ulcération et induration du col de l'utérus pendant et après l'avortement et l'accouchement ; ses rapports avec la rigidité du col pendant le travail, avec la déchirure et la contusion du col, avec les métrorrhagies, et avec les symptômes morbides qui suivent l'accouchement naturel et laborieux.

L'étude de l'ulcération et de l'induration inflammatoire du col de l'utérus, pendant et après l'avortement et l'accouchement, est de nature à éclairer les phénomènes morbides qui les accompagnent si souvent l'un et l'autre. Les faits que je vais porter à la connaissance de mes lecteurs me paraissent aussi pouvoir modifier les idées actuellement reçues, relativement à la pathologie et au traitement d'un grand nombre de manifestations morbides de l'état puerpéral.

Une simple ulcération inflammatoire, quelque étendue qu'elle soit, n'est pas susceptible d'apporter des modifications bien sensibles dans les divers actes du travail de l'accouchement, à moins qu'il n'existe en même temps une induration. Tout au plus si, dans les cas d'ulcération, il y a une hémorrhagie légère et parfois des douleurs utérines plus vives qu'elles ne le sont ordinairement. Heureusement l'induration s'observe rarement chez les femmes parvenues au terme de leur grossesse ; cela tient, comme je l'ai dit, au ramollissement qui s'opère graduellement dans le col induré et hypertrophié, à mesure que l'utérus passe par les diverses phases de son développement, et qu'il se rapproche davantage de l'époque de l'accouchement.

Ce n'est pas à dire, toutefois, qu'on ne puisse observer l'induration et l'hypertrophie inflammatoire du col, soit au terme ordinaire de la grossesse, soit dans un accouchement prématuré ou dans un avortement. Dans ce dernier cas, son existence est plus facile à comprendre, parce que les tissus indurés n'ont pas eu le temps de se ramollir avant l'expulsion du fœtus. Qu'elle complique l'avortement, l'accouchement prématuré ou l'accouchement à terme, cette forme de rigidité du col de l'utérus constitue un accident des plus fâcheux. Le col de l'utérus se dilate avec la plus grande difficulté, par suite du changement survenu dans sa structure, et de l'intrication de ses fibres musculaires dans le tissu cellulaire hypertrophié. J'ai vu des cas dans lesquels l'hypertrophie et la rigidité étaient telles, que l'on pouvait s'étonner, avec raison, que le col pût jamais se dilater par les seuls efforts de la nature. Le fait est que dans les avortements, l'expulsion du fœtus peut être retardée de quelques jours par cette cause ; et comme l'hémorrhagie persiste jusqu'à l'expulsion du fœtus, la malade peut être plongée, par cet état morbide du col, dans une anémie extrême. Depuis que j'ai constaté cette relation de l'hypertrophie inflammatoire du col et de l'avortement, j'ai presque toujours rencontré cette complication, dans les cas où l'expulsion du fœtus était accompagnée d'une métrorrhagie très-abondante. Tôt ou tard, cependant, le col induré finit par se dilater assez pour donner passage au fœtus.

Lorsque le col est le siége de cet état particulier d'induration, on en reconnaît aisément l'existence au toucher ; pourvu cependant que l'explorateur ait acquis une habitude suffisante de ces examens. On pourrait, en effet, confondre cette induration avec une simple rigidité du col. Lorsque l'induration et l'hypertrophie inflammatoire du col ne cèdent pas devant les progrès de la grossesse, et que l'expulsion du fœtus a lieu à terme ou à une époque voisine, la femme peut courir de grands dangers. Les contractions utérines sont si violentes, si incessantes et si peu suivies d'effet, que l'on peut craindre une rupture de l'utérus ; et très-probablement un certain nombre de ruptures se sont produites dans ces circonstances. A chaque contraction utérine, le col induré s'abaisse de plus en plus vers la vulve, sans que la dilatation fasse le moindre progrès.

Il y a quelques années, je soignais une femme qui présentait cette forme d'hypertrophie et d'induration du col de l'utérus, au neuvième mois de sa grossesse. Il fallut trente-six heures de douleurs incessantes pour que le col commençât à se dilater. A chaque douleur, le col utérin, sous forme d'une tumeur charnue, de la grosseur du poing, venait se présenter à la vulve. Comme le bassin était large, il n'y eut pas d'enclavement. Peu à peu les tissus indurés cédèrent, et le col se dilata suffisamment pour laisser passer le fœtus. C'est de cette manière que les choses se sont toujours passées dans les cas que j'ai observés, quelque prolongée qu'ait été la résistance offerte par les tissus malades. La malade dont je viens de parler avait eu plusieurs accouchements, tous rapides et naturels. C'était depuis sa dernière couche, quelques années auparavant, qu'elle avait commencé à éprouver les symptômes ordinaires de l'ulcération inflammatoire du col.

La dilatation ne se fait pas toujours d'une manière facile et et régulière, dans ces cas d'induration du col; quelquefois il ne fait que s'entr'ouvrir, et des déchirures irradiant du centre divisent le col en plusieurs segments, et donnent passage au fœtus. Ces déchirures deviennent le point de départ de maladies beaucoup plus graves. Au reste, le col ne se déchire pas seulement dans les cas d'induration : des déchirures peuvent avoir lieu sur un col de l'utérus parfaitement sain, pendant l'accouchement le plus naturel. Les accouchements laborieux et ceux qui réclament l'intervention de l'art sont très-souvent accompagnés de déchirures du col de l'utérus, en l'absence de tout état morbide. C'est ce que démontre suffisamment la fréquence des maladies inflammatoires du col, après les accouchements de cette espèce; le col est souvent alors le siége de fissures profondes. Ces fissures s'observent plus particulièrement dans les cas où il a fallu porter la main dans la cavité utérine, pour pratiquer la version. Les déchirures intéressent la substance du col, et le divisent plus ou moins profondément en segments ou en lobes.

Dans quelques cas, ainsi que je l'ai dit plus haut, la membrane muqueuse qui tapisse la cavité du col est froissée et déchirée pendant le travail, sans que celui-ci ait véritablement souffert dans son intégrité.

Lorsque le col est déchiré ou contus, il peut arriver que l'expulsion du fœtus soit suivie d'un écoulement de sang, plus abondant que d'ordinaire ; mais ce n'est pas un fait constant, ou, lorsqu'il existe, il peut passer inaperçu. Les déchirures ou les abrasions peuvent se cicatriser en très-peu de temps, sous l'influence du travail réparateur qui suit l'accouchement ; mais qu'il survienne un mouvement fébrile, une inflammation locale, et même, en certains cas, sans causes appréciables, ces lésions ne marcheront pas vers la guérison et deviendront le point de départ de l'inflammation avec ulcération du col de l'utérus.

Les ulcérations inflammatoires, qu'elles succèdent à un avortement ou à un accouchement, ont presque toujours une petite étendue à leur début, à moins qu'elles ne soient accompagnées de grandes déchirures. Elles sont d'abord limitées à la cavité du col, et s'étendent plus ou moins profondément dans son intérieur. Si on n'écarte avec soin les lèvres du col pour inspecter sa cavité, on peut méconnaître très-aisément l'existence de ces ulcérations de la membrane muqueuse cervicale. Si la maladie continue sa marche, l'ulcération s'étend à l'orifice, et envahit la surface externe du col. Dans les cas où l'ulcération existe pendant la grossesse, on la trouve occupant à la fois, dès le début, la cavité du col et le col lui-même.

Que l'ulcération soit grande ou petite, qu'elle soit bornée ou non à la cavité du col, les symptômes qui annoncent une maladie locale peuvent manquer complétement après l'accouchement. Toutefois, lorsque l'ulcération est fort étendue, souvent même lorsqu'elle l'est peu, on observe, en général, un ensemble de symptômes qui peuvent faire soupçonner l'existence d'une maladie utérine et sur lesquels je ne crois pas qu'on ait suffisamment appelé l'attention.

De tous les symptômes occasionnés par l'ulcération inflammatoire du col, consécutive à l'accouchement et à l'avortement, le plus caractéristique est l'hémorrhagie. Dans les conditions ordinaires, l'écoulement sanguinolent qui suit la parturition ne tarde pas à se modifier et à disparaître en quelques jours, remplacé qu'il est par la sécrétion lochiale habituelle. S'il y a ulcération, l'écoulement sanguin continue souvent, en plus ou moins grande abondance, pendant trois, quatre, six, huit semaines, même plus. Tantôt le sang est parfaitement pur, tantôt il est mélangé de muco-pus. Cette hémorrhagie résiste, en général, aux moyens que l'on met le plus habituellement en usage; par sa continuité, elle conduit souvent à l'affaiblissement et à l'anémie. Lorsque l'hémorrhagie se suspend, elle est quelquefois remplacée par un abondant écoulement purulent; ou s'il n'y a pas d'hémorrhagie, si l'écoulement sanguin s'est arrêté à l'époque ordinaire, un abondant écoulement du pus lui succède immédiatement. C'est ce qui a lieu quelquefois, même dans des cas où l'ulcération est fort étendue.

Les douleurs que les malades éprouvent dans le bas des reins, dans les régions hypogastriques et ovariques, sont souvent très-aiguës depuis le moment de l'accouchement. Elles sont d'abord générales, puis elles se localisent peu à peu, et prennent de plus en plus les caractères qu'elles affectent dans cette maladie.

Lorsque la malade cherche, pour la première fois, à se lever et à marcher, elle accuse une sensation de lourdeur et de poids, qui, au lieu de diminuer, augmente de jour en jour. Si l'hémorrhagie et l'écoulement purulent persistent avec abondance; si les douleurs utérines sont très-vives, il faut souvent plusieurs semaines pour que la malade puisse quitter son lit; et lorsqu'elle en sort, elle se trouve faible, incapable du moindre exercice.

Ces faits ont une grande importance dans leurs rapports avec l'histoire pathologique de l'état puerpéral. Je ne saurais trop engager ceux qui liront ces lignes à se les graver dans la mémoire. Ils épargneront ainsi à de malheureuses femmes de grandes souffrances, une altération profonde de la santé et l'établissement d'une maladie chronique du col de l'utérus. Je n'hésite pas à le dire : toutes les fois qu'une hémorrhagie, survenue après l'accouchement, persiste au delà de son terme habituel, on trouvera presque toujours une inflammation avec ulcération du col. Un examen au spéculum jugera d'ailleurs la question, et si l'ulcération existe, on arrêtera immédiatement l'hémorrhagie, en cautérisant la surface ulcérée.

Si la maladie inflammatoire est abandonnée à elle-même, l'hémorrhagie se suspend spontanément, dans l'espace de quatre à dix semaines, et l'affection tombe dans le cadre ordinaire des inflammations dans l'état de vacuité. On est généralement tenté d'attribuer la cessation de l'hémorrhagie au traitement que l'on a mis en usage ; mais il est très-probable que la cause de cette cessation se trouve plutôt dans les changements qui sont survenus dans la structure anatomique de l'utérus. Sous l'influence de l'absorption, l'organe rentre, peu à peu, du moins à quelque chose près, dans les conditions qu'il offrait avant l'imprégnation. Il est donc moins disposé aux hémorrhagies.

C'est surtout dans cette forme d'inflammation que l'on voit la phlegmasie se propager du col de l'utérus au corps de cet organe, et que l'on trouve ce dernier sensible à la pression, volumineux et rétroversé. L'ulcération inflammatoire du col est encore, au moins dans les premiers temps de l'état puerpéral, une cause prédisposante à la fièvre puerpérale et aux abcès des ligaments larges. L'utérus semble conserver, dans l'état puerpéral, une prédisposition à l'inflammation, même dans les cas où l'ulcération, qui existait pendant la grossesse, a été guérie avant l'accouchement. J'ai observé plusieurs cas de fièvre puerpérale dans ces circonstances ; et l'observation VI en offre un exemple d'autant plus remarquable, que la maladie a été suivie de mort.

L'ulcération avec inflammation du col est une affection si commune après l'avortement, que j'en soupçonne toujours l'existence, lorsque je vois une malade ne pas se rétablir et présenter quelques-uns des symptômes que j'ai décrits plus haut. Cependant, le plus souvent, cette forme d'inflammation passe inaperçue.

Dans ce chapitre, nous avons surtout considéré l'avortement, en tant que cause d'une maladie inflammatoire du col. N'oublions pas cependant que l'avortement lui-même est souvent déterminé par une inflammation avec ulcération du col, développée spontanément, sous l'influence d'une cause quelconque. Cela est tellement vrai, que, ainsi que nous l'avons établi dans un chapitre précédent, lorsque l'avortement survient sans cause à laquelle on puisse le rapporter, et surtout quand il y a eu plusieurs avortements successifs, on est presque autorisé à soupçonner l'existence d'une ulcération du col de l'utérus.

Les deux observations suivantes sont destinées à montrer les accidents déterminés, dans l'état puerpéral, par l'existence d'une inflammation avec ulcération du col de l'utérus.

Observation IX. — *Avortement survenu à une époque peu avancée de la grossesse, précédé, depuis quelques mois, par les symptômes d'une ulcération du col utérin, et suivi d'une hémorrhagie rebelle qui a duré deux mois; inflammation avec ulcération très-étendue; traitement; guérison rapide.*—Le 6 juin 1846, je fus appelé en consultation auprès de madame L..., jeune femme de vingt-deux ans, mariée, qui avait une perte continuelle, depuis une fausse couche qui avait eu lieu deux mois auparavant. D'une constitution forte et robuste, cette dame avait joui d'une santé excellente jusqu'à l'époque de son mariage, trois années auparavant. Réglée à quinze ans, les règles avaient toujours marché d'une manière régulière et facile; elle ne tarda pas à devenir enceinte; mais elle fit une fausse couche à trois mois, sans cause connue. Nouvelle fausse couche bientôt après, à deux mois. Devenue enceinte une troisième fois, elle accoucha, à huit mois, d'un enfant bien portant. Sa grossesse fut heureuse et le travail facile. Elle nourrit son enfant pendant les neuf mois qu'il vécut. Les règles reparurent ensuite; mais à partir de ce moment, elles restèrent douloureuses. La malade commença à avoir un écoulement leucorrhéique jaunâtre, et des douleurs légères dans le dos et dans les régions ovariques. Il y a quatre mois, elle devint enceinte, et deux mois après, elle fit une fausse couche sans cause appréciable. Cette fausse couche fut beaucoup plus laborieuse et plus douloureuse que les précédentes, et accompagnée d'une hémorrhagie beaucoup plus abondante; la malade garda le lit pendant près d'un mois, perdant continuellement. Au moindre exercice, la perte augmentait notablement. Lorsque je fus appelé auprès de cette dame, je la trouvai faible, maigre et pâle, le pouls petit et fréquent, la langue blanche; anorexie, céphalalgie, constipation, insomnie. Elle accusait des douleurs vives à la partie inférieure du dos, à la région inguinale gauche, et à l'hypogastre. Ces douleurs augmentaient à peine par la pression, et l'abdomen était indolent, excepté au-dessus du pubis, où la pression occasionnait un peu de sensibilité. Le vagin était relâché et très-humide ; le col, rapproché de la vulve, était mou, volumineux, et d'une consistance comme spongieuse dans presque toute son étendue ; l'orifice du col entr'ouvert permettait l'introduction de la première phalange de l'index ; le corps de l'utérus paraissait un peu plus volumineux qu'à l'état normal, et un peu sensible à la pression. Le vagin offrait une coloration livide ; il était plein de sang, ou plutôt d'un mélange de pus et de sang. Après avoir abstergé le col avec soin, je découvris une ulcération fongueuse, du diamètre d'une demi-couronne, qui fournissait du sang au moindre contact, et je compris comment les moyens si divers, employés jusque-là pour suspendre l'hémorrhagie, avaient été complétement sans efficacité. Immédiatement, je cautérisai toute la surface ulcérée avec le crayon de nitrate d'argent, ainsi que la cavité du col; je prescrivis des injections vaginales avec de l'eau et du lait coupé, le repos au lit, une alimentation légère, l'abstinence d'excitants, une mixture saline et un purgatif doux.

10 juin. — L'hémorrhagie ne s'était pas reproduite depuis la cautérisation ; mais il y avait encore un abondant écoulement sanieux. La cautérisation avait occasionné un peu de douleur, mais seulement pendant les premières vingt-quatre heures. Les douleurs locales étaient presque les mêmes, ainsi que l'état général ; cependant, la malade était un peu mieux depuis que l'hémorrhagie avait été arrêtée. Au spéculum, je ne trouvai pas de sang dans le vagin ; et je pus mieux reconnaître l'état de l'ulcération de l'utérus. Je la trouvai un peu moins fongueuse et un peu moins livide qu'auparavant ; mais elle avait mauvais aspect et saignait au moindre contact. Je cautérisai avec le nitrate acide de mercure. Il y eut un peu de douleur au moment même, et quelques heures après ; vers le soir, les douleurs devinrent très-vives, surtout dans le dos et dans le côté gauche de l'abdomen, ainsi qu'à la région hypogastrique, moins intenses cependant dans ce point ; elles étaient presque aussi vives qu'au moment du travail. Je prescrivis un bain tiède, des injections vaginales tièdes ; mais ces moyens ne furent d'aucune utilité. Je trouvai la malade dans un état de souffrance extrême, mais sans symptômes fébriles ; l'abdomen était indolent, et la pression exercée sur l'hypogastre n'était pas plus douloureuse qu'avant la cautérisation. Je fis appliquer un cataplasme de farine de graine de lin sur la région hypogastrique, et je donnai quinze gouttes de laudanum dans un julep de camphre. Sous l'influence de ces moyens, les douleurs cessèrent graduellement, et la malade put dormir une partie de la nuit. Le lendemain, les douleurs étaient plus supportables, le pouls et la peau étaient à l'état normal, et l'abdomen était indolent à la pression. Je continuai le même traitement, les injections vaginales, les bains de siége, etc.

17 juin. — Les douleurs de la cautérisation n'avaient pas reparu ; cependant les douleurs persistaient dans le dos, à l'hypogastre et dans les

régions ovariques. Depuis deux ou trois jours, l'écoulement avait cessé de contenir du sang ; il était seulement purulent. La malade commençait à rester quelques heures assise dans un sofa et elle se trouvait beaucoup mieux depuis la cessation de l'écoulement sanguin. Le col avait un peu diminué de volume ; le vagin avait perdu en partie sa coloration violacée; l'ulcération était d'un beau rouge et couverte de pus. (Cautérisation avec le nitrate d'argent ; même traitement local et général.) Cette fois, la cautérisation ne détermina aucune douleur ; seulement, l'écoulement resta sanguinolent pendant quelques jours.

L'hémorrhagie fut arrêtée par les cautérisations. A un nouvel examen, je trouvai la cicatrisation pleinement commencée ; elle continua à marcher rapidement sous l'influence de cautérisations périodiques, et d'un traitement local et général approprié. L'ulcération, qui existait à la surface du col et autour de l'orifice, était cicatrisée un mois après le commencement du traitement. Quelques semaines après, il en était de même de celle qui pénétrait dans la cavité du col. Dans les premiers jours du mois d'août, deux mois après le commencement du traitement, l'ulcération était cicatrisée partout; le col avait repris son volume et sa mollesse naturelle, et l'organe tout entier avait repris sa position dans le bassin. Le vagin était sain ; il n'y avait pas d'écoulement leucorrhéique, et toutes les douleurs locales avaient disparu. L'état général était aussi meilleur de jour en jour ; la malade pouvait marcher aisément, sans fatigue et sans pesanteur. La face avait repris l'aspect de la santé ; il n'y avait plus de céphalalgie. Bref, la malade était bien sous tous les rapports. Je lui ai prescrit les bains de mer, et un mois après, j'ai appris que les symptômes utérins n'avaient pas reparu, et qu'elle se trouvait très-bien du changement d'air.

Remarques.—L'observation précédente offre plusieurs points vraiment dignes d'intérêt, et sur lesquels nous insisterons successivement. En l'absence de données précises, il est impossible de faire une supposition sur la cause des deux premières fausses couches. Ce fut un mois ou deux après la mort de son enfant, et deux mois après un accouchement naturel, que l'attention de la malade fut dirigée, pour la première fois, vers l'existence des symptômes indiquant une maladie utérine. Depuis cette époque, et jusqu'au moment où elle devint de nouveau enceinte, quelques mois plus tard, elle continua à présenter les symptômes pathognomoniques de l'inflammation et de l'ulcération du col de l'utérus, à savoir, un écoulement leucorrhéique jaunâtre, des troubles de la menstruation, des douleurs ovariques et lombaires permanentes. Cette nouvelle grossesse marcha très-irrégulièrement. A deux mois il y eut un avortement, suivi d'une métrorrhagie rebelle et d'un accroissement marqué de tous les symptômes utérins. Lorsque je vis cette malade pour la première fois, l'écoulement sanguin et les autres symptômes avaient résisté à tous les moyens thérapeutiques mis en usage. En examinant avec soin, je découvris une ulcération fongueuse du col, d'où provenait évidemment l'écoulement sanguin, et qui était la véritable cause de tous les symptômes morbides. D'après les antécédents de la malade, on peut considérer comme démontré, que l'inflammation avec ulcération remontait à la dernière couche, et qu'elle était la cause de l'avortement, quoiqu'on ne l'eût reconnue réellement que deux mois après celui-ci. La nature de la maladie explique l'inefficacité de tous les moyens thérapeutiques destinés à combattre l'hémorrhagie. Que pouvaient faire l'opium, les acides minéraux, le seigle ergoté, etc., contre un écoulement sanguin fourni par une ulcération fongueuse aussi étendue ? Il est bien digne de remarque que la cautérisation suspendit immédiatement l'hémorrhagie. Mais, d'un autre côté, cette cautérisation détermina des douleurs très-vives; circonstance très-anormale, et dont on ne peut se rendre compte qu'en la rapportant à la congestion qui dut suivre l'arrêt brusque de l'hémorrhagie.

Si l'on considère l'étendue de la maladie locale, on peut dire que la malade guérit d'une manière rapide. C'est à sa jeunesse et à la vigueur de sa constitution qu'il faut rapporter un si heureux résultat. C'est que, dans ces formes de maladies utérines, comme dans toutes les affections chroniques, l'état de la constitution et l'énergie vitale des malades sont pour beaucoup dans le succès qu'on peut attendre du traitement. Certaines femmes semblent marcher, à vue d'œil, vers la guérison, sous l'influence d'un traitement approprié; tandis que d'autres, bien moins favorisées par la nature, ou affaiblies par des souffrances continuelles et par des troubles réactionnels, sont à peine influencées par le traitement, ne guérissent qu'à la longue, et semblent particulièrement exposées aux récidives.

OBSERVATION X. — *Avortement à trois mois, précédé et suivi de symptômes graves du côté de l'utérus.* — Madame H..., jeune femme de vingt-trois ans, mariée, résidant dans le sud de l'Angleterre, vint me consulter le 2 mars 1846. D'une constitution assez délicate, quoique généralement bien portante, cette dame avait commencé à être réglée à quatorze ans, et depuis elle l'avait été assez régulièrement, jusqu'à son mariage, à l'âge de vingt-un ans. Devenue immédiatement enceinte, elle accoucha à terme d'un enfant mort-né. Le travail fut excessivement difficile et laborieux; pendant quatre ou cinq semaines, la malade dut garder la chambre. Depuis cette époque, elle n'avait jamais été bien portante, et avait été sujette à un écoulement leucorrhéique, à des douleurs lombaires, ovariques et hypogastriques; les règles ne reparurent qu'au bout de trois mois, moins abondantes qu'à l'ordinaire et accompagnées de vives douleurs. Nouvelle grossesse neuf ou dix mois après cet accouchement; fausse couche à trois mois, deux mois et demi environ avant l'époque où elle vint me consulter; la grossesse avait été laborieuse, et tous les symptômes utérins s'étaient exaspérés pendant sa durée. La fausse couche avait été précédée et suivie d'un écoulement sanguin, et la malade avait dû garder le lit pendant plusieurs semaines. Depuis cette époque, elle ne s'était pas rétablie; elle était dans un grand état de faiblesse; avait les lèvres pâles, la peau jaune, la langue blanche; elle se plaignait d'insomnie, de céphalalgie, de palpitations, de cardialgie et de constipation; elle avait un abondant écoulement leucorrhéique jaunâtre, souvent teint de sang, des douleurs vives lombaires, hypogastriques et ovariques, et une sensation accablante de pesanteur sur le bassin ; le vagin était humide et relâché ; le col descendu dans le vagin, volumineux, hypertrophié, mais peu induré; l'orifice du col entr'ouvert, de manière à permettre l'introduction du doigt, et donnant une sensation de mollesse, de velouté, que l'on percevait aussi sur la surface externe du col; l'utérus était augmenté de volume et douloureux à la pression ; le périnée était largement déchiré. La moitié inférieure de la vulve, le périnée et les fesses dans la portion attenant au périnée étaient rouges, douloureux au toucher ; ils étaient le siége d'une inflammation érythémateuse intense, causée par un écoulement vaginal très-âcre; le vagin était congestionné et contenait une grande quantité de muco-pus sanguinolent. Le col, d'un rouge très-vif, était le siége d'une ulcération de mauvaise nature, ayant l'étendue de la moitié d'une demi-couronne. (Bains tièdes matin et soir, injections vaginales émollientes, et astringentes plus tard ; cautérisations périodiques de la surface ulcérée; purgatifs salins légers, et plus tard des toniques ; alimentation légère, et repos dans la position horizontale.) Sous l'influence de ces moyens, l'état de la malade s'améliora lentement, mais graduellement. Le 24 mai, près de trois mois après le commencement du traitement, cette dame était encore faible et délicate : mais la maladie utérine était presque entièrement guérie : l'écoulement leucorrhéique avait disparu ; le vagin était sain ; le col avait recouvré à peu près son volume normal, et était remonté dans le bassin; l'ulcération était cicatrisée ; les douleurs lombaires et ovariques et la sensation de pesanteur n'existaient plus, ou seulement après de la fatigue. La santé générale était notablement améliorée ; les symptômes dyspeptiques avaient presque entièrement disparu ; la malade avait recouvré le sommeil et l'appétit ; les fonctions digestives étaient en bon état, et la peau avait perdu sa coloration jaunâtre. Madame H... est retournée chez elle. J'ai appris, depuis, que sa santé s'était consolidée, et qu'elle n'avait pas éprouvé de rechute du côté de l'utérus. Les règles étaient aussi faciles et aussi naturelles qu'avant sa première grossesse.

CHAPITRE VIII.

Inflammation et ulcération du col de l'utérus dans un âge avancé, après la cessation de la menstruation.

L'inflammation de l'utérus se rencontre quelquefois chez des femmes avancées en âge qui ont cessé d'être menstruées, et cela malgré le faible degré de vitalité que possède le système utérin à cette période de l'existence de la femme. L'inflammation utérine affecte alors presque constamment la forme ulcérative, et se limite à la membrane muqueuse qui revêt le segment inférieur ou le col de l'organe. Le plus souvent, c'est le reste d'une maladie inflammatoire qui existait à l'époque où la menstruation a cessé. Dans quelques cas, cependant, la maladie paraît se développer d'une manière spontanée. Dans d'autres cas, enfin, elle est le résultat d'une blennorrhagie contractée à une période avancée de la vie.

L'atrophie du système utérin, qui succède physiologiquement à la ménopause, exerce, sans aucun doute, une influence salutaire sur les inflammations utérines qui peuvent encore exister à cette époque. Nombre de femmes guérissent ainsi, peu à peu, d'inflammations utérines méconnues, qui troublaient leur existence depuis plusieurs années. C'est là sans doute ce qui a servi de base à cette opinion, répandue parmi le peuple et même parmi les gens du monde, qu'une femme, habituellement mal portante, qui traverse heureusement son âge critique, peut se rétablir et jouir d'une bonne santé pendant le reste de sa vie. Les diverses formes de maladies utérines que j'ai décrites plus haut sont si souvent méconnues, si souvent négligées par les médecins, qu'il doit y avoir eu, de tout temps, une population flottante, nombreuse, de femmes dont la vie s'est passée dans un état maladif presque continuel, et dont une partie, parvenue à cette période de la vie, doit guérir spontanément. Il tombe sous le sens que si des femmes, atteintes de ces diverses affections de l'utérus, échappent aux dangers des maladies accidentelles et de la dégénérescence cancéreuse, la cessation du flux menstruel apportera une modification profonde aux conditions pathologiques. L'utérus n'étant plus sujet à ces congestions périodiques, qui rendent les inflammations si difficiles à guérir, la maladie s'éteindra peu à peu, dans beaucoup de cas, et l'on obtiendra ainsi une guérison par les seuls efforts de la nature.

Dans quelques cas, le travail réparateur auquel nous venons de faire allusion ne va pas jusqu'à la guérison complète. L'atrophie graduelle de l'utérus limite l'action morbide, diminue le volume des tissus hypertrophiés, cicatrise en partie les ulcérations. Mais la maladie persiste encore, et se manifeste par quelques-uns des symptômes que l'on observe dans cette forme de l'inflammation. De ces symptômes, le plus constant et le plus marqué, dans beaucoup de cas, c'est la douleur vers le sacrum, ou vers la partie inférieure du dos. Les malades accusent aussi, mais plus rarement, des douleurs dans les régions ovariques et l'hypogastre. Le fait est que les douleurs dans le dos m'ont paru souvent plus intenses chez les femmes avancées en âge que chez les femmes jeunes, quoique chez ces dernières la maladie fût, en général, beaucoup plus étendue. Quelquefois, mais non toujours, il y a un écoulement leucorrhéique. Comme l'ulcération est souvent peu considérable, et qu'il y a peu de vaginite, la sécrétion mucoso-purulente est peu abondante ; et ce qui est sécrété est absorbé par les parois du vagin. Comme il est facile de le prévoir, les malades éprouvent rarement de grandes pesanteurs : c'est que le col enflammé, subissant, comme le corps lui-même, une atrophie plus ou moins considérable, l'organe tout entier conserve, à quelque chose près, sa position dans le bassin, et ne descend pas, comme cela arrive chez les femmes jeunes, dont le col est hypertrophié.

Si l'on pratique le toucher, et si l'on applique le spéculum, on trouve le col petit, induré, quelquefois lobulé. Dans ce dernier cas, les lobules sont réguliers, et leurs divisions irradient vers le centre. Le col, légèrement entr'ouvert, donne au toucher une sensation veloutée. Le vagin est congestionné et coloré en rose dans quelques cas ; d'autres fois, il présente cet aspect blanchâtre qu'il offre habituellement à un âge avancé. Le col est d'un rouge vif. La surface ulcérée semble vivement irritée. Les granulations sont petites ; autrement dit, l'ulcération n'offre rien de l'aspect luxuriant ou fongueux que nous avons signalé dans un chapitre précédent. La cavité du col est fermée à une petite distance de l'orifice externe. Quelle que soit l'origine de la maladie, les signes physiques de l'inflammation et de l'ulcération du col sont les mêmes à cette période avancée de la vie ; et les altérations s'accompagnent souvent de troubles sympathiques fonctionnels assez graves, surtout lorsque les douleurs dans le dos sont vives et persistantes.

L'inflammation ulcérative du col offre, à cette période la vie, une résistance au traitement, bien plus grande que dans la jeunesse. Cela tient-il à la nature particulièrement rebelle de l'affection, qui n'a pas cédé aux modifications accomplies dans le système utérin par la ménopause ? Ou bien, faut-il admettre que l'inflammation chronique d'une membrane muqueuse présente, chez les personnes avancées en âge, une plus grande disposition à se perpétuer et à résister au traitement que chez de jeunes sujets ?... Toujours est-il que le fait est certain. Une petite ulcération de la grandeur d'une pièce de quatre sous, reposant sur un col atrophié, résistera au traitement le plus énergique pendant des mois entiers, et donnera lieu en même temps, chez quelques malades, à des douleurs dans le dos et dans les côtés.

Les observations suivantes mettront en lumière les particularités qui appartiennent à cette forme de l'inflammation utérine. Je dois dire, cependant, que j'ai vu cette maladie chez des femmes beaucoup plus âgées que celles dont on trouvera plus bas les observations. J'ai été consulté, au commencement de cette année, pour une dame de soixante-cinq ans, sourde et infirme, qui avait cessé d'être réglée depuis vingt années, et qui présentait, depuis quelque temps, un écoulement vaginal jaunâtre. En l'examinant au spéculum, je trouvai une ulcération très-étendue sur le col. Cette dame avait eu plusieurs enfants, vingt ou vingt-cinq ans auparavant; mais ses facultés intellectuelles étaient si obtuses, qu'il me fut impossible d'avoir des renseignements sur les accidents qu'elle pouvait avoir éprouvés du côté du système utérin. Enfin, dans ces derniers temps, j'ai donné des soins à une dame de plus de soixante ans, qui n'était plus réglée depuis grand nombre d'années, chez laquelle il existait une inflammation très-étendue du col, qui remontait à un avortement survenu trente ans auparavant. L'ulcération guérit en quelques mois, grâce à la cautérisation avec le crayon de pâte de Vienne. Cette dame n'avait ni douleur dans le dos, ni douleur locale.

Observation XI. — *Légère ulcération du col chez une femme avancée en âge; guérison après cinq mois de traitement.* — Louisa L..., femme forte et robuste, âgée de cinquante-quatre ans, me fut adressée le 3 avril 1846, par un de mes collègues du dispensaire, qui lui donnait des soins depuis quelque temps. Réglée à treize ans, elle avait continué à l'être d'une manière régulière et facile, jusqu'à l'époque de son mariage, à vingt-trois ans. Elle avait eu huit enfants, le dernier à l'âge de quarante-trois ans, sans avoir jamais rien éprouvé du côté de l'utérus. Deux ans après son dernier accouchement, quatorze mois après qu'elle eut cessé de nourrir son enfant, les règles s'arrêtèrent pendant cinq mois. Pendant cette interruption, sa santé fut assez chancelante. Les règles reparurent, et sont venues depuis régulièrement, jusques il y a un an et demi. A ce moment, elles commencèrent à être peu abondantes; il survint des douleurs dans le dos et dans les régions hypogastriques et inguinales. Bientôt après, les fonctions menstruelles se suspendirent entièrement; les douleurs augmentèrent dans les aines, à l'hypogastre et dans les lombes. La malade éprouva aussi une légère sensation de pesanteur, et le coït devint douloureux; les symptômes allèrent s'exaspérant graduellement; les douleurs dans les lombes devinrent si intolérables que la malade ne pouvait que très-difficilement rester couchée sur le dos et se livrer au sommeil; jamais elle n'avait eu d'écoulement leucorrhéique. Depuis un an, sa santé générale s'était fort altérée; la malade avait perdu ses forces; l'appétit était peu prononcé; le ventre constamment resserré. En pratiquant le toucher, je trouvai le col de l'utérus assez haut dans le vagin, peu volumineux, mais dur; l'orifice était entr'ouvert et donnait au toucher une sensation veloutée. Au spéculum, le vagin offrait une coloration normale; le col n'était pas volumineux, mais il était coloré en rouge vif, et l'on apercevait autour de l'orifice une ulcération qui avait l'étendue d'une pièce de quatre sous, et qui pénétrait un peu dans la cavité du col. La rougeur des tissus environnants se terminait brusquement sur les limites du col, sans atteindre le vagin: il semblait que ce fût le vestige d'une ulcération ancienne, plus étendue. La surface ulcérée était sensible au contact des instruments, mais il y avait peu de sécrétion purulente. La cautérisation avec le nitrate d'argent détermina des douleurs extrêmement vives, et réveilla les douleurs anciennes, au point de déterminer des nausées. (Injections astringentes; mixture saline; repos absolu.)

10 avril. — La douleur causée par la cautérisation s'était prolongée pendant un jour entier; mais, depuis, elle avait toujours été s'affaiblissant. Il y avait eu diminution dans l'état des douleurs, et la sensation de pesanteur avait totalement disparu. L'ulcération était moins enflammée, et la cautérisation ne fut pas, à beaucoup près, aussi douloureuse que la première fois. A dater de ce moment, je continuai le traitement sur les mêmes principes; je cautérisai l'ulcération tous les cinq ou dix jours, avec le nitrate d'argent ou le nitrate acide de mercure, suivant l'aspect présenté par l'ulcération, et les effets que j'obtenais du traitement. Je prescrivis en même temps des injections astringentes de diverses natures, le repos absolu et un traitement général reconstituant. Il fallut près de cinq mois pour obtenir la cicatrisation de cette petite ulcération. Les douleurs lombaires et hypogastriques avaient presque entièrement disparu, qu'il restait encore une petite portion de l'ulcération primitive, qui sécrétait du pus et qui se refusait à la cicatrisation.

Remarques. — On voit, dans l'observation précédente, une ulcération peu étendue, avec peu d'irritation des parties voisines, et reposant sur un col peu volumineux, déterminant cependant des douleurs vives et des troubles fonctionnels considérables. Malgré les caractères favorables en apparence de cette affection, il fallut plusieurs mois de persévérance dans un traitement approprié, pour obtenir la cicatrisation, et pour venir à bout du travail inflammatoire. Il est impossible de dire à quelle époque remontait cette maladie, puisque, dans toute sa vie utérine, cette femme n'avait éprouvé qu'une seule fois des symptômes du côté des organes utérins, et cela neuf ans auparavant.

Peut-être, cependant, un travail inflammatoire chronique s'est-il établi d'une manière latente, à cette époque, dans le col, et n'a-t-il commencé à se révéler que sous l'influence des changements apportés par la ménopause. J'aurais pu obtenir la cicatrisation de l'ulcération plus rapidement, en me servant de la potasse caustique; mais l'absence d'hypertrophie et le petit volume du col m'engagèrent à m'en abstenir.

OBSERVATION XII.—*Inflammation, avec ulcération du col, consécutive à une blennorrhagie, chez une femme de soixante-un ans.*—Madame M..., âgée de soixante et un ans, vint me consulter le 7 juillet 1846, pour un écoulement vaginal dont elle souffrait depuis deux ans. Mariée de bonne heure, ayant eu plusieurs enfants, depuis neuf ans elle avait cessé d'être réglée. Jamais, à sa connaissance, elle n'avait présenté de symptômes du côté de l'utérus : elle ne faisait remonter tous ces accidents qu'à deux années, époque à laquelle son mari lui transmit un écoulement blennorrhagique. Elle conserva cet écoulement pendant plusieurs mois ; enfin, elle se décida à en parler à son médecin. Sous l'influence du traitement ordinaire, la leucorrhée diminua, et la sensation de chaleur et de brûlure au passage de l'urine disparut entièrement. La malade conserva un peu d'écoulement et des douleurs continues dans la partie inférieure du dos, douleurs qui allèrent toujours en augmentant. La santé générale, qui était bonne antérieurement, commença, en même temps, à s'altérer.

En examinant cette dame, je trouvai au toucher le vagin à l'état normal, le col petit, très-dur, divisé en trois petits lobules, l'utérus également très-petit et parfaitement mobile. Au spéculum, le vagin présentait cette décoloration particulière que j'ai signalée chez les femmes de cet âge, excepté dans le cinquième supérieur de ce canal, où il y avait un peu d'injection. Le col petit, lobulé, était d'un rouge livide, et ulcéré dans la plus grande partie de son étendue; l'orifice paraissait entièrement fermé; langue blanche, appétit diminué, peu de sommeil, constipation.

J'employai le même traitement que chez la malade précédente : des cautérisations périodiques, des injections astringentes, le repos, et des moyens généraux reconstituants. Il fallut six mois pour arriver à la guérison complète. Le col se cicatrisa et reprit la coloration blanchâtre des tissus environnants. Les douleurs et l'écoulement disparurent, et la santé générale s'améliora très-notablement.

Remarques. — C'est un fait bien digne de remarque que l'influence exercée, par une maladie locale aussi peu étendue, sur les fonctions digestives et sur les autres fonctions régies par le système du grand sympathique, même chez les femmes avancées en âge. Dans l'observation précédente, la malade avait contracté une inflammation blennorrhagique du vagin. Cette inflammation n'avait pas été traitée, et s'était localisée sur la membrane muqueuse du col, où elle avait donné naissance à une ulcération. La maladie était purement inflammatoire. Aussi, après avoir résisté quelque temps, a-t-elle fini par céder au traitement.

CHAPITRE IX.

Inflammation et ulcération du col de l'utérus, accompagnant les polypes utérins et les tumeurs fibreuses de l'utérus.

S'il était besoin de donner une nouvelle preuve de la tendance que présente la membrane muqueuse, qui revêt le col et sa cavité, à s'enflammer et à s'ulcérer sous l'influence d'une irritation quelconque, on la trouverait dans cette circonstance, que les diverses espèces de polypes et de tumeurs fibreuses de l'utérus sont très-souvent compliquées de cette forme de maladie. J'ai signalé ce fait important dans deux mémoires que j'ai publiés, en 1847, dans la *Lancette anglaise*. M. le docteur Montgomery, de Dublin, a donné depuis, dans le *Dublin quarterly Journal*, un mémoire plein d'intérêt, qui confirme et corrobore les opinions que j'ai émises sur ce sujet.

On sait que les polypes utérins se présentent le plus communément sous deux formes : polypes fibreux, et polypes vasculaires. Les polypes fibreux sont généralement expulsés de la cavité de l'utérus : on les trouve engagés dans le col, ou pendants dans le vagin, et tenant au corps de l'organe par un pédicule qui traverse la cavité du col. Les polypes vasculaires naissent ordinairement du col de l'utérus, de son orifice, ou de quelque point de sa cavité. Le contact du pédicule ou de l'extrémité étroite d'un polype fibreux, qui se trouve entre les lèvres écartées du col, détermine souvent de l'irritation et peut conduire parfois à l'inflammation et à l'ulcération. Dans trois cas où j'avais pratiqué la ligature de polypes fibreux, j'ai trouvé, après leur chute, les lèvres de l'orifice entr'ouvert ulcérées dans une grande étendue; et l'ulcération offrait évidemment les caractères de l'inflammation chronique. Il serait peu logique de vouloir conclure quelque chose d'un nombre aussi peu considérable de faits. Je suis convaincu, cependant, que l'existence de l'ulcération n'était pas, dans ces cas, le résultat d'une simple coïncidence, et qu'on découvrirait souvent des altérations semblables, si l'on examinait au spéculum le col utérin, chez les femmes auxquelles on a extirpé des polypes, et que l'on considère comme guéries. Aucun chirurgien, à ma connaissance, n'a érigé en précepte un pareil examen. Ce qui m'a fait adopter l'opinion que les ulcérations doivent être fréquentes dans ces cas, c'est d'abord qu'un produit morbide ne peut guère être longtemps en contact avec une membrane muqueuse, sans déterminer d'inflammation; et ensuite que l'existence d'une tumeur développée dans l'épaisseur de l'utérus, suffit souvent, à part toute autre cause d'irritation locale, à déterminer l'inflammation du col. Dans un grand nombre de cas de tumeurs fibreuses que j'ai rencontrés depuis quelques années, aussi bien chez des femmes mariées que chez des vierges, j'ai reconnu des ulcérations inflammatoires du col. Il semble que l'accroissement de vitalité de l'utérus, qui est la conséquence de l'augmentation de volume produite par le développement graduel de la tumeur, prédispose puissamment à l'inflammation du col. Au surplus, quelle que soit l'explication qu'on adopte, le fait est certain, et il a son importance au point de vue pratique.

Lorsque l'inflammation avec ulcération du col complique les polypes fibreux, elle est alors une des causes principales des douleurs locales, des écoulements, et des troubles fonctionnels sympathiques que l'on observe si souvent dans cette maladie. Bien plus, comme l'ulcération persiste après l'extirpation du polype, les malades ne se rétablissent pas complétement après l'opération, comme on pourrait s'y attendre; et les symptômes dont cette ulcération est le point de départ, et que l'on rapportait au polype, persistent, à peu de chose près, après l'ablation de celui-ci.

Lorsque l'ulcération inflammatoire du col de l'utérus vient compliquer les tumeurs fibreuses existant dans l'épaisseur de l'organe, non-seulement on constate les symptômes locaux et généraux que nous venons de décrire; mais encore elle entretient, par sa présence, un état de congestion et d'irritation du système utérin, éminemment favorable à l'augmentation de volume de la tumeur fibreuse. Il est donc très-important de ramener le col à ses conditions normales; et je me suis toujours très-bien trouvé d'avoir éteint le travail inflammatoire dans les cas de cette espèce.

L'inflammation qui complique les polypes fibreux avait pour caractère, dans les cas que j'ai observés, la dilatation de l'orifice, l'hypertrophie du col, et la présence d'une ulcération sur une de ses lèvres ou sur toutes les deux à la fois, mais plus particulièrement sur la lèvre inférieure. Dans les cas de tumeur fibreuse, l'orifice est plus ou moins entr'ouvert, les lèvres du col faiblement hypertrophiées; l'ulcération, peu étendue en apparence, pénètre plus ou moins dans la cavité du col et s'étend à peine sur la surface externe de celui-ci.

Les ulcérations qui viennent compliquer les polypes fibreux ne sont pas toujours le résultat du contact du polype avec la membrane muqueuse voisine: elles peuvent précéder l'expulsion du polype de la cavité utérine, c'est-à-dire exister à une époque où celui-ci était encore à l'état de tumeur fibreuse. J'ai actuellement sous les yeux un fait de ce genre: une femme de quarante-neuf ans, encore réglée mais d'une manière irrégulière, était en traitement depuis quelques mois, au dispensaire, pour une ulcération du col de l'utérus. La maladie paraissait remonter à un accouchement qui datait de sept ou huit ans. J'avais d'abord observé que l'utérus était plus volumineux qu'à l'état normal; mais, en l'absence de symptôme précis, je n'y attachai que peu d'importance. L'ulcération était presque cicatrisée; les symptômes utérins étaient diminués de beaucoup, lorsqu'il survint des douleurs expulsives, qui durèrent plusieurs jours. Quelle fut ma surprise de trouver dans le vagin un petit polype fibreux, de la grosseur d'un œuf de pigeon, qui avait été chassé de l'utérus! Je liai le polype, et la malade se rétablit rapidement. Je l'ai revue depuis; j'ai trouvé le col exactement dans le même état où je l'avais vu quelques jours avant l'expulsion du polype, encore légèrement ulcéré.

Il est une autre forme de polypes utérins, les polypes vasculaires, beaucoup plus communs qu'on ne le suppose généralement, et qui s'accompagnent ordinairement d'ulcération inflammatoire du col de l'utérus. Les polypes vasculaires sont de petites tumeurs molles, dont le volume varie, depuis celui d'un pois jusqu'à celui d'une noix. Ils naissent, en général, par un pédicule, au voisinage de l'orifice; mais ils peuvent se détacher de tout autre point de la cavité du col. Le toucher fait reconnaître leur présence, lorsqu'ils naissent des bords de l'orifice, ou lorsqu'ils ont franchi la cavité du col; mais dans beaucoup de cas ils sont compris entre les lèvres de l'orifice utérin. Dans ces cas, l'orifice est toujours un peu entr'ouvert; et c'est souvent la seule condition morbide que le doigt puisse apprécier, à moins que le contour de l'orifice ne soit ulcéré, ou que la surface de la petite tumeur vasculaire ne fasse une saillie suffisante. Dans cette dernière circonstance, le doigt constate, non-seulement l'état béant de l'orifice, qui caractérise, ainsi que nous l'avons dit, l'inflammation et l'ulcération de l'orifice et de la cavité du col, mais encore une sensation de mollesse et de velouté, donnée tant par la surface ulcérée que par la portion saillante du polype.

Cette circonstance de la possibilité de l'existence d'un petit polype vasculaire entre les lèvres du col est une raison de plus pour pratiquer l'examen au spéculum, toutes les fois que l'on reconnaît l'état béant du col. C'est souvent le seul moyen de constater la présence d'un polype; mais pour arriver à cette constatation, il est de la plus haute importance de se servir d'un spéculum qui dilate et sépare complétement les lèvres du col. Avec les spéculum coniques et circulaires ordinaires, on court le risque de n'y pas réussir. Le grand spéculum conique vaut infiniment mieux, lorsque les parties peuvent en permettre l'introduction ; mais le spéculum bivalve l'emporte encore sur celui-ci. Cette remarque est plus particulièrement importante dans les cas où les lèvres du col sont gonflées et hypertrophiées, au point de cacher presque entièrement l'orifice. Dans un fait remarquable que l'on trouvera plus bas (V. observation XV), une tumeur vasculaire, qui n'avait pas été reconnue jusqu'au moment où la malade me fut adressée, fut méconnue de nouveau par un médecin très-capable, quoique la malade lui en eût signalé l'existence ; et cela parce qu'il s'était servi d'un instrument peu convenable pour ce genre d'exploration.

Les polypes vasculaires sont presque constamment accompagnés d'une inflammation avec ulcération des tissus muqueux voisins, ainsi que d'une congestion et d'une hypertrophie, plus ou moins prononcée, du col et des lèvres de l'orifice. Que les polypes aient franchi le col, ou qu'ils soient encore compris dans son écartement, le résultat est le même ; seulement, dans ce dernier cas, l'ulcération se trouvant quelquefois dans la cavité du col, c'est seulement après l'extirpation du polype que l'on en reconnaît la présence.

L'extirpation de ces petits polypes se fait aisément, soit avec une longue paire de cisceaux, soit avec la longue pince dont on se sert lors de l'application du spéculum ; mais, cette extirpation faite, la malade n'est pas guérie. C'est que le polype n'était qu'un élément de la maladie ; élément important, sans doute, dans la plupart des cas, cause d'irritation et d'ulcération de la membrane muqueuse, mais n'ayant par lui-même que bien peu d'influence sur l'économie. Les symptômes locaux et généraux qui existent dans ces cas, et qui fixent l'attention du médecin et de la malade vers l'utérus , sont bien et dûment le résultat d'une maladie inflammatoire locale secondaire, et ne peuvent disparaître que par la guérison de celle-ci.

L'importance des faits que je viens de faire connaître, touchant la relation qui existe entre l'inflammation avec ulcération du col de l'utérus et les polypes ou tumeurs fibreuses de cet organe, devient pour moi, de jour en jour, plus évidente ; et l'influence qu'ils sont appelés à exercer sur le traitement de ces maladies me paraît les recommander fortement à l'attention des médecins. Pratique-t-on l'extirpation de la tumeur, la malade n'est qu'à moitié guérie s'il reste encore une lésion inflammatoire du col ; et lorsque la tumeur se trouve trop haut pour être attaquée par l'opération, c'est en combattant le travail phlegmasique dans l'utérus, en cherchant à mettre, en quelque sorte, cet organe au repos, que l'on peut espérer arrêter les progrès de la maladie, et maintenir les femmes dans un état de santé supportable.

Les observations suivantes sont destinées à montrer, sous ses divers aspects, l'inflammation avec ulcération du col, qui accompagne les polypes et les tumeurs fibreuses.

Observation XIII. — *Polype fibreux de l'utérus, adhérant au col de cet organe, et compliqué d'inflammation avec ulcération étendue de cette région.* — Le 1er août 1834, je fus consulté pour une demoiselle de trente-quatre ans, mademoiselle C..., qui, depuis plusieurs années, avait des hémorrhagies utérines. Réglée régulièrement jusqu'à l'âge de vingt-sept ans, elle avait commencé, à cette époque, à éprouver, pendant chaque période menstruelle, de vives douleurs dans les lombes et une véritable métrorrhagie. Les règles se prolongeaient pendant huit ou dix jours, au lieu de trois ou quatre jours qu'elles duraient auparavant. La malade perdait de gros caillots de sang, et ressentait de vives douleurs dans les lombes et à l'hypogastre. Depuis quelque temps surtout, l'écoulement sanguin était devenu excessivement abondant à chaque période menstruelle, et il persistait souvent dans l'intervalle des règles. Son teint était excessivement pâle, face altérée, langue chargée, anorexie, perte du sommeil, céphalalgie continuelle, cardialgie, palpitations, faiblesse générale, œdème des jambes, pouls petit et fréquent, douleurs vives dans les lombes et à l'hypogastre, sensation de pesanteur dans le bassin. En l'examinant, je trouvai l'hymen intact, mais suffisamment dilatable pour permettre l'introduction de l'index. Dans la cavité du vagin, il y avait une tumeur du volume d'un petit œuf, parfaitement lisse et régulière, pédiculée, et que l'on pouvait suivre jusqu'à l'orifice du col de l'utérus, sur le côté droit duquel elle paraissait être implantée. Cette exploration fut suivie d'un abondant écoulement de sang pur, sans odeur particulière.

Le 17 août, je divisai l'hymen à l'aide d'une incision cruciale. Le lendemain, je cautérisai légèrement les bords de l'incision avec le nitrate d'argent, afin d'empêcher la réunion.

Le 23 août, les incisions étaient parfaitement cicatrisées. Je procédai, avec l'assistance de mon ami, le docteur Heming, à l'application d'une ligature sur le pédicule de la tumeur; mais je rencontrai des difficultés beaucoup plus grandes que je ne m'y attendais. Aussitôt que je voulais serrer le nœud, la ligature glissait immédiatement. Après plusieurs tentatives infructueuses, je me décidai à un nouvel examen, et je reconnus que le polype, qui paraissait naître de la cavité du col, avait contracté des adhérences avec le côté droit de l'orifice; de sorte qu'il était impossible d'atteindre, avec la ligature, le pédicule de la tumeur. Il était évident qu'il fallait d'abord détruire cette adhérence anormale. J'y réussis, tant avec une paire de ciseaux que je portai jusque sur cette adhérence, en les guidant avec l'index et le médius de la main gauche, qu'avec les doigts qui me servirent à en déchirer les derniers restes. Comme il y avait encore quelques difficultés pour appliquer la ligature, principalement à cause de l'étroitesse du vagin, j'introduisis un spéculum; et le polype ayant été découvert, je portai sur lui un nœud, passé à travers une seule branche de la canule, et je le fis remonter jusque sur le pédicule; je serrai alors la ligature, et l'hémorrhagie, qui était considérable pendant l'opération, s'arrêta immédiatement. Je serrai ainsi la ligature tous les jours; au quatrième jour, elle tomba avec le polype.

A partir de l'opération, il n'y eut plus la moindre hémorrhagie.

Quelques jours après la chute du polype, j'examinai le col de l'utérus avec le spéculum, et je trouvai une ulcération occupant, non-seulement le point où existait l'adhérence, mais encore la plus grande partie de sa surface. Je me bornai à prescrire des injections et le repos, espérant que la cicatrisation se ferait spontanément; mais à un nouvel examen, dix jours après, je trouvai que l'ulcération avait augmenté d'étendue. Je me décidai, en conséquence, à cautériser avec le nitrate d'argent. Je répétai plusieurs fois cette cautérisation. Un mois après, la cicatrisation était complète.

Observation XIV. — *Polype fibreux de l'utérus, compliqué d'ulcération inflammatoire du col.* — Madame D..., âgée de cinquante ans, me fut adressée le 1er mai 1845, par son médecin ordinaire. Depuis huit ans elle était sujette à des hémorrhagies utérines, dont l'intensité allait toujours croissant. Elle avait eu plusieurs enfants, le dernier à l'âge de quarante-deux ans; elle avait eu aussi deux fausses couches à trois mois, dans les deux années suivantes. A la suite de sa dernière fausse couche, elle fut prise d'une métrorrhagie qui revenait à chaque époque menstruelle, métrorrhagie tellement abondante qu'elle déterminait quelquefois des syncopes. A l'âge de quarante-cinq ans, cette dame cessa de perdre du sang à ses époques; en revanche, l'hémorrhagie devint presque continuelle. A peine se passait-il un jour sans qu'elle perdît une certaine quantité de sang; elle était plongée dans un état d'anémie extrême; la peau était jaunâtre, le corps amaigri; palpitations, céphalalgie, perte de sommeil, faiblesse excessive; bruit de soufflet à la région du cœur et sur le trajet des artères; les fonctions digestives étaient à peine troublées; l'appétit était conservé, et la malade mangeait beaucoup afin de refaire ses forces; douleurs lombaires et hypogastriques ; sensation de pesanteur pendant la marche. Le toucher fit reconnaître dans le vagin l'existence d'une tumeur pédiculée, du volume d'un œuf de dinde, qui s'échappait par l'orifice du col de l'utérus. Cette exploration ramena l'hémorrhagie. Je proposai à la malade de lier cette tumeur; elle y consentit sans difficulté.

Le 3 mai, après avoir vidé l'intestin, je passai autour du collet de la tumeur une ligature, et je serrai avec force ; l'hémorrhagie fut considérable pendant l'opération ; le sang paraissait fourni par la surface de la tumeur.

Le 11 mai, le polype s'échappa du vagin pendant que la malade urinait. La canule et la ligature restèrent en place; en exerçant des tractions, j'abaissai l'utérus; mais je n'entraînai ni la ligature ni la canule. Je fus donc obligé de relâcher la ligature et de la faire glisser le long d'une des branches de la canule.

17 mai. — En examinant au spéculum le col de l'utérus, je trouvai une large ulcération sur les lèvres antérieure et postérieure : la première était beaucoup plus volumineuse que la seconde, et c'était elle qui était le siége principal de l'ulcération; on ne trouvait nulle trace du pédicule de la tumeur. Je cautérisai l'ulcération avec le nitrate d'argent; je prescrivis des injections avec le sulfate de zinc, un demi-drachme de sesqui-oxyde de fer par jour, et une alimentation substantielle.

Le 25 mai, cette dame fut obligée de retourner dans sa famille pour des affaires qui réclamaient impérieusement sa présence. Déjà son teint était meilleur, et ses forces étaient revenues en partie ; mais l'ulcération n'était pas encore cicatrisée. Je prescrivis des injections de sulfate de zinc, qui devaient être continuées pendant quelques semaines. J'ai appris depuis que la santé de cette dame allait toujours s'améliorant, mais qu'elle ressentait encore des douleurs dans le dos, indiquant probablement la persistance de l'ulcération. Cependant, comme je n'ai pas entendu parler d'elle depuis longtemps, je suppose que les symptômes ont toujours été en diminuant, et que le col de l'utérus est revenu à son état normal.

Observation XV. — *Inflammation avec ulcération du col de l'utérus, compliquant un polype vasculaire.* — Au mois de mai 1846, je fus appelé en consultation auprès d'une dame de trente-neuf ans, affectée depuis plusieurs années d'une maladie utérine assez obscure. Réglée de bonne heure, à l'âge de douze ou treize ans, cette dame était habituellement bien portante, quoique assez délicate. A dix-huit ans, elle fit un voyage dans l'Amérique du sud, où elle se maria et eut deux enfants dans les premières années de son mariage. Les accouchements furent heureux et ne furent suivis d'aucun symptôme anormal. A l'âge de vingt-cinq ans, les règles, qui jusque-là n'avaient duré que quatre ou cinq jours, commencèrent à devenir plus abondantes et plus prononcées. Peu à peu, ces troubles de la menstruation devinrent plus marqués : les règles se prolongeaient souvent de quatorze à vingt jours, sans être extrêmement abondantes, excepté pendant les trois ou quatre premiers jours. Il y avait aussi des douleurs vives et continues dans le bas du dos, de légères douleurs dans les régions ovariques, surtout à gauche, et un écoulement vaginal blanchâtre. On pratiqua le toucher, et la seule altération que l'on reconnut à cette époque était un peu de dureté, de sensibilité du col de l'utérus.

Ce fut en vain que l'on mit en usage, contre cette hémorrhagie, tous les moyens usités et connus. Rien ne réussit. Comme la santé générale s'affaiblissait rapidement sous l'influence des pertes de sang et de l'irritation utérine ; comme, d'ailleurs, on attribuait à l'influence du climat tropical la résistance que présentait ce phénomène morbide, la malade se décida à retourner en Europe. Elle avait alors trente et un ans ; le changement de climat n'apporta aucun soulagement à l'hémorrhagie et aux douleurs locales; à chaque période menstruelle, les pertes revenaient plus ou moins abondantes. Depuis huit ans, cette malade était continuellement en traitement. La croyant atteinte d'une inflammation de la matrice, on l'avait soumise à une médication antiphlogistique *à outrance*, qui avait achevé de ruiner sa santé générale. Pendant quelque temps, on avait essayé de cautériser le col de l'utérus, avec le nitrate d'argent, porté sur le col par l'intermédiaire d'un tube, et sans application du spéculum; ce traitement réussit à restreindre les hémorrhagies pendant quelques mois, mais elles ne tardèrent pas à reparaître. Ce fut alors, et sur l'avis du médecin qui lui avait donné des soins en Amérique, et qui, à son retour en Angleterre, avait trouvé au toucher le col de l'utérus mou et entr'ouvert, tandis qu'il était dur et fermé au début des accidents ; ce fut sur son avis, dis-je, que cette dame réclama mes soins.

La face était pâle et un peu jaunâtre, presque comme le facies des cancéreux ; mais j'avais si souvent rencontré cette coloration cachectique, dans le cas d'inflammation chronique de l'utérus avec pertes abondantes, que je me gardai d'en rien conclure relativement à l'existence de l'affection cancéreuse, dont on la croyait atteinte. Effectivement, en pratiquant le toucher, je trouvai le vagin relâché et très-sensible ; le col abaissé, en rétroversion, volumineux et induré, mais parfaitement lisse dans toute son étendue. L'orifice était entr'ouvert, au point que l'on pouvait y faire pénétrer les deux tiers de la première phalange de l'index. Cette espèce de petite cavité, dans laquelle pouvait pénétrer le doigt, était molle et fongueuse au toucher; l'utérus était sensible à la pression, assez volumineux, mais sans nodosités, ni inégalités. Cette hypertrophie du col, jointe à l'état d'écartement de ses lèvres et à la sensation de velouté qu'elles donnaient sous le doigt, indiquait évidemment l'existence de l'inflammation du col avec ulcération. J'introduisis dans le vagin un large spéculum bivalve, que j'ouvris largement; et relevant le col rétroversé, je découvris la véritable cause des accidents. Entre les lèvres du col, se trouvait compris un petit polype vasculaire du volume d'une noisette, qui occupait la cavité du col, et qui venait montrer son extrémité antérieure entre les valves du spéculum, largement écartées. Si l'écartement était moindre, les lèvres hypertrophiées du col retombaient sur l'orifice, et dérobaient le polype aux regards. Je m'assurai, à l'aide d'une sonde utérine, que le polype naissait de la cavité du col, à un pouce de l'orifice, par un long pédicule. La cavité du col utérin était fortement dilatée, et tout ce qu'on en apercevait était ulcéré. L'ulcération occupait tout le contour de l'orifice, à partir de quelques lignes en dehors du point occupé par le polype. Ce dernier était très-rouge, vasculaire, et si mou qu'il se laissait déprimer au moindre contact. C'était parce que le polype était embrassé par la cavité du col, et peut-être aussi à cause de sa mollesse, qu'il avait été impossible de le découvrir au toucher. Le doigt sentait seulement une petite cavité molle, fongueuse, qui était l'extrémité du polype, et les tissus ulcérés environnants. Le col lui-même était fortement augmenté de volume, rouge, enflammé, et si fortement porté dans la rétroversion, qu'il était fort difficile de l'atteindre avec le spéculum. L'existence de ce polype reconnue, je proposai l'extirpation ; mais la malade crut devoir la retarder, à cause de quelques affaires de famille qu'elle avait à arranger.

Quelques mois se passèrent sans que j'eusse des nouvelles de cette dame. Il paraît que, ne pouvant croire à l'existence d'une tumeur ou d'un polype, elle avait consulté un accoucheur éminent qui lui avait déclaré qu'elle n'avait ni tumeur, ni ulcération, mais bien une rétroversion de l'utérus, qu'il prétendit réduire avec la sonde utérine de Simpson, et qu'il lui recommanda de se faire réduire de temps en temps. Quelques jours après sa visite à cet accoucheur, elle me fit appeler et me fit part de ce qui lui était arrivé. Je l'interrogeai pour savoir comment l'exploration avait été faite : elle m'apprit qu'on l'avait examinée, couchée sur un sofa et sur le côté, avec un spéculum conique ou cylindrique, et à l'aide d'une lumière artificielle ; je supposais que le polype était tombé naturellement. Je repris mon examen, et je me convainquis de nouveau, en écartant les valves du spéculum, qu'il existait une petite tumeur vasculaire entre les lèvres du col, avec ulcération de l'orifice. Je saisis immédiatement le polype avec l'extrémité des pinces ordinaires ; je le broyai et le tordis, ainsi que son pédicule ; il ne s'écoula que quelques gouttes de sang. Je cautérisai ensuite l'ulcération qui s'étendait à toute la profondeur et à toute la circonférence de la cavité du col utérin.

A partir de ce moment, tout se réduisit à une inflammation, avec hypertrophie et ulcération du col, et j'eus recours aux moyens habituels : la cautérisation à des intervalles variables, des injections vaginales émollientes ou astringentes, des bains de siége, les sangsues sur le col, et le repos dans la position horizontale. Toutefois, l'inflammation et l'ulcération se montrèrent très-rebelles au traitement. Ce fut seulement par degrés que l'hypertrophie entra dans une période décroissante. Sous l'influence de cette amélioration, le col, qui était abaissé et rétroversé, se releva peu à peu dans le bassin, et reprit, à peu de chose près, la direction normale, en même temps que l'ulcération marchait vers la cicatrisation.

Il ne fallut que quelques semaines pour obtenir la guérison de l'ulcération qui occupait les lèvres du col ; mais l'ulcération de la cavité exigea beaucoup plus de temps pour se cicatriser; il ne fallut pas moins de cinq mois. A mesure que la cavité du col se cicatrisait, elle revenait sur elle-même et se fermait au point que l'on pouvait à peine y introduire la sonde utérine. Dans les dernières six semaines du traitement, l'ulcération paraissait limitée à une petite surface profondément située, et très-probablement au point d'insertion du polype, près de l'orifice interne du col. Lorsque le traitement fut terminé, le col était remonté d'au moins deux pouces dans le bassin. Il était aussi beaucoup diminué de volume, moins entraîné en rétroversion, et ne présentait pas trace d'induration inflammatoire, bien qu'il fût encore un peu plus volumineux et un peu plus dur que dans l'état normal. Le vagin était parfaitement sain, tous les organes utérins étaient encore sensibles au toucher; sous ce rapport, ils participaient à l'état d'exagération de la sensibilité nerveuse dans le reste de l'économie. Depuis l'arrachement du polype, il n'y avait plus d'écoulement sanguin, en dehors des règles.

Remarques.—La lenteur de la cicatrisation peut être rapportée, dans le fait précédent, à deux circonstances : d'abord à la longue durée de la maladie locale, ensuite à la débilitation profonde de l'économie, occasionnée par quinze ans de souffrances. Non-seulement la malade se trouvait réduite, par ses pertes continuelles de sang, morbides et artificielles, à un état anémique des plus prononcés; mais encore le système digestif et le système nerveux avaient subi de profondes atteintes. L'estomac ne supportait qu'avec peine les aliments, quelque peu abondants qu'ils fussent. Les intestins agissaient de la manière la plus irrégulière ; et la malade ne pouvait supporter ni stimulant ni tonique. Le fer, la quinine, l'iode... etc., avaient été essayés à diverses époques ; mais on avait été toujours obligé d'y renoncer. A diverses fois, on avait observé des douleurs névralgiques intenses sur le trajet des nerfs intercostaux, sciatiques, cruraux, dorsaux, etc. Ces névralgies semblaient changer de siége et disparaître sous l'influence des variations atmosphériques ou de diverses conditions physiques ou morales; elles se liaient évidemment à l'anémie.

Observation XVI. — *Inflammation et ulcération du col de l'utérus, compliquant une tumeur fibreuse de l'utérus.*—Au mois de mars 1847, je fus consulté par madame de M.., âgée de trente-neuf ans, mariée, sans enfants, et qui, depuis plusieurs années, était atteinte d'une maladie grave de l'utérus. Cette maladie avait été regardée comme cancéreuse. Mariée de bonne heure, cette dame avait été bien portante jusqu'à l'âge de trente-cinq ans, époque à laquelle elle commença à éprouver des pesanteurs et des menstrues plus douloureuses et plus abondantes que d'ordinaire. Plus tard, elle eut des flueurs blanches et des douleurs dans le dos. Ces symptômes augmentèrent peu à peu; sa santé s'altéra; et lorsque je fus appelé près d'elle, elle gardait le lit depuis quelque temps; elle était faible, pâle, jaunâtre et amaigrie; elle souffrait des douleurs vives dans le dos, dans les régions ovariques; elle avait de la cardialgie et des maux de tête fréquents; les digestions étaient mauvaises.

En pratiquant le toucher, je trouvai l'utérus fortement augmenté de volume, s'élevant de beaucoup au-dessus du pubis, mais mobile et sans adhérence. J'avais donc affaire à une tumeur fibreuse considérable. L'orifice était entr'ouvert, et donnait la sensation veloutée de l'ulcération. Au spéculum, le vagin paraissait rouge et congestionné; le col était plus volumineux qu'à l'ordinaire et ulcéré. L'ulcération s'enfonçait dans la cavité. La sonde utérine pénétrait facilement de plus de quatre pouces dans la cavité de l'utérus, preuve évidente du relâchement de l'orifice interne du col et de l'agrandissement de l'utérus.

Pleinement convaincu que l'ulcération du col de l'utérus jouait un grand rôle dans la perturbation de la santé générale, un rôle peut-être plus important que la tumeur fibreuse, j'employai, chez cette malade, le traitement que je mets ordinairement en usage en ce cas : la cautérisation périodique, les injections vaginales astringentes, les purgatifs légers, l'alimentation convenable. Sous l'influence de ce traitement, secondé des moyens généraux que pouvait réclamer l'état de cette malade, l'ulcération diminua peu à peu, et finit par se cicatriser, en même temps que l'inflammation disparaissait dans les parties environnantes. Les douleurs locales devinrent moindres, et finirent par disparaître. L'état de la digestion et la santé générale allèrent peu à peu s'améliorant. Ainsi, grâce au traitement de l'ulcération du col, les symptômes les plus graves ont disparu; la tumeur est indolente et ne paraît pas faire de progrès; enfin cette malade se trouve dans un état de santé qu'elle n'avait pas connu depuis longtemps.

Remarques. — La malade qui fait le sujet de l'observation précédente n'avait jamais présenté d'hémorrhagie aux époques menstruelles; elle n'avait donc pas souffert de l'anémie qu'occasionne l'hémorrhagie qui accompagne le plus souvent les tumeurs fibreuses, surtout lorsqu'elles sont compliquées d'inflammation du col et de dilatation de la cavité utérine. J'ai souvent remarqué qu'on pouvait diminuer, sinon supprimer ces hémorrhagies, en faisant disparaître l'inflammation locale qui les entretient.

CHAPITRE X.

Inflammation du vagin et de la vulve.

Les maladies inflammatoires du col de l'utérus sont presque toujours accompagnées d'une inflammation, plus ou moins vive, du vagin et de la vulve. Lorsqu'il en est ainsi, on trouve le vagin et la vulve rouges, congestionnés, tuméfiés et sensibles au toucher. Assez souvent ces caractères sont bornés au tiers ou à la moitié supérieure du vagin ; on peut trouver alors, dans les portions congestionnées et enflammées, une certaine quantité de mucus blanc, mélangé à du pus. Ainsi que je l'ai dit plus haut, l'écoulement leucorrhéique blanchâtre est dû à une supersécrétion des follicules muqueux congestionnés du col de l'utérus, et peut-être du vagin, tandis que le pus est le résultat immédiat de l'inflammation. Ces deux éléments se combinent dans des proportions diverses, suivant le degré de la congestion et de l'inflammation qui se trouvent réunies. Si c'est la congestion qui prédomine, la sécrétion est principalement blanchâtre et muqueuse; si c'est l'inflammation, elle est le plus souvent jaunâtre et purulente.

Dans ces dernières années on a décrit, en France surtout, une forme particulière de vaginite, que l'on a rattachée à la grossesse, et à laquelle on a donné le nom de *vaginite granuleuse*. Cette distinction ne me paraît nullement fondée : elle repose seulement, en effet, sur cet état d'hypertrophie des papilles et des follicules muqueux que présente le plus souvent la muqueuse vaginale pendant la grossesse, alors que le vagin est enflammé ou seulement fortement congestionné.

Dans les inflammations non syphilitiques du vagin, il est rare que l'écoulement purulent soit très-abondant. C'est que la membrane muqueuse du vagin n'est presque jamais assez vivement enflammée, en dehors de l'action des causes spécifiques, pour sécréter d'abondantes quantités de véritable pus. Je n'hésite donc pas à considérer une sécrétion purulente très-abondante, fournie par la muqueuse vaginale, comme un symptôme presque pathognomonique de l'inflammation blennorrhagique.

Un fait important dans l'histoire de la vaginite, sur lequel j'ai déjà fixé l'attention, c'est qu'elle peut rarement se prolonger pendant un certain temps comme maladie primitive, qu'elle soit d'ailleurs spécifique ou non, sans que l'inflammation s'étende à la membrane muqueuse du col. Il suit de là que, dans la blennorrhagie, maladie dans laquelle l'inflammation commence cependant sans aucun doute par le vagin et par la vulve, le col de l'utérus finit toujours, après un certain temps, par présenter de la congestion et de l'inflammation, même des ulcérations, lorsque la maladie n'est pas traitée convenablement. Je regrette de ne pouvoir donner ici le moyen certain de distinguer l'inflammation simple du vagin, de l'inflammation blennorrhagique. Il existe, j'en suis convaincu, des différences ; la preuve c'est que, en général, l'inflammation simple de la vulve et du vagin ne donne pas lieu à une sécrétion qui puisse déterminer la blennorrhagie chez l'homme, quoique je reconnaisse que cela peut avoir lieu dans certains cas. Les malades qui viennent me consulter habituellement au dispensaire sont presque toujours des femmes respectables, mariées ou non, parmi lesquelles je rencontre rarement des maladies syphilitiques. Dans les rangs élevés de la société, ces maladies sont encore plus rares. Je suis persuadé que je ne les observe pas une fois sur cinquante. Presque toutes ces femmes, à quelque classe de la société qu'elles appartiennent, continuent à avoir des rapports avec leurs maris; et malgré l'existence presque constante d'une vaginite, ceux-ci ne sont que rarement atteints de blennorrhagie. Lorsque je trouve la maladie chez les deux époux, c'est que presque toujours le mari est un homme dissipé, hantant mauvaise compagnie, et que le plus souvent il s'est exposé à la contagion. Les seules différences anatomiques que j'aie pu saisir entre cette vaginite et l'inflammation blennorrhagique, c'est que, dans la blennorrhagie, le pus est sécrété en très-grande quantité; la membrane muqueuse présente beaucoup de rougeur, de congestion et de gonflement; l'inflammation s'étend parfois à l'urètre, et se montre en général rebelle au traitement.

L'inflammation aiguë de la vulve, non blennorrhagique, offre rarement une grande intensité, comme du reste la vaginite simple, à moins qu'il n'y ait en même temps une inflammation du col de l'utérus. Cette inflammation peut affecter diverses formes, et occuper divers tissus. Généralement c'est la membrane muqueuse qui est le siége de la maladie. Elle présente alors les caractères que j'ai décrits, la congestion, la rougeur, le gonflement, la sensibilité à la pression, et une sécrétion mucoso-purulente. La sécrétion muqueuse a quelquefois tendance à se concréter. Elle forme des plaques jaunâtres, qui adhèrent solidement aux replis des lèvres et des nymphes. Cette sécrétion peut se rencontrer dans quelques cas où la vulve est seulement congestionnée.

Les follicules muqueux des lèvres et des nymphes, très-abondants et volumineux, peuvent être seuls le siége de l'inflammation; alors ils sont rouges, gonflés, saillants, quelquefois ulcérés. Cette forme d'inflammation vulvaire peut prendre des caractères très-fâcheux : le docteur Oldham a décrit avec soin une espèce particulière d'inflammation folliculaire de la vulve, dans laquelle l'inflammation affecte principalement les follicules muqueux des nymphes et de l'orifice vaginal, à partir du méat, jusqu'à la commissure inférieure, et s'étend rarement aux grandes lèvres. Quelques-uns de ces follicules muqueux s'ulcèrent, forment de petites ulcérations aphtheuses, que l'on pourrait prendre au premier abord pour des ulcères vénériens; mais en examinant plus attentivement, on reconnaît leur nature purement inflammatoire. Cette inflammation folliculeuse est souvent accompagnée d'une contraction spasmodique du constricteur du vagin et par suite de l'occlusion de l'orifice vaginal : de là des douleurs vives pendant la copulation. Cette forme de maladie est, généralement, difficile à guérir. Elle peut exister indépendamment de toute inflammation vaginale ou utérine. Toutefois elle est liée le plus souvent à une maladie du col utérin.

Quelle que soit la nature de l'inflammation vulvaire, elle s'accompagne souvent d'une vive irritation, avec démangeaison. Cette demangeaison est, de tous les symptômes de cette maladie, un des plus fâcheux et des plus fatigants pour les malades. Les femmes sont inévitablement entraînées à exercer des frictions sur ces parties, et l'inflammation augmente incessamment sous l'influence de ces contacts répétés. Peu à peu l'inflammation et l'irritation s'étendent à la surface externe des grandes lèvres, et les démangeaisons deviennent plus intolérables que jamais. Les malades se déchirent les parties avec rage, et ne les abandonnent que lorsqu'elles les ont excoriées et couvertes de sang. Lorsque cette inflammation est devenue chronique, les replis muqueux, compris entre les grandes lèvres et les nymphes, et ceux qui recouvrent et entourent le clitoris et le vestibule, prennent une couleur blanchâtre et grisâtre, s'épaisissent et s'hypertrophient; les grandes lèvres elles-mêmes acquièrent un volume énorme, et présentent un aspect marbré tout particulier.

Si l'on examine avec soin les malades, on trouve presque toujours ces formes chroniques de l'inflammation vulvaire, liées à une maladie fort étendue du col de l'utérus. On s'explique ainsi comment ces inflammations de la vulve présentent une grande résistance au traitement, lorsqu'on s'attache à combattre l'élément vulvaire, au lieu d'attaquer la véritable cause de l'inflammation externe, la maladie du col de l'utérus.

L'inflammation de la vulve, dans l'état aigu, et sous une forme grave, affecte souvent le tissu cellulaire sous-cutané des grandes lèvres, et devient le point de départ d'abcès phlegmoneux. Ces abcès, souvent considérables, s'accompagnent de douleurs vives et d'un mouvement fébrile assez intense. Une fois le pus écoulé au dehors par une ouverture spontanée ou artificielle, les tissus voisins s'affaissent et ne tardent point à reprendre leur aspect naturel, malgré l'énorme distension dont ils ont été le siége. Lorsque l'ouverture est spontanée, elle se fait toujours vers le feuillet muqueux des grandes lèvres; elle se rétrécit rapidement, au point que, en quelques jours, on a peine à la retrouver. Il ne reste presque plus de traces de l'abcès phlegmoneux, et cependant la guérison est plus apparente que réelle. La cavité de l'abcès persiste, et à la moindre irritation, l'inflammation phlegmoneuse se réveille. Dans les cas de cette espèce, le traitement le plus efficace consiste à maintenir l'abcès largement ouvert, et à le panser à fond, afin d'obtenir la cicatrisation par granulations.

La vulve présente quelquefois, vers sa commissure inférieure, dans le voisinage des nymphes, des ulcérations très-rebelles, qui ont l'étendue d'un schelling, ou d'une demi-couronne, et qui sont presque indolentes. Ces ulcérations ont été bien décrites par M. Boys de Loury, et par M. Laurès. Lorsque je rencontrai pour la première fois cette espèce d'ulcérations, je pensai d'abord à un chancre dégénéré; plus tard, je me suis assuré qu'elles n'avaient pas d'origine vénérienne, puisqu'elles résistaient au traitement mercuriel et aux cautérisations locales. Je crois donc, avec M. Boys de Loury, que ces ulcérations sont purement inflammatoires. Tout ce que je puis en dire, c'est qu'elles résistent au traitement, avec une fâcheuse ténacité. Les auteurs que je viens de citer ont vu, à Saint-Lazare, des cas dans lesquels, ni le cautère actuel, ni la potasse caustique, ni tout autre traitement local ou général, n'ont pu réussir à modifier ni à faire cicatriser l'ulcération. J'ai moi-même traité, au dispensaire de l'Ouest, une femme chez laquelle une ulcération de ce genre, qui avait résisté pendant quatre mois à tout traitement actif, se cicatrisa en huit jours, abandonnée à elle-même, et sous l'influence de moyens généraux seulement.

CHAPITRE XI.

Des rapports qui existent entre l'inflammation de l'utérus ou de son col, et les troubles fonctionnels ou les déplacements de cet organe (leucorrhée; aménorrhée; dysménorrhée; métrorrhagie et hémorrhagie utérine en général; stérilité; avortement; prolapsus; antéversion; rétroversion; rétroflexion; chlorose; hystérie).

Dans le cours des chapitres qui précèdent, je crois avoir pleinement établi les connexions intimes qui existent entre les états morbides dont l'énumération figure en tête de ce chapitre, et l'inflammation de l'utérus ou de son col. Toutefois, comme ces états morbides sont décrits, comme autant de maladies distinctes, par les auteurs qui ont écrit sur les maladies des femmes, sous le nom de maladies fonctionnelles de l'utérus, et comme leur relation directe avec l'inflammation de l'utérus passe souvent inaperçue, je crois devoir rassembler ici les faits disséminés dans les pages qui précèdent, au risque de quelques répétitions. J'espère ainsi faire envisager à mes lecteurs, sous une forme plus lucide et plus saisissable, la véritable nature de ces états morbides, au moins dans le plus grand nombre de cas.

Leucorrhée.

Sous le nom de leucorrhée, on désigne généralement tous les écoulements vaginaux qui ne contiennent pas de sang. Un écoulement leucorrhéique peut donc être composé de mucus ordinaire, de mucus blanc, de mucus transparent, de mucus visqueux, de pus, ou de ces quatre éléments combinés.

Les follicules muqueux de la vulve, du vagin et du col de l'utérus, dans l'état physiologique, en dehors de toute congestion ou de tout travail morbide, sécrètent, en plus ou moins grande abondance, un liquide transparent, légèrement glutineux, tout à fait analogue à celui qui est sécrété par les follicules muqueux dans tout autre point du corps. Cette sécrétion muqueuse naturelle des organes sexuels de la femme est surtout abondante un jour ou deux après la menstruation. A ce moment, chez une femme bien portante, on trouve toujours la vulve et le vagin largement lubrifiés par le mucus. Cette sécrétion muqueuse augmente aussi sous l'influence de l'orgasme vénérien. Dans l'état normal, elle n'est jamais assez abondante pour constituer un écoulement ; elle reste à la surface des parties sur lesquelles elle est sécrétée, et qu'elle maintient dans un état d'humidité convenable.

Le mucus crémeux, blanchâtre, est sécrété par la membrane muqueuse du col, peut-être aussi par la partie supérieure du vagin, lorsque la muqueuse est congestionnée. Comme cette congestion peut être physiologique, il suit que la présence de ce mucus ne dénote pas indispensablement l'existence d'une maladie. Un grand nombre de femmes qui habitent les grandes villes présentent un écoulement leucorrhéique blanchâtre plus ou moins abondant, pendant la durée de la congestion physiologique qui précède et suit la menstruation ; mais tant qu'il n'y a pas d'inflammation locale, l'existence de cet écoulement est sans importance, et seul il ne détermine ni symptômes généraux, ni symptômes locaux. Cet écoulement est-il très-abondant, persiste-t-il dans les intervalles des règles, on peut soupçonner l'existence de quelque altération inflammatoire du col de l'utérus, qui entretient la congestion. Le fait est qu'il en est ainsi le plus souvent. Si le mucus blanchâtre est mêlé de mucus transparent ou de pus, l'existence d'une inflammation n'est plus douteuse ; mais alors il y a toujours des symptômes locaux ou généraux. Dix-neuf fois sur vingt, les femmes qui viennent réclamer des soins pour une leucorrhée sont affectées d'une maladie inflammatoire de l'utérus. Sans cela, elles n'attacheraient qu'une médiocre importance à l'écoulement, et ne s'occuperaient pas du tout de sa présence.

L'écoulement transparent visqueux est fourni par les nombreux follicules muqueux de la cavité du col de l'utérus ; lorsqu'il est un peu abondant, c'est un signe certain de l'inflammation de cette cavité. Le mucus visqueux peut être le résultat d'une hypersécrétion des follicules muqueux de la cavité du col, reconnaissant pour cause une inflammation de la trame vasculaire et de la muqueuse dont ils font partie. Quoi qu'il en soit, il est certain que toutes les fois qu'il y a une sécrétion visqueuse très-abondante, on trouve l'orifice et la cavité du col entr'ouverts, rouges, enflammés ou ulcérés. Dans l'inflammation des fosses nasales, ou coryza, la sécrétion offre d'ailleurs le même caractère de transparence.

La présence du pus indique, comme on le comprend, une inflammation grave ou une ulcération. Il en est de même de l'écoulement mucoso-purulent : tous deux coexistent presque constamment avec des symptômes locaux et généraux. Il est rare d'observer un écoulement abondant de pus parfaitement pur, dans un cas d'inflammation simple du col et du vagin. Lorsque le pus coule à flots de ce conduit, presque constamment il existe une blennorrhagie.

Ces trois formes de l'écoulement vaginal peuvent se trouver combinées ; c'est ce qui a lieu généralement dans le cas d'ulcération du col de l'utérus. Il ne faut pas oublier cependant que cette ulcération peut exister sans écoulement leucorrhéique d'aucune espèce, la sécrétion morbide étant absorbée entièrement dans le vagin. L'examen au spéculum est donc indispensable dans les cas de ce genre ; on peut même dire que, sans un examen de cette espèce, il est impossible d'avoir des données bien précises sur la nature des écoulements vaginaux.

Menstruation.

Les inflammations de l'utérus, et en particulier l'inflammation avec ulcération du col, exercent sur les fonctions menstruelles une influence très-notable. Cette influence est si marquée, que dans presque tous les cas où la menstruation offre des troubles considérables, que ce soit chez des femmes mariées ou non mariées, on peut être sûr qu'il existe chez elles, non pas un trouble fonctionnel, comme on le suppose généralement, mais bien une inflammation locale qui est la véritable cause des symptômes morbides. Examinons maintenant et successivement les diverses formes de troubles menstruels décrits par les auteurs, sous le nom de maladies fonctionnelles de l'utérus.

Aménorrhée.

Abstraction faite de cette forme d'aménorrhée que l'on observe chez les chlorotiques et les anémiques, et qui ne se lie à aucun état morbide de l'utérus, il est très-rare d'observer une aménorrhée permanente, une fois la menstruation franchement établie. Lorsqu'il en est ainsi, on trouve, sinon constamment, au moins le plus souvent, comme cause ou comme effet, une maladie locale de nature inflammatoire. Toutefois, l'aménorrhée est presque toujours le résultat et non la cause de la maladie locale. Dans les affections inflammatoires du col de l'utérus, la menstruation devient souvent irrégulière; parfois il y a des retards de quelques jours, de quelques semaines, et même de plusieurs mois; de là à la cessation complète, il n'y a qu'un pas. J'ai été souvent consulté pour des aménorrhées confirmées chez des femmes qui présentaient une inflammation ulcérative du col de l'utérus, et chez lesquelles l'aménorrhée était évidemment la conséquence de la maladie utérine. Dans ces circonstances, si l'aménorrhée se prolonge pendant des années, il ne suffit pas toujours de guérir la maladie locale pour rétablir la menstruation. L'âge des malades est pour beaucoup dans le rétablissement de cette fonction; plus les femmes sont jeunes, et plus les règles ont de facilité à reparaître.

Lorsque la menstruation ne se rétablit pas, l'utérus, et surtout son col, peuvent être quelquefois le siége d'une espèce d'irritation congestive permanente, qui finit par conduire à l'hypertrophie et à l'induration de cette partie de l'organe. J'ai vu, dans des cas de ce genre, le col augmenter de volume presque sous mes yeux, en quatre ou cinq ans, sans qu'on pût découvrir, dans cet intervalle de temps, une maladie véritablement appréciable. Par exemple, chez une femme mariée, qui a aujourd'hui vingt-huit ans, les règles, qui avaient d'abord été irrégulières, s'arrêtèrent immédiatement après son mariage, à l'âge de vingt-trois ans. Bientôt après, elle commença à éprouver des symptômes morbides vers l'utérus ; et lorsqu'elle vint me consulter, je trouvai le col enflammé et ulcéré, mais sans hypertrophie. Cet état morbide céda aisément au traitement, mais les règles ne reparurent qu'une ou deux fois ; l'utérus sembla rester dans un état de demi-congestion, et le col augmenta peu à peu de volume. Je dois cependant avouer que la malade n'était pas dans une position assez heureuse pour pouvoir donner à sa santé tous les soins convenables. Elle est restée délicate, quoique assez bien portante. Au reste, il est rare que les jeunes femmes aménorrhéiques soient réellement bien portantes, même lorsqu'il n'y a pas de maladie utérine, ou lorsque, après avoir existé pendant un certain temps, celle-ci a cédé au traitement.

En résumé, je n'hésite pas à affirmer que, en dehors de l'anémie, l'aménorrhée coexiste assez souvent avec l'inflammation locale de l'utérus pour rendre indispensable, dans les cas de ce genre, l'exploration des organes utérins.

Dysménorrhée.

D'après mon expérience, la dysménorrhée acquise est beaucoup plus souvent le résultat d'une maladie inflammatoire de l'utérus, et principalement du col de l'organe, que d'un trouble fonctionnel ou d'une susceptibilité nerveuse, ainsi qu'on le croit généralement.

Les femmes chez lesquelles l'utérus est naturellement prédisposé à la congestion, chez lesquelles la menstruation est très-abondante, qu'elle soit ou non précédée et suivie d'un écoulement leucorrhéique blanchâtre, ont souvent, ainsi que nous l'avons dit, des règles douloureuses, soit le premier jour, soit dans toute leur durée, à partir de la première apparition menstruelle. Chez ces femmes, la dysménorrhée est évidemment fonctionnelle ; c'est le résultat de la distension produite par une congestion excessive, ou d'une susceptibilité particulière du système nerveux utérin.

Tel n'est pas cependant le cas le plus commun : lorsque la menstruation, d'abord facile, devient douloureuse, ou lorsque, après avoir été seulement un peu douloureuse, elle s'accompagne de douleurs excessives, c'est qu'il y a une cause nouvelle à ces accidents. Cette cause, c'est en général l'inflammation et l'ulcération du col de l'utérus, dont la dysménorrhée est l'un des symptômes les plus ordinaires et les plus prédominants.

Ces remarques s'appliquent aux femmes vierges comme aux femmes mariées ; elles ont une grande importance, parce qu'elles donnent la clef de ces dysménorrhées si graves, accompagnées d'irritation spinale et de convulsions hystériques épileptiformes, qui résistent à tous les traitements, et qui font le désespoir des malades et de leurs médecins. J'ai en ce moment sous les yeux deux exemples frappants de cette relation de cause et d'effet : l'un est celui d'une jeune femme non mariée, chez laquelle la dysménorrhée était le symptôme prédominant ; elle avait toujours eu des règles un peu douloureuses, mais cependant sans en être véritablement incommodée. Depuis deux ans, la dysménorrhée était devenue de plus en plus intense ; elle avait fini par s'accompagner de douleurs atroces qui déterminaient de violentes convulsions d'hystérie épileptiforme, et dont une paralysie partielle était la conséquence. Dans le second cas, c'est une femme de trente ans, mère de famille, chez laquelle l'inflammation utérine avait commencé six ans auparavant, à la suite d'un accouchement laborieux. Le symptôme prédominant chez elle était aussi la dysménorrhée, qui fit peu à peu des progrès, et qui déterminait à chaque époque menstruelle des convulsions affreuses, et amena à la fin une paralysie partielle du côté gauche. Ces deux malades avaient été considérées comme affectées seulement d'hystérie épileptiforme, d'irritation spinale et de troubles fonctionnels de l'utérus; elles étaient traitées depuis plusieurs années d'après ces principes, tandis qu'en réalité elles étaient affectées d'une violente inflammation, avec ulcération du col de l'utérus.

La dysménorrhée peut reconnaître aussi pour cause, ainsi que l'a établi il y a quelques années M. Mackintosh, d'Edimbourg, une imperfection physique du col utérin, le rétrécissement de l'orifice interne ou du canal qui constitue la cavité du col. Ce rétrécissement peut être congénial ou acquis. Dans ce dernier cas, il est le résultat de l'inflammation. La dysménorrhée qui reconnaît pour cause un vice de conformation congénial, a pour caractère pathognomonique la présence de douleurs extrêmement vives, précédant de quelques heures l'apparition du flux menstruel, disparaissant immédiatement après cette apparition, ou se prolongeant pendant toute la durée des règles; douleurs dont l'origine remonte à l'établissement de la menstruation; mais ces douleurs cessent complétement, ainsi que tous les autres symptômes utérins, dans l'intervalle des périodes menstruelles. Dans la dysménorrhée par rétrécissement d'origine inflammatoire, les symptômes sont les mêmes à l'époque menstruelle; mais dans l'intervalle des règles, les femmes sont loin de jouir d'une santé parfaite, sous le rapport des symptômes utérins.

Il est facile de remonter à la cause des douleurs que les femmes éprouvent dans ces circonstances. Dans l'état normal, et en dehors de la gestation, la cavité utérine ne peut guère contenir plus de dix à douze gouttes de liquide, de sorte que si l'excrétion menstruelle, fournie par la membrane de la cavité utérine, ne trouve pas une issue facile à travers l'orifice interne et la cavité du col, il en résulte nécessairement une distension de l'utérus, et la production de douleurs extrêmement vives. Quelquefois l'obstacle peut être seulement à l'orifice interne, spasmodiquement contracté; dans ce cas, aussitôt que la résistance de l'orifice est vaincue, le sang s'échappe librement et les douleurs disparaissent ; mais si l'orifice interne est contracté d'une manière permanente, ou si le rétrécissement existe sur quelque point de la cavité du col, les douleurs peuvent persister pendant toute la période menstruelle.

Il n'est pas rare d'observer un état de contraction de la partie supérieure de la cavité du col, ou de l'orifice interne, comme complication de l'inflammation du col utérin, et par suite, du gonflement et de l'hypertrophie de cette partie de l'organe. Toutefois, cette remarque ne s'applique pas à la portion enflammée de la cavité du col, laquelle présente au contraire, ainsi que nous l'avons vu, une dilatation uniforme dans les cas d'inflammation.

Je regrette de ne pouvoir partager l'opinion de M. Simpson, en ce qui touche la signification de l'occlusion de l'orifice interne du col. Si je ne me trompe, l'honorable professeur d'Edimbourg pense qu'il y a rétrécissement de l'orifice interne, toutes les fois que la sonde utérine ne pénètre pas librement dans la cavité de l'organe. Or, une expérience bien souvent répétée, puisque j'ai soumis au cathétérisme près de six cents femmes dans le cours de ces dernières années, m'a conduit à des conclusions tout à fait différentes. Il existe évidemment, au niveau de l'orifice interne, une espèce de sphincter musculaire, formé par un faisceau fort et épais des fibres circulaires du col, et destiné probablement à fermer l'utérus pendant la dernière période de la grossesse. Ce sphincter, dans l'état naturel, est suffisant pour empêcher une sonde moyenne de pénétrer dans la cavité utérine, à moins d'employer un certain degré de pression. Chez presque toutes les femmes que j'ai examinées, j'ai vu la sonde pénétrer librement dans la cavité du col, et s'arrêter à l'orifice interne, sans que rien pût faire supposer l'existence d'une coarctation morbide. J'en conclus donc, contradictoirement à l'opinion de M. Simpson, que lorsqu'il existe, entre la cavité du col et la cavité de l'utérus, une libre communication, permettant l'introduction facile de la sonde utérine, cela constitue, en général, une condition anormale, indiquant l'existence d'une maladie, à moins qu'on n'observe cette disposition quelque temps après les règles, époque à laquelle l'orifice interne se relâche toujours, ou quelque temps après l'accouchement, lorsque cet orifice n'a pas encore recouvré sa puissance de contractilité normale.

J'ai rencontré la dilatation de l'orifice interne du col dans deux conditions pathologiques principales : dans le cas d'inflammation, et dans le cas de tumeur de l'utérus. Si l'inflammation qui occupe les lèvres du col, ou la partie inférieure de sa cavité, remonte jusqu'à l'orifice interne, il en résulte souvent un état de relâchement dans la contractilité musculaire de cet orifice. Toutes les fois que l'inflammation pénètre dans la cavité utérine, et s'étend à la membrane interne de cette cavité, l'orifice interne est entr'ouvert ; il en est de même lorsque la cavité utérine se dilate, sous l'influence du développement de tumeurs dans l'épaisseur de l'utérus. L'orifice interne s'entr'ouvre graduellement à mesure que l'utérus augmente de volume, et probablement par le même mécanisme que dans la grossesse. Le fait est tellement général que, lorsque je vois la sonde utérine franchir facilement l'orifice interne et pénétrer dans la cavité utérine dilatée, je considère cette pénétration comme un symptôme de plus à ajouter à ceux qui semblent dénoter l'existence d'une tumeur.

Il est, je crois, assez rare d'observer, en dehors de l'inflammation, des dysménorrhées intenses, ne reconnaissant d'autre cause qu'une contraction congéniale de la cavité du col et de l'orifice interne. Les cas de ce genre, lorsqu'on les rencontre chez des femmes non mariées, sont de nature à embarrasser beaucoup le médecin. En effet, la seule chose utile que l'on puisse faire pour les malades, c'est de recourir à la dilatation de la portion rétrécie du col ; et cela ne peut avoir lieu, sans pratiquer sur les organes utérins des manœuvres auxquelles les femmes non mariées répugnent plus que les autres. J'ai observé l'année dernière, dans ma pratique, un fait de ce genre : une jeune femme de vingt-deux ans me fut adressée par un médecin de province, pour des accidents dysménorrhéiques. Depuis l'apparition de ses règles, à l'âge de dix-huit ans, cette femme avait éprouvé les douleurs les plus atroces, à chaque période menstruelle. Les douleurs se prolongeaient sans interruption pendant les trois premiers jours de la durée des règles ; elles étaient telles que la malade ne pouvait fermer l'œil un seul instant, et qu'elle était forcée de garder le lit. Chez cette femme, on avait essayé, sans succès, toutes les ressources du traitement médical, en particulier les antispasmodiques, les calmants, les narcotiques, etc. ; elle en était arrivée au point de prendre de fortes doses d'opium, et cela sans grand avantage. Un fait me frappa dans l'histoire de cette malade ; c'est que, après les règles, les douleurs allaient graduellement en diminuant, et que, d'une période menstruelle à l'autre, non-seulement cette femme était débarrassée des symptômes utérins, mais encore elle était bien portante. L'hymen était intact, mais facile à dilater. Je pus donc pratiquer avec soin l'examen du col de l'utérus : je le trouvai sans aucune altération dans son volume, dans sa coloration, dans sa texture et dans sa densité, non plus que dans sa sensibilité. La cavité du col était évidemment rétrécie ; on ne pouvait y faire pénétrer la bougie la plus fine. Je supposai que ce pouvait être la cause de la dysménorrhée, et je me décidai à pratiquer la dilatation, à l'aide de petites tentes en éponge. J'employai les trois semaines qui précédaient l'apparition des règles à donner à cette dilatation des dimensions convenables. Je n'étais cependant pas parvenu à dilater l'orifice interne, et à faire pénétrer la sonde dans la cavité utérine, lorsque les règles parurent. Je fus assez étonné d'apprendre que les règles étaient venues plus abondantes que d'ordinaire et surtout sans douleur ; je continuai la dilatation d'une manière assez irrégulière ; mais comme à la seconde époque il ne survint non plus aucune douleur, je cessai tout traitement, bien que l'orifice interne ne fût pas encore dilaté : à peine si l'on pouvait y faire pénétrer la petite extrémité d'une bougie de cire.

Ménorrhagie et hémorrhagie utérine en général.

On considère généralement la ménorrhagie, c'est-à-dire l'écoulement menstruel trop abondant, trop prolongé, trop répété, comme le résultat d'une congestion active ou passive de l'utérus (sauf, bien entendu, les cas de dégénérescence ou de tumeurs utérines). Cette opinion, si générale et si répandue parmi les pathologistes anciens et modernes, est loin de reposer sur une appréciation bien rigoureuse des faits. La vérité est que, en l'absence de dégénérescence cancéreuse ou de tumeurs utérines, il est rare de voir les femmes avoir de véritables pertes, et les époques menstruelles se rapprocher d'une manière morbide, à moins de quelque inflammation chronique avec ulcération du col, ou bien à moins que la menstruation ne soit sur le point de disparaître d'une manière définitive. Ce n'est pas là, comme on pourrait le croire, une assertion fondée sur des vues théoriques ; mais bien le résultat de l'observation la plus scrupuleuse, ainsi que pourront s'en assurer tous ceux qui interrogeront avec soin l'état des organes utérins chez les malades qui présentent ces hémorrhagies. Sans doute, la congestion existe du côté de l'utérus, dans l'état de ménorrhagie ; mais cette congestion est presque toujours le résultat de l'inflammation du col. Seulement, elle revêt un caractère actif ou passif, suivant la constitution de la malade, et suivant l'étendue de la réaction que la maladie éveille dans l'organisme. Si l'inflammation du col est d'un caractère actif, si elle n'a pas eu encore le temps de débiliter l'organisme, l'hémorrhagie est dite *active* ou *sthénique*. Si, au contraire, la maladie du col a une origine ancienne, si elle a plongé les malades dans un état chloro-anémique, on dit que l'hémorrhagie est *asthénique*.

Il est assez difficile de s'expliquer comment, en certains cas, l'inflammation et l'ulcération du col rendent les règles plus rares et moins abondantes ; tandis que, dans d'autres, elles en augmentent démesurément l'abondance et en rapprochent les époques. C'est cependant un fait bien établi par l'observation de chaque jour. On peut observer, dans le cours d'une maladie inflammatoire du col, toutes les formes d'irrégularités menstruelles; et par conséquent toutes ces irrégularités peuvent être considérées comme autant de symptômes de la maladie. Tout ce que je peux dire à cet égard, c'est que je crois avoir remarqué que, lorsque l'inflammation s'étend au corps de l'utérus, la menstruation est généralement peu abondante et souvent retardée ; tandis que, lorsque la maladie est limitée au col, la menstruation est souvent profuse, et plus fréquente qu'à l'ordinaire.

La menstruation hémorrhagique peut se montrer parfois en dehors d'une maladie inflammatoire, et par suite d'une simple congestion de l'utérus ; mais ce n'est guère que dans les cas où la menstruation est sur le point de disparaître. En toute autre circonstance, la ménorrhagie idiopathique est aussi rare que l'hémoptysie causée par une congestion simple, indépendamment de toute maladie organique, tuberculeuse ou autre. Dans l'utérus, comme dans les poumons, il y a presque toujours quelque lésion organique qui provoque la congestion, dont l'hémorrhagie est le dernier terme. Ajoutons cependant que ces remarques ne s'appliquent pas aux femmes qui ont habituellement des règles très-abondantes, ou à celles qui éprouvent des espèces de pertes sous l'influence de causes particulières, comme des émotions morales, des exercices violents, ou toute autre cause accidentelle ou temporaire.

Lorsque la menstruation est sur le point de disparaître définitivement, elle devient irrégulière, et il n'est pas rare d'observer des pertes en l'absence de toute maladie inflammatoire locale, et par l'effet seul de la congestion. Ainsi, on voit les règles disparaître pendant deux ou trois mois, même davantage, et revenir ensuite avec une extrême abondance. Il n'est pas commun cependant, même à cette époque de la vie, d'observer des ménorrhagies répétées, en l'absence de tumeur ou de dégénérescence, à moins qu'il n'y ait une inflammation ulcérative du col. Dans tous les cas d'hémorrhagie rebelle que j'ai observés chez les femmes à l'époque de la ménopause, j'ai trouvé une maladie inflammatoire et ulcérative du col, comme point de départ de la congestion et de l'hémorrhagie. La preuve que l'ulcération est bien la cause de ces écoulements sanguins, c'est que, aussitôt l'ulcération guérie, les hémorrhagies se sont entièrement suspendues.

L'inflammation, avec ulcération du col de l'utérus, est aussi une cause d'hémorrhagie assez commune pendant la grossesse. Cette circonstance explique naturellement ces prétendus cas de menstruation chez les femmes enceintes. Dans presque tous les cas où j'ai été consulté pour ce phénomène anormal, j'ai reconnu que le sang était fourni par une ulcération du col de l'utérus. Les ulcérations offrent, en effet, pendant la grossesse, un caractère de turgescence et de vascularité tout particulier ; ces ulcérations saignent au moindre contact. De même, chez les femmes qui ont eu un avortement ou un accouchement prématuré, provoqué par une affection de ce genre, on a observé souvent, avant les accidents qui ont brusquement terminé la grossesse, des écoulements sanguins, qui ont été pris plus d'une fois pour des écoulements menstruels.

L'ulcération inflammatoire du col de l'utérus peut être aussi une cause fréquente d'hémorrhagie permanente, à la suite de l'accouchement. Cette hémorrhagie se prolonge souvent pendant des semaines ou des mois après le travail, et peut plonger les femmes dans un état d'anémie très-prononcé.

Quelle est la source de l'hémorrhagie, dans ces divers cas d'ulcération inflammatoire du col ? le sang est-il fourni par la membrane interne de la cavité utérine, comme dans la menstruation ordinaire, ou bien provient-il de la surface ulcérée ? Pour moi, je pense que le sang provient souvent à la fois de ces deux origines, quoiqu'il puisse, dans certains cas, provenir isolément de l'une ou de l'autre. C'est ainsi, par exemple, que j'ai arrêté instantanément des écoulements sanguins, en cautérisant largement, avec le nitrate d'argent, toute la surface ulcérée, en dedans et en dehors de l'orifice du col.

Stérilité.

L'inflammation chronique du corps et du col de l'utérus est une cause très-fréquente et généralement peu connue de la stérilité.

L'inflammation chronique du corps de l'utérus peut s'opposer à l'imprégnation, par la modification de vitalité qu'elle a fait éprouver à l'organe, et peut-être aussi, dans quelques cas, parce qu'elle détermine l'occlusion des trompes de Fallope. L'inflammation et l'ulcération du col peuvent déterminer également la stérilité par une réaction morbide sur les fonctions utérines ; mais, en ce cas, il s'y joint en outre la présence d'obstacles physiques. En effet, lorsque l'orifice du col et sa cavité sont le siége d'une inflammation avec ulcération, le muco-pus visqueux que sécrètent les surfaces enflammées ferme la cavité utérine et empêche probablement les spermatozoaires d'arriver jusque dans la cavité de l'organe, et dans celle de la trompe, où l'on suppose que leur présence est indispensable pour l'imprégnation. Quelques pathologistes français ont même cru avoir démontré que le contact de ce mucus morbide tue instantanément les spermatozoaires. L'occlusion de la cavité utérine peut aussi être due, dans certains cas, à l'hypertrophie inflammatoire des parties centrales du col, et à la rétraction spasmodique de l'orifice interne. Toutefois, il est des femmes chez lesquelles toutes ces conditions morbides sont insuffisantes à empêcher la fécondation. Telle est même l'aptitude fâcheuse à l'imprégnation chez quelques femmes, qu'elles conçoivent dans les circonstances les moins favorables en apparence ; par exemple, lorsqu'elles sont atteintes de maladies graves de l'utérus, d'un cancer qui a déjà détruit une partie de l'organe, etc.

Considérée comme résultat de l'inflammation chronique de l'utérus et de son col, la stérilité s'observe aussi bien chez les femmes qui ont eu des enfants que chez celles qui n'ont pas conçu. Dans un très-grand nombre de cas où la stérilité était confirmée, j'ai reconnu l'influence de l'inflammation chronique, ou d'une ulcération inflammatoire du col ou de sa cavité ; et en interrogeant avec soin les malades, j'ai pu faire remonter généralement le début de la maladie aux premières semaines qui ont suivi le mariage, ou même à une époque antérieure; je n'hésite donc pas à considérer les maladies inflammatoires du col, comme une des causes les plus fréquentes de cette espèce de stérilité. De ces malades, un certain nombre ont conçu après la guérison de la maladie locale ; mais chez d'autres, cet heureux résultat n'a pas eu lieu. Je ferai remarquer, à cet égard, que lorsque la guérison de la maladie a été suivie de la conception, il s'est souvent écoulé, entre la guérison et le commencement de la grossesse, un intervalle d'un an, même plus. Il semblerait qu'il faut à l'utérus un certain temps pour qu'il recouvre son action physiologique, même après la curation de la maladie locale.

Dans la plupart des cas de stérilité pour lesquels j'ai été consulté, la maladie inflammatoire et la stérilité remontaient déjà à plusieurs années, de trois à quinze ans. Peut-être la longue durée de l'inflammation a-t-elle suffi à modifier la puissance physiologique de l'utérus, jusques et au delà de la guérison ; mais peut-être aussi faut-il attribuer cette circonstance à l'inflammation, au rétrécissement et à l'oblitération des trompes de Fallope, ou à un état morbide des ovaires. Dans deux des cas que j'ai traités avec succès, j'ai eu recours à la dilatation de la cavité du col, et au débridement de l'orifice interne, après la guérison de l'inflammation et de l'ulcération des lèvres du col. De ces deux malades, l'une était âgée de trente-deux ans, mariée depuis sept ans. Depuis l'époque de son mariage, elle n'avait cessé d'éprouver des phénomènes morbides du côté de l'utérus ; l'ulcération était très-étendue. Lorsque je fus parvenu à obtenir la cicatrisation, je dilatai la partie supérieure de la cavité du col, qui était rétrécie. Cette dame est devenue enceinte dix-huit mois après, et est accouchée à terme. La seconde malade était une dame de vingt-quatre ans, mariée depuis quatre ans, et n'ayant cessé de présenter, depuis son mariage, ainsi que la précédente, des troubles du côté des organes utérins. L'ulcération était moins étendue. Après sa guérison, je dilatai également la cavité du col, et je pratiquai le débridement sur l'orifice interne, avec le métrotome de M. Simpson. Cette dame est devenue enceinte six mois après ; mais elle a fait une fausse couche à quatre mois : je n'en ai pas entendu parler depuis cette époque.

Comme il y avait à la fois maladie inflammatoire et rétrécissement de l'orifice interne chez les deux malades dont je viens de parler, il est difficile de déterminer si c'est la dilatation de l'orifice interne ou la guérison des accidents inflammatoires qui a facilité l'imprégnation. Ce qui me fait penser que c'est surtout la disparition des symptômes inflammatoires, c'est que j'ai vu plusieurs cas de stérilité dans lesquels les malades sont devenues enceintes après le traitement, sans dilatation de l'orifice interne, et quoique cet orifice fût assez rétréci. Je puis citer, à cet égard, le fait d'une dame de trente ans, mariée depuis sept ans, et habitant un pays tropical, qui vint me consulter, l'hiver dernier, dans un état de santé très-fâcheux. Elle présentait une inflammation avec ulcération étendue du col, qui céda à un traitement approprié. Elle a quitté l'Angleterre au commencement de cette année, pour retourner auprès de son mari ; et j'ai appris récemment qu'elle était devenue enceinte, immédiatement après son arrivée. D'un autre côté, j'ai pratiqué dix ou douze fois au moins la dilatation du col et la division de l'orifice interne, chez des femmes stériles que j'avais guéries de l'inflammation. La stérilité a persisté. Au reste, je n'ai pratiqué cette opération que chez des malades qui avaient présenté des accidents inflammatoires du côté de l'utérus, et je crois qu'on a rarement occasion de le faire en dehors de ces conditions. Je suis convaincu que les praticiens arriveront au même résultat que moi, s'ils étudient avec soin l'état de leurs malades, en ce qui touche leurs antécédents utérins.

On voit, par ce qui précède, que je ne suis pas encore suffisamment édifié sur l'influence que peut exercer la rétraction de la cavité du col et de l'orifice interne, dans la production de la stérilité. Mon expérience me laisse encore des doutes, que les recherches auxquelles se livre en ce moment M. Simpson, résoudront probablement avant peu. En attendant, c'est un devoir pour moi de rendre justice à ce médecin distingué, pour les renseignements qu'il a bien voulu me donner, il y a quelques années, sur cette cause de stérilité. J'embrassai alors ses opinions avec enthousiasme, et je n'ai perdu, depuis, aucune occasion de vérifier leur exactitude. Maintenant, je dois l'avouer, je suis un peu découragé ; et je ne suis guère disposé à soumettre mes malades, pour la stérilité seulement, au traitement que nécessite la dilatation du col de l'utérus.

Les femmes qui ont eu des enfants deviennent souvent stériles, dans le cas d'inflammation avec ou sans ulcération du col; cette stérilité disparaît, en général, aussitôt que la maladie est guérie. J'ai, chaque jour, sous les yeux des exemples de ce genre; et tantôt les femmes deviennent enceintes avant la complète guérison de la maladie, tantôt l'imprégnation n'a lieu qu'après une année ou deux. Chez ces femmes, comme chez celles dont j'ai parlé plus haut, il peut arriver que l'utérus soit le siége d'une modification morbide, par suite de laquelle la stérilité persiste.

Tout en attachant une grande importance aux lésions inflammatoires locales du système utérin, y compris celles des ovaires, des trompes de Fallope et des ligaments larges, dans la production de la stérilité, ce n'est pas à dire que je méconnaisse les causes physiologiques qui peuvent s'opposer à la fécondation nulle fonction n'est plus capricieuse que celle-ci dans l'espèce humaine; et force est d'admettre que la stérilité peut être le résultat de plusieurs causes physiologiques, dont la nature précise et le mode d'action nous échappent, et nous échapperont peut-être toujours. C'est ainsi que l'on voit des femmes avoir des enfants avec un premier mari et n'en pas avoir avec un second, et réciproquement, quoiqu'elles soient dans les mêmes conditions physiologiques, et que les maris aient eu des enfants avec d'autres femmes. C'est ainsi que l'on voit encore des femmes bien portantes rester stériles pendant quelques années, et concevoir ensuite avec le même mari ; ou des femmes avoir des enfants à des intervalles très-divers, quoique toujours dans les mêmes conditions hygiéniques. Je maintiens cependant que ces prétendues anomalies, ces irrégularités apparentes reconnaissent souvent pour cause une maladie inflammatoire latente, et sont, à ce titre, susceptibles d'être expliquées et guéries dans certaines circonstances.

Avortement.

J'ai étudié assez longuement ailleurs (chap. VI) les rapports qui existent entre l'inflammation avec ulcération du col de l'utérus et l'avortement, pour me dispenser d'y revenir ici d'une manière détaillée. Je me bornerai à un court résumé.

L'avortement est souvent le résultat d'une ulcération inflammatoire du col ; mais il peut être aussi le point de départ de l'ulcération. Dans ce dernier cas, l'avortement survient d'une manière accidentelle, sous l'influence d'une de ces causes qui le déterminent habituellement ; et il laisse après lui un état morbide du col et de sa cavité. Un avortement, le plus simple dans ses suites, dont une femme met quelques jours à peine pour se rétablir, peut déterminer cette altération locale ; mais le plus souvent cela n'a lieu que lorsque l'avortement a été accompagné de symptômes inflammatoires ou d'hémorrhagies. L'ulcération du col, une fois établie, devient à son tour une cause d'avortement, quelle qu'en soit la cause.

Lorsque l'avortement est dû à la présence d'une maladie inflammatoire du col, il peut survenir de diverses manières. Tantôt la vitalité de l'utérus est si profondément modifiée dès le commencement de la grossesse par la présence de la maladie inflammatoire que le germe est frappé de mort ; dans ce cas, ou bien il est expulsé avec les membranes, ou bien il est absorbé en partie ou en totalité, et les membranes continuent à croître pendant quelques mois, jusqu'à l'expulsion d'une môle ou faux germe. Tantôt la grossesse continue sa marche jusqu'au troisième ou quatrième mois : à ce moment, soit que la matrice soit trop irritable, ou bien qu'elle soit incapable de se développer davantage ou bien encore par suite de la mort du fœtus, les membranes se décollent, il survient une hémorrhagie et l'œuf est expulsé au dehors. Tantôt, enfin, c'est à une période plus avancée encore, lorsque la structure musculaire de l'utérus est pleinement développée, que l'existence de l'inflammation au niveau de son orifice réveille l'action réflexe des nerfs, et détermine un accouchement prématuré, indépendamment de toute maladie du fœtus ou de ses membranes.

Il n'est pas rare sans doute de voir survenir des avortements sous l'influence de causes accidentelles seulement, et d'une cachexie constitutionnelle, telle que la cachexie scrofuleuse et syphilitique, sans aucune maladie locale du col utérin. Je crois pouvoir cependant poser en règle générale que le plus grand nombre des avortements qui sont précédés ou suivis de symptômes morbides, et la plupart de ceux qui surviennent spontanément sans aucune cause évidente, en l'absence de tumeur utérine ou de cachexie constitutionnelle, reconnaissent pour cause une maladie inflammatoire du col. On peut aussi admettre comme certain qu'il existe une inflammation et une ulcération du col, toutes les fois que les avortements se succèdent à court intervalle et qu'une femme ne peut pas conduire à terme une grossesse.

DÉPLACEMENTS DE L'UTÉRUS,

Prolapsus, antéversion, rétroversion, rétroflexion.

Le prolapsus de l'utérus et tous les autres déplacements de l'organe sont presque toujours le résultat d'une augmentation de volume et de poids d'une partie quelconque de l'organe, déterminée par un travail morbide ou par des produits de nouvelle formation. Telle est, au moins, la conclusion à laquelle l'expérience m'a conduit. Cette manière de considérer l'origine et la nature des déplacements utérins diffère, à tant d'égards, de la doctrine qui a été soutenue par les pathologistes modernes, et en particulier par les médecins anglais, que je crois devoir entrer dans quelques détails, ne serait-ce que pour relever les erreurs que cette doctrine tend à accréditer.

Prolapsus.

Le prolapsus ou chute de la matrice, qu'il soit partiel ou complet, est généralement attribué au relâchement des ligaments de l'utérus. Cette opinion renferme, à mon avis, une double erreur, une erreur anatomique et une erreur pathologique. L'utérus n'est pas tant soutenu et maintenu dans sa position par les ligaments que par la pression des organes environnants, et par la rétraction de la partie supérieure du vagin autour de son segment inférieur; en un mot, il est plûtôt soutenu que suspendu au centre de la cavité pelvienne ; témoin le petit volume et la légèreté de l'utérus chez les femmes vierges et en dehors de l'imprégnation. Ce n'est pas un des moindres mystères de l'économie animale, que de voir un organe qui pèse plusieurs livres lorsque ses fonctions sont en pleine activité au moment de l'accouchement, reprendre, dans l'état de vacuité, son poids ancien qui est d'un peu plus d'une once. Un organe lourd et volumineux eût nécessité certainement de puissants moyens de sustentation, tout à fait incompatibles avec le développement et le changement de position de l'utérus pendant la grossesse.

L'utérus doit à son extrême légèreté et à la souplesse de ses moyens de sustentation une mobilité très-étendue. Pour s'en assurer, il n'y a qu'à porter le doigt sur le col de l'utérus chez une femme bien portante, et à s'en servir comme d'un levier, pour faire basculer le corps de l'utérus dans tous les sens. Cette mobilité de l'utérus devient encore plus apparente, si en même temps que le doigt est introduit dans le vagin, la main gauche est placée sur l'hypogastre, et si la malade est couchée sur le dos; on peut alors, pour ainsi dire, saisir l'utérus entre le doigt de la main droite porté derrière le col, et la main gauche placée à l'extérieur, et porter celui-ci en arrière ou en avant, à droite et à gauche, dans une grande étendue.

Cette disposition anatomique explique les déplacements qui surviennent inévitablement, toutes les fois qu'une des portions de l'organe augmente de poids. Que le col de l'utérus, par exemple, augmente de volume et de poids, comme cela a lieu dans le cas d'inflammation, et l'organe tout entier s'abaissera dans la direction de l'axe du bassin, et se rapprochera de la vulve, de manière à constituer un prolapsus partiel. Le degré de ce prolapsus est au reste en rapport avec l'étendue de l'hypertrophie du col et la contractilité du vagin.

Dans l'état normal, le vagin n'est pas une simple poche inerte, mais bien un canal contractile, dont la cavité est effacée comme celle du rectum. Ce canal engaîne le col et lui sert de support. Suivant moi, il lui sert même, sous ce rapport, beaucoup plus que les ligaments utérins proprement dits. Chez les vierges, chez lesquelles le vagin est très-contractile, il est rare que le prolapsus soit porté un peu loin, tandis que chez les femmes mariées qui ont eu beaucoup d'enfants, le prolapsus est souvent considérable. C'est chez ces dernières que l'on voit le col se présenter à la vulve, la franchir même entièrement, comme dans le prolapsus complet, ou procidence de l'utérus.

Cette dernière forme de prolapsus est presque toujours accompagnée d'un relâchement complet du vagin et de la vulve. Le premier ne forme plus qu'une espèce de poche inerte, non contractile, et la seconde ne supporte plus en aucune manière l'utérus prolapsé. Le prolapsus complet s'observe souvent dans le cas de déchirure du périnée. Dans le plus grand nombre de cas de prolapsus de ce genre, le col est enflammé, ulcéré et augmenté de volume. Il y a longtemps que l'on a signalé la fréquence des ulcérations du col, dans le prolapsus utérin complet ; et je m'étonne toujours qu'après en avoir reconnu l'existence dans ces conditions, les auteurs n'aient pas été la rechercher sur l'utérus non prolapsé ; mais on considérait ces ulcérations comme le résultat pur et simple des frottements du col prolapsé contre les corps extérieurs.

Dans ces cas extrêmes, le prolapsus se produit sous l'influence combinée des causes qui peuvent déterminer ce déplacement : l'augmentation de poids du segment inférieur de l'utérus, la laxité des ligaments, et plus particulièrement l'annihilation complète de la puissance contractile du vagin et de la vulve. Le prolapsus complet de l'utérus serait, j'en suis convaincu, beaucoup plus fréquent qu'il ne l'est chez les femmes mariées qui ont eu des enfants, et qui sont atteintes d'un gonflement inflammatoire du col, si le col hypertrophié ne se trouvait le plus souvent chez elles en rétroversion. Logé, pour ainsi dire, dans la concavité du sacrum, reposant sur le rectum et le périnée, le col trouve là une espèce d'appui artificiel, qui l'empêche de suivre l'axe du bassin, et de venir faire saillie au dehors.

La preuve que le prolapsus partiel de l'utérus ne reconnaît réellement, dans l'immense majorité des cas, d'autre cause que l'augmentation de volume et de poids du col, et le relâchement du vagin, c'est que, lorsque l'ucération est cicatrisée, l'hypertrophie réduite et le vagin rendu à son état normal de contractilité, on trouve l'organe dans une situation bien différente de celle où le toucher l'avait rencontré dans le premier examen. Presque constamment, le col est remonté de deux ou trois pouces, et le doigt, qui le trouvait presque immédiatement derrière la vulve, est forcé d'aller le chercher beaucoup plus haut. La malade elle-même a la conscience de la modification qui s'est produite ; elle sent que les cautérisations sont pratiquées, vers la fin du traitement, dans un lieu plus élevé que celui où elles étaient faites au commencement de la maladie.

Telle est la véritable cause du prolapsus partiel, dans le plus grand nombre des cas que l'on rencontre dans la pratique. Il suit de là que tous les moyens mécaniques, pessaires, etc., auxquels on a le plus généralement recours, ne peuvent servir en rien à la guérison ; bien plus, loin de guérir, ils augmentent la tendance au prolapsus, en irritant les tissus enflammés et en affaiblissant la contractilité naturelle du vagin, par la distension qu'ils lui font subir.

Rétroversion du col et antéversion de l'utérus.

La rétroversion du col est excessivement commune ; dans cette forme de déplacement, le col est situé dans la concavité du sacrum ; il repose sur le rectum, et le corps de l'utérus est plus ou moins entraîné en avant ou dans l'antéversion. C'est une des formes de déplacement, dont les effets ont été le plus mal compris et le plus mal interprétés par les auteurs modernes.

Si l'on parcourt ce que les auteurs ont écrit sur ce genre de déplacement, on voit qu'ils le considèrent comme une altération pathologique fort importante, et comme le point de départ de nombreux accidents. En réalité, cependant, la rétroversion n'est, dans l'immense majorité des cas, qu'un résultat très-ordinaire de l'inflammation, sans grande importance, et dont il est facile d'expliquer le développement. Comme les malades affectées d'inflammation de l'utérus éprouvent des douleurs dans la marche ou dans la station debout, elles gardent, autant que possible, la position horizontale. Dans cette position, le col de l'utérus, augmenté de poids et de volume, non-seulement s'abaisse dans le vagin, mais encore vient reposer sur la paroi postérieure de ce conduit ; en peu de temps, il se trouve porté en rétroversion, si surtout la contractilité du vagin est relâchée par l'inflammation.

Chez les femmes mariées, les rapports sexuels exagèrent ce déplacement, et peuvent même le produire à eux seuls. Tant que le col de l'utérus est parfaitement sain, il est petit et élastique, il cède facilement à la pression ; mais lorsque l'inflammation a augmenté son volume et induré son tissu, il résiste à la pression, et peu à peu il est porté de plus en plus en arrière, par les rapports sexuels, jusque dans la cavité du sacrum. Telle est l'influence combinée de ces causes chez les femmes mariées, qu'il est rare que le col hypertrophié occupe chez elles une autre situation. Chez les femmes non mariées, au contraire, la rétroversion du col est rare, même lorsque le col est considérablement augmenté de volume. Cela tient, d'une part, à ce que le col n'est pas exposé à des pressions physiques, et de l'autre, à ce que le vagin, qui n'a pas perdu sa contractilité, maintient le col hypertrophié à peu près dans l'axe de la vulve.

L'étendue de la rétroversion du col de l'utérus dépend du degré de l'hypertrophie et de l'époque plus ou moins éloignée à laquelle remonte celle-ci. Le col est-il très-volumineux, et cela depuis des années, la malade a-t-elle continué à avoir des rapports avec son mari, le col peut être porté tellement en arrière dans la concavité du sacrum, qu'on ait peine à l'atteindre avec le doigt, et que le spéculum doive aller le chercher dans la région sacrée. C'est dans des cas de cette espèce que l'application du spéculum présente les plus grandes difficultés.

Au contraire, le col n'est-il pas très-volumineux, n'est-il que dévié en arrière, ne comprime-t-il pas le rectum, non-seulement le déplacement ne donne pas lieu à des phénomènes graves, mais encore je puis affirmer que les malades ne sont nullement averties de sa présence. Le fait est que les symptômes morbides que l'on a regardés comme le résultat de ce déplacement, ne sont autres que les symptômes de l'inflammation et de l'ulcération qui en sont le point de départ, et qui sont presque toujours en pleine activité au moment où le déplacement est reconnu pour la première fois. Prendre l'inflammation et l'ulcération, ainsi que les troubles locaux et fonctionnels qui les accompagnent, pour les suites du déplacement, c'est tout bonnement prendre l'effet pour la cause.

Ce que l'expérience m'a appris, c'est que les déplacements de l'utérus et de son col, *en quelque sens qu'ils se produisent*, ne donnent lieu à aucun symptôme, lorsqu'ils sont peu prononcés et qu'ils sont survenus graduellement, à moins qu'il n'y ait de l'inflammation. Les ligaments utérins sont disposés de manière à céder à une traction graduelle, sans qu'il en résulte de douleur ou même de sensibilité morbide ; c'est ce qu'on voit tous les jours dans la grossesse ; et la pression exercée par l'utérus antéversé sur la vessie, ou par l'utérus rétroversé sur le rectum, ne détermine de symptômes tranchés que si le déplacement est porté assez loin pour nuire à l'accomplissement des fonctions des organes comprimés, à moins toutefois que ces organes ne doivent à l'inflammation une sensibilité morbide. En toute autre circonstance, c'est à peine si les malades éprouvent quelques sensations désagréables dans le ventre, ou une légère pesanteur ; encore ces symptômes manquent-ils souvent.

L'histoire des tumeurs fibreuses ne laisse aucun doute à l'égard de la proposition précédente. Ces tumeurs acquièrent presque constamment un volume considérable, et modifient profondément la position de l'utérus, qu'elles entraînent en antéversion ou en rétroversion, en même temps qu'elles exercent une pression considérable sur les organes pelviens, avant de déterminer aucun symptôme appréciable. Les malades qui portent ces tumeurs se plaignent rarement, à moins de quelque affection concomitante inflammatoire du col ou de sa cavité. C'est seulement lorsque la tumeur vient faire une saillie notable dans le ventre, ou lorsqu'il survient des hémorrhagies, que les malades viennent réclamer les secours de l'art. L'existence de la tumeur pendant les premiers temps, et le déplacement qu'elle entraîne, tout cela passe inaperçu pour la malade et pour le médecin. Cette impunité avec laquelle des tumeurs peuvent comprimer les viscères et les organes, on la retrouve sur tous les points de l'organisme, mais à la condition cependant que la compression ne vienne que d'une manière graduelle. Le cerveau lui-même, l'organe le plus sensible de tous, peut être comprimé, si la pression augmente d'une manière très-lente. C'est ainsi que l'on voit tous les jours des exostoses, des tubercules, qui comprimaient depuis longtemps le cerveau, ne commencer à manifester leur présence par des symptômes morbides, qu'à partir du moment où ces produits pathologiques ont acquis un volume considérable, ou bien ont suscité des accidents inflammatoires. C'est presque un axiome en pathologie, que tous les organes sont susceptibles de s'accommoder à la compression, pourvu qu'elle survienne graduellement, ne soit pas portée au point d'intéresser les fonctions des organes, et ne s'accompagne pas d'inflammation.

Ce qui me porte surtout à n'attacher qu'une médiocre importance aux déplacements simples de l'utérus, à moins qu'ils ne soient portés fort loin, c'est ce que j'ai pu observer dans ma pratique. Voilà déjà bien des années que j'ai l'habitude de traiter les maladies inflammatoires de l'utérus, sans diriger aucun traitement particulier contre les déplacements qui coexistent presque constamment avec ces maladies. J'ai toujours reconnu et pris en considération ces déplacements; mais ne les considérant que comme un symptôme de l'affection inflammatoire, ou des produits morbides qui les accompagnent, je n'ai jamais attaqué que ce qui me paraît la cause de ces déplacements. Or, la meilleure preuve que je ne me trompais pas dans mon appréciation, c'est que le déplacement, occasionné par le gonflement inflammatoire du corps ou du col de l'utérus, a disparu entièrement ou du moins s'est très-notablement modifié, dès que la maladie primitive a été guérie. Si le déplacement n'a pas disparu dans tous les cas, soit que l'utérus eût contracté des adhérences dans sa position vicieuse, soit qu'il conservât encore une augmentation de volume après la guérison de l'inflammation, toujours est-il que le plus souvent les symptômes morbides ont entièrement disparu. Lorsqu'au contraire les symptômes locaux ou généraux persistent, c'est que l'utérus reste enflammé, au moins dans une certaine étendue, et suffisamment pour rendre compte des symptômes, sans que l'on soit obligé de faire intervenir le déplacement.

Il est facile de comprendre les erreurs qui ont été commises par les médecins, dans l'appréciation de l'importance pathologique de la rétroversion du col et du corps de l'utérus. N'ayant pas de renseignements bien exacts sur la fréquence extrême de l'inflammation et de l'ulcération du col, n'ayant pas acquis une habitude suffisante du toucher pour reconnaître ces deux états morbides, leur attention s'est principalement fixée sur le phénomène le plus facile à apprécier, la rétroversion ; et ils ont été conduits naturellement à rattacher à cette lésion toutes les souffrances des malades.

Les médecins même qui ont l'habitude de soumettre les femmes à un examen attentif et minutieux peuvent aussi méconnaître la nature de la maladie, s'ils ne se pénètrent pas de ce fait, que l'inflammation et l'ulcération du col peuvent gagner la cavité de cette partie de l'organe, s'y circonscrire et perpétuer les symptômes de la maladie inflammatoire. On peut reconnaître une ulcération du col dans un cas de ce genre, la guérir, et voyant les phénomènes persister, croire que la rétroversion est la cause des symptômes qui persistent, tandis que si l'on eût écarté les lèvres du col avec un spéculum bivalve, et examiné avec soin l'état de la cavité du col, on eût découvert les dernières traces de la maladie, qui entretenaient encore les accidents. Je vois tous les jours des cas de cette espèce. Des femmes conservent, après la guérison apparente d'une maladie ulcérative du col, des symptômes morbides, tels par exemple que des douleurs dans le dos et dans les côtés, des pesanteurs, de la difficulté à marcher et des troubles divers de la santé. Ces symptômes, on les rapporte à une rétroversion, et comme tels, on les traite par des moyens mécaniques, sans grand succès à la vérité ; mais en réalité ils ne tiennent à autre chose qu'à l'inflammation latente et méconnue de la cavité du col ; et si l'on guérit celle-ci, tous les symptômes morbides disparaissent, que le déplacement persiste ou non dans certaines limites.

Si le col n'est pas très-volumineux, il n'exerce qu'une pression modérée sur le rectum, même lorsqu'il est porté très-fortement en rétroversion. Si, au contraire, il est fortement hypertrophié et augmenté de volume, il vient appuyer sur la paroi antérieure du rectum et peut s'opposer mécaniquement au passage des matières. Il est rare cependant que les malades éprouvent, au passage des matières, des douleurs aussi vives que celles qu'elles ressentent lorsque le corps de l'utérus est lui-même en rétroversion. La raison en est simple : le col hypertrophié est peu sensible généralement à la pression, tandis que le corps de l'utérus enflammé est toujours le siége d'une vive sensibilité.

Si la rétroversion du col est extrême, le corps de l'utérus peut être porté fortement en avant et comprimer légèrement la vessie. Toutes les fois qu'il en est ainsi, et que la vessie est le siége d'une certaine irritation, on attribue cette irritation à la pression exercée par l'organe déplacé. Je ne prétends certainement pas nier que cette pression ne puisse être le point de départ de l'irritation vésicale ; mais ce que je maintiens, c'est que cela est rare, et que ces phénomènes douloureux reconnaissent généralement pour cause cet état morbide de la membrane muqueuse des voies urinaires que nous avons décrit avec soin à propos des symptômes de l'inflammation du col. Je suis d'autant plus porté à maintenir cette opinion, que dans la rétroversion utérine qui survient pendant la grossesse, et dans laquelle le col de l'utérus finit par être refoulé contre la symphyse, au point d'occasionner la rétention d'urine, on n'observe pas tant l'irritation vésicale que la difficulté ou même l'impossibilité dans l'excrétion urinaire. De même lorsque le corps de la vessie est comprimé de haut en bas par l'utérus distendu par le produit de la conception, par une tumeur de l'ovaire ou une tumeur fibreuse de l'utérus qui remontent dans l'abdomen, les malades n'éprouvent ni douleur ni irritation, mais bien un besoin fréquent d'uriner, qui dépend de la compression exercée sur la vessie, et de la difficulté qu'elle éprouve à se laisser dilater. Enfin, je vois continuellement des malades, chez lesquelles l'antéversion de l'utérus est portée fort loin, et qui ne présentent cependant aucune trace d'irritation vésicale. Je ferai remarquer également que l'antéversion est rarement portée assez loin dans le cas d'inflammation, pour que l'utérus repose et presse directement sur le réservoir urinaire.

Avoir démontré que la rétroversion du col et l'antéversion du corps de l'utérus reconnaissent le plus souvent des causes physiques, surtout chez les femmes mariées, chez lesquelles on les observe le plus fréquemment, c'est dire que l'emploi des pessaires et des bougies seules ne peut guère servir à la curation de ces déplacements. Le col hypertrophié conserve presque toujours, même après le traitement le mieux dirigé, une légère augmentation de densité et de volume, qui suffit à opposer une certaine résistance à l'action de l'organe copulateur, et qui a pour résultat d'entraîner de cette manière la reproduction de la rétroversion. Cela est tellement vrai, que, dans les cas où le col de l'utérus présente un allongement naturel, en dehors de toute altération de structure, il est presque constant, chez les femmes mariées, d'observer une rétroversion plus ou moins prononcée. Cette seule circonstance, que le col a acquis un certain volume, semble suffire pour occasionner le déplacement du col dans la concavité du sacrum, en vertu du mécanisme que nous avons décrit plus haut.

Tout en maintenant que l'on ne peut guère compter sur l'emploi des bougies et des pessaires dans le traitement de cette espèce de déplacement, je ne prétends pas dire que le déplacement ne doit pas être pris en considération comme l'un des élémens morbides de la maladie. J'exposerai plus au long, dans un autre endroit, mon opinion à cet égard, à propos du traitement de l'inflammation de l'utérus et de ses conséquences.

Rétroversion de l'utérus et rétroversion du col.

La rétroversion de l'utérus, dans l'état de vacuité, est un déplacement assez fréquent ; cependant il n'a été étudié avec soin que dans ces derniers temps. M. Simpson, l'honorable professeur d'Edimbourg, a publié sur ce sujet plusieurs mémoires intéressants, le premier dans le *Monthly Journal of med. sciences* (numéro de juillet 1843), et le dernier dans le *Dublin quarterly Journal* (numéro de mai 1848). Dans l'intervalle, il a paru, dans les journaux de médecine, des travaux importants de MM. Rigby, Protheroe Smith, Hensley, Safford Lee, Beatty, Joseph Bell et Oldham. Tous ces travaux, ou peu s'en faut, sont destinés à l'exposition et au développement des idées de M. Simpson.

La rétroversion de l'utérus consiste dans le déplacement en arrière du corps de l'utérus qui repose sur le rectum. Ce déplacement a reçu le nom de *rétroflexion* ou de *rétroversion*, suivant que le corps de l'utérus forme ou non un angle avec le col de cet organe. Si le col de l'utérus est mou et sain, le corps de l'utérus, en tombant en arrière, n'altère en rien la position du col, de sorte que le corps et le col forment un coude ou un angle dont la concavité est tournée en arrière et en bas. Au contraire, si le col est induré et augmenté de volume, et si l'induration s'étend jusque dans l'épaisseur du corps de l'organe, le col est porté en haut derrière la symphyse du pubis, sans que l'utérus éprouve d'inflexion. Cette distinction, qui a été faite pour la première fois par Mme Boivin, et qui a été généralement adoptée depuis, est fondée en réalité. Je pense toutefois, avec M. Simpson, que ces dispositions ne sont que des degrés du même déplacement; et qu'il n'y a aucun avantage, pas plus au point de vue de la théorie que de la pratique, à faire deux maladies spéciales de ces déplacements.

Dans ces dernières années, on a beaucoup exagéré l'importance de ces déplacements, et je regrette de le dire, les travaux de M. Simpson, quelque utilité pratique qu'ils aient d'ailleurs, n'ont pas été sans influence sur cette tendance générale des esprits. Je regrette d'autant plus de ne pas partager à cet égard les opinions de M. Simpson, que je rends justice, plus que personne, à tout le talent que l'honorable professeur d'Edimbourg a déployé dans cette question. Mais l'observation des faits m'a conduit à des résultats différents, et c'est avec confiance que je soumets ces résultats à l'expérience de mes confrères. Je crois d'autant plus de mon devoir de le faire, que les auteurs qui ont adopté les opinions de M. Simpson ont en quelque sorte surenchéri sur les idées de ce dernier, et propagé des opinions erronées, relativement à la rétroversion de l'utérus et à ses symptômes. C'est ainsi qu'on n'a cessé de répéter, depuis quelques années, que non-seulement la rétroversion est une affection très-commune, mais encore qu'elle donne lieu souvent, sinon toujours, à tous les symptômes locaux, généraux et fonctionnels que nous avons rattachés aux affections inflammatoires de l'utérus, à l'engorgement et à l'ulcération du col utérin, à l'inflammation chronique des ovaires, etc.

La rétroversion de l'utérus se présente assez fréquemment dans la pratique. Il est impossible qu'il en soit autrement, quand on songe que l'utérus est si faiblement supporté par ses ligaments et par les organes environnants, et que sa situation normale est presque absolument incompatible avec une maladie quelconque de l'organe. Toutes les fois que le corps de l'utérus a augmenté de volume, dans une portion de son étendue, il a de la tendance à se déplacer dans cette direction, plus particulièrement si l'augmentation partielle de poids et de volume s'est faite, comme cela a lieu ordinairement, vers le fond ou la paroi postérieure de l'organe. Si l'utérus augmente de volume dans tous les points à la fois, comme on le voit dans la grossesse, ou lorsqu'une tumeur se développe dans ses parties centrales, il peut au contraire conserver sa position naturelle; c'est ce qu'on voit tous les jours dans la grossesse.

Il y a beaucoup de causes qui tendent à donner une augmentation pathologique de volume et de poids à la paroi postérieure et au fond de l'utérus, et qui déterminent ainsi la rétroversion. Dans l'état de vacuité, l'utérus ne pèse que dix ou douze drachmes ; dans l'état de grossesse et immédiatement après l'accouchement, il pèse une couple de livres. Il faut donc que, après cet acte physiologique, l'absorption fasse disparaître les matériaux nutritifs en excès. Mais ce travail d'absorption peut ne se faire que d'une manière incomplète ; de sorte que l'utérus tout entier, ou bien sa paroi postérieure, ou son fond, conserve une augmentation de volume. C'est ce qu'on observe assez souvent lorsque l'accouchement a été suivi d'une inflammation utérine. On peut aussi rencontrer l'hypertrophie et l'induration locale, dans ces divers points, à la suite d'une métrite aiguë accidentelle ; ou bien encore l'hypertrophie inflammatoire peut s'étendre du col à la paroi postérieure de l'utérus, grâce à la continuité anatomique des tissus que j'ai signalée ailleurs. Dans tous ces cas, dans lesquels l'engorgement utérin et la rétroversion qui en est la suite reconnaissent pour point de départ une inflammation antécédente, tantôt on retrouve encore la phlegmasie au moment où l'on découvre la rétroversion, tantôt l'inflammation a disparu et l'on ne trouve plus que l'hypertrophie.

La rétroversion peut survenir aussi pendant le cours de l'hypertrophie inflammatoire, et persister après la disparition ou la guérison de cette hypertrophie, soit que l'organe ait contracté des adhérences, soit qu'il ait pris en quelque sorte le pli de ce déplacement, et qu'il ne puisse revenir à sa direction normale. Le volume et le poids de la région postérieure de l'utérus peuvent aussi être augmentés et la rétroversion peut être déterminée par le développement, dans cette région, de tumeurs fibreuses, de volume variable. M. Simpson admet encore que l'utérus parfaitement sain peut se rétroverser dans le cas de relâchement partiel de ces faisceaux de l'aponévrose pelvienne, qui unissent la paroi postérieure de l'utérus au rectum, et à la cavité du bassin en arrière.

La rétroversion de l'utérus est facile à reconnaître pour toute personne habituée à l'examen des organes utérins. C'est le toucher seulement qui fournit des renseignements à cet égard ; le spéculum ne donne rien, et par conséquent son application y est rarement utile. Si l'on porte le doigt jusqu'à l'extrémité supérieure du vagin, on trouve le col, soit dans sa position naturelle, soit en antéversion ; mais en refoulant en arrière le cul-de-sac vaginal entre le col et le rectum, ce qui ne présente pas de grandes difficultés, au lieu de sentir cette surface plane et lisse, que forme la paroi postérieure de l'utérus dans sa situation normale, le doigt rencontre une tumeur globuleuse, arrondie, reposant sur le rectum, et formée par l'utérus rétroversé. Il est en général assez facile de reconnaître, au toucher, la continuité entre le col et cette tumeur ; mais lorsque la courbure est très-considérable, il n'en est plus de même. Dans ce cas, on se sert, avec grand avantage, de la sonde utérine de M. Simpson ; en introduisant la sonde dans la cavité du col, et dans la cavité utérine, si cela est possible, on s'assure, en déplaçant la tumeur avec la sonde, que cette tumeur que sent le doigt est bien réellement l'utérus. Le toucher rectal peut encore donner, à cet égard, des renseignements utiles, parce que le doigt introduit dans le rectum peut être porté plus haut que dans le vagin. On reconnaît très-nettement, ainsi, que la tumeur globuleuse appartient à l'utérus, et non à l'intestin.

La sonde utérine fournit encore le moyen de distinguer la rétroversion de l'utérus des tumeurs de l'ovaire, qui dans leur première période peuvent venir se placer entre le rectum et le vagin, et simuler la rétroversion.

La rétroversion de l'utérus peut encore être confondue avec le rétrécissement du rectum, avec les abcès pelviens, avec la rétroversion qui se produit dans la grossesse, et avec la grossesse extra-utérine.

Il n'est pas rare de voir la rétroversion être prise pour un rétrécissement du rectum. J'ai vu plusieurs cas dans lesquels cette erreur avait été commise, et dans lesquels les malades étaient traitées depuis longtemps par la dilatation. Pour commettre cette erreur, il faut évidemment avoir dirigé exclusivement son attention vers l'état du rectum, et n'avoir pas songé à examiner les organes utérins.

On confond moins souvent la rétroversion avec les abcès pelviens, par la bonne raison que, jusques ici, on n'attachait qu'une médiocre importance à ces abcès. Je traite toutefois, en ce moment, une jeune dame mariée, qui présente une rétroversion, survenue après un accouchement et par suite d'un gonflement inflammatoire de la paroi postérieure de l'utérus. Un médecin très-haut placé avait diagnostiqué chez elle un abcès pelvien, et avait été jusqu'à proposer l'ouverture de cet abcès. Je n'ai pas besoin de dire qu'il n'y avait pas chez cette jeune dame la moindre trace de l'existence passée ou présente d'une inflammation ou d'un abcès du bassin : tout se bornait à une tuméfaction globuleuse, reposant sur le rectum, et formée par l'utérus rétroversé. Le gonflement existait sur la ligne médiane, tandis que, dans l'inflammation et les abcès des ligaments larges, la tumeur se trouve toujours sur les côtés de l'utérus, et que lorsqu'elle se porte en arrière, c'est qu'elle est constituée par un prolongement de la tumeur située sur les côtés de l'utérus.

La rétroversion de la grossesse est rarement reconnue avant le troisième mois. A ce moment, le volume de l'utérus augmente d'une manière notable, et le col utérin, qui presse contre le col de la vessie, met obstacle à l'excrétion urinaire. Ce déplacement peut cependant avoir lieu beaucoup plus tôt. Je l'ai reconnu à la septième semaine, chez une femme que j'avais déjà traitée pour une rétroversion dans une grossesse précédente, et dans des circonstances qui avaient jeté assez d'obscurité sur la nature de l'augmentation de volume de l'utérus. Elle était en traitement pour une ulcération du col, lorsque survint la rétroversion ; et plus tard, elle fit une fausse couche. Devenue de nouveau enceinte après la guérison de la maladie du col, je ne fus pas peu étonné, en l'examinant vers la fin de la septième semaine, de reconnaître que l'utérus était complétement en rétroversion et reposait sur le rectum. La malade ne se doutait nullement du changement survenu dans la position de l'utérus, et ne ressentait aucune espèce d'accident de ce côté. Au reste, c'est ce que j'ai toujours observé, dans les premières périodes de la rétroversion qui se développe pendant la grossesse. La pression exercée par l'utérus sur le rectum dans les cas de cette espèce ne paraît pas déterminer une grande gêne ; tout au plus s'il y a un peu de pesanteur ou d'embarras dans le bassin. En général, les femmes ne commencent à se plaindre que lorsque l'utérus est assez développé pour mettre obstacle au passage des matières, ou bien lorsque le col de l'organe en antéversion vient peser sur le col de la vessie, et produire de la difficulté dans l'excrétion des urines.

Cette remarque s'applique également à la rétroversion causée par la présence d'une tumeur fibreuse dans la paroi postérieure de l'utérus. Le plus souvent, la pression que la tumeur exerce sur le rectum n'est marquée par aucun symptôme local, et l'utérus acquiert un volume considérable, avant que les malades commencent à se plaindre. Lorsqu'il en est autrement, c'est en général que l'écoulement menstruel a éprouvé des perturbations, qu'il est plus abondant et plus répété. En dehors de ces circonstances, c'est seulement après que l'utérus est remonté dans la cavité abdominale et que l'abdomen a commencé à augmenter de volume, que les malades réclament les secours de l'art.

Ces faits jettent du jour sur les symptômes de la rétroversion de l'utérus ; ils montrent que, sous l'influence de la grossesse ou de tumeurs, *l'utérus peut être porté en rétroversion, au point d'exercer une pression considérable sur le rectum, sans qu'il y ait de symptômes locaux ou généraux*, et que lorsque ce déplacement se traduit par quelques signes, tout se borne à de la pesanteur et à des tiraillements dans le bassin.

Mon expérience m'a conduit au même résultat, relativement à l'existence de la rétroversion en dehors de la grossesse ou des tumeurs utérines. Je suis convaincu que, en l'absence de maladie aiguë ou chronique de l'utérus, la rétroversion, quelle qu'en soit la cause, est un déplacement auquel les organes pelviens s'habituent peu à peu et qui ne donne lieu qu'à des symptômes insignifiants. J'ai donné des soins à beaucoup de femmes, chez lesquelles la rétroversion de l'utérus formait un des éléments de la maladie, et qui, tout en conservant leur déplacement, ont été débarrassées de tous leurs symptômes utérins, du moment où j'ai eu obtenu la guérison de la maladie inflammatoire du col, de sa cavité, ou du corps de l'utérus.

J'ai vu, dans un petit nombre de cas, la rétroversion de l'utérus accompagnée de graves accidents alors que le col était entièrement guéri ; mais à mes yeux, c'est la preuve la plus incontestable qu'il existe un travail inflammatoire chronique dans la paroi postérieure de l'utérus, qui est alors douloureuse, tuméfiée et sensible au toucher. Chez ces malades, la rétroversion n'est qu'une complication et le symptôme d'une maladie que j'ai décrite dans la première partie de cet ouvrage, sous le titre de *métrite chronique partielle*. Toutes les tentatives auxquelles on se livre pour rendre à la matrice sa situation normale, sont accompagnées des douleurs les plus vives et de nausées qui peuvent aller jusqu'aux envies de vomir. Dans ces cas, l'utérus peut contracter des adhérences intimes avec le rectum.

Il résulte des détails qui précèdent que, à mon avis, la rétroversion de l'utérus comme la rétroversion du col, ne sont autre chose qu'un symptôme d'une augmentation de volume de l'utérus, et que je n'adopte nullement la symptomatologie des auteurs modernes sur ce point. Je pense que, dans ces deux formes de déviations utérines, les auteurs ont commis une grave erreur, en attribuant au déplacement les symptômes des maladies inflammatoires qui l'accompagnent et le déterminent. En même temps, je suis tout disposé à admettre que la question est assez difficile à démêler, et que des recherches plus étendues sont nécessaires avant que l'on puisse juger ce débat sous tous ses aspects. Il est d'autant plus important cependant de reconnaître la valeur réelle de ces déplacements utérins, que, si l'école mécanique qui paraît gagner chaque jour du terrain, et qui semble considérer l'utérus comme une articulation qui peut se luxer en avant, en arrière, ou sur les côtés, finissait par faire prédominer ses opinions, les femmes seraient exposées à des douleurs inutiles, par cette application fâcheuse des principes mécaniques au traitement des maladies utérines. Je pense avoir suffisamment réfuté les doctrines de cette école ; je discuterai ailleurs les moyens thérapeutiques dont elle propose l'usage[1].

[1] Dans la discussion qui a eu lieu dernièrement à l'Académie de médecine sur les maladies utérines, M. Jobert, de Lamballe, a insisté avec raison sur l'existence des déviations congéniales du col et du corps de l'utérus. Ces déviations seraient caractérisées par un changement de structure qui porte sur le tissu propre de l'organe. Elles pourraient avoir lieu dans le sens antéro-postérieur, dans le sens latéral ou dans le sens de la hauteur. Elles coexisteraient avec un état atrophique ou un arrêt de développement dans le sens de la courbure. Les observations de M. Jobert me paraissent éminemment pratiques; elles me semblent expliquer un certain nombre de cas de déviations que j'avais remarqués dans la pratique, mais dont la cause m'échappait.

Dans la même discussion, M. Huguier a appuyé cette manière de voir par ses recherches organogéniques. Selon M. Huguier, pendant la vie intra-utérine le corps de la matrice est comme membraneux. Il est mou et

Hystérie et chlorose.

L'hystérie et la chlorose ne sont pas, à proprement parler, des maladies utérines ; cependant il y a assez de points de contact entre ces affections et l'utérus ; pour qu'il n'y ait pas d'inconvénient à présenter quelques remarques spéciales sur ce point.

L'hystérie convulsive est une maladie du système nerveux cérébro-spinal, qui peut exister indépendamment de toute lésion utérine et de toute connexion évidente avec l'utérus ou avec ses fonctions. J'ai observé souvent cette maladie dans ces circonstances. Toutefois, c'est un fait d'observation générale, qu'elle est souvent déterminée par une affection utérine. C'est avec intention que je me suis servi du mot *hystérie convulsive*, parce qu'il y a une grande différence entre l'hystérie existant comme maladie et caractérisée par des convulsions, et les symptômes qu'on regarde comme *hystériques*, mais qui ne sont que des manifestations passagères de la susceptibilité nerveuse. Ces légers phénomènes nerveux sont très-communs chez les femmes débilitées par des maladies utérines ; mais on les observe aussi dans les deux sexes, dans les cas où la santé est altérée, les forces épuisées et le système nerveux profondément ébranlé.

Pour démontrer que l'hystérie convulsive n'est pas une simple maladie fonctionnelle de la matrice, comme on l'avait supposé, il suffit de parcourir de nombreuses observations de maladies utérines, ou encore mieux d'interroger les malades à cet

flexible, de forme triangulaire, et continu par son sommet avec la base du col ; et dans ce point se trouve *un rétrécissement circulaire très-prononcé*, qui établit la distinction entre le corps et le col de l'organe. A cette époque de la vie, le corps de l'utérus flotte, en quelque sorte, sur le col, et rien n'est plus facile que de mettre l'utérus en anté ou rétroflexion. Une incurvation tout à fait passagère peut devenir permanente à cet âge, par formation d'adhérences ou par défaut de redressement du corps sur le col. J'ai souligné une remarque de M. Huguier que confirme singulièrement le fait sur lequel j'ai attiré l'attention à plusieurs reprises dans le courant de cet ouvrage, à savoir, l'existence d'un sphincter interne qui ferme la cavité utérine pendant la vie. (*Note de l'auteur.*)

égard. C'est ainsi que, sur trois cents femmes affectées de maladies utérines, chez lesquelles j'ai recueilli, à mon dispensaire, des notes détaillées (que l'on trouvera dans l'appendice de cet ouvrage), une ou deux au plus présentaient de véritables symptômes hystériques, tandis que dans beaucoup d'autres cas où il n'y avait pas d'affection utérine, l'existence de l'hystérie n'était pas douteuse. C'est dans les hautes classes de la société qu'on observe le plus souvent les maladies utérines compliquées d'hystérie; et cela tient probablement à la susceptibilité plus grande du système nerveux.

L'hystérie qui reconnaît pour point de départ une maladie de l'utérus présente en général une grande intensité, et ne peut guérir qu'autant que l'on a triomphé de la maladie utérine qui l'occasionne. Je traite en ce moment deux dames, chez lesquelles une inflammation ulcérative grave de l'utérus a entraîné le développement de l'hystérie convulsive, et chez lesquelles les accès convulsifs avaient fini par amener une paralysie partielle du côté gauche du corps. Cette forme d'hystérie, quelque grave qu'elle paraisse, présente cependant cette circonstance favorable, que les accès hystériques cessent presque toujours dès que l'utérus a été ramené à ses conditions normales, tandis qu'il n'est pas aussi facile de guérir l'hystérie dont les causes sont entourées d'obscurité. Les accès convulsifs sont ordinairement ramenés par l'exacerbation des douleurs qui accompagnent la menstruation, et disparaissent avec cette exacerbation. Dans ces cas, l'hystérie peut être confondue avec l'épilepsie, sinon même se transformer en cette dernière maladie.

Les rapports de la chlorose et des affections utérines sont bien moins marqués que ceux de ces dernières affections et de l'hystérie. La chlorose n'a évidemment rien à démêler avec l'utérus. C'est une maladie du sang et des fonctions nutritives; elle a des caractères anatomiques particuliers et se reconnaît principalement à l'altération du fluide sanguin. Si l'on a rattaché cette maladie à l'utérus, c'est que l'on n'a tenu compte que de la diminution graduelle et de la suspension complète de l'écoulement menstruel chez les femmes qui en sont affectées. Or, ces troubles de la menstruation ne sont autre chose que le résultat d'un trouble de la nutrition, de l'état anémique et de la faible vitalité de la malade ; et on les rencontre d'ailleurs dans toutes les maladies caractérisées par l'anémie et par l'affaiblissement de la nutrition, dans la phthisie tuberculeuse, par exemple, où l'on voit, à mesure qu'augmentent l'anémie et l'amaigrissement, les règles diminuer et disparaître même plusieurs mois avant la terminaison funeste. Chez les chlorotiques, à part cette diminution graduelle de l'écoulement menstruel, on ne trouve pas de symptômes utérins, et rien n'indique que l'utérus participe à la maladie. Enfin, la santé générale se rétablit et la menstruation reparaît, sous la seule influence des préparations ferrugineuses, c'est-à-dire sans autre traitement que celui de la maladie du sang.

J'irai plus loin, et je dirai que depuis le temps que je donne des soins à des femmes chlorotiques, dans ma pratique d'hôpital et de la ville, je n'ai rencontré qu'une seule fois une inflammation avec ulcération du col de l'utérus : c'était chez une jeune femme de vingt-deux ans, récemment mariée. Comme elle présentait tous les symptômes rationnels de cette dernière maladie, je l'examinai au spéculum, et je reconnus chez elle l'existence d'une ulcération du col de l'utérus ; la membrane muqueuse de la vulve et du vagin était aussi décolorée que la peau, et l'ulcération offrait une coloration si pâle, que j'eus peine à m'assurer de son existence. Je prescrivis à cette malade les préparations ferrugineuses ; et à mesure qu'elle reprit sa coloration normale, je pus m'assurer que les granulations de l'ulcération devenaient plus apparentes et plus colorées, en même temps que la membrane muqueuse prenait une teinte rosée plus prononcée.

CHAPITRE XII.

Ulcérations syphilitiques du col de l'utérus.

On a bien peu écrit sur les ulcérations syphilitiques du col de l'utérus, et le peu de documents que nous possédons à cet égard sont contradictoires. Quelques auteurs regardent les ulcérations syphilitiques comme fréquentes, tandis que d'autres assurent qu'elles sont extrêmement rares. Cette divergence d'opinion n'a rien qui doive surprendre, quand on songe à la difficulté qu'il y a à déterminer d'une manière précise, dans certains cas, si une ulcération est, ou non, de nature syphilitique.

La plupart des auteurs qui ont écrit sur les maladies de l'utérus n'ont pas même fait mention des ulcérations syphilitiques du col. C'est ainsi que dans les leçons de Lisfranc sur les maladies de l'utérus, publiées par Pauly, il n'est pas dit un mot de ces ulcérations; et je ne les trouve mentionnées dans aucun ouvrage récent publié en Angleterre sur les maladies des femmes, si j'en excepte celui de M. Balbirnie.

M. Duparcque considère ces ulcérations comme rares; mais il les confond évidemment avec d'autres maladies, les ulcères rongeants en particulier, sous le titre d'ulcères chancreux ; de sorte qu'il est bien difficile de se rendre compte des véritables opinions de ce médecin sur ce sujet. D'un autre côté, M. Gibert, médecin distingué de l'hôpital Saint-Louis, a écrit dans une brochure sur les maladies utérines, publiée en 1837, que, sur cinq cents femmes qu'il a passées au spéculum, à l'hôpital de Lourcine, cent quarante présentaient des ulcérations granuleuses, qu'il considérait, pour la plupart, comme de nature syphilitique; toutefois, aucune de ces ulcérations n'offrait les caractères physiques du véritable chancre. J'ai observé, moi aussi, nombre de fois, des ulcérations du col de l'utérus, dans des circonstances semblables ; mais je n'ai pu y reconnaître l'aspect des véritables chancres. J'ai donc été fort surpris de lire, il y a peu de temps, dans le traité que M. Balbirnie a publié sur les maladies organiques de la matrice, que, dans l'espace d'une année, ce médecin a observé *un grand nombre* de beaux exemples de véritables chancres huntériens, existant sur le museau de tanche, et cela à l'hôpital des Vénériens, dans le service de M. Ricord. J'en ai été d'autant plus surpris, que M. Ricord m'a souvent dit à moi-même qu'il observait rarement le chancre huntérien sur le col de l'utérus, et que M. Acton, qui a suivi pendant plusieurs années les leçons de M. Ricord, m'a confirmé dans l'exactitude de mon opinion, et m'a assuré qu'on ne rencontre presque jamais de véritables chancres utérins, dans la pratique de la ville ou des hôpitaux. Il faut donc que M. Balbirnie ait mal interprété les faits qu'il a observés.

Tous les traités sur les maladies syphilitiques, que j'ai consultés, sont muets, ou à peu près, relativement aux ulcérations syphilitiques du col de l'utérus. En faisant connaître toutefois le résultat de mon expérience, je ne négligerai pas de m'appuyer sur celle des autres, et je m'efforcerai de tracer le tableau, aussi exact que possible, de l'état actuel de la science, relativement aux ulcérations syphilitiques de cette région.

La première chose à faire, dans l'étude des ulcérations syphilitiques du col de l'utérus, est de les diviser en deux groupes : le premier comprend le chancre véritable, le chancre classique, huntérien, l'ulcération vénérienne primitive ; et le second comprend les ulcérations qui n'offrent pas les caractères du vrai chancre, mais qui cependant, à cause des circonstances douteuses dans lesquelles elles se présentent, ont été considérées par quelques auteurs comme vénériennes.

Chancres véritables du col de l'utérus.

Le véritable chancre huntérien s'observe fort rarement sur le col de l'utérus : il ne peut y avoir de doute à cet égard. Pendant le long séjour que j'ai fait dans les hôpitaux de Paris, je n'en ai vu que deux exemples, et je n'en ai pas rencontré depuis.

Feu Cullerier, qui fut, pendant nombre d'années, médecin de l'hôpital des Vénériens de Paris, n'en avait vu que trois cas dans sa longue carrière. M. Gibert, pendant un séjour de plusieurs années à l'hôpital de Lourcine, n'en a observé aussi que trois exemples. A l'hôpital Saint-Lazare, où l'on traite annuellement plusieurs centaines de cas de syphilis, sous toutes ses formes, on n'observe non plus, chaque année, qu'un très-petit nombre de véritables chancres. M. Duparcque admet aussi qu'ils sont extrêmement rares ; et malgré sa longue pratique dans le traitement des maladies utérines, il a été forcé d'emprunter à d'autres auteurs les deux ou trois faits de chancres syphilitiques du col qu'il a consignés dans son ouvrage. Enfin, M. Emery, dans son service à l'hôpital Saint-Louis, et dans ses visites au dispensaire, est arrivé au même résultat. Il faut donc admettre, comme un fait parfaitement établi, la rareté extrême du chancre primitif du col, avec ses caractères physiques ordinaires.

Ici se présente une question importante : doit-on attribuer cette rareté apparente du chancre primitif du col, à cette circonstance que le virus syphilitique est rarement déposé sur cette portion de l'organe ? ou bien faut-il admettre que l'ulcération chancreuse, lorsqu'elle se développe dans ce point, ne tarde pas à perdre son aspect caractéristique, et à prendre la forme de l'ulcération ordinaire ? C'est à cette dernière opinion que se range M. Gibert : il dit qu'un chancre passe probablement à l'état d'érosion granuleuse (qu'il considère encore comme syphilitique), lorsque sa durée se prolonge. J'avoue qu'il m'est impossible d'accepter cette interprétation : je ne vois pas pourquoi une ulcération chancreuse syphilitique perdrait plutôt ses caractères sur le col de l'utérus que sur toute autre membrane muqueuse qui tapisse les cavités intérieures. Une ulcération syphilitique conserve son aspect particulier, dans la bouche, à la vulve, et sur les parois du vagin; pourquoi, lorsqu'elle occupe le col de l'utérus, et qu'elle est abandonnée à elle-même, perdrait-elle rapidement ses caractères physiques, si rapidement même, qu'on aurait grand'peine à rencontrer un chancre dans cette dernière région, malgré les nombreuses occasions que l'on a d'examiner des maladies syphilitiques? Il me paraît beaucoup plus probable que l'infection primitive se fait rarement par le col de l'utérus, et cela par la bonne raison que le virus sécrété par l'ulcération est balayé avant que l'organe copulateur ait pu atteindre le col. Aussi n'observe-t-on que fort rarement des chancres à la partie supérieure du vagin, et leur fréquence décroît-elle à mesure qu'on s'éloigne de la vulve, qui est leur siége de prédilection.

Si les opinions que je viens d'émettre sont exactes; si un chancre véritable situé sur le col conserve ses caractères comme les chancres des autres régions, il faut admettre que la très-grande majorité des ulcérations que l'on observe si souvent sur le col de l'utérus, chez les femmes qui présentent des formes variées de syphilis, ne sont pas des ulcérations syphilitiques primitives modifiées par le temps, mais des ulcérations non syphilitiques, ou bien des ulcérations syphilitiques secondaires.

Les recherches de M. Ricord, relatives à l'inoculation de la sécrétion fournie par les ulcérations du col, viennent encore à l'appui des opinions que je viens de développer. Dans son traité sur l'inoculation, ce médecin ne donne qu'un exemple du chancre du col; dans ce cas, le pus fourni par le chancre fut inoculé à la cuisse, et devint le point de départ d'une ulcération caractéristique; tandis que, dans quatre autres cas où il existait une ulcération du col en même temps qu'une blennorrhagie, l'inoculation ne donna aucun résultat. Dans deux de ces derniers cas, l'ulcération offrait l'aspect granuleux ordinaire; dans un troisième, la surface ulcérée était recouverte d'une couche pseudomembraneuse blanchâtre, qui tomba avec les escarres de la cautérisation ; dans le dernier cas, il y avait des chancres à la vulve, et l'ulcération du col avait absolument l'aspect d'un chancre ; l'inoculation ne fut pratiquée qu'une semaine après la cautérisation de la surface ulcérée, alors que l'escarre était tombée, et que l'ulcération était couverte de granulations de couleur rosée. Cette ulcération était-elle, ou non, un chancre? C'est ce qu'il est impossible de décider; mais je suis tenté de croire, avec M. Ricord, que ce n'en était pas un. La malade était affectée d'une blennorrhagie intense depuis plusieurs mois.

Le véritable chancre se présente sur le col avec ses caractères habituels, c'est-à-dire que l'ulcération est profondément excavée; que sa surface est tapissée d'une couche jaunâtre ou grisâtre, et que ses bords sont élevés, irréguliers et indurés. Le chancre est généralement accompagné, excepté à son début, d'une induration légère et partielle du col. L'étendue de l'induration varie, suivant que l'utérus a subi, ou non, les changements qu'entraîne la conception, et, dans le premier cas, suivant le temps qui s'est écoulé à partir du dernier accouchement ou avortement. Il y a beaucoup de variétés dans les dimensions du chancre, ou des chancres ; car il peut y en avoir plusieurs. Ceux que j'ai observés étaient peu étendus ; l'un d'eux avait les dimensions d'une pièce de vingt centimes ; l'autre était encore plus petit. M. Duparcque rapporte une observation dans laquelle le chancre était beaucoup plus étendu que celui de mes deux malades. Si le chancre est abandonné à lui-même, il peut, ou bien se cicatriser spontanément, ou bien, suivant M. Duparcque, revêtir une forme chronique, et rester stationnaire pendant des mois entiers. Dans ce dernier cas, l'état de sub-inflammation du col, que le chancre entretient, ne tarde pas à être suivi d'une induration générale de cette portion de l'organe ; et cette induration peut être portée au point de simuler la dureté pierreuse du squirrhe ulcéré. (*Voir* obs. XIX.)

A la rigueur, on pourrait reconnaître au toucher, la présence d'un chancre bien caractérisé : le doigt apprécierait la dépression de l'ulcération et ses bords indurés. Cependant le spéculum est à peu près indispensable pour déterminer la nature de l'ulcération. Les symptômes locaux et généraux du chancre sont très-obscurs. Dans la première période de son développement, tout au plus y a-t-il quelques douleurs légères à la région hypogastrique, et une sécrétion mucoso-purulente très-peu abondante. Mais si le chancre augmente de volume, s'il donne lieu à de l'irritation, de l'inflammation et de l'ulcération du col, on voit alors paraître tous les symptômes qui appartiennent à ces dernières lésions, à savoir, des douleurs vives à l'hypogastre et à la région lombaire, une sensation de poids et de pesanteur dans le bassin, la leucorrhée..., etc.

Les observations suivantes montreront le chancre du col sous ses divers aspects.

Obs. XVII.—*Blennorrhagie ; chancre du col de l'utérus, développé quinze jours après le commencement du traitement.* — La nommée A. M., femme de ménage, âgée de trente ans, entra à l'hôpital Saint-Louis le premier mai 1849. D'une constitution robuste et d'une bonne santé habituelle, cette femme avait toujours été réglée d'une manière régulière. Elle avait eu un accouchement naturel, quelques années auparavant ; depuis cette époque elle n'avait jamais présenté de symptômes utérins, et n'avait jamais eu de leucorrhée. Dans les deux dernières années, elle avait vécu maritalement avec un homme âgé, auquel elle communiqua un chancre, bientôt suivi de l'apparition d'un bubon. Elle avouait avoir eu des relations suspectes. Elle avait été examinée en ville avec grand soin, et l'on n'avait reconnu chez elle aucune trace de chancre; mais toute la surface du vagin était le siége d'une abondante sécrétion mucoso-puriforme. Le col et l'orifice de l'utérus furent trouvés parfaitement sains.

Après son entrée à l'hôpital, j'examinai avec grand soin, chez cette femme, l'état des organes génitaux internes et externes, d'autant plus que ce cas paraissait de nature à faire admettre l'identité de la blennorrhagie et de la syphilis, et à démontrer que la blennorrhagie pouvait communiquer un chancre. Je ne découvris pas la moindre érosion sur quelque point que ce fût de la muqueuse génitale. Le col était parfaitement sain et n'offrait qu'un peu de rougeur, en rapport avec la coloration du vagin. Entre les lèvres du col de l'utérus, on apercevait cependant une couche de muco-pus qui paraissait s'échapper de la cavité du col. L'utérus était légèrement sensible à la pression et un peu plus volumineux que dans l'état normal; mais comme les règles n'avaient cessé que depuis deux jours, je n'attachai qu'une médiocre importance à ce dernier symptôme. En écartant, autant que possible, les lèvres du col avec un spéculum, et après avoir enlevé le muco-pus, je ne découvris aucune lésion appréciable.

Je conclus de cet examen que la malade était affectée d'une blennorrhagie simple, occupant la totalité du vagin, et s'étendant jusque dans la cavité utérine. En conséquence, la malade fut mise à l'usage du baume de copahu, des injections émollientes, des bains généraux et d'une alimentation peu substantielle. Les symptômes inflammatoires et l'écoulement diminuèrent rapidement.

Dans les dix jours suivants, j'examinai deux fois la malade au spéculum; car je désirais vivement m'éclairer sur la nature de la maladie; et chaque fois je trouvai le col offrant le même aspect, à cette différence près que la rougeur y avait diminué graduellement, ainsi que dans le vagin, et que l'augmentation de sensibilité et la congestion de l'utérus avaient entièrement disparu.

Le 16 mai, j'appliquai de nouveau le spéculum, et je reconnus une petite ulcération au sortir de la cavité du col, et contournant la lèvre antérieure. L'ulcération offrait une surface grisâtre et des bords irréguliers et indurés. M. Emery, auquel je la montrai, ainsi que plusieurs autres personnes, lui reconnurent tous les caractères du véritable chancre. En conséquence, je cautérisai l'ulcération avec le nitrate acide de mercure, et la malade fut mise à un traitement mercuriel (bichlorure de mercure, un septième de grain; tisane de salsepareille, etc.).

Malgré ce traitement, l'ulcération continua à s'étendre sur une surface grande comme une pièce de 20 centimes. Toutefois, à partir de la seconde cautérisation, l'ulcération perdit son aspect caractéristique. L'extension de l'ulcération avait été marquée par une induration graduelle de la lèvre antérieure du col, qui avait fini par prendre la dimension d'une petite noix. Je revins à la cautérisation tous les huit jours. A la troisième cautérisation, l'ulcération commença à perdre de son étendue; mais elle ne fut pas cicatrisée avant la fin de juillet. L'écoulement du muco-pus par les lèvres du col cessa très-peu de temps après l'apparition du chancre. La blennorrhagie disparut pendant le cours du traitement. L'administration du mercure fut continuée pendant un mois sans produire de salivation. Il ne survint pas d'autres phénomènes syphilitiques. La malade sortit guérie le premier août, conservant cependant encore un peu d'hypertrophie de la lèvre antérieure du col.

Remarques. — Chez cette femme, il est plus que probable que le chancre resta caché dans la cavité du col de l'utérus pendant plusieurs semaines; circonstance fort singulière et fort importante dans le fait en question! Si je n'avais continué à soumettre la malade au spéculum pendant le traitement de la blennorrhagie, il est plus que probable que le chancre n'eût pas été reconnu, et que ce fait eût été grossir la liste de ceux que l'on considère comme démontrant l'identité de la blennorrhagie et du chancre. D'un autre côté, comme le chancre utérin eût fini probablement par se cicatriser spontanément, et que tôt ou tard il serait survenu des symptômes secondaires, on n'eût pas manqué de rapporter ces derniers symptômes à la blennorrhagie. Le fait précédent, parfaitement authentique et bien observé, me paraît donc de nature à jeter du doute sur ces faits exceptionnels que quelques auteurs ont rapportés à l'appui de l'identité de la syphilis et de la blennorrhagie.

Chez cette malade, le muco-pus qui s'échappait de la cavité du col était très-probablement fourni par le chancre qui y était caché. On remarquera que l'ulcération chancreuse commença à perdre ses caractères à la chute de l'escarre produite par la seconde cautérisation.

Obs. XVIII.— *Chancre du col; inoculation; blennorrhagie.*—Catherine H... entra à l'hôpital le 4 avril 1834. Elle avait contracté plusieurs chancres sept mois auparavant, et n'avait suivi aucun traitement. A son entrée, on constata chez elle un chancre à la grande lèvre gauche, et un autre à la petite lèvre correspondante. L'examen au spéculum montra le vagin sécrétant du pus en abondance, et la lèvre antérieure du col portant une ulcération excavée, grisâtre, avec des bords irréguliers et saillants.

Jusqu'au 10 avril, on se contenta de quelques injections émollientes, et on pansa le chancre avec du cérat opiacé. Le 18, la maladie avait perdu de son acuité; l'écoulement était blanchâtre et moins abondant, mais l'ulcération du col n'avait pas changé d'aspect. On prit du pus à la surface de cette ulcération, et on l'inocula à la cuisse droite. On prit aussi du pus dans le cul-de-sac péri-utérin et on l'inocula à la cuisse gauche, puis les ulcérations du col de l'utérus furent cautérisées avec le nitrate d'argent.

Le 19 avril, les points inoculés étaient déjà rouges et élevés. Le 20, les vésicules étaient parfaitement développées sur les deux cuisses; et le 22, elles étaient remplies de pus. Le premier mai, il y avait des chancres bien caractérisés sur les deux cuisses. Ces chancres furent cautérisés et pansés avec une pommade de calomel et d'opium. Le chancre de la petite lèvre avait disparu sous l'influence de la cautérisation; celui de la grande lèvre était en voie de cicatrisation, aussi bien que le chancre du col, qui avait été cautérisé à plusieurs reprises (injections et tamponnements du vagin, avec de la charpie trempée dans une solution d'acétate de plomb.)

Le 20 avril, les chancres primitifs étaient cicatrisés, mais leur base était indurée; la blennorrhagie avait disparu. Pour triompher de l'induration, on prescrivit un traitement mercuriel, composé de pilules de proto-iodure de mercure, et du sirop sudorifique. Le 30, les chancres inoculés étaient guéris, et l'induration avait presque entièrement disparu. Le 7 juin, la guérison était complète. (Extrait du *Traité sur l'inoculation*, de M. Ricord, p. 212.)

Obs. XIX. — *Chancre chronique ; induration extrême du col ; guérison par le traitement mercuriel.* — Madame *** vivait depuis plusieurs années avec un homme dont la santé avait été souvent troublée par des rechutes d'une ancienne maladie vénérienne. A partir du moment où elle eut des rapports sexuels avec cette personne, cette dame éprouva vers le col de l'utérus, une sensibilité qui ne lui était pas naturelle, et qu'elle ne rapporta pas à sa véritable cause. Cette sensibilité augmenta graduellement. Peu à peu il survint des douleurs aiguës, lancinantes, avec un écoulement sanieux abondant. Après trois années de souffrances, cette dame vint consulter Cullerier, qui reconnut un engorgement considérable squirrheux du col, avec deux petites ulcérations aux bords durs et indurés. C'étaient ces ulcérations qui fournissaient l'écoulement sanieux. Pleinement convaincu que la maladie était d'origine vénérienne, Cullerier prescrivit l'emploi d'une préparation mercurielle, le deutochlorure de mercure. En deux mois, les ulcérations étaient cicatrisées ; le col avait repris son volume normal, et tous les symptômes morbides avaient disparu. (Obs. citée par M. Lagneau et M. Duparcque, comme le seul fait que Cullerier ait observé dans sa pratique particulière.)

Remarques.—Ce fait fournit un exemple de ces indurations extrêmes, comme pierreuses, qui accompagnent quelquefois les ulcérations chroniques du col, que ces ulcérations soient, ou non, d'origine syphilitique. Le mot *squirrheux*, employé par Cullerier, est évidemment synonyme de dur, et ne veut pas dire qu'il y eût cancer. L'ulcération était certainement syphilitique ; mais il est impossible de dire, d'après la description imparfaite qui en a été donnée, si cette ulcération était, ou non, primitive; elle paraissait beaucoup plus ressembler à ces ulcérations chancroïdes, profondes et sanieuses, que l'on trouve à la chute des croûtes des syphilides pustuleuses, qu'au chancre primitif.

Je passe maintenant à l'étude des ulcérations non chancreuses du col, qui compliquent si fréquemment la blennorrhagie et les diverses formes secondaires de la syphilis. Voyons quelle en est la véritable nature.

Ulcérations non chancreuses du col, qui compliquent les diverses formes de la syphilis.

Ainsi que j'ai cherché à l'établir, d'après les faits puisés tant dans ma propre pratique que dans celle d'autres juges compétents, le véritable chancre, le chancre classique, inoculable, huntérien, s'observe très-rarement sur le col de l'utérus. Les faits que j'ai rapportés à cet égard me paraissent tellement péremptoires, que l'on peut considérer ce résultat comme définitivement acquis à la science. Mais il est d'autres ulcérations qui ne présentent pas le même caractère, et qui sont excessivement communes chez les femmes affectées de blennorrhagie, ou chez celles qui présentent les symptômes primitifs, secondaires, ou tertiaires de la syphilis. Ces ulcérations sont même beaucoup plus fréquentes que ne pourraient le supposer les praticiens, qui, tout habitués qu'ils sont au traitement des maladies syphilitiques, ne font pas cependant un usage habituel du spéculum dans ces maladies.

La fréquence des ulcérations du col de l'utérus, chez les femmes affectées de blennorrhagie aiguë ou chronique, a été déjà signalée, il y a quelques années, par les chirurgiens français ; mais je ne sache pas qu'on ait insisté sur leur fréquence, en tant qu'elles accompagnent les accidents secondaires de la syphilis. Pendant le printemps et l'été de l'année 1843, j'étais placé, en qualité d'interne, dans le service de M. Emery, à l'hôpital Saint-Louis, et j'avais sous ma direction une salle de femmes de soixante-quinze lits. Sur ce nombre, il y avait toujours beaucoup d'affections syphilitiques de la peau. J'ai examiné avec soin, au spéculum, toutes ces femmes atteintes de syphilides, pour rechercher quel était l'état des organes génitaux internes ; et ce qui m'a conduit à le faire, c'est que plusieurs d'entre elles, qui ne présentaient rien de syphilitique vers les organes génitaux externes, sauf peut-être une leucorrhée insignifiante, offraient les symptômes rationnels d'une inflammation légère avec ulcération du col de l'utérus. L'examen auquel j'ai soumis ces dernières malades a pleinement confirmé mes prévisions : j'ai trouvé le col ulcéré et légèrement induré. J'ai constaté les mêmes altérations chez d'autres femmes, dans les mêmes conditions, mais qui n'accusaient cependant aucun trouble du côté des organes utérins. Enfin, trois fois sur quatre au moins, j'ai trouvé des ulcérations du col. La plupart de ces malades étaient de jeunes femmes qui n'avaient jamais eu d'enfants, ou dont l'accouchement remontait déjà à quelques années, et qui étaient en traitement pour des syphilides, psoriasis, lichen, rupia..., etc. Interrogées avec soin, toutes ces malades disaient avoir éprouvé de légères douleurs à l'hypogastre; le coït était douloureux depuis quelque temps; d'autres avaient eu, en même temps, un peu de leucorrhée; mais elles n'avaient en général fait attention à aucun de ces symptômes.

Quelle était là nature de ces ulcérations? étaient-elles syphilitiques? étaient-ce des chancres modifiés ou des ulcérations secondaires? ou bien étaient-ce des ulcérations inflammatoires? A leur aspect, il eût été bien difficile d'établir des différences entre ces ulcérations et celles qu'on observe chez des femmes non syphilitiques. J'étais donc porté à leur refuser le caractère vénérien. Quelques-unes de ces ulcérations étaient étendues, d'autres étaient petites; les unes avaient des bords bien limités, les autres n'en avaient pas; quelques-unes étaient couvertes de granulations volumineuses et de mauvais aspect; d'autres de granulations petites, d'un rouge vif; d'autres enfin présentaient une espèce de couche pseudo-membraneuse. Si je consulte le travail de M. Gibert, je vois que les résultats qu'il a obtenus à l'hôpital de Lourcine concordent parfaitement avec les miens, en ce qui touche la fréquence des ulcérations du col chez les femmes affectées de syphilis. La seule différence porte sur la proportion relative des ulcérations. M. Gibert ne paraît pas les avoir rencontrées aussi souvent que moi; mais on peut se l'expliquer en réfléchissant que l'hôpital de Lourcine, par la spécialité même des maladies auxquelles il est destiné, doit recevoir un certain nombre de malades soupçonnées d'avoir la blennorrhagie ou la syphilis, et qui cependant peuvent avoir toute autre maladie des organes génitaux.

Sur les cinq cents malades que M. Gibert a examinées indistinctement, et sur lesquelles il a pris des notes, il y en avait cent quarante-quatre qui présentaient des ulcérations du col (*érosions granulées*). De ces dernières, quinze ne présentaient aucun symptôme morbide ; dix-huit avaient en même temps des chancres ; vingt-quatre des condylomes ou des plaques muqueuses ; onze, des bubons ; dix, des ulcérations secondaires des amygdales, de la bouche, ou du pharynx ; dix des rhagades ; six, des végétations ; onze, des syphilides, et huit, une blennorrhagie. Dans quelques cas, il n'y avait pas de leucorrhée appréciable ; dans le plus grand nombre des cas, cependant, il y en avait un peu. En décrivant ces *érosions granulées* (ouvrage cité page 13), M. Gibert dit : « Cette ulcération, toujours assez superficielle, a généralement une forme arrondie, et est plus ou « moins nettement limitée. Elle occupe quelquefois la lèvre supérieure, quelquefois l'inférieure, et quelquefois les deux à la « fois ; quelquefois même elle semble pénétrer dans la cavité « du col de l'utérus. Sa surface est rouge et granulée ; elle contraste notablement avec l'aspect lisse et poli de la portion normale du col ; elle saigne facilement. En général, un voile de « mucus, visqueux, demi-transparent, qui s'échappe de l'orifice « du col de l'utérus, recouvre l'érosion granulée. »

M. Gibert part de cette description, pour faire de cette forme d'ulcération une espèce distincte d'ulcération syphilitique, qui, à ce qu'il paraît croire, succéderait au chancre en beaucoup de cas. Je regrette de ne pouvoir adopter cette opinion ; j'avoue que je ne peux voir, dans cette description de l'érosion granulée, les éléments d'une espèce distincte d'ulcération. Les caractères que M. Gibert lui assigne sont exactement ceux que j'ai toujours trouvés aux inflammations purement inflammatoires. Cette forme circulaire de l'ulcération, à laquelle M. Gibert paraît attacher une grande importance, je l'ai observée quatre-vingt-dix-huit fois sur cent, et cela dans toutes les espèces d'ulcérations. Il peut arriver qu'une ulcération soit irrégulière, serpigineuse ; quelques médecins français ont même fait une variété de ce dernier caractère ; mais c'est là l'exception et non la règle. Quant à l'aspect granulé de l'ulcération, toutes les surfaces ulcérées sont couvertes de granulations d'une nature quelconque. Je ne vois pas en quoi le mot *granulée* pourrait être appliqué à une espèce particulière d'ulcération, comme nom distinctif. *Toutes les ulcérations sont granulées;* l'addition du mot est donc sans utilité, et n'ajoute rien à la notion de l'ulcération. Par toutes ces raisons, tout en acceptant les résultats de M. Gibert, en ce qu'ils confirment la fréquence des ulcérations du col chez les femmes qui présentent des symptômes de syphilis primitifs ou secondaires, je ne peux adopter les opinions de ce médecin, relativement à la nature syphilitique de ces ulcérations.

Les expériences que M. Ricord a faites sur l'inoculation de la syphilis ont jeté un grand jour sur cette question, aussi bien que sur toutes celles qui touchent à la pathologie de la syphilis. M. Ricord, comme je l'ai dit, a inoculé plusieurs fois le pus provenant des ulcérations du col, qui n'offraient pas les caractères physiques du véritable chancre, et qui cependant existaient chez des femmes présentant quelques-unes des formes variées de la syphilis. Eh bien! aucune de ces inoculations n'a été suivie du développement d'un chancre. J'ai appris aussi de M. Acton, qu'il a répété, à Paris, il y a quelques années, les expériences de M. Ricord, en coopération avec M. Vidal (de Cassis), alors chirurgien de Lourcine, et que le résultat a été semblable : l'inoculation pratiquée avec le pus fourni par les ulcérations non chancreuses du col, chez des malades affectées de syphilis, n'a jamais donné naissance à des chancres. J'ajouterai encore, comme élément de diagnostic, que ces ulcérations cèdent facilement au traitement habituel, aux cautérisations légères, aux injections, etc., pourvu cependant qu'il n'y ait pas d'induration considérable du col; auquel cas, c'est l'induration qui en fait la gravité. Dans tous les faits dont j'ai pris connaissance, les symptômes vénériens ont été traités en même temps que les symptômes utérins.

D'après les faits que j'ai rapportés, d'après les considérations dans lesquelles je suis entré, je me crois autorisé à conclure que les ulcérations non chancreuses du col de l'utérus, observées chez les femmes syphilitiques, ne sont pas des ulcéres syphilitiques primitifs, ou même des chancres modifiés, au moins dans l'immense majorité des cas. Je ne dis pas *dans tous* ; car il est généralement admis que l'ulcération syphilitique primitive ne prend pas toujours l'aspect du chancre huntérien.

En admettant que ces ulcérations ne soient pas des ulcères syphilitiques primitifs, peut-on les considérer comme simplement inflammatoires, ou bien ne peuvent-elles pas être secondaires? Qu'il en soit ainsi de quelques-unes, je suis assez disposé à l'admettre ; mais quant au plus grand nombre, cela ne me paraît pas probable. D'une part, les affections des membranes muqueuses ne sont pas très-communes, comme symptômes secondaires de la syphilis ; et de l'autre, l'ulcération secondaire d'une surface muqueuse présente des caractères propres qui ne sont pas ceux que l'on rencontre habituellement dans les ulcérations. J'ai vu cependant, chez les femmes syphilitiques, des ulcérations du col recouvertes d'une couche pseudomembraneuse grisâtre, assez analogue à celle des ulcérations syphilitiques secondaires des membranes muqueuses. J'admets donc qu'il peut y avoir des exemples de cette forme de maladie.

Mais si ces ulcérations ne sont pas syphilitiques, quelle est leur nature? Je réponds que, pour moi, elles sont presque toutes d'origine inflammatoire. Ainsi que je l'ai établi ailleurs, dans la vaginite, simple ou virulente, l'inflammation ne tarde pas à s'étendre au col de l'utérus et à sa cavité; et dans ce point, grâce à la vitalité de l'organe et au grand nombre de ses follicules muqueux, l'inflammation ne tarde pas à passer à l'ulcération.

M. Ricord, et d'autres auteurs qui, comme lui, ont écrit sur les maladies syphilitiques, ont établi que l'inflammation blennorrhagique pénètre souvent dans la cavité de l'utérus, et envahit la membrane interne. Mon expérience n'est pas tout à fait conforme à cette opinion. J'ai rarement observé quelque chose de pareil dans l'inflammation et l'ulcération blennorrhagique du col, aussi bien que dans l'inflammation simple. Cette divergence d'opinion pourrait s'expliquer par ce fait déjà indiqué : que l'on a rapporté à l'*inflammation de la cavité utérine* ce qui appartient seulement à l'*inflammation de la cavité du col*.

Certes, c'est un fait assez singulier que la fréquence de l'ulcération, chez des femmes qui présentent des formes variées de la syphilis, sans vaginite ; mais je suis porté à croire qu'on peut l'expliquer, en grande partie, par la vie dissolue qu'ont menée, ou que mènent encore la plupart de ces femmes.

En résumé, en ce qui touche les ulcérations syphilitiques, je crois pouvoir établir les propositions suivantes :

1° Le vrai chancre, le chancre classique, avec ses caractères ordinaires, est *excessivement rare* sur le col de l'utérus.

2° Les ulcérations qui présentent le caractère de l'ulcération inflammatoire sont, au contraire, excessivement communes chez les femmes affectées de blennorrhagie, ou chez celles qui présentent des symptômes syphilitiques primitifs, secondaires ou tertiaires.

3° Un petit nombre de ces ulcérations peut être rapporté aux accidents primitifs, ou secondaires de la syphilis ; mais la plupart d'entre elles sont simplement de nature inflammatoire.

CHAPITRE XIII.

Diagnostic du cancer de l'utérus.

Dans l'état actuel de la science, il est difficile, peut-être même impossible de donner une description exacte et complète du cancer. On peut dire cependant, d'une manière générale, que le cancer est une maladie caractérisée par la formation de *productions* ou de tissus particuliers, qui ont la faculté de se reproduire ; c'est-à-dire qui, lorsqu'ils existent dans l'économie, peuvent envahir les autres tissus ou les autres organes, et y déterminer une altération semblable à celle qui les constitue, en vertu d'une espèce de propagation, semblable à celle que possèdent les animalcules ou les champignons végétaux. Telle est la définition des *productions malignes*, qu'a donnée mon homonyme, M. le professeur Bennett, d'Edimbourg, dans un ouvrage très-remarquable, qu'il vient de publier sur le cancer[1]; et cette définition s'applique parfaitement aux diverses formes de maladies que l'on a confondues dans la désignation commune de cancer.

Les recherches des anatomistes et des histologistes modernes ont démontré que le cancer n'est pas une maladie inflammatoire. Son histoire ne devrait donc pas trouver sa place dans un traité sur les inflammations de l'utérus. Toutefois, comme l'inflammation et le cancer de l'utérus ont été et sont encore confondus, tous les jours, dans les traités classiques les plus répandus, je crois qu'il n'est pas sans quelque utilité de montrer brièvement de quelle manière le cancer se manifeste, et quelle forme il affecte dans l'utérus; et cela dans le but d'établir, d'une manière précise, le diagnostic des maladies inflammatoires et des maladies cancéreuses de cet organe. Avant les recherches anatomo-pathologiques modernes, les notions les plus vagues avaient cours dans la science, relativement à la nature de la production cancéreuse. Les premiers résultats de l'anatomie pathologique furent même plutôt de nature à répandre de nouvelles erreurs à cet égard, qu'à redresser les anciennes; car elles ne tendaient à rien moins qu'à faire admettre l'identité du cancer et de l'inflammation. Les recherches ultérieures ont eu plus de succès; et depuis que le microscope a été appliqué à l'étude de la structure intime des tissus sains et malades, la science s'est enrichie de renseignements précieux, relativement à la pathologie de ces affections. Les recherches du professeur Bennett n'ont pas peu contribué à cet heureux résultat; et dans les quelques remarques qui sui-

[1] *On cancerous and cancroid growths*, by John Hughes Bennett, M. D. Edimbourg, 1849.

vent, je me rallie pleinement aux opinions qu'il a défendues dans son livre.

Le professeur Bennett admet deux espèces de productions malignes : les *productions cancéreuses* et les *productions cancroïdes*. Les *productions* cancéreuses sont celles qui présentent d'une manière non douteuse les caractères anatomiques et microscopiques de ce qu'on considère comme *tissu cancéreux;* tandis que les productions cancroïdes sont formées de tissus qui, à l'œil nu, au toucher, et souvent même dans leur marche, ressemblent, à s'y méprendre, au tissu cancéreux, quoiqu'il y ait entre eux des différences de structure très-marquées.

Les *productions cancéreuses* comprennent trois formes de cancer proprement dit, auxquelles on peut rattacher les principales formes admises par les anatomo-pathologistes, à savoir : le cancer *squirrheux* ou *dur*, le cancer *encéphaloïde* ou *mou*, le cancer *colloïde* ou *gélatineux*. Ces trois formes de cancer ne sont que des modifications d'un état anatomique, caractérisé par la présence de cellules cancéreuses à noyau, infiltrées dans les mailles d'un tissu fibreux, ou nageant dans un liquide visqueux. C'est la présence de ces trois éléments ainsi associés, qui constitue la production cancéreuse ; et c'est la proportion relative de chacun d'eux, qui en détermine la forme ; ce qui revient à dire qu'une tumeur cancéreuse est, en même temps, un tissu homologue, et un tissu hétérologue. Les éléments individuels dont elle est composée ne diffèrent pas essentiellement de ceux qu'on trouve dans l'économie ; dans ce sens on peut, par conséquent, dire que le cancer est homologue aux tissus normaux de l'économie. Mais le mode suivant lequel ces deux éléments individuels sont agrégés et combinés n'a pas d'analogue dans les tissus sains ; dans ce sens donc, le cancer peut être regardé comme hétérologue.

Ainsi que nous l'avons vu, les fibres, les cellules et le liquide visqueux, qui constituent les trois éléments essentiels du tissu cancéreux, varient beaucoup dans leur proportion relative, les uns par rapport aux autres. Si l'élément fibreux est en excès, c'est le cancer squirrheux ou dur; si les cellules sont nombreuses, c'est le cancer encéphaloïde ou mou ; enfin si le liquide abonde et se rassemble dans des locules ou petits kystes, c'est le cancer colloïde. Toutes ces formes de cancer peuvent se trouver réunies sur la même tumeur : dans un point, le cancer dur, squirrheux; dans un autre, le cancer mou ou encéphaloïde ; dans un troisième, le cancer gélatiniforme ou colloïde. Ces trois formes de cancer peuvent se succéder, ou se transformer l'une dans l'autre; il n'est pas rare cependant de les voir rester distinctes, depuis leur origine jusqu'à leur terminaison.

Les histologistes ont été, jusqu'à ce jour, bien moins heureux, dans les efforts qu'ils ont faits, pour déterminer la structure intime des tumeurs cancroïdes, qu'en ce qui touche les tumeurs cancéreuses. Cependant leurs efforts n'ont pas été complétement infructueux, en ce sens qu'ils ont démontré que diverses tumeurs qui, par leur aspect, la sensation qu'elles donnent au toucher, et leur marche, ressemblent beaucoup au cancer, et sont communément confondues avec lui, présentent à l'examen microscopique, des différences de structure très-marquées. Comme ces différences de structure modifient profondément la marche pathologique de ces tumeurs et les résultats du traitement, la distinction est très-utile dans la pratique, et mérite d'être universellement adoptée.

Sous le nom de productions *cancroïdes*, le professeur Bennett décrit une variété de productions, dont quelques-unes sont généralement considérées comme de simples formes du cancer, tandis que les autres sont généralement séparées des maladies cancéreuses, dont il est cependant assez difficile de les distinguer dans certains cas. Ce sont :

1° Des tumeurs cancroïdes *fibro-nucléennes*, qui comprennent des tumeurs ressemblant de très-près au squirrhe et à l'encéphaloïde, mais différant de ceux-ci par l'absence de cellules cancéreuses, qui sont remplacées par des cellules à granules. Cette différence de structure n'est facile à reconnaître qu'au moyen du microscope. Dans plusieurs cas cités par le professeur Bennett, des tumeurs de cette nature ont été extirpées sans récidive.

2° Des tumeurs cancroïdes *épithéliales*, qui consistent essentiellement en une hypertrophie de la couche muqueuse ou épidermique, et qui sont composées de nombreuses cellules épithéliales, plus ou moins agglomérées. Ces tumeurs peuvent se développer sur toutes les surfaces libres et étendues, telles que la peau et les membranes muqueuses des cavités internes, aussi bien que dans les follicules et les petites ramifications des glandes sécrétantes, telles que les mamelles ou les reins. Lorsque ces formations épithéliaques se présentent sous l'aspect de tumeurs, elles se ramollissent souvent et s'ulcèrent ; mais elles peuvent commencer par une simple induration ou par un point verruqueux qui s'épanouit, prend la forme d'une cupule et s'ulcère circulairement. C'est à cette forme d'excroissance cancroïde que se rattachent l'excroissance en chou-fleur du col de l'utérus, les végétations molles et les condylomes, le cancer des lèvres, le cancer des ramoneurs, le *noli me tangere*, l'ulcère rongeant du col de l'utérus, etc.

3° Les formations *fibreuses* cancroïdes. Les tumeurs fibreuses sont constituées entièrement de tissu fibreux ou filamenteux ; elles ressemblent si parfaitement au cancer qu'on les confond souvent avec cette formation morbide, et surtout avec le squirrhe. Cela n'a rien de surprenant, lorsqu'on considère que la seule différence anatomique entre ces deux tissus est la présence des cellules cancéreuses et des noyaux du cancer, et leur absence dans les tumeurs fibreuses. Ce groupe comprend : 1° l'épaississement ou l'hypertrophie du tissu sub-aréolaire des membranes muqueuses ; 2° les tumeurs de différentes espèces, que l'on peut diviser en sarcomateuses, dermoïdes, chondroïdes, et névromateuses.

Les autres tumeurs cancroïdes admises par le professeur Bennett, sont : 3° les tumeurs *cartilagineuses* ; 4° les tumeurs *graisseuses* ; et 5° les tumeurs tuberculeuses.

Ceci posé, après avoir jeté ainsi un coup d'œil général sur la véritable nature du cancer, nous avons à appliquer ces connaissances à l'étude des maladies de mauvaise nature de l'utérus, afin d'éclairer le diagnostic de ces maladies.

Les productions cancéreuses et cancroïdes s'observent toutes les deux dans l'utérus. Les premières se rencontrent très-fréquemment et principalement sous la forme du squirrhe ou du cancer dur.

Productions cancéreuses de l'utérus.

Il est rare que le cancer se développe primitivement dans le corps de l'utérus; ou au moins il est rare qu'on en reconnaisse d'abord la présence dans cette portion de l'organe. C'est le col de l'utérus qui en paraît le siége le plus habituel. Cependant, avec le temps et même lorsque la maladie a commencé dans le col, on la voit s'étendre peu à peu du col au corps de l'utérus, de sorte que, après la mort, on trouve la matrice, dans sa totalité ou dans la plus grande partie de son étendue, envahie par le cancer. Il y a longtemps que l'on a signalé cette rareté apparente du cancer dans le corps de l'utérus, à sa première période. Sennert a dit par exemple : « *Etsi cancer etiam ipsi uteri substantiæ accidere potest, tamen hic rarius accidit, et vix tam satis cognoscitur, multo minus curatur; frequenter vero in cervice uteri generatur. Quapropter hoc loco de eo agemus; isque nunc est sine ulcere, nunc exulceratus* (lib. IV, *De morbis mulierum*, cité par Ch. Clarke dans ses *Observations on the diseases of females*.)

J'ai dit avec intention : *rareté apparente*, parce que je ne suis pas convaincu que le cancer soit, aussi souvent et aussi complétement, limité au col de l'utérus dans sa première période, qu'on le suppose généralement. Lorsque les femmes, *véritablement* atteintes de cancer utérin, appellent l'attention de leur médecin sur les symptômes locaux qu'elles présentent, et que celui-ci pratique le toucher, la maladie est presque constamment très-avancée, le col profondément envahi, et l'utérus solidement fixé dans le bassin par des adhérences; de sorte qu'il est très-difficile, sinon impossible, de reconnaître si la maladie s'étend ou non au corps de l'organe. L'opinion généralement répandue, qui veut que le cancer soit presque toujours limité au col dans les premiers temps, cette opinion repose probablement sur cette circonstance : que le gonflement inflammatoire chronique a été longtemps et est encore souvent confondu avec le cancer commençant. Dans ces cas, la maladie est en réalité circonscrite au col ; le corps de l'utérus n'offre en général ni hypertrophie, ni irrégularités, ni adhérences.

Dans les cas très-rares où la production cancéreuse commence dans le corps de l'utérus et où le col conserve son intégrité, on trouve, lorsqu'on examine la malade à cette époque, l'utérus augmenté de volume, induré et présentant des nodosités irrégulières ou des bosselures. Le col s'entr'ouvre peu à peu, et il s'écoule, en abondance, un liquide sanieux, offrant l'odeur fétide particulière des écoulements cancéreux. En général, il existe en même temps des douleurs vives et lancinantes. A mesure que la maladie progresse, des végétations fongueuses s'échappent par l'orifice ; le col participe à la maladie ; l'utérus est fixé dans le bassin et la malade présente tous les caractères du cancer utérin confirmé.

Les seules formes de maladie, avec lesquelles on puisse confondre cette forme de cancer de l'utérus, sont les tumeurs fibreuses, les polypes et la métrite chronique partielle. L'utérus peut augmenter de volume, par la présence d'une tumeur fibreuse, qui peut être divisée en lobes irréguliers, et donner à l'utérus un aspect bosselé. Mais ce qui peut servir dans le plus grand nombre des cas à poser le diagnostic, ce sont l'absence des douleurs lancinantes du cancer, l'accroissement graduel et indolent de la tumeur, et l'absence d'un écoulement aqueux ou sanieux, d'une odeur fétide.

J'ai vu un cas, dans lequel on avait pris pour un cancer un polype de l'utérus, encore contenu dans la cavité utérine, et que l'organe s'efforçait de chasser depuis plusieurs semaines, à l'aide de violentes contractions. En pratiquant le toucher, je trouvai le col de l'utérus ramolli, dilaté comme une demi-couronne, et dans la cavité du col une tumeur globuleuse régulière, semblable à une orange. L'hémorrhagie était abondante; mais le sang était pur et complétement inodore. Les caractères étaient suffisants pour ne laisser aucun doute sur la nature de la maladie.

Dans la métrite chronique, l'utérus présente une hypertrophie partielle, et la portion hypertrophiée peut présenter des nodosités indurées; mais ces nodosités sont parfaitement lisses et régulières à leur surface; elles sont encore excessivement sensibles au toucher, à moins que l'inflammation ne se soit éteinte et ne se soit terminée par induration; auquel cas les symptômes utérins font entièrement défaut, tandis que les tumeurs cancéreuses sont indolentes ou seulement légèrement sensibles à la pression. Bien plus, les indurations inflammatoires de l'utérus présentent, aux époques menstruelles, des exacerbations, qu'on n'observe pas dans le cancer; et ces indurations restent stationnaires pendant des mois et des années, tandis que toutes les productions cancéreuses, surtout celles de l'utérus, ont une grande tendance à parcourir toutes les phases de leur développement, et à se détruire par l'ulcération dans un temps très-court.

Dans presque tous les cas de cancer utérin, que l'on rencontre dans la pratique, c'est certainement dans le col de l'organe que l'on reconnaît d'abord la maladie; et lorsqu'on en découvre l'existence, ou bien on la trouve à sa période commençante, c'est-à-dire non encore ulcérée, ou bien elle est déjà avancée, et elle s'est terminée par ulcération.

Cancer du col de l'utérus à sa première période, ou cancer non ulcéré.

D'après mon expérience, c'est presque constamment lorsque le cancer est arrivé à une période avancée de son développement ou à la période d'ulcération, que les femmes viennent réclamer le secours de l'art, dans le cas de cancer du col de l'utérus. Il semblerait, par conséquent, que les productions cancéreuses de cette région trahissent à peine leur présence, dès les premiers temps de leur formation; et que leurs progrès, éminemment insidieux, fixent à peine l'attention de la malade ou de son médecin vers l'état de l'utérus.

Mes opinons sur ce sujet diffèrent beaucoup de celles qui sont admises par les pathologistes qui se sont occupés des maladies utérines, même par ceux qui sont le plus rapprochés de nous. La plupart des pathologistes disent, en effet, qu'on rencontre communément dans la pratique le cancer du col de l'utérus à sa première période, tandis que je ne suis pas éloigné de penser qu'on n'a peut-être jamais occasion d'observer cette maladie, à une époque aussi rapprochée de son développement. Cette divergence dans les résultats de l'observation me paraît facile à expliquer : d'après la description que les auteurs ont donnée des altérations pathologiques, il est évident qu'ils ont confondu et que l'on confond encore le cancer à sa première période, avec les indurations et les hypertrophies du col de l'utérus qui reconnaissent une origine inflammatoire, et que j'ai longuement décrites dans la première partie de cet ouvrage. C'est que la pathologie utérine subit encore l'influence des doctrines de Broussais, et que non-seulement on admet une relation de cause à effet entre l'inflammation et le cancer (ce qui n'existe pas en réalité), mais encore que l'on confond avec le cancer les lésions et les altérations qui reconnaissent l'inflammation pour point de départ.

Les détails dans lesquels je suis entré, au commencement de ce chapitre, relativement à la structure anatomique des productions cancéreuses, établissent, d'une manière non douteuse, des différences tranchées et absolues entre les caractères anatomiques des formations inflammatoires et ceux des formations cancéreuses; autrement dit, ces deux espèces d'altérations se développent sous l'influence d'un travail morbide tout à fait différent. Peut-être cependant l'inflammation peut-elle conduire au développement consécutif des formations cancéreuses; mais cette question même me paraît encore indécise. Ce qui est bien établi, c'est que les deux conditions morbides sont essentiellement différentes. Je pense même, en me fondant sur l'observation clinique, qu'à mesure que le diagnostic deviendra plus parfait, on trouvera de plus en plus rare ce qu'on appelle la dégénérescence cancéreuse à la suite des maladies inflammatoires chroniques.

L'expérience et l'observation m'ont conduit à modifier l'opinion que je partageais avec la plupart des médecins, relativement à la fréquence de la dégénérescence cancéreuse des tumeurs inflammatoires chroniques. Dans les dix ou douze dernières années, j'ai suivi la marche d'un nombre immense d'inflammations utérines, et je n'ai pas encore vu, une seule fois, la dégénérescence avoir lieu. J'ai été plusieurs fois appelé en consultation pour des malades, atteintes évidemment de cancer de l'utérus, et chez lesquelles on disait que la maladie avait d'abord été inflammatoire. Mais en allant au fond des choses, en interrogeant avec soin les malades sur leurs antécédents, j'ai trouvé toujours des différences avec la marche habituellement suivie par les maladies inflammatoires. D'un autre côté, tous les cas de maladie cancéreuse que j'ai rencontrés dans ma pratique, dans ce long intervalle de temps, se présentaient avec leurs caractères les plus tranchés, lorsque je fus appelé à les observer.

En résumé, ce qui m'a porté à émettre des doutes sur la fréquence de la connexion du cancer et de l'inflammation utérine, ce sont les trois circonstances suivantes : 1° la structure des tissus malades est totalement différente dans les deux affections ; 2° les maladies inflammatoires de l'utérus n'ont aucune tendance à dégénérer en cancer, puisqu'il ne m'est pas arrivé, une seule fois, d'observer cette dégénérescence pendant le cours du traitement ; 3° on rencontre toujours le cancer utérin à une période avancée de son développement.

Il me sera facile de démontrer que les caractères anatomiques, rapportés par les auteurs au cancer commençant, n'ont pas la valeur qu'ils leur attribuent. Ainsi Clarke[1] dit, en par-

[1] *Observations on the diseases of females attended by discharges*, troisième édition, t. I, chap. XIV, *Du carcinome de l'utérus*. A la page 212, l'auteur décrit, dans les termes suivants, l'aspect présenté par un carcinome du col

lant du carcinome de l'utérus, et pour le distinguer du cancer ulcéré, ce qui suit (page 215) : « Dans les premières périodes, « la maladie peut se présenter sous deux formes particulières : « 1° c'est une tumeur solide, d'une forme arrondie, naissant « de la surface du col de l'utérus, ou encore engagée dans son « épaisseur ; les autres portions de l'organe sont parfaitement « saines, si ce n'est que les parois s'épaississent à mesure que la « maladie fait des progrès, et que la cavité utérine s'élargit, de « manière à acquérir des dimensions plus grandes que celles de « l'utérus à l'état normal et à l'état de vacuité. 2° Au lieu d'une « tumeur distincte, on trouve le col de l'utérus, dans sa totalité, « plus volumineux et plus dur qu'à l'état normal ; et si, après la « mort, on pratique une coupe sur cette portion hypertro- « phiée de l'organe, elle offre exactement le même aspect que « la véritable tumeur carcinomateuse.

« La marche est différente dans les deux cas : en outre des « symptômes habituels du carcinome, on observe souvent, dans « la première variété de la maladie, quelques symptômes méca- « niques, dépendant de la compression exercée par la tumeur « sur les parties environnantes ; symptômes plus ou moins gra- « ves, suivant le volume et la situation de la tumeur. Dans la « seconde variété de la maladie, ces symptômes existent rare- « ment, parce que l'épaississement carcinomateux du col ac- « quiert rarement un volume suffisant pour donner lieu à ces « symptômes...

« Chez les femmes qui mènent une vie régulière, la maladie « peut durer longtemps sans donner lieu à aucun symptôme, au « moins si l'on peut conclure de ce qu'on observe chez certai-

de l'utérus : « En coupant les tumeurs carcinomateuses avec le bistouri, on « leur trouve une assez grande résistance, et une dureté presque sembla- « ble à celle du cartilage. La coupe offre des lignes blanchâtres, disposées « assez régulièrement les unes par rapport aux autres, mais dont la direc- « tion varie suivant le volume de la tumeur. » Cette description s'applique aussi bien à des tumeurs fibreuses, ou même à une simple hypertrophie inflammatoire du tissu utérin, qu'au carcinome de l'utérus.

(*Note de l'auteur.*)

« nes femmes, qui ne réclament de secours médicaux qu'à une « période avancée de la maladie. Chez ces dernières, si l'on pra- « tique un examen direct, on constate souvent une altération con- « sidérable dans la structure des parties ; altération qui, suivant « toutes les probabilités , n'a pas dû se produire en un temps « très-court. Si l'on examine de temps en temps les malades qui « présentent cette affection, on remarquera, si elles se soumet- « tent à un régime rationnel, que la maladie ne subit que des « changements presque insignifiants , et cela *pendant plusieurs « années de suite*....

« L'orifice du col paraît aussi subir des changements (page « 226); il devient plus large qu'à l'état normal, tout en conservant « sa forme primitive. Cet écartement des lèvres du col est quel- « quefois suffisant pour permettre l'introduction de l'extré- « mité du doigt, qui se trouve, alors, comme embrassé par un « anneau solide. Quelquefois on constate tous les changements « de structure dont nous venons de parler, alors qu'il n'existe « aucun symptôme local, et que la maladie a été découverte, en « quelque sorte, par hasard, dans un examen pratiqué en déses- « poir de cause, et lorsque la médecine avait échoué contre une « prétendue maladie de l'estomac et des reins. Il est rare que les « malades succombent pendant cette période de la maladie. Lors- « qu'il en est ainsi, la mort est causée par d'abondantes hémor- « rhagies répétées, qui plongent l'organisme dans une profonde « débilité.

« Chapitre XV. — Ces symptômes sont rarement dangereux, « mais ils n'en sont pas moins fâcheux pour les malades... Cette « maladie locale peut rester *stationnaire* ; ou bien, elle peut être « atténuée dans ses symptômes , de sorte que la malade peut con- « tinuer à vivre dans un état supportable (p. 228)... S'il y a de « la pléthore, on peut faire une *saignée du bras*...; on peut aussi « recourir aux *saignées locales*, sangsues, ventouses appliquées « sur la région hypogastrique et sur les lombes. De temps en « temps , quand les symptômes s'exaspèrent, on revient à ces « évacuations... *Ces émissions sanguines locales sont toujours sui-*

« *vies de soulagement*, et parfois ce soulagement est immédiat « (p. 229 et 230)... En général, il n'y a rien à faire contre l'écou- « lement muqueux; mais si cet écoulement est très-abondant, on « peut avoir recours à des injections répétées (p. 235)...

« Dans le traitement de cette maladie, le médecin doit s'en te- « nir aux moyens palliatifs, et ne pas trop chercher à donner de « l'activité à l'organisme, ce qui ne manquerait pas d'aggraver « la maladie. Ce qu'il faut encore se rappeler, c'est qu'en in- « sistant sur le régime, et en persévérant avec constance dans « les moyens que l'on met en usage, *on peut soulager dans tous « les cas de cette espèce* ; et que dans beaucoup de ces cas, on peut « prévenir l'augmentation du volume de la tumeur et les progrès « de l'induration. Enfin, si l'auteur ne craignait pas d'être accusé « de faire illusion à lui et aux autres, il ne serait pas éloigné de « croire que, dans un petit nombre de cas, la maladie a pu dis- « paraître entièrement ; mais il n'émet cette assertion qu'avec « grande réserve. Peut-être, dans ces cas, l'augmentation de vo- « lume n'avait-elle pas véritablement le caractère cancéreux ; « peut-être la tuméfaction tenait-elle à une inflammation ordi- « naire, accompagnée d'épanchement séreux dans le tissu cellu- « laire environnant..... Tout ce que l'auteur peut affirmer, c'est « qu'il y a eu, dans la pratique de ses confrères et dans la sienne, « des cas dans lesquels un gonflement du col de l'utérus, reconnu « par un examen direct, a disparu, et avec lui les symptômes dont « il était le point de départ.

« Si ce sont là de véritables cancers (*et je peux dire qu'ils « étaient considérés comme tels*), la connaissance d'un fait de ce « genre serait consolante pour les personnes affectées de cette « cruelle maladie, et conduirait à faire adopter un mode de « traitement, suggéré par la raison et confirmé par l'expérience ; « mode de traitement qui, pour n'en rien dire de plus, a une « tendance manifeste à arrêter les progrès de la maladie, et à « prévenir sa terminaison par ulcération » (pages 242 et 244).

Je passe tous les auteurs intermédiaires, qui ont adopté ou à peu près les opinions de Clarke, pour arriver aux auteurs les plus récents, qui ont écrit sur la première période du cancer, et dont le nom fait en quelque sorte autorité. Je veux parler de M. Montgomery et de M. Ashwell.

Dans la troisième édition de son *Traité sur les maladies des femmes*, publiée l'année dernière, et que l'on peut regarder comme présentant l'état actuel de la science sur cette importante question, M. Ashwell a écrit ce qui suit (p. 370) : « Avant « d'entrer plus avant dans l'étude de l'histoire et des symptômes du « cancer, je crois devoir faire précéder ce que j'ai à dire à cet égard « d'une opinion que j'ai déjà formulée il y a quelques années (*Guy's « hospital reports*, janvier 1836, p. 153), à savoir : que les tumeurs « dures du col et le froncement induré des lèvres de l'orifice (al- « térations qui se terminent souvent par l'ulcération) peuvent « être résolues et guéries par les applications topiques d'iode, ai- « dées de la position horizontale, du repos complet des organes « sexuels, de l'application de ventouses sur les lombes, d'une « alimentation douce et peu stimulante, de quelques purgatifs, « des injections narcotiques dans le vagin, et de l'emploi jour- « nalier des bains de siége tièdes.

« On s'est demandé quelle était réellement la nature de ces tu- « meurs dures ; s'il fallait les considérer comme cancéreuses, ou « seulement comme des congestions et des ulcérations qui, n'é- « tant pas de mauvais caractère, sont, par suite, susceptibles de « guérison. A l'époque où je faisais ces observations, je croyais, « *et je crois encore* que c'étaient des tumeurs de mauvais carac- « tère (*malignant*) ; mais que leur développement est arrêté dès « le début par le traitement mis en usage. Une longue expé- « rience m'a convaincu que le cancer de l'utérus peut être ar- « rêté à sa première période, si l'on a soin de faire disparaître « l'état pathologique dont le cancer est la conséquence. C'est « ainsi que je disais, à la page 145 du premier volume du même « recueil : Donner à toutes les tumeurs squirrheuses, cancéreu- « ses ou malignes, le nom de tumeurs dures, cela pourra exci- « ter quelque surprise ; mais pour me justifier, il me suffira de « dire que je me suis servi de l'expression la meilleure et la

« moins controversable que je connaisse. Il est presque impossi-
« ble de donner une valeur précise et exacte à ces expressions
« d'indurations squirrheuses, cancéreuses ou tuberculeuses. Le
« mot *tumeur dure* a cet avantage que, s'il n'indique qu'une qua-
« lité spéciale, une fermeté ou dureté plus grande qu'à l'état
« normal, il laisse parfaitement indécise la cause ou la nature de
« l'induration, sur laquelle les résultats du traitement ou les pro-
« grès ultérieurs de la maladie viennent jeter un véritable jour.
« Cet état d'induration peut reconnaître pour cause une inflam-
« mation chronique seulement ; ou si la maladie est de mauvais
« caractère, elle peut n'avoir pas acquis encore un degré de ma-
« lignité qui la mette au-dessus des ressources de la thérapeu-
« tique.

« Néanmoins je suis convaincu que, si plusieurs de ces alté-
« rations de structure du col de l'utérus étaient considérées d'une
« manière abstraite, en dehors des modifications que peut leur
« faire subir le traitement, en particulier par l'emploi de l'iode,
« on les regarderait comme squirrheuses ou malignes. Au reste,
« je n'attache qu'une importance médiocre à la question, parce
« qu'elle n'a pas un grand intérêt pratique. Mais ma conviction
« est que ces altérations, quelle que fût réellement leur nature
« au commencement du traitement par la préparation d'iode, se-
« raient arrivées à l'ulcération, sans ce traitement, et n'auraient
« laissé par conséquent aux malades que bien peu de chances de
« guérison....

Le docteur Ashwell ajoute (p. 377) : « Le col et son orifice
« peuvent présenter, dans la première période du cancer, trois
« espèces d'indurations : 1° l'ouverture utérine ou sa circonfé-
« rence peut être le siége d'une induration ou d'un froncement
« dans la totalité, ou seulement dans une partie de son éten-
« due ; 2° le col peut être dur dans toute son épaisseur ; 3° des
« tumeurs dures peuvent être déposées dans une portion quelcon-
« que du col.

« Le médecin doit cependant se rappeler que, indépendam-
« ment d'une maladie cancéreuse, on peut trouver : 1° le col de

« l'utérus large et résistant ; 2° son orifice dilaté, entr'ouvert ; et « 3° l'orifice du col parcouru par des fissures, et présentant des « duretés inégales.

« La distinction (p. 382, 383) entre les maladies cancéreuses « de l'utérus et celles qui n'ont pas ce caractère n'est pas toujours « facile à établir. Ainsi on trouve des cas d'engorgement, d'hyper- « trophie et d'induration dans lesquels le doigt introduit dans « le vagin reconnaît une augmentation de volume, soit de l'u- « térus tout entier, soit du col ou du corps de l'organe seule- « ment. Or, comme le cancer détermine les mêmes altérations, « et que, dans toutes ces affections, il peut y avoir des douleurs « légères ou des douleurs vives, il est important d'insister sur « les caractères qui peuvent servir à poser le diagnostic.

« L'engorgement, l'hypertrophie et l'induration simple offrent « moins de dureté, une surface plus uniforme, souvent même « une chaleur ou une sensibilité anormale à la pression, quel « que soit le point occupé par la maladie ; tandis que, même dans « les premières périodes du cancer, la surface est irrégulière, « rugueuse, sans aucune sensibilité particulière, et qu'il y a sou- « vent une sensation de poids et de refroidissement, avec une in- « duration comme pierreuse.

« Dans le cancer et dans les affections simples que je viens de « mentionner, il y a une différence marquée dans l'état de la « membrane muqueuse qui tapisse le col de l'utérus. Dans le « cancer, cette membrane offre une coloration d'un blanc mat « ou légèrement grisâtre ; tandis que dans ces autres affections, « elle est beaucoup plus rouge ou plus vasculaire, et souvent « même le siége d'une sensibilité morbide.

« L'hypertrophie ou l'induration commune peut affecter le « corps ou le col de l'utérus séparément, ou tous les deux à la « fois ; mais cependant jamais elle ne se présente sous une forme « assez circonscrite pour déterminer la production de nodules « distincts et isolés d'induration tuberculeuse, semblables à ceux « du cancer. Le squirrhe se développe lentement ; les affections « simples, d'une manière rapide ; en six ou huit semaines on voit

« souvent le col acquérir un volume que le squirrhe ne lui eût « pas donné en plusieurs mois...

« Les hypertrophies simples guérissent généralement d'une « manière rapide sous l'influence des moyens dont nous venons « de parler, tandis que le squirrhe, dans la première période de « son développement, réclame beaucoup plus de temps pour sa « guérison. L'induration commune est presque stationnaire. L'af- « fection cancéreuse marche d'une manière progressive et gra- « duelle, quoique lente ; elle se propage aux tissus environnants « qu'elle transforme, et tôt ou tard, en les indurant, elle détruit la « mobilité naturelle de l'utérus....

« Le pronostic est fondé principalement sur la période de la « maladie et sur la croyance en sa curabilité... *C'est une mala- « die susceptible d'être arrêtée, sinon guérie dans ses premières « périodes*... L'emploi assidu des moyens prophylactiques peut, « surtout lorsqu'on y a recours de bonne heure, sinon arrêter « entièrement la maladie, du moins en prolonger la durée pen- « dant plusieurs années.

Les moyens thérapeutiques recommandés par M. Ashwell et considérés par lui comme susceptibles de guérir dans certains cas, sont : « le repos dans la position horizontale, un régime simple « et peu excitant, l'abstinence des rapports sexuels, les mercu- « riaux, l'iode et le fer, les saignées locales (ventouses, sangsues, « scarifications), les bains de siége, les vésicatoires, les sétons, « l'emploi topique de l'iode et le nitrate d'argent. »

Les citations précédentes donnent une idée complète des opinions soutenues par M. Ashwell, relativement au cancer du col de l'utérus à sa première période. En lisant les premiers paragraphes, on est frappé du doute et de l'hésitation sous l'influence desquels ils ont été écrits. M. Ashwell finit par arriver à cette conclusion, que la *tumeur dure* (la même altération décrite par Clarke) est réellement cancéreuse, *bien que susceptible d'être arrêtée, même guérie par les préparations d'iode... etc.* Il rapporte ensuite, sans hésitation, à l'affection cancéreuse les altérations plus particulièrement pathologiques qu'il décrit, et il les considère comme guérissables par un traitement antiphlogistique et altérant.

On trouve les mêmes opinions professées par un homme dont la grande expérience sur les maladies des femmes ne saurait être contestée, M. Montgomery, professeur d'accouchements à l'Université de Dublin, dans un article qu'il a publié sur la première période des affections cancéreuses de l'utérus (*Dublin medical Journal*, janvier 1842). Dans cet article, ce médecin distingué affirme qu'il est possible de reconnaître et de guérir le cancer du col utérin à sa première période.

« Je suis pleinement convaincu, dit-il, par une observation de « plusieurs années, que l'on peut faire quelque chose pour tarir « à sa source le torrent de douleurs sous lequel la malade ne « manquerait pas de succomber. Je crois même fermement que, « dans plusieurs cas, on peut arrêter les progrès de la maladie, « et arracher la victime au sort cruel qui la menace..... Il y a « certainement une période du cancer utérin, qui précède les « deux périodes habituellement décrites par les auteurs. A ce « moment, la nature de la maladie peut être reconnue, et celle- « ci peut être arrêtée dans ses progrès et dans son germe. Ce « qui fait que cette période de la maladie passe souvent inaper- « çue, c'est que les symptômes qui l'accompagnent sont souvent « assez peu prononcés pour fixer à peine l'attention de la ma- « lade, et que celle-ci ne réclame les secours de l'art que lors- « qu'une hémorrhagie abondante, ou quelque violent accès de « douleur vient jeter l'alarme dans son esprit. Si on pratique « l'examen, on reconnaît que déjà la maladie a passé à sa seconde « période ; les tissus environnants sont indurés et adhérents à « l'organe malade, et aucun moyen connu ne peut entraver les « progrès de la maladie (p. 433, 434).

« Les lèvres du col de l'utérus sont dures, et souvent légère- « ment fissurées ; elles font dans le vagin une saillie plus consi- « dérable que d'habitude, et leur forme est irrégulière. Dans les « points occupés par les glandes mucipares, on sent sous la mu- « queuse plusieurs petites saillies dures et bien circonscrites,

« semblables à des grains de sable ou à des grains de plomb. Si « l'on exerce sur ces points une pression avec l'extrémité du « doigt, on détermine de la douleur, et la malade accuse sou- « vent des espèces de défaillances d'estomac et des nausées. « Dans la plupart des cas, le col est augmenté de volume, et est « plus dur qu'il ne devrait l'être. La circonférence de l'orifice « du col utérin, surtout dans l'intervalle des glandules saillantes, « est le siége d'une espèce de turgescence, et offre à l'œil une « coloration d'un rouge cramoisi foncé, tandis que les points sail- « lants sont quelquefois colorés en bleuâtre. Chez deux femmes « qui ont succombé à une maladie intercurrente, dans une pé- « riode plus avancée de cette altération de l'orifice utérin, l'uté- « rus avait considérablement augmenté de volume et d'épaisseur; « il était en même temps le siége d'une congestion vasculaire in- « tense. Il n'y avait ni rétrécissement ni autre altération de struc- « ture dans aucun point quelconque du vagin. L'utérus était par- « faitement mobile, tant sur le vagin que sur les parties environ- « nantes du bassin. Bref, la modification pathologique paraissait « avoir été entièrement bornée, au début, à l'orifice utérin et à la « portion inférieure du col.

« A cette période de la maladie, la marche peut être *très-lente ;* « des *années* peuvent s'écouler quelquefois avant que la maladie « passe à sa seconde période. Dans l'intervalle, les malades n'é- « prouvent que des douleurs assez peu intenses et passagères ; ou « même seulement une sensation de gêne, dont elles rapportent « souvent le siége à l'une ou à l'autre région ovarique, ou à l'o- « rifice du col de l'utérus, avec des engourdissements le long de « la partie antérieure et interne des cuisses. Ces derniers phé- « nomènes peuvent durer quelques heures, un jour ou deux au « plus, puis disparaître pendant des semaines, pour se montrer de « nouveau dans les mêmes points ; et pendant longtemps ils ne « présentent aucune augmentation d'intensité (pages 436, 437).

« Une observation suffisamment continuée m'a pleinement « convaincu que, dans la grande majorité des cas, la première « altération morbide appréciable, véritable avant-coureur des

« affections cancéreuses de l'utérus, se montre dans l'épaisseur « et au pourtour des glandules ou vésicules mucipares, vulgai- « rement désignées sous le nom d'œufs de Naboth, qui existent « en si grand nombre dans le col et sur les bords de l'orifice « utérin. Ces glandules s'indurent par le dépôt de matière squir- « rheuse autour d'elles, et par l'épaississement de leurs parois. « C'est ce qui fait que, *dans les premiers temps*, elles donnent au « toucher, sous la membrane muqueuse, la sensation de grains de « sable ou de grains de plomb. Plus tard, lorsqu'elles ont encore « augmenté de volume sous une impulsion nouvelle du travail « morbide, c'est une sensation d'inégalité, d'irrégularité, de bos- « selures, semblable à celle que l'on perçoit lorsqu'on passe la « main sur les extrémités des doigts rapprochés les uns des autres. « Une fois cette seconde période confirmée, période que les au- « teurs décrivent habituellement comme la première, aucun des « moyens dont il a été parlé plus haut n'est suivi d'effet avan- « tageux permanent » (p. 439).

En parlant du traitement (p. 431), M. Montgomery dit : « Dans « presque tous les cas, le traitement doit être commencé par « une *émission sanguine locale*, des ventouses, des sangsues ap- « pliquées directement sur le col de l'utérus, ou aussi « près que possible de l'organe. Dans la plupart des cas, il faut « revenir souvent à leur emploi, et faire en même temps usage « des fomentations anodines. » A ces déplétions sanguines loca- cales, M. Montgomery ajoute « les mercuriaux, l'iode, l'iodure « de fer, l'arsenic, les révulsifs, les bains entiers et les bains de « siége tièdes, les injections vaginales émollientes, une alimen- « tation peu substantielle et une vie régulière. »

Les extraits détaillés que nous avons donnés des ouvrages de Clarke, d'Ashwell et de Montgomery, c'est-à-dire des auteurs modernes qui ont écrit les traités les plus estimés sur les maladies de l'utérus, montrent que le cancer du col de l'utérus, à sa première période, est généralement considéré comme susceptible d'être reconnu à des caractères physiques particuliers, et d'être arrêté, même guéri, dans le plus grand nombre de cas.

Malgré tout mon respect pour les médecins dont j'ai rappelé l'opinion, aussi bien que pour les autres pathologistes éminents qui soutiennent les mêmes doctrines, je suis forcé de déclarer que, dans ma conviction, ces opinions ne reposent pas sur une interprétation exacte et logique des faits. Je crois fermement que les formes de maladies que ces auteurs ont décrites comme la première période du cancer utérin, ne sont autre chose que des modifications du travail inflammatoire dans le col et dans sa cavité ; et que ces altérations, bien différentes des productions cancéreuses, n'ont que peu ou point de tendance à la dégénérescence. Je crois aussi que les observations qui ont été rapportées comme servant de base au diagnostic physique, et pour établir la curabilité du cancer, sont de simples cas d'inflammation.

Les opinions que je défends ici, je ne les ai pas adoptées à la légère, mais bien après mûre délibération, après une analyse consciencieuse de tous les cas de maladie utérine simple ou de mauvais caractère, que j'ai observés depuis un grand nombre d'années. Je suis convaincu que ces opinions seront partagées par tous ceux qui auront lu avec attention la description que j'ai tracée de l'inflammation et de ses suites, et en particulier de l'hypertrophie avec induration du col de l'utérus.

Si l'on met de côté toute interprétation des changements anatomiques qui surviennent dans le col de l'utérus, il ne faudra pas avoir une connaissance bien profonde de la physiologie du cancer en général, pour reconnaître que, si la maladie décrite dans les citations que nous avons empruntées à ces divers pathologistes est réellement le cancer du col de l'utérus, le cancer de cet organe doit être une maladie absolument différente de ce qu'elle est dans les autres parties du corps. Dans aucun autre organe, en effet, le cancer n'est une maladie que l'on puisse *arrêter presque toujours, et souvent guérir par un traitement antiphlogistique et altérant*, même lorsqu'elle est reconnue à ses premières périodes.

Passons brièvement en revue les données physiques sur lesquelles reposent ces doctrines. N'oublions pas que le cancer est un état pathologique, presque impossible à reconnaître à ses caractères extérieurs seulement, ainsi que nous l'avons vu dans la première partie de ce chapitre; et que, par conséquent, à moins de trouver dans la marche, le traitement et les suites des lésions pathologiques du col de l'utérus, une certaine ressemblance avec le cancer des autres portions de l'économie, au moins dans l'immense majorité des cas, on ne peut rationnellement leur reconnaître le caractère cancéreux.

Quels sont, en effet, les principaux changements anatomiques qui caractérisent le cancer dans sa période commençante et non ulcérée, pour les trois auteurs que nous venons de citer? Pour Clarke, c'est une tumeur solide, de forme arrondie, naissant de la surface du col, ou plongée dans son épaisseur, ou bien une augmentation générale de volume du col, avec induration; un écartement des lèvres du col, qui permet la pénétration de l'extrémité du doigt, et l'absence complète de tout épaississement ou de toute autre maladie dans le vagin. Pour M. Ashwell, c'est une tumeur dure de tout le col, un état d'induration et de froncement des lèvres de l'orifice, et la présence de tumeurs dures dans une portion quelconque du col, avec coloration d'un blanc mat ou légèrement grisâtre de la membrane muqueuse qui le tapisse. D'après M. Montgomery, on trouve les bords de l'orifice durs, légèrement fissurés, faisant saillie dans le vagin et présentant des irrégularités; les glandes mucipares sont transformées en petites saillies dures, bien circonscrites, semblables à des grains de plomb et douloureuses à la pression; le col est légèrement augmenté de volume et plus dur qu'à l'état normal; la circonférence de l'orifice est tuméfiée, d'un beau rouge cramoisi; les points saillants sont bleuâtres; le vagin n'offre ni épaississement, ni maladie quelconque, et l'utérus n'est nullement soudé aux parties renfermées dans le bassin.

Toutes ces conditions anatomiques ne sont autres que celles que peuvent déterminer et que déterminent tous les jours, dans le col de l'utérus, l'inflammation et les déchirures de l'orifice, qui ont lieu au moment de l'accouchement.

Cette augmentation du volume du col décrite par Clarke est évidemment le produit de l'hypertrophie inflammatoire ; et les deux chapitres qu'il consacre à l'étude du cancer de l'utérus et de son traitement, avant la période d'ulcération, s'appliquent clairement, dans presque toute leur étendue, à l'hypertrophie inflammatoire seule. La forme dans laquelle une tumeur solide naît de la surface du col est probablement l'hypertrophie limitée à une des lèvres, tandis que la forme caractérisée par l'augmentation de volume et l'induration générale du col doit être l'hypertrophie générale. S'il était nécessaire d'ajouter de nouvelles preuves à celles qui indiquent la nature inflammatoire de ces altérations, on en trouverait encore une dans cet état d'écartement des lèvres de l'orifice, qui permet la pénétration de l'extrémité du doigt, phénomène qui est un des caractères les plus tranchés de l'hypertrophie inflammatoire du col.

M. Ashwell commet la même erreur lorsqu'il regarde comme cancéreuse la simple *tumeur dure* du col, décrite déjà comme telle par Clarke. Il considère aussi le froncement et l'induration des bords de l'orifice, ainsi que la présence de tumeurs dures dans la région du col, comme signes caractéristiques de la maladie cancéreuse. La description du cancer commençant, donnée par M. Montgomery, paraît porter plus particulièrement sur ces dernières altérations.

Le froncement des bords de l'orifice m'a toujours paru le résultat de la déchirure de l'orifice et du col pendant le travail, et de l'inflammation consécutive des lobules qui se sont formés accidentellement aux dépens des lèvres du col. C'est, au surplus, un point sur lequel j'ai insisté ailleurs (p. 162). C'est que, en réalité, le col est souvent déchiré ; et si M. Ashwel n'a pas fait cette remarque, cela tient, d'une part, à ce qu'il n'a pas analysé avec assez de soin les résultats fournis par l'examen physique, et à ce que, d'autre part, il a pris pour un cancer commençant les cas dans lesquels les déchirures, ne s'étant pas cicatrisées, avaient donné au bord de l'orifice cet aspect froncé et induré.

Lorsque les déchirures surviennent dans un accouchement ou

dans un avortement, si les parties qui ont été intéressées ne se cicatrisent pas; si au contraire elles s'enflamment et s'ulcèrent, l'orifice se trouve entouré d'autant de lobes, séparés les uns des autres par des fissures plus ou moins profondes. Ces lobes peuvent offrir une dureté comme pierreuse, alors même qu'ils ne sont qu'enflammés. Cette dureté, les auteurs que je viens de citer l'ont rapportée à la dégénérescence squirrheuse, et l'ont considérée comme une preuve de l'existence d'un véritable cancer. Si les lobes, ainsi formés autour de l'orifice, sont indurés et considérablement hypertrophiés, ils peuvent donner au toucher cette sensation particulière que M. Montgomery compare à celle que donne le doigt, lorsqu'on le promène sur les extrémités rapprochées et réunies des doigts de l'autre main : c'est ce qu'il considère comme la seconde période du cancer.

Je donne des soins, en ce moment, à une dame âgée de quarante-cinq ans, dont le col faisait éprouver exactement cette sensation, lorsque je l'examinai pour la première fois il y a un an. Il semblait que le doigt passât sur un chapelet de nodosités dures, exactement comme sur les extrémités des cinq doigts réunis; et ces nodosités offraient une dureté comme pierreuse. Cette dame était regardée comme affectée d'un squirrhe du col de l'utérus, d'après un examen pratiqué dix-huit mois auparavant par deux médecins distingués. Cependant je trouvai le vagin parfaitement sain et l'utérus mobile; les lobules étaient disposés régulièrement, autour d'un axe représenté par l'orifice entr'ouvert et ulcéré du col; ils étaient séparés les uns des autres par des sillons ou fissures ulcérées, qui irradiaient également du centre de l'orifice, comme les rayons d'une roue; la malade avait un écoulement mucoso-purulent, mais sans aucune odeur fétide particulière. En l'interrogeant avec soin, je parvins à faire remonter l'origine des symptômes utérins et des troubles de la santé générale à un accouchement laborieux, qui avait eu lieu six années auparavant. Le fœtus s'était présenté par l'épaule, et il avait fallu pratiquer la version. Tous les accouchements antérieurs, au nombre de neuf, avaient été heureux. J'en conclus que la maladie était purement inflammatoire, et je pus rassurer immédiatement la malade et sa famille. Aujourd'hui, l'hypertrophie locale a presque entièrement disparu sous l'influence des cautérisations avec la pâte de Vienne, bien que la malade ait été traitée dans des conditions peu favorables. En effet, résidant à une assez grande distance de Londres, cette dame n'a jamais été soumise à un traitement suivi, plus de deux ou trois semaines de suite.

Je ferai observer, relativement au fait qui précède, que l'irradiation régulière des fissures et des lobes hypertrophiés, qui constitue le froncement, peut être considérée comme une preuve évidente de la déchirure du col. Je ne l'ai jamais rencontré, en effet, que chez des femmes qui avaient eu des enfants, ou qui avaient fait des fausses couches. Si ce froncement tenait à la présence de productions cancéreuses, il serait tout à fait irrégulier, comme les lobes et les nodosités qui les constituent ; car telle est la disposition des tumeurs cancéreuses dans les autres parties du corps, et dans le col utérin en particulier, lorsque le cancer est arrivé à la période d'ulcération.

Les nodosités isolées, décrites par M. Montgomery, peuvent être certainement des nodules cancéreux ; mais ce peut être aussi des glandes mucipares enflammées et indurées. Cette coloration rouge cramoisi, dont parle l'auteur, tendrait à prouver en faveur de cette dernière hypothèse ; car les productions cancéreuses qui se font dans la membrane muqueuse du col utérin donnent plutôt aux tissus une coloration blanchâtre ou grisâtre.

Ainsi, en portant l'analyse dans les altérations anatomiques, qu'on rattache au cancer commençant du col de l'utérus, on arrive à ce résultat que, d'une part, ces altérations n'offrent rien de spécial, rien de caractéristique de l'affection cancéreuse ; et, d'autre part, que ces altérations se présentent à peu près constamment comme résultat de l'inflammation. Voyons maintenant si l'on peut reconnaître une maladie véritablement cancéreuse dans la marche des accidents, tels qu'ils sont représentés et groupés d'après les données précédentes.

Suivant les auteurs que je viens de citer, la forme du cancer qu'ils décrivent peut exister pendant des années, sans donner lieu à d'autres symptômes qu'à ceux que détermine la pression de la tumeur sur les organes environnants. S'il y a d'autres symptômes, ce sont des écoulements muqueux et des hémorrhagies, des troubles sympathiques du côté de l'estomac, du cerveau, de la nutrition générale, etc. Les progrès de la maladie sont extrêmement lents; elle peut rester au même point pendant plusieurs années, ou même guérir entièrement par un traitement judicieux. Les moyens qui réussissent le mieux pour arrêter et pour guérir la maladie sont principalement les *saignées locales* (sangsues ou ventouses), secondées par un traitement altérant et tonique, par le repos, par une alimentation un peu substantielle, par l'abstinence d'excitants et des rapports sexuels.

Qui pourrait reconnaître la première période d'un cancer, dans une maladie analogue à celle dont les auteurs ont tracé la marche et le traitement? Tous ces phénomènes morbides du côté de l'utérus ne semblent-ils pas se rapporter plutôt à une inflammation chronique? Tout le monde sait qu'une inflammation chronique peut rester, pendant des années, dans un état presque indolent, sans trahir son existence autrement que par des phénomènes locaux peu prononcés, ou par des symptômes réactionnels seulement. Bien plus, l'influence des saignées générales, de l'iode, des mercuriaux, des révulsifs, sur une inflammation chronique quelconque, de l'utérus, de la mamelle ou de tout autre organe, est un axiome en thérapeutique. Or, qui a jamais vu, sur un autre point du corps, un cancer commençant arrêté et guéri, non pas exceptionnellement, mais en règle générale, par un traitement antiphlogistique et médical? Il y a cependant quelques points de l'économie, la mamelle, par exemple, où les tumeurs cancéreuses sont reconnues et traitées de bonne heure. Dans cette région, toutefois, ces tumeurs sont presque constamment rebelles au traitement médical ; et lorsqu'elles ont été extirpées entièrement, elles se reproduisent le plus souvent, un temps plus ou moins long après l'extirpation.

Devons-nous en conclure que le cancer est, dans le col de l'utérus, une maladie différente de ce qu'il est dans les autres points de l'économie ? Comment ! il serait parfaitement identique dans sa seconde période, celle de l'ulcération, et il y aurait des différences absolues dans la première période, la période du début ! Suivant toutes les probabilités, le cancer est aussi incurable dans l'utérus que dans les autres organes ; et peut-être même, en ce point, est-il plus disposé à parcourir rapidement les diverses périodes de son développement. Les productions cancéreuses, ainsi que nous l'avons vu, sont des tissus *sui generis*, produits d'une forme spéciale d'exsudation, qui jouissent d'une vitalité qui leur est propre, ayant de la disposition à s'étendre et à parcourir les diverses phases de leur existence pathologique dans un temps limité. Comme l'a remarqué M. le professeur Bennett, il n'est même pas d'organe dans lequel le cancer ait plus de disposition à s'étendre, à augmenter de volume, à se ramollir, à s'ulcérer, que dans l'utérus.

Bien que la structure intime des productions cancéreuses n'ait été reconnue que dans ces dernières années, il est une circonstance qui avait été signalée depuis des siècles, c'est la tendance des productions de mauvais caractère à envahir les tissus et à détruire la vie dans une période de temps assez limitée. Cette tendance a été très-nettement mise en lumière par M. Malgaigne, dans les recherches qu'il a publiées, il y a quelques années, relativement à l'influence des opérations sur la durée de la vie. M. Malgaigne a rassemblé les détails de cinq mille cas environ de maladies cancéreuses, dont la moitié a été traitée par les opérations, et dont l'autre moitié était composée de cancers internes, de cancers non opérés, ou de cancers situés dans des régions où l'on ne pouvait songer à une opération. De l'analyse de ces faits, M. Malgaigne a déduit que la durée de la vie, chez les malades qui ont été opérés, a été de vingt-trois mois, à partir du moment où l'on a reconnu la maladie ; tandis que, dans les cas où aucune opération n'a été pratiquée, la moyenne du temps qui s'est écoulé entre la découverte de la maladie et la mort a été de vingt et un mois. On voit que les résultats statistiques obtenus par M. Malgaigne n'ont fait que traduire en chiffres les doctrines reçues généralement à cet égard par les médecins.

Malgré l'analyse étendue que j'ai donnée des opinions de Clarke, de M. Ashwell et de M. Montgomery, sur cet important sujet, cette analyse serait incomplète, si je ne reproduisais les faits que ces auteurs ont rapportés à l'appui de leurs assertions.

Voici d'abord les principaux faits qui appartiennent à Clarke :

Observation Ire. — Une dame mariée, âgée de quarante ans, fut confiée aux soins de M. Pennington et de l'auteur. En l'examinant, on trouva, à la partie postérieure du col de l'utérus, une tumeur du volume d'un œuf de poule, douloureuse au toucher ; il y avait en outre les symptômes habituels du cancer à sa première période. On prescrivit le repos dans la position horizontale ; on fit appliquer des ventouses sur la région sacrée ; on maintint la liberté du ventre par des purgatifs doux ; et l'on fit prendre une décoction de salsepareille pour tisane, avec de petites doses d'extrait de ciguë. Sous l'influence de ce traitement longtemps continué, tous les symptômes ont disparu, et la malade est retournée dans sa famille. L'auteur a revu cette dame récemment, près de trois ans après l'époque où il avait été consulté : elle se trouvait très-bien, et rien ne faisait croire qu'il existât chez elle une maladie quelconque.

Observation II. — Une dame veuve, âgée de quarante-huit ans, qui avait été soignée par M. Bond, de Brighton, fut prise de symptômes qui indiquent habituellement une maladie de l'utérus. Le col offrait une tumeur du volume d'une grosse noix, excessivement sensible à la pression, que l'on pratiquât le toucher par le vagin ou par le rectum. Les moyens employés chez cette dame consistèrent dans l'emploi des ventouses répétées l'abstinence d'alimentation animale, le décubitus dans la position horizontale (la station debout ou l'exercice déterminaient toujours une douleur très-vive), l'administration de l'extrait de ciguë et du carbonate de soude, avec l'usage des bains de siége et de doux laxatifs de temps en temps. Après avoir poursuivi ce traitement pendant plusieurs mois, j'examinai de nouveau l'utérus avec M. Bond, et je trouvai que la tumeur avait disparu; la malade ne ressentait que très-peu de douleur lorsqu'on exerçait de la pression sur le point primitivement occupé par la tumeur (page 249).

Il est tellement évident que, dans aucun de ces deux faits, il ne s'agit d'une maladie véritablement cancéreuse, mais bien plutôt d'une induration et d'une hypertrophie inflammatoire du col, que je renonce à en présenter l'analyse : le lecteur a déjà porté son jugement.

Les faits rapportés par MM. Ashwell et Montgomery sont évidemment de même nature. Je vais en citer ici quelques-uns, en les abrégeant un peu.

OBSERVATIONS DE CANCER COMMENÇANT DU COL DE L'UTÉRUS.

(Observations citées par M. Ashwell, p. 384 et suiv.)

OBSERVATION LXII. — Élisabeth ***, âgée de quarante-neuf ans, mariée ; six enfants, deux fausses couches, menstruation irrégulière dans la jeunesse. Son âge indiquait que les règles étaient sur le point de disparaître, et l'histoire des symptômes éprouvés par la malade durant la dernière année confirmait encore cette opinion. Les règles avaient été très-irrégulières, relativement à leur quantité, à leur qualité, à leur retour. Une leucorrhée abondante alternait avec le flux menstruel. A son entrée à l'hôpital, elle accusait des douleurs lombaires, des douleurs à la partie inférieure et centrale de l'hypogastre, des élancements et des tiraillements qui duraient depuis trois ou quatre mois; écoulement mucoso-sanguinolent par le vagin, d'une odeur désagréable (c'étaient les règles mêlées à la leucorrhée) ; symptômes fonctionnels peu prononcés. Examen physique : membrane muqueuse de la partie supérieure du vagin relâchée et chaude ; au-dessus, *on sentait un corps dur, occupant la partie supérieure du col et la portion inférieure de la paroi postérieure de l'utérus ; l'orifice était dur et fissuré.* Après un traitement général de quelques jours, la malade, à laquelle on avait fait garder la po ition horizontale, fut mise à l'usage de l'iode à l'intérieur, et comme topique. Ce traitement fut commencé le 2 juin, et au commencement du mois d'août, toute apparence de tumeur, toute condition pathologique de l'orifice avaient disparu ; la malade quittait l'hôpital parfaitement guérie.

OBSERVATION LXIII. — Jeanne ***, âgée de vingt-cinq ans, entrée à l'hôpital le 5 septembre 1835; mère de trois enfants, dont le dernier n'avait que trois mois. Les accouchements avaient été faciles. La santé générale était ordinairement assez bonne. Depuis la dernière couche, l'abdomen était très-volumineux et le siége d'une douleur vive, lorsqu'on exerçait de la pression. Ce volume de l'abdomen tenait à une distension gazeuse. En outre de cette tympanite, qui était associée à des troubles de l'appétit, à quelques nausées et à de la constipation, la malade se plaignait d'une sensation de poids et de tiraillement dans la partie inférieure de l'abdomen, sensation augmentée par la station debout ou par la marche. En l'examinant, M. Ashwell constata *une tumeur d'une dureté squirrheuse, située très-bas dans le vagin, occupant la partie postérieure du col de l'utérus, mais sans intéresser les lèvres de l'orifice ; tumeur comprimant le rectum, et rendant compte de la constipation*. Traitement : injections d'assa-fœtida ; toniques ; iode. Nouvel examen le 24 octobre : plus de vestiges de la tumeur, le col et l'orifice parfaitement sains pendant le traitement ; tous les symptômes qui semblaient dépendre de la pression mécanique exercée par la tumeur, s'étaient terminés peu à peu par la résolution.

OBSERVATION LXIV. — Sarah ***, âgée de trente-deux ans, entra à l'hôpital le 24 janvier 1835. Elle était mariée depuis cinq ans et avait eu déjà deux enfants. Sa santé avait été habituellement bonne. Quelque temps après son mariage, et depuis cette époque, elle a eu un écoulement leucorrhéique. Les règles ont commencé en même temps à devenir plus abondantes, plus fréquentes et plus prolongées. Dans ces derniers temps, elle a souffert constamment de douleurs lombaires et d'une langueur générale. Son dernier accouchement, qui a eu lieu treize mois auparavant, a été suivi d'une hémorrhagie passive, qui a déterminé un affaiblissement et un amaigrissement considérables. Dernièrement, les règles ont été supprimées pendant trois mois, et on a cru qu'il y avait grossesse ; elles ont reparu de nouveau, il y a une quinzaine de jours. M. Ashwell constata l'état suivant : *l'utérus généralement augmenté de volume ; gonflement et ramollissement de ses lèvres et du col ; écoulement leucorrhéique abondant, baignant les parties en arrière ; immédiatement au-dessus du col et empiétant sur lui, tumeur située à la partie postérieure de l'utérus, du volume d'un œuf de poule, et d'une dureté qui n'est pas tout à fait squirrheuse*. La malade fut traitée pendant six semaines par l'administration de l'iode à l'intérieur et les applications topiques de cette substance sur le col de l'utérus. Un nouvel examen, qui eut lieu à cette époque, montra que la tumeur de la paroi postérieure de l'utérus avait disparu. L'emploi de l'iode ne fut suivi d'aucun accident. La malade avait repris son embonpoint et ses forces ; et pendant le traitement elle ne s'était jamais plainte de céphalalgie ou d'excitation cérébrale.

OBSERVATION LXV. — Elisabeth ***, âgée de quarante-six ans, avait été traitée par M. Ashwell en 1830. Elle avait eu plusieurs enfants, et jusqu'à ces derniers temps sa santé avait été bonne ; depuis quelques mois, écoulement mucoso-purulent, parfois teint de sang ; douleurs vives sur la partie médiane de l'abdomen ; douleurs sourdes derrière le pubis ; aspect cachectique ; menstruation irrégulière. En l'examinant, on trouva *le col excessivement dur et augmenté de volume, sans qu'il y eût cependant de noyau distinct d'induration ; les bords de l'orifice froncés et irréguliers ; leur surface légèrement déchiquetée, avec un commencement d'ulcération*. Traitement par l'iode, pendant environ un an. On ne conserva pas de notes bien détaillées sur ce fait ; mais quand la malade entra à l'hôpital pour une autre affection, au mois de novembre 1835, M. Ashwell profita de son séjour pour examiner, conjointement avec M. Tweedie, le col et l'orifice de l'utérus. Tous vestiges d'induration, de froncement, d'irrégularité et d'abrasion avaient disparu ; et à l'exception d'un écoulement leucorrhéique, on eût pu considérer la malade comme parfaitement guérie. J'ai revu de nouveau cette malade il y a peu de temps, et je peux dire que rien n'annonce une tendance à la récidive.

Comment un praticien, qui a vu autant de maladies utérines que M. Ashwell, peut-il publier les observations qui précèdent comme des cas de cancers commençants ? Mais il suffit d'un coup d'œil rapide, pour y reconnaître des indurations inflammatoires simples du col. Les trois premières observations surtout n'offrent presque aucun des symptômes que M. Ashwell regarde lui-même comme pathognomoniques de la maladie cancéreuse.

L'observation 62 est un exemple de déchirure du col, survenue dans un accouchement, et suivie d'une induration et d'une hypertrophie inflammatoire de la lèvre antérieure, chez une femme qui avait eu déjà beaucoup d'enfants. Les antécédents et les symptômes sont exactement ceux de la maladie inflammatoire. *En deux mois,* la malade était *parfaitement guérie* sous l'influence du repos et du traitement iodé.

L'observation 63 offre un exemple d'induration inflammatoire chronique de la partie postérieure du col et du corps de l'utérus, consécutive à un accouchement naturel, chez une femme de vingt-cinq ans, bien portante. Les symptômes n'étaient autres que ceux de l'hypertrophie inflammatoire locale, et les troubles réactionnels étaient les mêmes que ceux que l'on observe en pareil cas. La malade s'est, dit-on, parfaitement rétablie en six semaines, sous l'influence du repos, du traitement général et des préparations d'iode.

Dans l'observation 64, on voit un gonflement inflammatoire du col de l'utérus, avec induration de même nature à la base du col en arrière, chez une femme mariée, âgée de trente-deux ans, qui présentait, depuis plusieurs années, les symptômes rationnels d'une maladie inflammatoire du col. Ces symptômes avaient pris graduellement une certaine intensité depuis la dernière couche, treize mois auparavant. L'examen physique montra les lèvres du col entr'ouvertes ; et très-probablement il existait, dans sa profondeur, une ulcération inflammatoire. L'état de cette malade s'est remarquablement amélioré en six semaines, sous l'influence des mêmes moyens que ceux employés chez les malades précédentes.

Enfin, la malade qui fait le sujet de l'observation 65 présentait un état pathologique qui eût pu d'abord donner des soupçons ; mais en remontant au point de départ de la maladie, en utilisant pour le diagnostic les données que j'ai établies ailleurs, en ce qui touche les cas obscurs, on arrive à reconnaître la nature inflammatoire de la maladie. Le col était dur et augmenté de volume. Les bords de l'orifice étaient froncés, irréguliers ; il y avait une ulcération. Or, ce sont là les conditions dans lesquelles on trouve le col et son orifice, lorsque les déchirures qui se sont produites pendant le travail ne se sont pas cicatrisées, et que les lobes ou lobules qui résultent de cette division se sont indurés et hypertrophiés. Les antécédents ou les symptômes étaient purement inflammatoires. Rien d'étonnant, par conséquent, à ce que l'état de la malade se soit graduellement amélioré sous l'influence du traitement, et même à ce qu'elle ait fini par guérir de sa maladie locale.

Ainsi les faits rapportés par M. Ashwell, comme exemples de la première période du cancer, sont loin de prouver en faveur de l'opinion soutenue par cet honorable médecin. Cela seul ne suffit-il pas pour infirmer la description qu'il a donnée de cette période de la maladie ? J'ajouterai que plusieurs de ces faits offrent des exemples de déchirure du col, lésion que je considère comme fréquente à la suite des accouchements, tandis que M. Ashwell s'élève avec force contre cette dernière opinion (p. 334).

Passons maintenant aux faits de M. Montgomery et voyons s'ils sont plus concluants que ceux qui précèdent.

OBSERVATIONS DE CANCER COMMENÇANT DU COL DE L'UTÉRUS.

(Extraites du Mémoire de M. Montgomery, p. 444 et suiv.)

OBSERVATION Ire. — Mme S... vint réclamer nos soins le 24 août 1833. Elle était âgée de quarante-sept ans, avait eu six enfants et avait éprouvé beaucoup de chagrins domestiques. Elle souffrait depuis neuf mois des douleurs vives dans la région utérine, dans le bas du dos et dans les cuisses, avec des hémorrhagies abondantes de temps en temps, alternant avec des écoulements mucoso-séreux. Le toucher fit reconnaître des altérations pathologiques très-marquées vers l'utérus, *dont l'orifice présentait des dépressions irrégulières, était tuméfié, et offrait plusieurs nodules d'une dureté squirrheuse faisant saillie à son pourtour ;* la paroi postérieure de l'utérus était si fortement épaissie, que lorsqu'on pratiquait le toucher par le rectum, on constatait une tuméfaction circonscrite, avec une sensibilité exagérée. La malade avait perdu l'appétit ; les forces diminuaient tous les jours ; elle n'avait plus de sommeil, et l'état de sa santé lui donnait de vives inquiétudes. Le traitement fut commencé par une application de sangsues et par l'emploi à l'intérieur et à l'extérieur de l'iodure de potassium et de l'iode, ainsi que des calmants Plus tard, comme les symptômes ne cédaient pas assez rapidement au traitement, la malade fut mise pendant quelque temps à l'usage des mercuriaux. Plus tard encore, elle prit du carbonate de fer avec de la jusquiame et de la ciguë. On employa aussi des révulsifs ; on revint à plusieurs reprises aux sangsues ; on essaya les bains de siége ; mais il fallut les suspendre, parce qu'ils faisaient plus de mal que de bien. Enfin, après plusieurs mois d'un traitement persévérant, la malade fut définitivement guérie de son affection utérine ; et voilà sept ans qu'elle continue à jouir d'une bonne santé.

OBSERVATION II. — Mme B..., âgée de trente-cinq ans, appartenant à une famille dans laquelle il y a une fâcheuse prédisposition aux affections cancéreuses, avait eu trois enfants, le dernier à la suite d'une couche laborieuse. Lorsque je la vis pour la première fois au mois de mai 1837, elle accusait des douleurs lancinantes dans les lombes, dans le dos et dans les cuisses ; il y avait de la dysurie, des pesanteurs, avec des écoulements sanguinolents ou leucorrhéiques survenant de temps en temps. En l'examinant, je trouvai le col de l'utérus *tuméfié, inégal, un peu entr'ouvert, ses bords irrégulièrement nodulés; et, dans un point, il y avait une dépression profonde, comme s'il y eût eu une déchirure.* L'utérus n'offrait aucune augmentation de volume appréciable, ni aucune adhérence morbide avec les parties renfermées dans le bassin. Traitement : mercuriaux, iode; plus tard des bains ; et lorsque les symptômes semblèrent reparaître après une amélioration momentanée, applications de sangsues sur le col de l'utérus et à l'extérieur ; iode, fer et révulsifs..... Ce traitement eut un succès complet. La malade guérit, et, depuis cette époque, elle n'a cessé de se bien porter.

Observation III. — Mme G..., âgée de trente-cinq ans, sans enfants, vint me consulter au mois de novembre 1838. Elle se plaignait de douleurs vives et lancinantes qui traversaient comme un éclair le centre du bassin pour gagner la partie postérieure du dos, et qui s'étendaient au pourtour des flancs, pour aboutir à la partie antérieure du ventre, principalement au côté gauche de l'abdomen, qui était très-sensible à la pression. De ce point, la douleur paraissait se propager le long du ligament rond de l'utérus, ainsi que le long de la cuisse et de la jambe, vers lesquelles la malade éprouvait de l'engourdissement et une faiblesse marquée : elle boitait en marchant. Il y avait de temps en temps un écoulement vaginal sanguinolent ou leucorrhéique, avec des phénomènes d'irritation de la vessie. L'appétit était presque perdu, et la malade avait beaucoup maigri; les nuits étaient mauvaises, troublées qu'elles étaient par la douleur et aussi par l'inquiétude profonde à laquelle cette dame était en proie. En l'examinant, je trouvai une espèce de rénitence dans la fosse iliaque gauche, avec sensibilité très-vive à la pression, mais sans tumeur circonscrite. L'orifice du col était irrégulier, ses bords durs et rendus inégaux par la saillie de plusieurs petits nodules bien circonscrits, qui avaient toute la dureté du véritable squirrhe et qui étaient très-sensibles à la pression. Le toucher développait une douleur, qui irradiait dans le dos, dans le côté gauche du ventre et dans la cuisse correspondante, même jusqu'à l'estomac ; ce qui lui donnait la *sensation de nausées* ou *du mal de mer*. La partie inférieure du col de l'utérus était un peu augmentée de volume : elle était presque *colorée en pourpre*, tant la congestion vasculaire était intense; la température de cette portion de l'organe était beaucoup plus élevée qu'à l'état normal. Traitement : sangsues appliquées sur le col de l'utérus et sur l'abdomen ; vésicatoires et autres révulsifs; mercure ; fer; iode; bains et toniques. Il y eut une grande amélioration à partir du mois de janvier. La malade quitta Dublin pour se rendre chez elle, et le traitement fut dirigé par correspondance jusqu'au mois d'avril 1839, époque à laquelle elle revint me consulter en personne : je trouvai le col de l'utérus revenu presque à l'état normal. Six mois après, la guérison était parfaite; et lorsque j'ai revu cette dame en novembre 1841, ce bon état de santé ne s'était pas démenti.

Observation IV. — Autre observation, dans laquelle les symptômes étaient très-marqués. Je supprime les détails et je me borne à dire que, après la guérison de son affection, la malade a encore eu trois enfants.

Observation V. — J'ai été consulté, en 1839, pour une dame de quarante ans, qui était malade depuis deux ans, et qui cependant avait été enceinte, et avait fait une fausse couche dans l'intervalle. Elle était même encore enceinte lorsqu'elle vint réclamer mes soins. Chaque grossesse amenait une exacerbation marquée dans les accidents; et lorsqu'elle était arrivée à ce point où la dilatation de la cavité utérine s'opère aux dépens des fibres de la moitié inférieure du col, l'irritation devenait si vive que le travail de l'accouchement s'établissait prématurément. J'ai appris depuis que cette dame avait eu une troisième grossesse qui s'était terminée de la même manière.

Observation VI. — Au mois d'octobre de la même année, je fus appelé auprès d'une autre dame, malade depuis quelques mois, et qui, après avoir subi un traitement assez court, ne tarda pas à devenir enceinte après son retour chez elle, et conduisit sa grossesse jusqu'au terme. Le docteur White a communiqué à M. Montgomery les détails suivants sur ce cas particulier : lorsque Mme *** quitta Dublin, il y a environ deux ans, elle resta pendant trois mois dans l'état où vous l'avez vue, après quoi elle devint enceinte. Dans les premiers temps de la grossesse, elle parut aller assez bien, sauf qu'elle continuait à éprouver des douleurs lancinantes. Dans les deux derniers mois, ses jambes gonflèrent et devinrent le siége d'engourdissement ; il lui était impossible de marcher. Au moment de l'accouchement, je constatai que l'ovaire droit présentait une augmentation de volume avec des inégalités ; le col de l'utérus était épaissi, dur, inégal ; il y eut une hémorrhagie considérable, qui dura pendant quelques heures, par suite des contractions incomplètes de l'utérus. Depuis cette époque, un an environ, l'état de la malade a toujours été s'aggravant. La menstruation est régulière, mais plus abondante que d'habitude. Il y a continuellement des flueurs blanches. Dans ces derniers mois, l'écoulement a été quelquefois très-abondant, sanieux et d'une odeur désagréable ; d'autres fois il est ichoreux, avec une teinte jaunâtre. *L'orifice de l'utérus est entr'ouvert, inégal et dur*. Il y a une vive sensibilité à l'hypogastre, particulièrement du côté droit. Les jambes sont tout à fait paralysées ; la malade garde presque constamment le lit, et les douleurs sont très-vives. Dans ces deux derniers mois, la malade a eu une expectoration muqueuse très-copieuse et très-fatigante. On peut sentir l'ovaire droit à travers les téguments ; mais il n'a pas augmenté de volume depuis l'année dernière. L'utérus est peut-être un peu plus volumineux. Le traitement a été principalement dirigé vers les moyens de calmer les douleurs ; jusqu'ici, aucun traitement n'a eu des résultats favorables.

Observation VII. — Femme de quarante-cinq ans, morte d'un cancer du rectum, dans le service de M. Greene, à l'hôpital de Whitworth. A l'autopsie, on trouva le fond et le col de l'utérus parfaitement sains. La partie inférieure du col et l'orifice présentaient exactement les caractères que j'ai décrits, surtout au toucher, qui donnait la sensation de grains de sable ou de grains de plomb, situés dans l'épaisseur de l'organe.

Les observations de M. Montgomery laissent une plus grande place au doute que celles de M. Ashwell. Toutefois, en les scrutant avec soin et en prenant pour point de départ les règles de diagnostic que j'ai posées plus haut, il devient évident qu'elles reconnaissent aussi une nature inflammatoire.

Dans l'observation 1re, c'est une femme qui a déjà eu six enfants, qui présentait, *depuis neuf mois*, les symptômes caractéristiques de l'inflammation et de l'ulcération du col de l'utérus; l'orifice était tuméfié, et présentait, *à son pourtour*, des nodules d'une dureté squirrheuse. Ces symptômes disparurent graduellement sous l'influence *d'applications répétées de sangsues*, des révulsifs, et de la médication altérante. Tel est l'abrégé de cette observation; et ce sont là, à n'en pas douter, les symptômes et le traitement de la déchirure du col, et de l'induration consécutive des lobes qu'a produits la déchirure.

Dans l'observation 2, les symptômes commémoratifs généraux et locaux sont ceux de l'inflammation du col, et les altérations physiques sont précisément celles qu'entraînent habituellement la déchirure, l'inflammation et l'induration des bords de l'orifice. Je ferai remarquer, relativement à cette observation, que les douleurs lancinantes qui y sont mentionnées sont bien loin d'appartenir exclusivement aux affections cancéreuses de l'utérus. On les trouve presque aussi souvent dans les maladies inflammatoires. L'orifice de l'utérus, qui était tuméfié, inégal, un peu entr'ouvert, avec les bords irrégulièrement nodulés, présentant même dans un point une profonde dépression, avait été évidemment déchiré dans un accouchement antérieur. La malade s'est rétablie sous l'influence des *émissions sanguines locales* répétées, internes et externes, des toniques et des altérants.

La malade qui fait le sujet de l'observation 3 n'avait pas eu d'enfants, à ce qu'il paraît; mais il n'est pas dit si elle avait fait ou non des fausses couches, point très-important cependant. Dans le cas contraire, la forme irrégulière de l'orifice du col, les nodosités dures et bien circonscrites de son col auraient pu faire naître de graves soupçons, parce qu'on ne pouvait pas les rapporter à des déchirures. Toutefois, ce qui prouvait en faveur de la nature inflammatoire de la maladie, c'étaient la coloration rouge pourpre, la congestion vasculaire si intense, et la *sensibilité excessive à la pression*. Les tubercules *non ulcérés* du cancer, que l'on aperçoit sur le col de l'utérus chez les femmes qui présentent la maladie à sa période la plus avancée, ont en général une *coloration blanchâtre*, et sont parfaitement *indolents à la pression*. On remarquera encore que, dans ce cas, on a obtenu la guérison par les *applications de sangsues sur le col*, par les révulsifs, et par l'emploi des résolutifs et des altérants.

Dans l'observation 4, l'état local est seul mentionné ; mais il est dit que cette dame est devenue enceinte plusieurs fois, et que, après avoir beaucoup souffert après ses grossesses, elle a eu des accouchements prématurés, à l'époque à laquelle correspond la distension de la moitié inférieure du col. C'est là ce que j'ai observé à diverses reprises, dans des cas de déchirures survenues pendant l'accouchement et suivies d'indurations inflammatoires du col et de son orifice. Cette dernière altération morbide ne s'oppose pas toujours à l'imprégnation, mais elle rend la grossesse très-laborieuse, et détermine le plus souvent des avortements ou des accouchements prématurés.

L'observation 6 offre un exemple du même genre, mais porté à l'extrême. Les lésions inflammatoires locales étaient évidemment très-rares, et elles avaient été beaucoup exaspérées par la grossesse. Rien de ce que rapporte le docteur White ne peut conduire à admettre que la maladie fût cancéreuse. Au contraire, tous les symptômes qu'il énumère rattachent le fait à l'induration inflammatoire du col et de son orifice, et à l'ulcération de la cavité cervicale. Comme on n'a mis en usage d'autre traitement que des moyens palliatifs, dans la conviction où l'on était qu'il s'agissait d'un cancer, il n'est pas étonnant que la malade ne se soit pas rétablie, et que son état allât toujours s'aggravant, à l'époque où M. White communiquait ces détails à M. Montgomery.

L'observation 7 est peut-être la plus importante de toutes celles de M. Montgomery. Ce peut être, en effet, un cas de cancer commençant ; mais la malade n'avait pas été examinée pendant la vie ; et après qu'elle eut succombé à un cancer du rectum, on trouva, dans la partie inférieure du col et de l'orifice de l'utérus, des espèces de grains de sable ou de grains de plomb, disséminés dans son épaisseur. L'examen microscopique eût pu seul trancher la question de la nature de ces indurations, qui pouvaient bien être inflammatoires; mais il est très-possible aussi que ce fût un cancer à sa première période. M. Montgomery ne dit pas si ces indurations étaient disséminées irrégulièrement sur le col, ou si elles étaient groupées au pourtour de l'orifice, distinction cependant fort importante. N'oublions pas non plus que cette altération n'a été reconnue qu'*après la mort*, et qu'elle ne paraît pas avoir donné lieu, pendant la vie, à des symptômes de nature à appeler l'attention de ce côté.

Si la maladie qui a été décrite par les auteurs comme la première période, ou la période commençante du cancer, n'est pas, ainsi que j'ai cherché à le démontrer, une affection cancéreuse, mais bien une induration inflammatoire du col, quels sont donc les symptômes locaux et généraux qui caractérisent les productions cancéreuses à la première période? C'est là une question à laquelle il m'est impossible de répondre autrement qu'en faisant appel à ce qu'on observe dans le cancer ulcéré, sur d'autres parties du col, où la maladie n'est pas encore parvenue à une période aussi avancée. Pour ma part, je ne crois pas avoir jamais vu un cas de cancer à sa première période.

Dans le commencement de ma carrière médicale, j'ai pu observer des cas, qui étaient regardés comme des cancers commençants du col de l'utérus; et, parmi ces cas, il y en avait plusieurs qui étaient traités par Lisfranc. Depuis cette époque, j'ai cherché à juger par moi-même, et j'en suis venu à douter de l'exactitude du diagnostic de ceux que j'étais habitué à regarder jusque-là comme des autorités. Voici bien des années que je cherche, et je suis encore à trouver un seul cas de cancer du col à sa première période. J'ai vu bien souvent, je vois tous les jours, un grand nombre de cas analogues à ceux que j'ai reproduits d'après les auteurs; mais l'idée ne me vient plus aujourd'hui de les considérer comme des cas de cancer. A mon avis, ce sont tout simplement des hypertrophies inflammatoires, graves et chroniques, compliquées ou non de déchirures, de fissures, de lobules indurés, de froncement des bords de l'orifice. Ces cas m'ont toujours paru *curables*, en employant les déplétions locales, jointes à un traitement général, et surtout les caustiques énergiques, tels que la potasse caustique, la pâte de Vienne, avec lesquels on finit par venir à bout des tissus indurés.

Je n'ai pas encore vu une seule fois une affection de ce genre dégénérer ou se terminer autrement que par résolution, avec un traitement convenable. Si les auteurs que j'ai cités plus haut avaient rapporté un seul cas dans lequel la maladie, caractérisée par les symptômes qu'ils ont considérés comme appartenant au cancer, eût continué à marcher d'une manière fâcheuse, *malgré l'emploi des sangsues et du traitement antiphlogistique*, et se fût terminé d'une manière funeste, suivant la marche habituelle, ce seul cas eût fait plus pour établir l'exactitude de leur diagnostic que des centaines de cas de *guérison*. Quoi qu'ils en disent, le cancer est une maladie *généralement* funeste, quel que soit le traitement qu'on emploie, et même lorsqu'on en pratique l'extirpation complète dans la première période. Des faits nombreux, dans lesquels le traitement est représenté comme ayant été *toujours* ou *presque toujours* suivi de succès, impliquent nécessairement une erreur de diagnostic. Ajoutons enfin, comme dernier trait au tableau, que les auteurs que nous venons de citer n'ont pas rapporté ces faits comme exceptionnels, mais bien comme exemples de résultats qu'ils obtiennent chaque jour, dans la pratique de ce traitement.

Je le répète donc, ma propre expérience, aussi bien que l'analyse des faits rapportés par les auteurs, me portent à conclure que les productions cancéreuses de l'utérus dans la première période de leur développement, ou avant l'ulcération, sont toujours ou presque toujours indolentes, et ne donnent lieu à aucun symptôme suffisamment tranché pour fixer l'attention des malades et les engager à réclamer les secours de l'art. C'est ce qui explique comment le praticien a si rarement l'occasion de les observer à cette époque de leur développement. En même temps, et bien que je puisse affirmer n'avoir jamais rencontré le cancer commençant, et que je n'aie trouvé dans les auteurs aucun passage qui puisse me faire croire qu'ils aient été plus heureux que moi, je ne prétends pas dire que moi-même ou d'autres ne l'y rencontrerons pas *tôt ou tard*, surtout aujourd'hui où l'examen physique de l'utérus est une pratique si généralement répandue. Toutefois, je suis porté à croire que s'il en est ainsi, ce sera *par quelque circonstance accidentelle*, et nullement parce que les symptômes éprouvés par les malades auront attiré l'attention de ce côté.

Si l'on rencontre jamais la production cancéreuse dans sa première période, elle sera très-probablement ce qu'elle est dans les points *non ulcérés* d'un cancer utérin déjà parvenu à la période d'ulcération ; c'est-à-dire qu'on trouvera, ou bien des indurations pâles, indolentes, semblables à des grains de plomb, peu sensibles à la pression, disséminées irrégulièrement à la surface du col ; ou une tumeur véritable, dure, irrégulière, offrant les mêmes caractères et développée à sa surface.

Il est plus que probable que le cancer de l'utérus, loin d'être lent dans son développement, loin de rester des années dans la première période, ou la période non ulcérée, comme on l'a dit, est au contraire très-rapide dans sa marche et dans son accroissement, surtout chez les femmes qui sont encore menstruées. Aucun autre organe dans l'économie n'est exposé à ces congestions sanguines périodiques, qui se répètent physiologiquement dans l'utérus ; et ces congestions ne peuvent pas être sans influence sur le développement rapide des productions cancéreuses. L'excitation sexuelle doit avoir aussi sa part dans le développement du cancer, à toutes les époques de la vie.

Si j'ai longuement développé mes vues relativement au diagnostic du cancer de l'utérus dans sa première période, c'est que je considère comme de la plus haute importance pour les malades que l'on puisse reconnaître la véritable nature de ces indurations inflammatoires qui se rencontrent à chaque pas dans la pratique. Dans l'état actuel de la science, on les confond avec le cancer, ainsi que je crois l'avoir parfaitement établi; et ce sera pour moi une grande satisfaction, si j'ai pu déraciner dans l'esprit des médecins des croyances fâcheusement incrustées, et soustraire par suite un grand nombre de malades à ce pronostic défavorable que le mot *cancer* fait toujours peser sur elles.

Dans tout ce qui précède, je n'ai fait aucune allusion aux travaux publiés sur le même sujet par les médecins du continent. Je regrette de le dire, mais leurs opinions me paraissent encore plus insoutenables que celles des pathologistes anglais. Comment s'en étonner, lorsqu'on considère que les médecins d'une grande partie de l'Europe sont encore sous l'influence des doctrines de l'école de Broussais, qui regardait le cancer comme une simple forme de l'inflammation et comme un de ses modes ordinaires de terminaison ?

Lisfranc, par exemple, n'a jamais donné le moyen de distinguer le cancer de l'induration inflammatoire ; et il est plus que probable qu'un grand nombre de cas, dans lesquels il a pratiqué *avec succès* l'amputation du col, étaient simplement des cas d'hypertrophie inflammatoire. M. Duparcque regarde l'inflammation comme précédant ordinairement le cancer ; et en lisant son ouvrage, on se demande si l'auteur n'a pas voulu dire que, dans la pratique, on voit à chaque pas les deux affections se transformer l'une en l'autre. Il cite, il est vrai, plusieurs cas de femmes qu'il avait traitées autrefois pour des inflammations, ou qui avaient négligé le traitement depuis plusieurs années, et chez lesquelles il a constaté plus tard un cancer ulcéré et très-avancé de l'utérus. Mais il n'y a rien d'extraordinaire à ce que, parmi un grand nombre de malades affectées d'inflammations utérines, qui passent sous les yeux d'un médecin s'occupant beaucoup de ces maladies, quelques-unes présentent plus tard un cancer de l'utérus ; et par conséquent, cela ne prouve rien contre les principes que nous avons défendus.

Cancer ulcéré du col de l'utérus.

Il n'y a pas de divergence d'opinions relativement au diagnostic du cancer du col, parvenu à une période avancée, ou ulcéré. Ses caractères sont faciles à reconnaître, pour tout praticien habitué au traitement des maladies utérines. Il peut arriver cependant que les personnes qui ne sont pas familiarisées avec ces affections se trompent sur la nature de la maladie, et regardent des femmes cancéreuses, comme atteintes seulement d'hémorrhagie, de leucorrhée ou d'ulcération inflammatoire.

Dans l'ulcération cancéreuse du col de l'utérus, il y a, en général, perte de substance. En même temps, la surface ulcérée est dure ; elle présente de nombreux lobules, des tubercules, des bosselures disséminées très-irrégulièrement et offrant habituellement une dureté pierreuse, que l'on ne trouve que rarement dans une induration inflammatoire. Pour peu qu'on soit habitué aux explorations utérines, on n'hésitera pas un instant sur la nature de la lésion, tant est particulière la sensation que donne au doigt la surface irrégulière, ulcérée et indurée. Le plus souvent, la maladie s'étend au vagin ; et lorsqu'il en est ainsi, les rebords durs, et les lobules constitués par la production cancéreuse, se continuent jusque dans le cul-de-sac vaginal, et descendent plus ou moins bas, le long des parois de ce conduit. Rien de pareil dans l'induration, ni dans l'ulcération inflammatoire. Le vagin ne s'indure jamais, quelque étendue qu'ait l'inflammation, à quelque époque qu'elle remonte. Dans l'ulcération cancéreuse, le col et l'utérus sont presque toujours immobiles dans le bassin, parce qu'ils ont contracté des adhérences, parce qu'ils se sont, en quelque sorte, soudés avec les organes et avec les tissus environnants ; dans l'ulcération inflammatoire, il en est rarement ainsi. Dans les cas avancés de cancer, la maladie, et par conséquent l'induration, s'étendent à la vessie, ou au rectum, ou à tous les deux à la fois, intéressent plus ou moins profondément ces organes, et peuvent donner lieu à des fistules, qui sont pour les malades une cause de chagrin et de souffrances nouvelles.

La surface ulcérée sécrète un ichor sanieux, souvent en grande abondance ; et cette sécrétion exhale une odeur fétide particulière. Cette odeur est même si caractéristique qu'elle suffit, à elle seule, quatre-vingt-dix-neuf fois sur cent, à établir le diagnostic ; elle est nauséuse et persistante. Dans l'inflammation ulcérative, l'écoulement peut avoir une odeur fétide, soit à cause du défaut de propreté, soit par la nature même de la sécrétion ; mais presque jamais cette odeur n'approche de celle horriblement fétide de l'écoulement, dans le cas de cancer de l'utérus.

Examinée au spéculum, l'ulcération présente les caractères habituels de l'ulcération cancéreuse, c'est-à-dire que c'est un ulcère irrégulier, déchiqueté, couvert de granulations fongueuses, et quelquefois d'une couche pultacée grisâtre. J'emploie très-rarement le spéculum dans des cas de ce genre, parce qu'il y a toujours à craindre de déterminer un écoulement de sang, et parce que j'ai vu plusieurs fois des hémorrhagies très-graves produites par cette exploration. Rien de plus facile à expliquer : les parties qui ont subi la dégénérescence cancéreuse perdent leur élasticité et leur flexibilité ; elles deviennent complétement inextensibles ; de sorte que l'introduction du spéculum a pour résultat de fissurer, de déchirer le tissu malade : de là l'hémorrhagie.

Les symptômes généraux du cancer utérin sont trop bien connus pour que j'aie besoin d'entrer dans quelques détails à cet égard. Je rappellerai seulement que tous les symptômes locaux et généraux qui accompagnent le cancer ulcéré peuvent s'observer dans l'inflammation ulcérative chronique. Ainsi, il peut y avoir des douleurs vives à l'hypogastre, dans les lombes, dans les cuisses, un écoulement fétide sanguinolent, des hémorrhagies de temps en temps, un amaigrissement extrême, une coloration jaunâtre de la peau, de la fièvre hectique, de l'irritation de la vessie et du rectum, sans qu'il y ait autre chose qu'une inflammation. La présence de ces symptômes n'est donc pas suffisante pour qu'on puisse fonder sur elle un diagnostic certain. L'examen physique seul peut lever tous les doutes.

Productions cancroïdes.

Les productions cancroïdes malignes, observées dans l'utérus, sont l'*ulcère rongeant*, et les *excroissances en chou-fleur* : elles rentrent dans la section de ce que le professeur Bennett a décrit, sous le nom de *productions cancéreuses épithéliaques*.

L'*ulcère rongeant* n'est pas une maladie commune ; c'est une forme d'ulcération, qui commence par le col, ou par sa cavité, et qui s'étend peu à peu en surface et en profondeur. C'est l'analogue du cancer des lèvres, ou de l'ulcération cancéreuse de la peau, que les médecins ont décrite sous le nom de *noli me tangere*. L'ulcère rongeant du col de l'utérus n'est pas difficile à reconnaître ; au lieu d'une hypertrophie du col, telle qu'on l'observe dans l'ulcération inflammatoire chronique, il y a, au contraire, *perte de substance*. C'est une ulcération excavée, avec un bord induré, et dont la profondeur varie, suivant que la maladie est plus ou moins avancée. L'ulcère rongeant se distingue aussi de l'ulcération cancéreuse ordinaire, qui finit par entraîner une perte de substance, en ce que l'on n'y observe pas ces bords indurés, ces inégalités, que déterminent les productions cancéreuses. Dans le cancer du col, avancé et ulcéré, l'utérus est soudé avec les tissus voisins, immobile ou presque immobile. Rien de pareil dans l'ulcère rongeant, même lorsque le col a été détruit, et que l'ulcération a creusé profondément le corps de l'utérus.

Les *excroissances en chou-fleur*, plus communes que l'ulcère rongeant, ne constituent pas encore une maladie très-fréquente. C'est une tumeur fongoïde, d'un volume variable, naissant de l'orifice de l'utérus, dont la surface est tantôt lisse, tantôt lobulée, et qui est composée de groupes arrondis de papilles, qui lui donnent la plus grande ressemblance avec un chou-fleur. « Ces « tumeurs, dit le professeur Bennett, sont, pour la plupart, « presque entièrement composées d'écailles d'épithélium, qui « ont la forme allongée ou celle d'un carré, et dont les noyaux

« sont presque toujours distincts. Dans les tumeurs volumi-« neuses, la surface est plus comprimée; mais à l'intérieur, on « constate une trame fibreuse dans laquelle se prolongent des « groupes de vaisseaux fournis par le réseau capillaire de la « peau. »

Les tumeurs de cette espèce ne peuvent guère être confondues avec les affections inflammatoires de l'utérus ou de son col.

CHAPITRE XIV.

Traitement de l'inflammation de l'utérus, de son col et de ses annexes.

Ainsi qu'on l'a vu plus haut, l'inflammation utérine est limitée, dans l'immense majorité des cas, au col de l'utérus. J'intervertirai donc l'ordre que j'ai suivi dans la première partie de cet ouvrage, et j'exposerai d'abord le traitement de l'inflammation de cette région. Ce qui contribue encore à me faire adopter cette marche, c'est que le col de l'utérus et sa cavité étant les parties les plus accessibles de l'organe, et par conséquent celles sur lesquelles on peut porter principalement les moyens thérapeutiques locaux, il est tout naturel d'étudier d'abord les effets de ces moyens dans l'inflammation des tissus sur lesquels ces applications se font d'une manière immédiate.

Après avoir décrit, avec tous les détails nécessaires, le traitement de l'inflammation et de ses suites dans le col de l'utérus, il me sera facile d'exposer, en quelques lignes, les modifications que ce traitement doit subir, lorsque l'inflammation occupe tel ou tel autre point du système utérin.

Dans toute cette partie thérapeutique, je ne ferai qu'appliquer aux maladies inflammatoires de l'utérus les règles qui président au traitement de l'inflammation, dans les autres régions de l'économie animale. La nature intime de la maladie reste la même dans tous les tissus similaires, bien que les modes de manifestation puissent être divers. Une fois qu'on a bien établi la nature réelle du travail morbide qui s'accomplit dans l'utérus, il est facile de déduire, par l'analogie et le raisonnement, des lois générales de la thérapeutique, au moins en grande partie, le traitement auquel il convient d'avoir recours.

TRAITEMENT DE L'INFLAMMATION DU COL DE L'UTÉRUS.

Inflammation du col de l'utérus, sans ulcération ni hypertrophie.

L'inflammation simple du col de l'utérus, limitée à la membrane muqueuse qui tapisse le col et sa cavité, lorsqu'elle est à son début, et qu'elle n'est accompagnée ni d'ulcération, ni d'hypertrophie, cède en général à l'emploi des injections émollientes ou astringentes, des bains tièdes et du repos ; on facilite encore l'action de ces moyens, en surveillant avec attention l'état des fonctions digestives et la santé générale.

Il est rare d'observer dans la pratique la maladie à son état en quelque sorte élémentaire ; en effet, les symptômes auxquels elle donne lieu sont généralement si peu prononcés que les malades y font à peine attention, et ne réclament pas ordinairement les secours de l'art ; d'un autre côté, quand elles consultent, il est rare que les symptômes utérins soient assez marqués pour attirer l'attention du médecin vers les organes génitaux internes. Lorsque la maladie s'est étendue aux tissus profonds du col, au contraire, il survient, comme nous l'avons vu, des symptômes qui attirent l'attention des malades vers le système utérin. Dans ce cas, il peut arriver que la maladie soit reconnue à une époque rapprochée de son développement.

Pour peu que le col soit hypertrophié et augmenté de volume, les moyens que nous venons de mentionner suffiront rarement pour triompher de l'inflammation. Il est souvent utile d'y joindre une application de sangsues sur la portion de l'organe affectée ; souvent aussi l'on se trouve très-bien, dans ces cas, de toucher la membrane muqueuse qui tapisse le col et sa cavité, avec le nitrate d'argent solide ou en solution.

Lorsque la cavité du col est enflammée depuis longtemps, et que du mucus transparent ou purulent s'échappe en abondance par l'orifice, il est généralement nécessaire de porter les remèdes jusque dans la cavité cervicale elle-même. On peut bien obtenir quelquefois la guérison de l'inflammation du col sans avoir recours à cette pratique ; mais dans les cas chroniques, cela est rare. Assez souvent même, la maladie semble se réfugier dans la cavité du col, d'où l'on ne peut la déraciner que par des cautérisations énergiques, pratiquées sur la surface enflammée.

Les moyens locaux que l'on emploie ordinairement dans le traitement de l'inflammation simple du col de l'utérus sont principalement les *injections vaginales*, les *bains de siége*, les *émissions sanguines locales* et les *cautérisations*. Entrons dans quelques détails, relativement à chacun de ces moyens thérapeutiques :

Injections. — Les injections vaginales, lorsqu'elles sont convenablement employées, constituent un moyen très-efficace de traitement dans les maladies utérines. On peut injecter dans le vagin, ou de l'eau seulement, ou de l'eau tenant en solution quelque substance médicamenteuse.

Les injections d'eau dans le vagin rendent toujours de grands services ; elles débarrassent les surfaces enflammées des sécrétions morbides, et maintiennent la membrane muqueuse du col et du vagin dans un état de propreté et de fraîcheur convenables. Le vagin, qui est un canal contractile, une espèce de sphincter longitudinal, est naturellement effacé ou fermé sur lui-même dans toute son étendue ; il embrasse, pour ainsi dire, le col de l'utérus par sa portion supérieure. Le résultat inévitable de cette disposition, c'est que, lorsque le col de l'utérus est enflammé, le mucus sécrété, à moins qu'il ne soit en grande abondance, ce qui est rare dans les affections légères, stagne autour du col de l'utérus, où on le trouve toujours en plus ou moins grande quantité en introduisant le spéculum, et où il tend à entretenir l'irritation. C'est là sans doute une des raisons qui font qu'une inflammation légère qui, partout ailleurs et dans les points où les surfaces malades pourraient se débarrasser de leur sécrétion morbide, parcourrait ses phases en quelques jours, se perpétue souvent vers le col de l'utérus, et y donne lieu à une ulcération.

Les injections d'eau froide n'agissent pas seulement comme lotions, elles ont aussi un effet thérapeutique qui leur est propre; elles agissent comme toniques et astringents puissants, et trouvent avantageusement leur place lorsque l'inflammation a été déracinée, et qu'il s'agit de fortifier la membrane muqueuse relâchée. Lorsqu'on emploie les injections dans ce dernier but, il faut injecter, une ou deux fois dans les vingt-quatre heures, une assez grande quantité d'eau, deux ou trois pintes, afin d'obtenir un courant continu pendant quelques minutes; l'eau doit être froide, ou seulement dégourdie, suivant l'époque de l'année et la température extérieure. Règle générale, plus la température de l'eau est basse, et plus marqués sont les effets toniques obtenus.

Les injections médicamenteuses peuvent être émollientes, calmantes ou astringentes. Les injections émollientes, que j'emploie le plus souvent, sont l'eau coupée de lait, la décoction de graine de lin ou de racine de guimauve, que l'on injecte tièdes ou froides. Ces injections ont souvent de très-bons effets; elles sont utiles surtout lorsqu'il existe, vers la vulve et vers le vagin, une irritation ou une inflammation assez vive, que les astringents ne manqueraient pas d'exaspérer. On peut employer de même la décoction de têtes de pavot, qui joint, aux propriétés émollientes, des propriétés légèrement calmantes; on peut employer aussi l'eau simple en injection calmante, en y ajoutant quelques gouttes de laudanum, ou de 4 à 8 grammes de teinture de jusquiame. Il est rare que j'emploie en injection vaginale des liquides qui contiennent de l'opium. J'ai remarqué depuis longtemps que, pour calmer les douleurs utérines, il était plus avantageux de donner les opiacés en lavement.

Les injections astringentes peuvent rendre de très-grands services dans le traitement de l'inflammation du segment inférieur de l'utérus et de celle du vagin et de la vulve. Les astringents auxquels j'ai principalement recours sont : le sulfate d'alumine, le sulfate de zinc, l'acétate de plomb, une solution de nitrate d'argent, une décoction d'écorce de chêne, et une solution de tanin. J'emploie les trois premiers sels dans la proportion de 4 grammes par litre d'eau. J'augmente ou je diminue la quantité, suivant les circonstances. Après plusieurs essais comparatifs, je suis arrivé à cette conclusion que, de tous ces agents, l'alun est le plus efficace, en exceptant toutefois le nitrate d'argent; et comme l'alun est à très-bon marché, et qu'on le trouve partout, c'est lui seul à peu près que je prescris à mes malades du dispensaire. Il est très-rare que l'inflammation de la membrane muqueuse du vagin, alors même qu'elle est de nature blennorrhagique, résiste aux injections alumineuses, continuées pendant deux ou trois semaines, pourvu que ces injections soient convenablement faites. Je fais rarement usage de la solution de nitrate d'argent, parce qu'il faut l'injecter avec un tube de verre, qui peut se briser dans le vagin; et, d'autre part, parce qu'elle décolore et détruit le linge qu'elle touche. C'est un agent très-sûr et très-énergique; mais comme on peut obtenir les mêmes résultats de l'alun et des autres astringents que j'ai mentionnés, je le réserve pour des cas exceptionnels. En applications sur la vulve, à divers degrés de concentration, la solution de nitrate d'argent ne peut être remplacée par aucune autre application topique, dans les cas d'inflammation et d'irritation des parties génitales externes [1].

[1] L'usage des injections astringentes est quelquefois suivi, après un certain nombre de jours, d'une irritation très-vive de la vulve, avec démangeaisons. Leur suspension pendant trois ou quatre jours, l'emploi des émollients et des lotions au nitrate d'argent, font bientôt justice de ces accidents et permettent de revenir à l'emploi de ces injections médicamenteuses. (*Note de l'auteur.*)

Les injections ont sans doute une grande importance comme moyen de débarrasser le vagin des sécrétions morbides, de diminuer l'irritation utérine, et de faire disparaître l'inflammation du vagin et de la vulve ; mais là s'arrête généralement leur puissance, et l'on ne peut guère compter sur leur emploi pour guérir l'inflammation confirmée de la substance du col, ou de la membrane muqueuse qui en tapisse la cavité. C'est que, dans l'inflammation de la cavité du col, le liquide n'arrive pas jusqu'à la surface malade ; et de l'autre côté, dans l'inflammation de la substance du col, on ne peut guère compter sur un remède appliqué à la surface, pour déraciner une inflammation profonde.

Non-seulement il est possible de traiter avec succès une inflammation légère, récente et non encore ulcérée, par des injections émollientes et astringentes, le repos et quelques moyens généraux, sans avoir recours à l'examen physique direct, et surtout aux moyens de traitement dont l'application demande cet examen ; mais encore les ulcérations légères, lorsqu'elles ne sont pas accompagnées d'hypertrophie inflammatoire générale, peuvent guérir quelquefois, sous l'influence de ces moyens si simples. Il m'est arrivé plusieurs fois, après avoir reconnu, au spéculum, la présence d'une ulcération superficielle, de n'employer d'autre traitement que celui dont je viens de parler ; c'est-à-dire de ne faire aucune application locale sur la surface ulcérée ; et j'ai vu parfois l'inflammation diminuer, l'ulcération décroître et finir par se cicatriser. J'ajouterai cependant que, pour réussir avec les injections émollientes et astringentes, il faut que l'ulcération soit très-superficielle et très-peu étendue, et qu'il n'y ait pas d'hypertrophie générale. Lors même que l'on réussit, la guérison se fait beaucoup plus attendre que lorsqu'on a cautérisé la surface ulcérée ; de sorte que je ne saurais recommander un traitement aussi incertain dans ses effets.

Je ne puis trop le répéter : toutes les fois que cela est possible, il faut pratiquer l'examen au spéculum des organes malades. C'est en vain que l'on croit, avec le toucher, pouvoir se former une idée exacte de la nature et de l'étendue de la maladie ; ce mode d'exploration ne donne souvent que des à-peu-près, et même dans quelques cas, des notions tout à fait erronées ; de sorte que traiter une femme affectée d'une inflammation du col de l'utérus, sans l'avoir passée au spéculum, c'est se condamner volontairement à l'incertitude et aux ténèbres. Une autre considération milite encore en faveur de l'emploi du spéculum, comme méthode générale de traitement, c'est que, une fois que l'on a pratiqué cette exploration pour établir le diagnostic, on ne rencontre plus d'obstacle ordinairement, de la part de la malade ou de sa famille, pour y recourir de nouveau, lorsqu'il s'agit de porter des moyens directs sur les surfaces malades.

Pour obtenir des injections vaginales tous les bons effets qu'on doit en attendre, il est indispensable que ces injections soient convenablement employées. Sur ce point, les malades ont besoin d'une espèce d'éducation : si l'injection vaginale est faite pendant que la malade est dans la position verticale, non-seulement le liquide s'échappe au dehors à mesure qu'il arrive dans le vagin, mais encore il est rare qu'il atteigne le col et la partie supérieure du vagin. Pour obtenir ce résultat, il faut que la femme se couche horizontalement sur le dos, sur le lit, sur un sopha, sur le plancher, le bassin légèrement élevé, de manière à ce que le liquide arrive jusqu'aux organes intérieurs, en obéissant à la pesanteur. La contractilité naturelle du vagin expulse le liquide, il est vrai ; mais non sans qu'il ait déblayé tout ce conduit. Il arrive souvent qu'une petite quantité de l'injection reste comme emprisonnée dans le cul de sac supérieur du vagin, au voisinage du col, jusqu'au moment où la malade se relève, et où le liquide s'échappe par son propre poids. Pour éviter aux malades d'avoir leurs vêtements mouillés par le liquide de l'injection qui s'écoule hors du vagin, je les engage à placer sous le bassin une espèce de vase de nuit aplati, qui reçoit le liquide à mesure qu'il s'écoule. C'est un des moyens les plus simples et les plus commodes.

Cette manière d'employer les injections vaginales réclame presque indispensablement la présence d'une personne étrangère. C'est la seule objection qu'on puisse lui faire. Dans les cas où les malades ne peuvent faire l'injection elles-mêmes, et si elles ne peuvent ni ne veulent avoir la présence d'une autre personne, elles doivent faire leurs injections dans la position qui se rapproche le plus de celle que nous avons décrite ; seulement les effets thérapeutiques sont moins marqués, et la modification locale moins rapide.

Le meilleur instrument pour les injections vaginales est une seringue-pompe, pourvue d'un long tube auquel s'adapte un tube vaginal élastique, de six pouces de long, percé à son extrémité de quatre ou six petits trous, tant sur les côtés qu'à son extrémité même. Une fois introduit, le tube vaginal doit être dirigé suivant l'axe du vagin, jusqu'au point occupé par le col, et l'injection du liquide doit être faite sans qu'on le retire. J'emploie rarement moins d'un litre de liquide, lorsque l'injection est médicamenteuse ; et pour les injections d'eau, j'engage généralement mes malades à faire des injections pendant tant de minutes, sans m'occuper de la quantité. Les petites seringues en ivoire et en métal que l'on emploie généralement en Angleterre sont ridiculement petites; elles contiennent si peu de liquide qu'elles ne produisent qu'un effet insignifiant sur une surface aussi étendue que le vagin, à moins qu'on ne les retire et qu'on ne les introduise plusieurs fois ; ce qui ne peut avoir lieu sans qu'il en résulte des douleurs et de l'irritation. Ce qui est plus fâcheux encore, c'est qu'il est impossible que ces seringues puissent faire arriver le liquide jusque dans la partie supérieure du vagin. C'est l'emploi de ces seringues mal construites, c'est le défaut de précaution dans la manière de conduire l'injection, qui a fait tomber les injections vaginales dans le discrédit où elles sont auprès de quelques praticiens, qui les considèrent comme peu utiles dans le traitement de l'inflammation utérine. Chez les femmes des classes pauvres, qui ne peuvent faire la dépense de seringues-pompes, j'emploie une très-grosse seringue en métal avec une longue extrémité recourbée, semblable à celle qui est connue chez les fabricants d'instruments, sous le nom de *seringue de Clarke*.

Comme les injections sont sans utilité toutes les fois qu'elles ne parcourent pas toute l'étendue de la cavité vaginale, il est important de s'assurer si elles sont bien faites, surtout si les malades ne paraissent pas s'en bien trouver. Pour cela, rien de plus facile : on engage la malade à faire une injection astringente, alumineuse surtout, une ou deux heures avant l'examen. A moins que la sécrétion vaginale ne soit très-abondante, tous les points du vagin qui ont été touchés par l'injection se rétractent de manière à rendre difficile l'introduction du doigt. Si, au contraire, l'injection n'a lavé que la partie inférieure du vagin, le doigt rencontre d'abord une portion contractée ; mais, après l'avoir franchie, il trouve la partie supérieure humide, et non revenue sur elle-même.

Je ne crois pas qu'il soit utile de faire plus de deux injections vaginales dans les vingt-quatre heures, excepté dans les cas d'inflammation blennorrhagique ; après une, deux, ou trois semaines de ce traitement, lorsque l'inflammation est beaucoup diminuée, il suffit d'une seule injection par jour. Lorsque les injections sont prescrites dans le but d'aider à la résolution de l'inflammation du col, on peut toutefois continuer à les pratiquer deux fois par jour, en les combinant à des moyens plus puissants et plus efficaces. Dans ces cas, les injections ne jouent que le rôle d'adjuvant : elles enlèvent les sécrétions morbides, empêchent la congestion et l'inflammation de se propager de nouveau au vagin, et facilitent l'action des remèdes dirigés contre la maladie du col.

Bains entiers, bains de siége, bains d'affusion.—On obtient souvent de bons résultats de l'emploi des *bains de siége*, dans le traitement de l'inflammation utérine en général, pourvu qu'ils ne soient ni trop chauds ni trop froids. La température de l'eau peut varier entre 65° et 85° Fahrenheit (18 à 20° cent.), suivant la saison de l'année, et les sensations de la malade. A cette température, ces bains ont un effet calmant ; ils paraissent modérer la rapidité de la circulation pelvienne, et ils diminuent souvent la douleur. A une plus haute température, ces bains, s'ils sont employés habituellement, font plus de mal que de bien, parce qu'ils entraînent le sang vers le bassin. Cependant on peut prescrire de temps en temps, pour calmer les douleurs, surtout au commencement de la menstruation, un bain de siége chaud à 94° ou 96° degrés Fahrenheit (34 ou 35° cent.). Plus bas que 60° (15° cent.), l'effet sédatif est très-marqué momentanément; mais la dépression locale ne tarde pas, le plus souvent, à être suivie d'une violente réaction; et, en définitive, les femmes ne s'en trouvent pas bien. La durée du bain de siége est de cinq à vingt minutes, suivant la saison et la susceptibilité des malades.

Les *bains entiers* sont souvent avantageux, mais plutôt comme moyens généraux que comme moyens locaux. Les bains chauds, employés de temps en temps, sont utiles ; trop souvent répétés, ils affaiblissent ; aussi ne faut-il pas en abuser. Les bains froids ou les bains tièdes conviennent plutôt en été qu'en hiver. En hiver surtout, un bain froid, même un bain tiède, ne peut être supporté par certaines personnes. En été, au contraire, un bain tiède à 65 ou à 70 F. (16 ou 17° cent.) est généralement très-agréable, et l'on peut y revenir tous les trois ou quatre jours, surtout si ces bains n'occasionnent pas trop de fatigue.

Les *bains d'affusion* constituent un moyen très-convenable pour fortifier la santé générale. On peut les employer l'été et l'hiver, parce que la température de l'eau est mise en rapport avec les exigences de la saison. Malheureusement, beaucoup de femmes, qui ont été réduites à un grand état de faiblesse par des maladies utérines, ne peuvent les supporter, quelque soin qu'on prenne d'en atténuer les effets. La réaction ne s'établit pas, et l'emploi du bain est suivi de céphalalgie, de frissons, et d'une augmentation de débilité. Plus tard, lorsque ces malades ont recouvré leurs forces après un traitement convenable, et que l'organisme a repris sa vitalité normale, les femmes supportent ces bains sans difficulté, et s'en trouvent très-bien. Lorsqu'on ne peut employer les bains d'affusion, on peut les remplacer par des lotions faites sur la peau, avec de l'eau froide.

Emissions sanguines locales (sangsues, scarifications,... etc.). — Les émissions sanguines locales (et sous ce nom je comprends seulement les émissions sanguines pratiquées sur le col de l'utérus) constituent un moyen aussi efficace pour combattre les maladies inflammatoires de cet organe, que ces émissions sanguines pratiquées dans les mêmes conditions, sur tout autre point de la surface extérieure du corps. Non-seulement on peut, à l'aide d'applications de sangsues ou de scarifications sur le col de l'utérus, modérer l'intensité du travail inflammatoire ; mais encore on peut, à l'aide de ces moyens, diminuer, même faire disparaître ces états congestifs de l'utérus, qui précèdent, accompagnent ou suivent la menstruation, lorsque le corps ou le col de l'utérus est le siége de l'inflammation.

Appliquées sur le col de l'utérus, congestionné ou enflammé, les sangsues prennent facilement, et se remplissent bien ; leur application est ordinairement suivie d'un écoulement de sang considérable. Les scarifications sont loin de produire des résultats aussi efficaces ; car les incisions ne fournissent souvent que quelques gouttes de sang. Je n'ai guère vu les scarifications déterminer un écoulement de sang assez abondant pour diminuer la congestion ou l'inflammation, que dans le cas où le col offre des veines variqueuses, qu'il est facile de diviser. Les incisions faites avec la lancette, aussi bien que les piqûres des sangsues, guérissent toujours très-facilement.

La quantité de sang qu'une femme peut perdre à la suite de l'application d'un certain nombre de sangsues (j'en emploie de quatre à huit habituellement) est généralement en rapport avec le degré de la congestion et de l'inflammation. Dans quelques cas, les piqûres saignent si abondamment qu'il est absolument nécessaire d'arrêter l'écoulement ; c'est ce qu'il est assez facile de faire, en injectant dans le vagin une solution d'alun dans de l'eau froide ; cette solution est plus ou moins concentrée suivant les cas. Lorsque j'ai appliqué des sangsues sur le col de l'utérus, j'ai l'habitude de ne jamais quitter mes malades sans leur laisser mes instructions, relativement aux moyens à employer dans le cas où le sang ne s'arrêterait pas spontanément, que l'écoulement sanguin serait trop considérable, ou bien qu'elles se sentiraient défaillir. Faute de ces précautions, les femmes peuvent perdre beaucoup trop de sang, même après l'application d'un petit nombre de sangsues, et sans aucun avantage. Toutes les fois qu'une malade reste pendant quelques jours, après une application de sangsues sur le col, dans un état de faiblesse, de langueur, d'accablement, j'en conclus qu'elle a perdu beaucoup plus de sang qu'il n'était nécessaire. Les applications de sangsues ont pour but de réduire l'inflammation utérine, ou de faire disparaître la congestion de l'utérus, et non d'appauvrir le reste de l'économie, par l'intermédiaire du système utérin.

Quoique les applications de sangsues sur le col puissent être suivies d'une déperdition sanguine trop forte lorsque l'écoulement du sang est abandonné à lui-même, il est rare qu'il en résulte une véritable hémorrhagie ; je n'ai vu cet accident que chez un petit nombre de malades. Dans un cas, c'était chez une femme de cinquante-deux ans, qui avait cessé d'être réglée depuis cinq années, mais qui, depuis la ménopause, était affectée d'inflammation ulcérative du col. Cette maladie avait déterminé et entretenu une congestion sanguine considérable, non-seulement dans l'utérus, mais encore dans le foie et dans les autres viscères abdominaux. Une des piqûres de sangsues saigna abondamment pendant plus de vingt-quatre heures, malgré l'emploi répété des injections astringentes froides. J'examinai le col de l'utérus au spéculum le lendemain, et je trouvai le sang qui coulait par deux piqûres; je cautérisai avec le nitrate d'argent, et je laissai deux ou trois petits morceaux d'éponge en contact avec le col de l'utérus. L'hémorrhagie fut arrêtée définitivement.

Dans ces dernières années, j'ai eu l'occasion d'étudier dans la pratique civile, sur une échelle assez étendue, la valeur des déplétions sanguines locales, dans l'inflammation utérine ; mais au dispensaire général de l'Ouest, je me suis trouvé dans la nécessité de renoncer à ce moyen, tant parce qu'il m'était impossible d'appliquer moi-même les sangsues sur le col, que parce que j'avais remarqué combien peu l'on devait attendre des scarifications. J'ai donc profité des circonstances particulières dans lesquelles j'étais placé, pour rechercher jusqu'à quel point l'inflammation utérine est susceptible d'être traitée et guérie par d'autres moyens thérapeutiques. J'ai dû traiter ainsi, sans émissions [sanguines locales, les trois cents malades qui ont passé sous mes yeux, au dispensaire, du mois de juillet 1846 jusqu'au mois de mars 1849, et qui font le sujet d'une note de l'appendice. Je suis arrivé à cette conclusion, que les émissions sanguines locales, tout en étant un adjuvant très-efficace, ne sont pas indispensables pour la guérison de l'inflammation de l'utérus et de son col. Mes malades du dispensaire ont guéri, comme celles de ma pratique particulière, chez lesquelles j'ai eu recours aux déplétions sanguines ; mais je dois dire qu'elles ont guéri plus lentement et avec plus de souffrances, parce que les émissions sanguines locales modifient favorablement l'inflammation, et préviennent ou font disparaître les congestions morbides qui sont liées à la menstruation, et qui aggravent si notablement les souffrances des malades.

En revanche, je me suis assuré, par l'expérience, que si les applications de sangsues ont été trop répétées, ou si ces applications ont été suivies d'une hémorrhagie trop abondante, les forces des malades sont considérablement diminuées, et que les femmes se trouvent placées dans des conditions moins favorables que si l'on n'avait pas eu recours aux émissions sanguines.

Pour obtenir des applications de sangsues tous les avantages qu'on peut en attendre, il faut adopter un terme moyen. Quand l'inflammation est aiguë, on peut en faire une ou deux applications au commencement du traitement, sauf à y revenir plus tard, mais seulement pour les exacerbations occasionnées par la congestion menstruelle, avant ou après la menstruation. Ces émissions sanguines locales empêchent la congestion d'arriver à un degré morbide, et donnent, par suite, du calme aux malades. Pendant le cours de la menstruation même, lorsque les douleurs sont excessivement vives, ou qu'il survient des convulsions hystériformes, on peut, avec succès, recourir aux applications locales de sangsues, lorsqu'on n'a pu réussir à calmer les accidents par les narcotiques. Mais c'est surtout après la menstruation que les applications de sangsues sur le col de l'utérus sont vraiment utiles. Dans l'inflammation du col de l'utérus et du système utérin en général, l'utérus reste souvent, après la menstruation, dans un état particulier de distension et de congestion morbide, produit par la stagnation du sang qui y arrive physiologiquement pendant la période menstruelle. Cet état particulier met un temps d'arrêt à la résolution de la maladie inflammatoire. Les applications de sangsues ont alors pour résultat de faire disparaître cette congestion morbide. Dans les cas où cela est nécessaire, on y revient tous les mois, jusqu'à ce que l'inflammation ait été déracinée. On comprend que, dans ces émissions sanguines périodiques, il faut avoir grand soin de ne pas laisser perdre trop de sang aux malades. Ces applications de sangsues se font immédiatement après la cessation des menstrues, et comme pour continuer l'excrétion menstruelle ou pour y suppléer.

Dans quelques cas, la congestion utérine persiste après la menstruation, même lorsque tout état morbide a disparu ; elle donne naissance à l'irritation utérine, ainsi qu'à un ensemble de symptômes généraux fâcheux, et elle ne tarderait pas à reproduire l'inflammation, si on ne s'attachait à la combattre. Je donne actuellement des soins à une dame, à laquelle j'ai déjà fait allusion en parlant de la réaction de l'inflammation utérine sur les fonctions du foie, chez laquelle l'état local est parfait depuis trois ans, et qui présente encore, après la menstruation, un état de congestion utérine si marqué, qu'il faut que l'art intervienne tous les deux ou trois mois. Si l'on néglige d'appliquer des sangsues, la congestion utérine semble prendre un accroissement d'intensité après chaque époque menstruelle ; elle s'étend peu à peu aux viscères abdominaux, au foie plus particulièrement, et à la fin les accidents font explosion par des phénomènes intenses de superpurgations et de vomissements bilieux. Dans les cas de ce genre, on peut remplacer quelquefois, mais sans très-grand avantage, les applications de sangsues par des purgatifs salins et autres moyens évacuants.

D'après ce qui précède, il est évident que les émissions sanguines locales constituent, dans l'inflammation utérine, un moyen de traitement très-efficace, mais dont on peut cependant se passer à la rigueur. J'ai traité en effet sans ce moyen, et, comme je l'ai déjà dit, conduit à guérison plusieurs centaines de malades du dispensaire, dont quelques-unes présentaient les formes les plus graves de l'inflammation utérine chronique.

Aujourd'hui que les émissions sanguines locales sont généralement adoptées dans le traitement de ces maladies, il y a bien plus à craindre de voir les médecins en abuser que les négliger. Cela est tellement vrai, que je vois chaque jour des malades chez lesquelles, à mon avis, les émissions sanguines sont, ou ont été poussées trop loin, et dont la constitution a été profondément détériorée par cette pratique. C'est une erreur, contre laquelle il faut se mettre en garde, que de croire que l'on puisse, par des émissions sanguines trop répétées, résoudre l'hypertrophie nutritive du col de l'utérus, et guérir l'ulcération. J'ai actuellement sous les yeux une malade, âgée de trente-neuf ans, chez laquelle on a appliqué des sangsues sur le col de l'utérus, deux fois par semaine, *pendant cinq années,* sans qu'on soit venu à bout de l'ulcération ni de l'hypertrophie. Lorsque je l'ai examinée, j'ai trouvé ces altérations morbides à un haut degré de développement, et j'ai pu m'assurer que, chez cette dame, les symptômes remontaient, sans aucune interruption, à plusieurs années. Le traitement auquel elle avait été soumise l'avait réduite à un état très-avancé d'anémie : le sang était presque séreux. J'ai observé les mêmes effets fâcheux, produits par l'application répétée de sangsues pendant huit ou dix semaines, et sans que la maladie locale ait paru se modifier d'une manière avantageuse.

Les applications de sangsues sur le col, répétées une ou deux fois par semaine pendant une période assez prolongée, me paraissent plutôt de nature à entretenir la congestion locale et à augmenter l'hypertrophie nutritive du col et de l'utérus causée par l'inflammation chronique, qu'à faire disparaître ces altérations morbides. Les sangsues, appliquées sur le col, ne servent pas seulement à débarrasser l'organe du sang qu'il renferme, mais elles paraissent déterminer, vers l'utérus, un afflux du sang contenu dans les organes abdominaux. C'est ce que semble indiquer la sensation de tiraillement que les femmes accusent dans la partie inférieure de l'abdomen, lorsque les sangsues commencent à se remplir. Cet afflux du sang des organes pelviens n'est nullement fâcheux, lorsqu'il n'y a qu'une inflammation subaiguë, ou une simple congestion du système utérin, parce que les organes environnants sont aussi plus ou moins congestionnés, et que la soustraction du sang de ces organes et de l'utérus lui-même a pour résultat de désemplir la circulation abdominale tout entière. Il n'en est pas de même lorsque toute inflammation aiguë a disparu ; et qu'il reste seulement une hypertrophie et une induration inflammatoire chronique, avec une ulcération atonique : ces dernières conditions réclament un tout autre traitement. Les saignées locales répétées, à moins qu'elles ne soient employées dans le but de faire disparaître la congestion menstruelle, entretiennent seulement la détermination sanguine vers l'utérus, et débilitent l'économie sans avantage et même avec de graves inconvénients pour les malades.

Ce qui a conduit quelques praticiens à abuser de ces applications locales de sangsues, c'est que fort souvent ils n'en ont pas suivi les effets par eux-mêmes, et qu'ils en ont confié l'application à des sages-femmes. Ces médecins prescrivent un traitement par les sangsues, comme ils prescriraient un traitement par les purgatifs, en indiquant de revenir aux sangsues une ou deux fois par semaine, pendant un, deux mois et plus, sans s'inquiéter s'il est ou non utile de continuer ainsi les déplétions sanguines. Je ne saurais trop le dire, les applications de sangsues ne doivent être faites que par le médecin lui-même. Ces applications ne réclament jamais beaucoup de temps, et le médecin peut se former ainsi une opinion sur plusieurs points qui peuvent le guider dans sa conduite ultérieure, en même temps que, par ces applications, il acquiert des notions très-précises sur l'état des organes utérins. J'ai cru remarquer, par exemple, que lorsqu'il y a une congestion passive considérable de la circulation utérine, et que le sang stagne dans l'organe, le fluide sanguin fourni par les deux ou trois premières sangsues est noir et comme veineux; tandis que, à mesure que le sang coule et que la circulation utérine reprend toute sa liberté, le fluide sanguin qui s'écoule par les piqûres est plus rosé, comme artériel. Il n'est pas non plus sans importance pour le traitement ultérieur de voir si les sangsues se remplissent avec rapidité, et de s'assurer si leur application a eu pour résultat de réduire immédiatement le volume du col et de l'utérus.

Il y a une autre raison pour que les sangsues soient appliquées par le médecin lui-même; c'est celle de sauver des douleurs aux malades. La surface extérieure du col n'a que peu de sensibilité; et lorsque les sangsues se fixent sur ce point, les malades n'éprouvent que peu de douleur. La seule sensation qu'elles accusent est une espèce de tiraillement, qui se produit quelques minutes après que la sangsue s'est fixée sur le col. La cavité du col, au contraire, est d'une sensibilité exquise; et si une sangsue vient à s'y introduire ou à s'y fixer, il peut en résulter, pour les malades, les douleurs les plus atroces. Je ne crois pas avoir jamais observé de douleurs plus vives que celles éprouvées par plusieurs de mes malades en ces circonstances. C'est une douleur aiguë dans la région utérine, qui augmente peu à peu, et qui finit par donner naissance aux coliques utérines les plus vives; ces coliques se reproduisent toutes les deux ou trois minutes, comme les véritables douleurs du travail, et comme, du reste, tous les spasmes utérins. Le traitement le plus efficace que l'on puisse adopter dans ces cas, consiste à faire inhaler le chloroforme, ou à donner du laudanum en lavement; on administre de vingt à vingt-cinq gouttes de laudanum dans un quart ou dans un huitième de lavement; en quinze ou vingt minutes, les accidents spasmodiques sont le plus souvent calmés. Lorsqu'on ne fait rien, les douleurs peuvent se prolonger pendant plusieurs heures, s'affaiblissant peu à peu avant de disparaître[1].

Comme l'orifice de la cavité du col est généralement entr'ouvert dans le cas d'inflammation et d'ulcération de cette cavité, cet accident peut arriver souvent dans des cas de ce genre, si l'on ne prend pas de précautions dans l'application des sangsues sur le col. Ce qu'il y a de mieux à faire, c'est d'introduire préalablement dans l'orifice un petit cône d'éponge ou une petite boulette de coton ; cette introduction se fait sans difficulté et sans aucune douleur ; on retire ensuite l'éponge ou la boulette de coton avec le fil qui les traversait, et qu'on a laissé pendre au dehors. Avec ces précautions, il n'y a pas à se préoccuper de la douleur. On voit que l'application des sangsues est, dans ces cas, une opération trop délicate pour qu'on puisse la confier à des sages-femmes.

On peut appliquer des sangsues sur le col de l'utérus au moyen de tubes ouverts ou fermés à leur extrémité. Lorsque les tubes sont fermés, il faut que l'extrémité fermée présente plusieurs petits trous, assez larges pour permettre aux sangsues de se fixer sur les parties avec lesquelles le tube est mis en contact. Ce qu'il y a de mieux, c'est le spéculum conique ou cylindrique ordinaire. Si l'on se sert de tubes fermés, l'application des sangsues est généralement très-longue, et ces animaux ne se remplissent pas aussi promptement que lorsqu'on se sert d'un tube ouvert ; enfin, même avec le tube fermé, on n'est jamais sûr que les sangsues ne se fixeront pas dans la cavité du col, parce que le tube peut se trouver en contact avec l'orifice utérin entr'ouvert. Le spéculum n'a aucun de ces inconvénients.

Quelques mots sur la manière d'appliquer les sangsues sur le col. Après avoir mis le col à découvert avec le spéculum, après avoir obturé, si cela est nécessaire, l'orifice de la cavité du col, on met les sangsues dans le spéculum, et on les refoule jusque

[1] Dans la discussion qui a eu lieu dernièrement à l'Académie de médecine, j'ai été fort étonné de voir un membre de cette Société savante attribuer ces douleurs à des propriétés vénéneuses que posséderaient les sangsues à certaines époques de l'année. (*Note de l'auteur.*)

sur le col au moyen d'un morceau d'éponge ou d'un tampon de coton; on les emprisonne ainsi dans l'instrument, entre le col et le tampon. Toutes les sangsues qui doivent prendre mordent immédiatement, tandis que les autres se frayent le plus souvent, en deux ou trois minutes, un passage entre le spéculum et le vagin, et viennent se montrer à la vulve. Il ne sert de rien d'introduire de nouveau les mêmes sangsues qui n'ont pas pris : elles ne prennent pas davantage après. On laisse le tampon en place pendant environ un quart d'heure; quand on le retire, on trouve que les sangsues ont pris; quelques-unes sont même déjà tombées. Si le tampon reste plus longtemps en place, les sangsues qui se sont remplies finissent par s'échapper au dehors, soit en passant sous le tampon, soit en se glissant entre l'instrument et les parois du vagin. Dans les cas où elles ne se sont pas échappées en de hors duvagin, elles tombent dans le spéculum à mesure que l'on retire celui-ci lentement. L'opération tout entière ne réclame pas plus d'une demi-heure.

On employait beaucoup autrefois les ventouses sur la région lombaire, dans les cas d'inflammation ou de congestion de l'utérus. On peut certainement en obtenir de bons résultats; mais les effets n'en sont pas certains; surtout la modification qui en résulte dans l'état local n'est jamais aussi heureuse que celle produite par les applications de sangsues sur le col. Les applications de sangsues sur la région sacro-lombaire sont au moins aussi efficaces que les ventouses, et beaucoup moins douloureuses. J'y aurais recours plus souvent si, ayant généralement affaire à des femmes débilitées, je ne me faisais une loi de ne tirer du sang qu'autant que les malades peuvent en retirer de véritables bénéfices. Or, pour la même quantité de sang perdue, les sangsues appliquées sur le col rendent infiniment plus de services que celles appliquées sur la région sacro-lombaire.

Cautérisation. — Dans l'inflammation du col, sans ulcération ni hypertrophie, le seul caustique que l'on puisse employer avec avantage est le nitrate d'argent, qui agit cependant plus comme astringent que comme caustique. On peut toucher tous les cinq ou six jours, avec le crayon de nitrate d'argent, ou avec une solution concentrée de ce sel, la membrane muqueuse enflammée qui tapisse le col. J'ai recours au même traitement dans l'inflammation de la cavité du col, et je porte le caustique dans cette cavité aussi haut que possible. Dans les cas où le col présente des plaques pseudo-membraneuses, il est nécessaire d'employer des caustiques plus puissants, afin de modifier profondément la vitalité des surfaces malades. C'est, au surplus, une des formes d'inflammation les plus rebelles au traitement.

Dans quelques cas d'inflammation de la cavité du col, bien que la membrane muqueuse ne soit pas ulcérée, il est nécessaire de toucher les parties enflammées avec des caustiques plus énergiques, tels que le nitrate acide de mercure, ou la pâte de Vienne, pour obtenir la guérison radicale de l'inflammation. On peut croire quelquefois, dans l'intervalle des périodes menstruelles, que la guérison est complète, parce que l'orifice est fermé et qu'il n'y a pas d'écoulement ; et si l'on examine de nouveau les malades quelques jours après la cessation des règles, on trouve l'orifice entr'ouvert et donnant issue à du muco-pus.

Inflammation du col de l'utérus, avec ulcération et hypertrophie.

Lorsque l'inflammation du col de l'utérus est accompagnée d'ulcération et d'hypertrophie, les moyens locaux dont je viens de parler ne suffisent plus ; il faut y joindre des agents plus énergiques.

Ainsi que je l'ai dit plus haut, on peut obtenir quelquefois la guérison d'ulcérations très-légères et récentes du col de l'utérus, avec un traitement comprenant seulement les injections vaginales émollientes et médicamenteuses, le repos et quelques moyens généraux ; mais c'est un résultat si rare, qu'il serait irrationnel de se confier à de pareils moyens, lorsqu'on a constaté directement l'existence d'une ulcération ; tout au plus pourrait-on y avoir recours dans les cas où l'on aurait seulement des soupçons, relativement à la présence d'une ulcération, et où l'on ne voudrait pas recourir à un examen physique direct.

Si les injections médicamenteuses ne réussissent pas en général à guérir l'ulcération, cela tient principalement à ce que les injections ne pénètrent presque jamais dans la cavité du col. Par conséquent, et bien que ces moyens aient pour résultat de modifier puissamment les symptômes inflammatoires locaux, la maladie ne guérit pas, et aussitôt que l'on suspend le traitement, les malades retombent dans le premier état. C'est pourquoi je pense que, toutes les fois que les symptômes utérins sont marqués, et que les malades sont disposées à se soumettre à un examen au spéculum, il faut faire précéder tout traitement par cet examen, excepté seulement chez les femmes vierges. Traiter la maladie sans examen direct, c'est augmenter à plaisir l'obscurité qui pèse sur elle ; c'est retarder le moment où l'on pourra porter un jugement en connaissance de cause. L'état des malades peut s'améliorer pendant un certain temps, et les malades peuvent se trouver très-bien ; mais après des rechutes successives, il faut en venir à cet examen tant redouté ; et quand on applique le spéculum, on est tout étonné de trouver une altération morbide, qui ne peut céder qu'à un traitement local ; de sorte que tout le temps dépensé pour le traitement antérieur doit être regardé comme perdu. C'est ce qui arrive surtout pour les jeunes filles vierges, présentant des symptômes d'inflammation utérine. Si la maladie est reconnue de bonne heure, on peut quelquefois échapper à la nécessité d'un examen au spéculum, à l'aide des moyens dont il a été parlé plus haut ; mais après avoir perdu beaucoup de temps, on est souvent obligé de pratiquer cet examen, et l'on trouve des lésions qui réclament un traitement plus énergique et plus efficace.

Cautérisation. — Les ulcérations qui existent sur le col de l'utérus, ou dans la cavité du col, ont une tendance remarquable à se perpétuer indéfiniment, alors même qu'on a triomphé de l'inflammation aiguë ou subaiguë. Cette tendance est encore exagérée par les congestions sanguines périodiques, auquelles la menstruation expose physiologiquement les tissus enflammés. Si elle ne cède pas, comme cela a lieu le plus souvent, aux moyens antiphlogistiques, le traitement le plus efficace, le seul sur lequel on puisse compter, consiste à stimuler directement la surface malade et ulcérée, et à modifier sa vitalité, de manière à y exciter un travail de réparation et de cicatrisation. On arrive à ce résultat en employant des caustiques plus ou moins énergiques, suivant la nature et l'étendue de la maladie, son ancienneté, et les effets qu'on obtient du traitement.

C'est dans l'application de ces principes que consiste toute la théorie du traitement de l'inflammation ulcérative, non-seulement dans le col de l'utérus, mais encore sur tout autre point de l'organisme. Il faut d'abord combattre le travail inflammatoire subaigu, par les émollients, les antiphlogistiques et les astringents, et modifier ensuite la surface malade par une stimulation directe, afin de substituer à une inflammation ulcérative morbide, une inflammation réparatrice de bonne nature.

C'est surtout dans le traitement des ulcérations qui existent sur les surfaces muqueuses, au voisinage des diverses ouvertures du corps humain, que ces principes thérapeutiques trouvent leur application. Ainsi, les cautérisations sont un des meilleurs moyens contre les ulcérations des narines, de la bouche, de la gorge, de l'anus, aussi bien que contre les ulcérations des organes génitaux externes, chez l'homme et chez la femme. Dans tous ces points, la cautérisation offre un avantage de plus que lorsqu'elle est appliquée sur les surfaces cutanées, en ce sens que l'escarre qu'elle forme protége efficacement la surface ulcérée contre les liquides sécrétés ou excrétés, et permet au travail de réparation de s'accomplir sans aucun trouble.

En général, la cautérisation arrête immédiatement, dans leur marche, l'inflammation et l'ulcération ; la congestion et la rougeur du col diminuent à vue d'œil ; les granulations prennent un aspect plus normal ; l'écoulement de sang s'arrête, et la sécrétion purulente prend les caractères de pus louable, dans les cas où elle ne les présentait pas auparavant. Si la cautérisation est suspendue, l'ulcération reste stationnaire pendant un certain temps ; mais si on l'abandonne entièrement à elle-même, il est presque certain qu'elle fera de nouveaux progrès, fût-elle même rapprochée du moment de la cicatrisation.

C'est à la circonférence de l'ulcération que l'on voit toujours se montrer les premiers indices de la cicatrisation : le bord de la surface ulcérée n'est plus aussi nettement limité ; il se confond d'une manière presque insensible avec la membrane muqueuse, rouge, enflammée, mais non ulcérée. A mesure que cette dernière reprend sa coloration pâle naturelle, on voit paraître autour de l'ulcération un liséré de tissu cicatriciel blanchâtre, qui gagne peu à peu le centre. Vers la fin du traitement, on aperçoit quelquefois, au centre de l'ulcération, des points de cicatrisation disséminés, qui s'étendent peu à peu, et qui abrégent d'autant la cicatrisation. Lorsque l'ulcération est cicatrisée, on trouve à la place une coloration d'un rose pâle ou cendré, qui est, à peu de chose près, la couleur naturelle du col à l'état sain, et qui bientôt se rapproche tellement de celle des tissus environnants, qu'il est souvent impossible de dire quel était le point occupé par l'ulcération.

La trame fibreuse de la membrane muqueuse qui tapisse le col est si mince, que l'on ne voit jamais, après la cicatrisation d'une ulcération, quelque profonde qu'elle soit, des cicatrices dures et fibreuses, comme on en observe à la peau, lorsqu'elle a été intéressée dans sa trame fibreuse. Il semble qu'il y ait véritable reproduction de la membrane muqueuse du col, et même lorsqu'on a fait une profonde cautérisation avec certains caustiques énergiques, tels que la potasse à la chaux ou la pâte de Vienne , on ne trouve plus, après quelques semaines ou quelques mois, la moindre trace de cicatrice : le col est aussi souple et aussi mou qu'avant la maladie.

Dans une ulcération du col de l'utérus, la dernière partie qui arrive à cicatrisation est celle qui est située dans l'orifice et qui pénètre dans la cavité du col. De là la nécessité d'écarter les lèvres du col avec un spéculum bivalve, et d'explorer avec soin l'état de la cavité cervicale, avant de déclarer la maladie parfaitement guérie. Sans cette précaution, il arriverait très-souvent que l'ulcération ne serait guérie qu'en partie, et que, quelques mois après, il y aurait une rechute ; mais en réalité, ce n'est rien de pareil, puisque l'ulcération n'a fait que s'échapper de la cavité du col où elle était restée momentanément circonscrite.

Il y a quelques années, il était rare en Angleterre que l'on reconnût l'existence d'une ulcération du col de l'utérus, et dans le plus grand nombre des cas pour lesquels j'ai été consulté à cette époque, l'ulcération inflammatoire, dont la malade était affectée depuis longues années, n'avait pas été même soupçonnée. Depuis la publication de la première édition de ce livre, depuis que j'ai fixé l'attention du public médical sur la fréquence de cette forme de maladie utérine, je rencontre bien moins de cas dans lesquels on n'ait pas reconnu l'ulcération. En revanche, j'en trouve encore beaucoup, dans lesquels cette ulcération n'a été reconnue et traitée que d'une manière incomplète ; dans lesquels, par exemple, on n'a tenu aucun compte de la portion de l'ulcération qui s'étend dans la cavité du col. C'est là, au reste, une erreur que j'ai vu souvent commettre dans les hôpitaux de Paris ; et dans tout ce que les pathologistes français ont écrit sur les maladies utérines, je ne trouve nullement la preuve qu'ils aient connu ce fait de l'ulcération, pénétrant si fréquemment dans la profondeur de la cavité du col ; ils semblent regarder, au contraire, comme signe d'une métrite interne les écoulements qu'on observe dans les cas d'inflammation et d'ulcération de la cavité du col.

Pour cautériser le col de l'utérus, on peut faire usage de plusieurs caustiques, du nitrate d'argent, des acides minéraux, et plus particulièrement du nitrate acide de mercure, de la potasse caustique, de la pâte de Vienne et du cautère actuel. Examinons successivement chacun de ces agents :

Le caustique le plus généralement employé, et en même temps le moins énergique, est le nitrate d'argent. C'est à peine s'il mérite le nom de caustique, tant son action est superficielle. Si l'on touche largement avec un crayon de nitrate d'argent les granulations qui recouvrent la surface ulcérée, on obtient une petite couche ou escarre blanchâtre, dont l'épaisseur est à peu près celle du papier à dessin. Cette escarre tombe tout entière ou par morceaux, vers le troisième ou quatrième jour. Si l'on examine alors, au spéculum, la surface sur laquelle on a appliqué le nitrate d'argent, on la trouve rouge, irritée, saignante. Deux jours après, l'aspect est changé ; toute trace d'irritation, toute tendance au saignement ont disparu, et l'on peut savoir à quoi s'en tenir sur l'amélioration obtenue. Passé le cinquième ou le sixième jour, l'ulcération ne fait plus de progrès vers la cicatrisation ; et si on l'abandonne à elle-même, elle ne tarde pas à devenir le siége d'une irritation morbide, en même temps que l'on voit reparaître les douleurs locales et les phénomènes sympathiques réactionnels. Si l'on fait usage d'une dissolution de nitrate d'argent, les effets obtenus se produisent dans un temps plus court. Aussi peut-on à la rigueur revenir plus souvent à ces cautérisations qu'aux applications de nitrate d'argent, qu'on ne peut guère répéter que tous les cinq ou six jours. Comme, lorsqu'on se sert d'une solution concentrée de nitrate d'argent, il faut revenir plus souvent à l'application du spéculum, je crois, en définitive, qu'on doit s'en tenir à l'emploi du nitrate d'argent solide.

L'application périodique du nitrate d'argent sur l'ulcération suffit souvent pour réveiller la vitalité des tissus, et pour faire cicatriser l'ulcération en quelques semaines, pourvu qu'elle soit petite et récente. Si l'ulcération est couverte de granulations fongueuses et livides, si elle fournit une sécrétion abondante, muco-purulente, mêlée de sang, on peut bien, en touchant largement avec le crayon de nitrate d'argent, suspendre l'exsudation du sang, donner à l'ulcération, après deux ou trois applications, un aspect plus favorable ; mais il est rare qu'on puisse modifier assez, dans un espace de temps raisonnable, la vitalité de la surface malade, pour obtenir la cicatrisation. Le nitrate d'argent solide est cependant très-utile dans les cas de ce genre, parce que l'on peut en faire usage à certaines périodes de la maladie, où l'on ne pourrait guère avoir recours à des caustiques plus énergiques. Comme le nitrate d'argent ne cautérise que très-superficiellement, on peut l'employer sans les précautions que réclament impérieusement d'autres caustiques plus puissants; il importe peu qu'il soit délayé dans le sang et dans le muco-pus que ces ulcérations fournissent en abondance; bien loin d'agir d'une manière fâcheuse sur les tissus environnants, avec lesquels il se trouve en contact, il agit, au contraire, utilement, et comme un astringent puissant, surtout si ces parties sont inflammées. Appliqué sur une surface muqueuse non ulcérée, le nitrate d'argent forme une couche blanchâtre, espèce d'escarre, formée aux dépens de l'épithélium, dont la chute ne laisse ni ulcération ni excoriation, et dont on ne trouve plus de trace quelques jours après.

Si l'ulcération pénètre dans la cavité du col, on peut y porter aussi haut que possible le crayon de nitrate d'argent ou un petit pinceau, imprégné de la solution saturée de ce sel. Il n'y a pas à craindre que le caustique pénètre trop haut : la cavité du col n'est dilatée, et ne peut loger le crayon du nitrate d'argent ou le pinceau imprégné de ce caustique, que dans les points occupés par la maladie inflammatoire. Là où l'inflammation s'arrête, la cavité du col est rétractée naturellement sur elle-même, et le caustique ne peut pénétrer au delà. Quand l'inflammation s'étend très-loin, je préfère le pinceau au crayon de nitrate, dans la crainte que celui-ci ne se brise dans la cavité du col. Cet accident m'est arrivé plusieurs fois, mais je n'ai jamais éprouvé de difficulté à retirer les fragments, soit avec mes pinces à spéculum, dont j'ai fait diminuer beaucoup le volume de l'extrémité, soit avec la sonde utérine.

En retirant le caustique de la cavité du col, il faut avoir soin d'y jeter un coup d'œil pour voir si le crayon ne s'est pas fracturé et n'a pas laissé de ses fragments dans cette cavité. Dans un cas où j'avais négligé cette précaution, je m'aperçus, seulement quelques minutes après avoir retiré le spéculum, qu'un petit morceau de nitrate d'argent solide, de deux ou trois lignes de longueur, s'était brisé et était resté dans la cavité du col. Sans m'alarmer beaucoup de cette circonstance (car je savais que le nitrate d'argent ne tarderait pas à se dissoudre et à étendre son action plus en largeur qu'en profondeur), je voulus appliquer le spéculum ; mais il me fut impossible de réussir. Le caustique, en se dissolvant, avait agi comme astringent sur la membrane muqueuse de la partie supérieure du vagin, et avait déterminé une adstriction si forte, qu'il eût été impossible de placer le spéculum, sans donner lieu à des douleurs très-vives. Je me bornai à prescrire à la malade une injection de plusieurs pintes d'eau froide. Il y eut perte de sang pendant trois ou quatre jours ; mais quand j'examinai, le sixième jour, je ne trouvai aucune trace de ce qui s'était passé ; il n'y avait aucune perte de substance dans la cavité du col, qui offrait une couleur rosée et un aspect normal ; la membrane muqueuse de la partie supérieure du vagin était beaucoup moins enflammée que lors du précédent examen.

Les applications de nitrate d'argent sur la surface du col, qu'il y ait ou non ulcération, ne sont ni accompagnées ni suivies d'une douleur bien vive : il en est à peu près de même de celles des caustiques beaucoup plus puissants. Mais les choses ne se passent pas ainsi, lorsqu'on porte les caustiques dans la cavité du col. Cette région est le siége d'une sensibilité très-vive chez la plupart des femmes, d'une sensibilité moins vive cependant que celle dont jouissent les téguments externes, ou les membranes muqueuses qui revêtent les orifices extérieurs des cavités naturelles. Quelques malades ressentent toujours beaucoup de douleur, quand on touche avec le caustique cette région du col ; mais cette douleur n'approche pas de celle que les femmes accusent quand une sangsue vient à mordre dans la cavité du col. C'est là un fait assez singulier et assez difficile à expliquer. Comment une simple morsure de sangsue sur une membrane muqueuse donne-t-elle lieu à des douleurs utérines atroces, tandis que l'application des caustiques les plus énergiques sur ce point n'occasionne que des douleurs infiniment plus supportables ?

La douleur qui suit l'application du caustique sur ces diverses régions du col se prolonge quelquefois pendant un certain temps ; mais sa durée varie beaucoup suivant les personnes, et, chez la même personne, à différentes époques. Tantôt elle ne dure qu'une demi-heure, tantôt elle peut se prolonger pendant deux, trois et quatre jours. En général, ces douleurs consistent en une exacerbation des anciennes douleurs lombaires, ovariques et hypogastriques ; elles révèlent en quelque sorte les connexions de l'état local et des expressions phénoménales de la maladie. Quelquefois les malades accusent surtout de la douleur au bas de la région hypogastrique, derrière le pubis, dans le point qui correspond au col de l'utérus et à l'application du caustique, mais c'est un fait exceptionnel ; dans la majorité des cas, il y a seulement exacerbation dans les douleurs ovariques et lombaires.

L'application du caustique ne détermine quelquefois aucune douleur dans la première période du traitement, alors que l'ulcération est indolente ; tandis que, lorsque la vitalité de l'ulcération a été modifiée par le traitement, la cautérisation peut déterminer de vives douleurs. Les malades s'effrayent souvent de cette circonstance, et peuvent croire que leur état est aggravé ; il faut donc les prévenir de la possibilité de l'apparition de ces phénomènes douloureux. On observe plus particulièrement cette production inattendue des douleurs chez les femmes qui, affectées depuis longtemps de maladie utérine, n'offrent cependant que des phénomènes locaux très-peu ou à peine prononcés.

Pendant le premier jour, ou les deux premiers jours qui suivent l'application du nitrate d'argent solide, il y a, en général, un peu d'excrétion sanguinolente. A cette excrétion succède un écoulement mucoso-purulent plus abondant que d'habitude, lequel cesse ou diminue vers le quatrième jour.

A la suite de la douleur occasionnée par l'application des caustiques, il y a ordinairement une espèce de temps d'arrêt dans les symptômes locaux ; les malades se trouvent beaucoup mieux qu'avant la cautérisation : c'est le résultat de la modification produite par le caustique dans la vitalité de la surface ulcérée ; c'est quelque chose d'analogue à ce qu'on observe dans la kératite, où, en cautérisant l'ulcération de la cornée, on modifie notablement, si même on ne fait disparaître momentanément, la douleur et la photophobie. Si l'on ne fait rien de plus, l'ulcération ne tarde pas à devenir, en quelques jours, le siége d'une irritation nouvelle, et la douleur reparaît de nouveau. Les malades comprennent si bien la nécessité de revenir à la cautérisation, qu'elles la réclament souvent d'elles-mêmes.

Alors même qu'on a employé des caustiques plus énergiques, le nitrate d'argent, solide ou en solution, constitue un agent très-utile, pour les applications topiques, dans l'intervalle des cautérisations. Il est inutile et même nuisible de revenir souvent à des caustiques énergiques ; tandis que, avec le nitrate d'argent, on peut guider et modérer la réaction vitale énergique qu'on a développée artificiellement dans les tissus malades. On peut donc se servir, dans ces cas, du nitrate d'argent comme moyen de pansement pour les surfaces ulcérées, pour prévenir une irritation trop vive, pour réprimer les granulations ; autrement dit, on conduit à cicatrisation, avec le nitrate d'argent, une ulcération que l'on a déjà modifiée avec d'autres caustiques.

Les acides minéraux dont on peut se servir, dans les cas où l'on a besoin d'un caustique plus énergique que le nitrate d'argent, sont le nitrate acide de mercure, l'acide nitrique, l'acide hydrochlorique et l'acide sulfurique. J'ai employé chacune de ces préparations, pendant plusieurs mois de suite, dans tous les cas qui paraissaient indiquer ce genre de caustique, et je crois pouvoir assurer que, de tous les acides, le nitrate acide de mercure est, en définitive, celui dont l'action est la plus efficace, et qui facilite le plus la cicatrisation. Après lui vient l'acide nitrique pur ; mais cet acide a l'inconvénient de produire des fumées, qui dérobent à l'œil les parties malades. Au reste, on peut employer tous ces acides les uns comme les autres, dans les cas d'urgence.

Le nitrate acide de mercure est un caustique très-employé par les médecins français, dans le traitement des ulcérations syphilitiques, et des ulcérations de mauvaise nature en général. Pour le préparer, on ajoute 200 parties d'acide nitrique à 100 parties de mercure ; on fait dissoudre le mercure dans l'acide à l'aide de la chaleur, et on fait évaporer jusqu'à réduction à 225 parties. Cette préparation est une solution concentrée de deuto-nitrate de mercure dans un excès d'acide : elle contient 71 pour cent de deuto-nitrate.

Le nitrate acide de mercure est un caustique beaucoup plus énergique que le nitrate d'argent ; il donne lieu à une escarre blanche, qui tombe par morceaux vers le sixième jour, quelquefois plus tard. Je l'emploie ordinairement pur ; quelquefois j'y ajoute un peu d'eau. Dans le premier cas, on ne peut savoir à quoi s'en tenir sur les résultats de la cautérisation, avant le septième ou le huitième jour : il ne faut pas y revenir plus tôt. Dans quelques cas, on peut employer le nitrate acide de mercure pendant plusieurs semaines de suite ; mais il est bon de laisser, en général, un intervalle de dix ou quinze jours entre chaque cautérisation, en employant, dans l'intervalle, le nitrate d'argent solide ou en solution. Lorsque l'ulcération est fort étendue et que les granulations sont saillantes et de mauvais aspect, les cautérisations avec le nitrate acide de mercure sont promptement suivies d'une modification favorable ; l'ulcération se nettoie et se déterge, dans les cas mêmes où le nitrate d'argent avait échoué. Contre les ulcérations peu étendues, le nitrate acide de mercure est un caustique trop énergique : il pourrait aggraver l'inflammation, s'il n'était employé avec prudence.

Comme les acides minéraux sont des agents énergiques, il convient d'apporter dans leur emploi de grandes précautions ; partout où ils touchent, ils donnent lieu à une ulcération, à la vérité superficielle, mais qu'il faut éviter autant que possible. Pour circonscrire l'action de l'acide au point que l'on veut cautériser, il faut porter l'acide sur une petite boulette de coton, placée dans l'écartement des branches d'une petite fourche aplatie en platine, que l'on adapte elle-même à l'extrémité du long porte-caustique que j'emploie pour les cautérisations utérines. On peut aussi lier le coton sur l'extrémité d'un stylet ordinaire ou d'un bâtonnet en bois. Après avoir rendu le coton bien solide, on le trempe dans l'acide et on exprime avec soin tout le liquide en excès, en pressant la petite boulette de coton contre les parois de la bouteille ou sur un morceau de coton sec. Cette précaution est surtout nécessaire, lorsqu'on veut porter l'acide jusque dans la cavité du col. Si le coton contenait trop de caustique, la pression exercée par les parois de la cavité du col ne manquerait pas d'exprimer une certaine quantité de liquide, qui coulerait sur la lèvre inférieure du col et qui la cautériserait plus ou moins profondément.

Lorsqu'on a cautérisé avec un acide, il faut avoir le soin d'absterger et de dessécher la surface cautérisée, avant de retirer le spéculum. Si l'on s'est servi d'un spéculum bivalve pour écarter les lèvres du col et pour cautériser sa cavité, il faut rapprocher les valves et absorber le liquide qui s'échappe de l'orifice, avant de retirer l'instrument. Si cette abstersion est bien faite, il n'est pas nécessaire d'injecter de l'eau dans le vagin, pour neutraliser les effets de la portion d'acide non combinée : au reste, cette dernière précaution n'est jamais de trop.

Dans les cas où l'on néglige les précautions que je viens d'indiquer, il peut arriver (et je l'ai observé à plusieurs reprises) que le caustique coule sur le col et sur le vagin, et qu'il en résulte une inflammation très-vive avec ulcération. Ces lésions ne sont pas ordinairement dangereuses, parce qu'elles sont superficielles : la guérison s'en fait rapidement ; mais il en résulte de très-vives douleurs, et un écoulement très-abondant qui excite l'alarme des malades. Une inflammation et une ulcération du col et du vagin, survenues de cette manière, peuvent déterminer, quelque légères qu'elles soient, des douleurs plus vives que les cautérisations les plus profondes pratiquées avec la potasse caustique ou le cautère actuel.

Dans le plus grand nombre des cas, il suffit de quelques moyens généraux, de l'emploi des injections et des émissions sanguines locales, jointes aux applications persévérantes des caustiques dont je viens de parler, pour venir à bout de l'inflammation, et pour faire cicatriser les ulcérations du col et de sa cavité, dans un temps qui varie entre six semaines et trois mois, plus ou moins, suivant l'étendue de la maladie, sa chronicité et la constitution des malades. Si les femmes ont toujours souffert de dysménorrhée, si la menstruation exaspère les symptômes inflammatoires locaux et donne lieu à la congestion utérine, le traitement est toujours très-long. Dans ce cas, la maladie semble véritablement rétrograder pendant la menstruation; et la malade met souvent huit ou dix jours à revenir à l'état où elle se trouvait avant l'apparition des règles.

Il est des cas dans lesquels échouent tous les moyens dont je viens de parler. Lorsque surtout l'ulcération est superposée à des tissus malades, la cicatrisation marche jusqu'à un certain point, puis elle s'arrête. C'est ordinairement dans la cavité du col que l'ulcération se montre ainsi rebelle au traitement. Alors, pour obtenir la cicatrisation, il faut modifier plus profondément encore la vitalité des surfaces malades, et il faut avoir recours à la potasse caustique ou au cautère actuel.

L'application de la potasse caustique au traitement des ulcérations rebelles du col de l'utérus, et de l'hypertrophie inflammatoire chronique du col, appartient à M. Gendrin. C'est dans les salles de ce médecin distingué que j'ai appris, il y a plus de douze ans, tout le parti que l'on peut tirer de cette espèce de caustique appliqué au traitement des affections inflammatoires du col de l'utérus. Lorsque je quittai Paris, au commencement de 1843, cette méthode thérapeutique était loin d'être entrée dans la pratique générale : malgré les succès incontestables obtenus par M. Gendrin avec la potasse caustique, et avec le cautère actuel par M. Jobert (de Lamballe), ces praticiens étaient à peu près les seuls qui en fissent un fréquent usage. Il en a été à peu près de même en Angleterre, où, malgré la publication que j'ai faite, dans la première édition de ce livre, des résultats importants que j'avais obtenus avec ces cautérisations, M. le professeur Simpson (d'Édimbourg) est peut-être le seul qui ait adopté les opinions que j'ai émises à cet égard.

Dans ces dernières années, je me suis attaché à simplifier l'application de la potasse caustique, et à dépouiller cette petite opération du danger qui s'attache nécessairement à l'emploi d'un caustique aussi énergique. Je crois y être entièrement parvenu.

La potasse fondue, la potasse caustique ou l'hydrate de potasse est, comme on sait, un des plus puissants caustiques que l'on possède. Elle détruit, en quelques secondes, les tissus animaux vivants avec lesquels elle est mise en contact. Avec ce caustique, non-seulement on peut agir superficiellement, comme avec ceux dont j'ai déjà parlé ; mais encore on peut détruire, presque à toute profondeur, les parties malades, en prolongeant plus ou moins le contact. Ce sont ces propriétés qui ont engagé les chirurgiens à se servir de la potasse caustique pour établir les cautères : en un temps très-court, en quelques minutes, on détruit ainsi la peau dans toute son épaisseur. Mais la potasse caustique est si fusible et par conséquent si disposée à couler sur les parties voisines, qu'il est difficile de l'employer seule, à moins qu'il ne soit pas nécessaire de limiter très-exactement l'étendue des tissus que l'on veut détruire. On sait depuis longtemps qu'en combinant la potasse caustique à la chaux, on s'oppose à la déliquescence sans diminuer l'action escarrotique, et qu'on peut l'appliquer ainsi sous forme de pâte sur une surface circonscrite. La *potassa cum calce* de la Pharmacopée de Londres est une combinaison de ce genre, qui comprend parties égales de chaux et d'hydrate de potasse. La même préparation est employée dans le reste de l'Europe, pour mettre des cautères, sous le nom de *pâte de Vienne*.

M. Gendrin n'a pas cru devoir se servir de potasse caustique pour cautériser le col de l'utérus, dans les cas où il est nécessaire de recourir à des cautérisations profondes. Il s'est arrêté à l'emploi du caustique de Vienne, dont il fait une pâte avec quelques gouttes d'alcool. Voici comment il fait cette application : il introduit d'abord un large spéculum conique; le col de l'utérus est mis à découvert, ou si le col est trop volumineux, le spéculum est solidement appuyé sur la portion du col qu'il s'agit de cautériser. (Il faut avoir grand soin de ne comprendre aucun repli du vagin entre le rebord du spéculum et le col de l'utérus.) Il prend ensuite de cette pâte caustique, quantité suffisante pour couvrir la surface d'une pièce de quatre sous, sur une ligne d'épaisseur. Cette pâte est étendue avec une spatule sur un morceau de diachylon, de forme triangulaire, dont un angle est fixé dans une fente, pratiquée à l'extrémité d'une bougie ordinaire. A l'aide de cette bougie, le caustique est porté sur le col et est appliqué sur le centre de la portion comprise dans le spéculum. M. Gendrin place, avec une longue pince, des boulettes de charpie tout autour du point où a été faite l'application de la pâte caustique, afin de protéger les parties environnantes; puis retirant la bougie, il tamponne le spéculum aux deux tiers de sa profondeur, avec de la charpie, qu'il refoule fortement contre le col de l'utérus. Ensuite le spéculum est retiré lentement, en même temps que la charpie est maintenue dans le vagin avec l'extrémité des pinces. Si le tamponnement est bien fait, le caustique ne fuse pas, et les parois du vagin ne sont pas atteintes. Quinze ou vingt minutes après, on retire peu à peu la charpie, à l'aide d'un spéculum bivalve qu'on introduit lentement; et on aperçoit une escarre, grande comme un schelling, dans le point où le caustique a été appliqué. Le vagin est lavé avec un peu d'eau tiède ; la malade garde le repos au lit ; et on emploie des injections émollientes jusqu'à ce que les escarres se détachent, ce qui a lieu du cinquième au dixième jour.

Eclairé par l'expérience, je n'hésite pas aujourd'hui à rejeter entièrement ce mode d'application de la pâte de Vienne ; je crois avoir trouvé un procédé beaucoup plus commode et beaucoup plus sûr. Sans doute, j'ai vu M. Gendrin s'en servir très-habilement, et sans que l'action du caustique se soit jamais étendue au vagin ; mais je suis convaincu que l'application du caustique, faite d'après les principes de ce médecin, réclame beaucoup trop de soins et d'habitude pour qu'on puisse la conserver dans la pratique ; aujourd'hui surtout qu'il est possible d'employer la potasse caustique, seule ou combinée, d'une manière bien plus simple et avec de moins grands dangers.

Comme l'extraction du spéculum, après l'application de la pâte caustique, prive le vagin de la protection qui lui est donnée par cet instrument, je songeai d'abord à laisser le spéculum en place, jusqu'à ce que la cautérisation fût complète ; dans ce but, je mettais d'abord le col à découvert avec un large spéculum conique; j'introduisais des boulettes de coton trempées dans du vinaigre, jusqu'au fond du spéculum et autour du col; puis j'appliquais la pâte caustique sur le point que je voulais cautériser. La cautérisation obtenue, j'enlevais avec soin les derniers restes du caustique ; je lavais l'escarre avec de l'eau vinaigrée ; et je plaçais en finissant, en contact avec le col de l'utérus, un gros tampon de coton, trempé dans l'eau vinaigrée, traversé par un fil très-fort, afin qu'on pût le retirer.

Cette manière de cautériser me réussit si bien, et me parut si parfaitement isoler le col, et si complétement protéger les parties voisines, que je me décidai à remplacer la pâte de Vienne par la potasse caustique, dont l'application est plus facile, et dont on peut graduer plus aisément l'intensité d'action. Pour éviter toutefois que la potasse, en se liquéfiant, ne vînt se répandre sur les parties déclives et les cautériser profondément, je commençai par cautériser largement la partie inférieure du col avec le nitrate d'argent. L'escarre superficielle, formée par le nitrate d'argent, avait pour but de protéger sa partie inférieure contre l'action du caustique. Avec cette précaution et l'emploi du tampon de coton trempé dans le vinaigre, il n'y avait donc pas à craindre de voir la potasse caustique fuser sur les parties que je ne voulais pas atteindre. Je me suis servi longtemps de ce mode de cautérisation, sans que j'aie jamais eu d'accidents sérieux. Dans un ou deux cas, il m'est arrivé de voir quelques molécules du caustique, qui ne s'étaient pas combinées, déterminer une légère cautérisation du vagin; mais depuis que j'ai pris la précaution de laisser pendant plusieurs heures, en contact avec l'escarre, un tampon de charpie trempé dans du vinaigre étendu d'eau, je n'ai plus observé rien de pareil. La malade elle-même retire le tampon, quelques heures après, et fait des injections abondantes d'eau tiède.

Dans ces divers procédés de cautérisation, il est bien entendu que la malade est couchée sur le dos, le bassin élevé, de manière à permettre un examen facile et complet. Dans cette situation, le col est nécessairement la partie la plus déclive du canal, représentée par le spéculum et le vagin; et par conséquent tous les liquides placés à la surface des lèvres du col tendent à gagner le cul de sac du vagin : de là, la nécessité de prendre de grandes précautions dans l'emploi des caustiques qui sont liquides ou qui fusent facilement. On pourrait, il est vrai, élever le bassin, de manière à ce que l'orifice extérieur du vagin fût dans une situation plus déclive que le reste de ce canal, surtout si la malade était couchée sur le côté; on pourrait ainsi diminuer le danger de voir le caustique gagner le cul-de-sac du vagin; mais comme cette situation rendrait difficile l'inspection du col de l'utérus et les manœuvres chirurgicales, je n'hésite pas à la rejeter. Quand on manie des caustiques aussi puissants que la potasse caustique, on ne saurait trop bien voir les parties sur lesquelles on agit, sous peine d'un véritable danger.

Voici deux ans que je n'emploie plus ni la pâte de Vienne, ni l'hydrate de potasse pur. Je leur ai substitué des cylindres solides et *nus* de *potassa cum calce*, ou de pâte de Vienne fondue, qui présentent, quant à l'aspect, quelques rapports avec les crayons de nitrate d'argent, dont on fait habituellement usage. C'est M. Filhos, de Paris, qui a découvert, il y a dix ou douze ans, que l'on pouvait fondre la potasse et la chaux à diverses proportions, et les couler dans des tubes métalliques. Longtemps je m'en suis servi seulement pour des cautérisations superficielles, parce que je ne les trouvais ni aussi énergiques, ni aussi efficaces que la pâte de Vienne liquide ou l'hydrate de potassse.

J'en ai reçu de Paris, il y a quelque temps, dans lesquels la proportion de potasse était plus considérable (deux parties de potasse, une de chaux), et qui me paraissent suffisants pour remplacer les caustiques dont je viens de parler. J'ai fait couler depuis, d'après cette formule, des crayons de diverses grosseurs, dans des moules en fer, et j'ai aujourd'hui à ma disposition des cylindres *nus* de pâte de Vienne, qui peuvent être employés avec la plus grande facilité et sans aucun danger, parce qu'ils ne fusent pas comme la potasse caustique. Ces cylindres ne sont pas déliquescents ; mais si on les laisse exposés à l'air, ils ne tardent pas à devenir spongieux. (M. Amussat se sert depuis longtemps, pour cautériser la cavité du col avec la pâte de Vienne, de porte-caustiques en argent de diverses grandeurs; je préfère mes cylindres *nus*, qui sont plus simples et plus faciles à manier.)

Non-seulement l'action de ces cylindres est aussi énergique que celle de la potasse pure ; mais encore, tout en se limitant à l'endroit touché, elle est aussi profonde, et presque aussi prompte. On peut donc employer ces cylindres, sans toutes ces précautions que réclame l'emploi de la pâte de Vienne et de la potasse caustique. Il suffit d'isoler parfaitement le col au fond du spéculum, de le débarrasser de la sanie qui s'écoule de la surface cautérisée, et d'appliquer sur le col un tampon de coton, trempé dans l'eau vinaigrée, qu'on laisse en place en retirant le spéculum. Ces précautions sont nécessaires, parce que deux ou trois minutes après l'application du caustique, il se fait une exsudation d'un liquide jaunâtre, surtout si le caustique a été porté dans la cavité du col, exsudation qui peut cautériser légèrement les parties avec lesquelles elle se trouve en contact.

Je fais usage de cylindres de trois dimensions différentes. Mes cylindres de dimension moyenne ont le diamètre des crayons de nitrate d'argent ordinaires; les plus gros ont le double de cette dimension; les plus petits ont un volume inférieur ; je les réserve pour cautériser la cavité du col. On place ces cylindres dans un porte-caustique, et on les porte ainsi sur les surfaces à cautériser.

Lorsqu'on emploie la potasse caustique ou ses combinaisons avec la chaux, pour modifier seulement la vitalité d'une surface ulcérée ou enflammée, il n'est pas utile de prolonger plus de quelques secondes le contact avec la surface malade. Si, au contraire, on veut déterminer une escarre, comme par exemple lorsqu'il s'agit de résoudre une hypertrophie, le contact doit être plus prolongé. L'escarre que détermine la potasse caustique est d'un noir grisâtre, et ne tombe pas en une seule fois, mais en s'effeuillant pour ainsi dire ; elle laisse, au-dessous d'elle, une surface granulée, d'un aspect favorable. Cette désagrégation graduelle de l'escarre s'accomplit dans un intervalle de cinq à dix jours, suivant la profondeur à laquelle on a porté la destruction des tissus. Si l'escarre est profonde et qu'on examine la malade vers le quatrième jour, on trouve l'escarre séparée des tissus environnants par un sillon superficiel, et autour, des traces de l'inflammation éliminatrice ; cette inflammation se traduit par un état de congestion et de vascularisation du col et de la partie supérieure du vagin. Quelquefois à la chute de l'escarre, vers le cinquième jour, il survient une hémorrhagie. Mais je n'ai jamais observé que ces hémorrhagies eussent quelque chose d'alarmant, et toujours je suis parvenu à les arrêter avec des injections astringentes froides.

Dans un intervalle de temps qui varie de sept à quatorze jours, l'inflammation artificielle suscitée par le caustique s'éteint graduellement. Le col et les tissus adjacents reviennent à l'état dans lequel ils étaient avant l'application de la potasse. S'il existait auparavant une ulcération, on trouve, à la chute de l'escarre, que cette ulcération est plus étendue ; en revanche, les granulations sont plus rouges, plus développées, plus riches en vitalité. S'il n'y avait pas d'ulcération, on en trouve une avec les caractères que nous venons de décrire. Pendant dix ou quatorze jours, la surface ulcérée n'offre que peu de changement, et continue à sécréter du pus de bonne nature ; mais vers le vingt-cinquième jour, la cicatrisation commence à marcher rapidement. Cette tendance à la cicatrisation persiste, très-marquée, du vingt-cinquième au quarantième jour. Très-souvent, l'ulcération est parfaitement cicatrisée avant le quarantième jour. S'il n'en est pas ainsi, c'est que le plus souvent l'influence de la cautérisation est épuisée. Alors, ou bien il faut revenir à la même cautérisation, ou bien on peut faire appel à des caustiques moins énergiques, si l'on pense qu'ils peuvent suffire. Jamais il ne faut pratiquer de cautérisation profonde, moins de douze ou quatorze jours avant l'époque menstruelle, que, du reste, ces cautérisations accélèrent souvent un peu.

Pendant l'intervalle qui s'écoule entre la chute de l'escarre et le moment où l'on peut savoir à quoi s'en tenir sur l'amélioration produite par la cautérisation profonde, l'ulcération ne doit pas être abandonnée à elle-même ; autrement elle deviendrait luxuriante et trop irritable, et ne se cicatriserait pas. Le travail réparateur doit être contrôlé par l'application périodique du nitrate d'argent, solide, ou en solution. Tel est l'accroissement de vitalité, déterminé vers la surface ulcérée par les cautérisations profondes, que l'escarre du nitrate d'argent se détache, en général, en trois ou quatre jours. On peut donc rapprocher ces dernières cautérisations ; et je me suis quelquefois bien trouvé de cette pratique.

Quoiqu'il y ait avantage, pour obtenir des cautérisations profondes tout ce qu'on est en droit d'en attendre, à surveiller avec soin et à traiter en quelque sorte l'ulcération qui succède à la chute de l'escarre, il est certain qu'on peut obtenir dans quelques cas la cicatrisation par cette seule pratique, et sans autre traitement. J'ai appliqué, à plusieurs reprises, la potasse caustique ou la pâte de Vienne, chez des malades que j'ai perdues ensuite de vue, par des circonstances fortuites, pendant cinq ou six semaines ; et en les examinant de nouveau, j'ai trouvé l'ulcération cicatrisée ou à quelque chose près, sans qu'il y eût eu d'autre traitement local, que des injections vaginales. Cela tient sans doute à la modification profonde que les cautérisations énergiques apportent à la vitalité des tissus malades ; cela tient à ce qu'on a substitué une ulcération de bonne nature, tendant naturellement à la cicatrisation, à une ulcération morbide, disposée à se perpétuer indéfiniment. Il serait imprudent, toutefois, de s'en fier à cette tendance vers la cicatrisation, et de négliger les pansements périodiques : le succès du traitement en serait nécessairement compromis. J'ai essayé souvent, dans des cas où les malades ne pouvaient rester longtemps près de moi, de faciliter la guérison en pratiquant avant leur départ une cautérisation profonde. Dans ces cas, le traitement local fut suspendu pendant quelques semaines, aussitôt que les effets immédiats de la cautérisation eurent disparu. Le plus souvent cependant j'ai échoué; faute de traitement ultérieur, l'altération pathologique ne s'est pas améliorée, ou l'amélioration a été peu sensible.

La douleur produite par l'application de la potasse caustique n'est pas beaucoup plus vive que celle qui suit l'emploi des caustiques ordinaires, au moins quand on en limite l'action à l'extérieur du col ; le degré de la douleur ne semble pas en rapport avec l'étendue de la cautérisation, mais bien avec les susceptibilités individuelles. Chez quelques personnes, une cautérisation profonde ne donne lieu qu'à une légère cuisson, tandis que chez d'autres l'application du nitrate d'argent détermine de très-vives douleurs. Il arrive même fort souvent que les caustiques les plus énergiques ne donnent pas lieu, à beaucoup près, à des douleurs aussi vives que les caustiques moins puissants. Cela tient probablement à ce que les premiers, en détruisant complétement les tissus, annihilent immédiatement la sensibilité.

Lorsqu'on porte, dans la cavité du col, un cylindre de pâte de Vienne, les douleurs sont souvent très-vives ; les malades éprouvent des nausées, de véritables envies de vomir ; mais il en est de même pour les caustiques moins énergiques. La vitalité exagérée, la sensibilité si développée de cette portion de l'organe expliquent comment une maladie, souvent légère, de la cavité du col, porte à la santé générale une atteinte bien autrement profonde que des altérations plus avancées du reste du col.

Lorsque je porte la potasse caustique ou la pâte de Vienne dans la cavité du col de l'utérus, je ne la laisse jamais plus de quelques secondes en contact avec la surface malade. Mon intention n'est nullement de produire une escarre, mais bien de modifier profondément la vitalité de cette portion de l'organe. En général, je fais usage d'un très-petit cylindre que je puis mouvoir librement dans la cavité dilatée, et je ne le porte jamais à une profondeur de plus de demi-pouce ou de trois quarts de pouce, lors même que la maladie semble se prolonger au delà. Comme ce cylindre est très-petit et qu'il peut se briser facilement, je ne m'en sers que dans le cas où il y a une dilatation morbide évidente de la cavité du col. Si par hasard le cylindre se brise, rien de plus facile que de retirer les fragments avec la pince qui sert pour l'application du spéculum, ou avec la sonde utérine.

Pendant les trois premières semaines qui suivent la cautérisation, l'écoulement de muco-pus et de mucus transparent augmente beaucoup par l'orifice utérin ; puis il diminue ; la cavité du col se ferme ; et le plus souvent, vers la fin de la cinquième ou sixième semaine, toute trace d'inflammation interne a disparu, et l'orifice du col a repris son diamètre normal. Quelquefois cependant, cet orifice se rétrécit notablement, surtout si l'on n'a pas eu soin d'entretenir la dilatation par l'emploi des bougies. Je n'ai jamais vu, pour ma part, de véritable oblitération ; mais j'ai vu des cas négligés dans lesquels l'orifice utérin était devenu excessivement petit. La dilatation au moyen de bougies graduées en est toujours facile. Le plus ordinairement, la perméabilité de l'orifice externe du col est entretenue par le passage continuel des sécrétions fournies par la cavité du col et celle de l'utérus. Dans un cas où j'avais cautérisé largement avec la potasse caustique le col de l'utérus hypertrophié, la cicatrisation terminée, l'orifice était à peine visible. Je n'étais pas sans inquiétude pour savoir si la coarctation du col ne mettrait pas obstacle à la sortie de l'écoulement menstruel. Les douleurs furent un peu plus vives que de coutume le premier jour ; mais ensuite le flux sanguin s'établit parfaitement. Cette rétraction de l'orifice peut se produire aussi bien après l'emploi des caustiques peu énergiques qu'après celui de caustiques puissants.

Lorsque l'inflammation de la cavité du col a été traitée et guérie avec les cylindres de pâte de Vienne, on n'observe plus cette tendance aux rechutes après la menstruation, que l'on voit si souvent dans les cas où la maladie a été traitée par des moyens moins puissants. Il en est de même dans le cas d'inflammation chronique du col, c'est que la vitalité des tissus malades est plus profondément modifiée; et par suite, non-seulement l'ulcération se cicatrise, mais encore le travail inflammatoire s'éteint dans les parties sur lesquelles elle repose; tandis que lorsque l'ulcération se cicatrise sous l'influence d'un traitement moins énergique, la surface cicatrisée conserve souvent sa rougeur, sa vascularisation et son inflammation.

Quoique l'application de caustiques énergiques ne détermine pas ordinairement beaucoup de douleur, il n'est pas rare de voir succéder à ces cautérisations un état d'épuisement nerveux, d'accablement moral, qui montre encore une fois la connexion des maladies inflammatoires de l'utérus et de cet état de faiblesse et de langueur générale qui les caractérise si fréquemment. J'ai vu des malades tellement prostrées après ces applications, sans qu'elles eussent cependant éprouvé de douleurs, qu'elles étaient contraintes de garder le lit ou de rester étendues sur un sofa pendant plusieurs jours.

L'un des principaux effets de la cautérisation avec la potasse caustique, lorsque ces cautérisations sont faites un peu largement, c'est de déterminer la résolution de l'induration et de l'hypertrophie inflammatoire. Les cautérisations avec le cautère actuel, dont je vais parler immédiatement, agissent de la même manière. J'étudierai plus loin ces moyens à ce point de vue, en parlant du traitement de l'hypertrophie du col.

Cautère actuel. — On peut obtenir des effets exactement semblables à ceux que donnent la potasse et ses combinaisons avec la chaux, en ayant recours à d'autres moyens, au cautère actuel par exemple. A mes yeux, il y a identité parfaite entre les effets du cautère actuel et ceux de l'hydrate de potasse. Dans les deux cas, on obtient une escarre, dont l'élimination s'accompagne d'une inflammation subaiguë dans les tissus voisins; dans les deux cas, sous l'influence de cette inflammation subaiguë, l'induration et l'hypertrophie diminuent; la vitalité de la surface ulcérée est profondément modifiée, et la cicatrisation s'y fait rapidement.

Celse recommande de cautériser avec le cautère actuel les ulcérations de l'utérus prolapsé. D'autres chirurgiens plus modernes ont proposé le même mode de traitement. Je citerai Percy et le baron Larrey. On peut dire cependant que cette médication était entièrement oubliée, lorsqu'elle a été remise en honneur par M. Jobert (de Lamballe), l'habile chirurgien de l'hôpital Saint-Louis, qui s'en sert avec succès depuis plusieurs années, dans le traitement des ulcérations et des indurations inflammatoires du col de l'utérus. C'est même pour M. Jobert, un traitement général, qu'il emploie aussi bien dans les ulcérations simples, que dans les cas d'hypertrophie grave inflammatoire.

Pour protéger le vagin contre l'irradiation de la chaleur fournie par le cautère, surtout si celui-ci est volumineux, on peut faire usage d'un spéculum conique en ivoire, parce que l'ivoire est un mauvais conducteur du calorique. Cette précaution est presque toujours mise en usage par M. Jobert. On peut éteindre successivement, sur la portion du col que l'on veut cautériser, un, deux, même trois cautères olivaires, chauffés à blanc. On obtient ainsi une escarre plus ou moins profonde, comme dans la cautérisation avec la potasse caustique. Il est nécessaire que les cautères soient chauffés à blanc; sans cela ils adhéreraient au tissu, et l'on aurait peine à les détacher. Les malades n'éprouvent que peu de douleur, soit au moment de l'application du cautère, soit plus tard. L'escarre tombe du sixième au dixième jour, suivant la profondeur de la cautérisation. Dans les cas où l'on emploie le cautère actuel pour résoudre l'hypertrophie inflammatoire, il faut souvent y revenir deux fois, même davantage, avant d'avoir ramené le col de l'utérus à son volume normal.

L'emploi du cautère actuel, dans les maladies utérines, n'a trouvé, parmi les chirurgiens de Paris, qu'un accueil très-froid; on a dit que ces cautérisations étaient inefficaces et pleines de danger. Je peux affirmer, d'après ce que j'ai vu dans le service de M. Jobert, en 1840, pendant que j'étais son interne, et d'après les résultats que j'ai obtenus moi-même depuis, que ces objections ne sont nullement fondées. Je n'ai jamais vu d'accident sérieux à la suite de ces cautérisations; tandis que dans un grand nombre de cas, je les ai vues parfaitement réussir. J'ajouterai cependant que dans deux ou trois cas, dans lesquels j'avais fait usage du cautère actuel pour cautériser la cavité du col, le résultat n'a pas été très-satisfaisant. L'inflammation locale produite par l'élimination de l'escarre s'est prolongée, et les parties ont pris un aspect de mauvaise nature. Je n'ai rien vu de pareil avec la potasse caustique.

M. Jobert regarde la cautérisation par le cautère actuel, comme possédant des avantages particuliers, comparativement à la potasse caustiqne. Je pense qu'il se trompe sous ce rapport, et que les deux méthodes produisent des effets identiques. Mon ami, M. Laurès, qui a été, pendant trois ans, interne de M. Jobert, et qui, pendant ce temps, a suivi le plus grand nombre de malades traitées par ce chirurgien, a publié une thèse intéressante sur l'emploi du cautère actuel. Dans cette thèse, que l'on peut considérer comme représentant exactement les opinions de M. Jobert, M. Laurès affirme qu'il est difficile d'établir rigoureusement la profondeur à laquelle la pâte de Vienne désorganise les tissus du col utérin; qu'au lieu de déterminer dans les parties environnantes une réaction favorable, elle affaiblit leurs forces vitales, et exerce une influence stupéfiante; qu'elle est d'une application difficile, et que, en se liquéfiant, elle peut couler sur les parois du vagin, où elle donne naissance à des pertes de substance étendues, et dont elle détermine plus tard le rétrécissement.

En ce qui touche les deux premières propositions de M. Laurès, mon expérience me permet de répondre hautement par la négative. Tout médecin habitué à manier les caustiques peut mesurer exactement l'étendue de l'escarre qu'il veut produire, avec la potasse caustique. S'il n'est pas habitué à l'emploi de cet agent, pour peu qu'il ait d'intelligence, et qu'il apporte du soin dans son application, il ne tardera pas à acquérir l'habileté convenable. Bien loin que la potasse caustique exerce sur les parties voisines une action stupéfiante, j'ai *toujours* vu la réaction se faire très-franchement, avec tous les caractères d'une inflammation de bonne nature ; tandis que, ainsi que je l'ai dit plus haut, j'ai vu, dans un petit nombre de cas, le cautère actuel n'être suivi que d'une réaction incomplète. Que le caustique puisse couler sur les parties voisines, cela peut avoir lieu entre des mains imprudentes ; mais un pareil accident n'arrive jamais à un praticien prudent et soigneux, qui sait ce qu'il fait, et qui se conforme aux règles et aux précautions que j'ai indiquées. Voilà près de dix ans que j'en fais usage, et je ne me souviens pas d'un seul accident. Les mêmes objections ne pourraient-elles pas s'appliquer, avec autant de raison, au cautère actuel, qui ne peut certainement être manié sans danger par des mains imprudentes et peu soigneuses?...

M. Laurès ajoute encore que, à la séparation de l'escarre formée par la pâte de Vienne, séparation qui est très-longue à se faire, la surface mise à nu offre souvent un fâcheux aspect. Cette assertion est complétement sans fondement. Au contraire, j'ai toujours vu les escarres formées par la potasse caustique se détacher en un temps au moins aussi court que celles formées par le cautère actuel ; et j'ai toujours trouvé la surface granulée sous-jacente, offrant l'aspect d'une plaie de bonne nature. Je suis encore à voir, après la cautérisation par la pâte de Vienne, une ulcération de mauvais aspect ; et j'ai peine à comprendre comment mon ancien collègue peut avoir adopté des opinions aussi peu fondées, relativement à ce mode de cautérisation. Au surplus, je n'eusse pas parlé de ces objections, si elles n'avaient pas été présentées en France, sous toutes les formes, contre la cautérisation avec la potasse caustique ou avec la pâte de Vienne.

Pendant quelques années, j'ai fait un usage assez fréquent du cautère actuel, principalement dans les cas dans lesquels je désirais modifier la vitalité d'ulcérations rebelles, qui occupaient l'orifice et la cavité du col. Pour cela je me servais de cautères olivaires assez petits pour pouvoir franchir l'orifice ; je m'en suis très-bien trouvé. Mais depuis que j'ai adopté l'application des cylindres de pâte de Vienne, j'ai complétement renoncé à ce mode de traitement. Il n'y a peut-être pas d'opération qui alarme davantage le moral des malades que l'application du cautère actuel sur une partie quelconque du corps, et cette crainte est encore augmentée par le bruit et l'odeur particulière auxquels donne lieu la combustion. En réalité, l'opération n'a rien de bien inquiétant ni de bien douloureux ; mais il est bien difficile d'y décider les malades. Je préfère donc les cylindres de pâte de Vienne : ils sont au moins aussi efficaces, et ne sont pas accompagnés de cet appareil effrayant. A peine si les malades établissent de la différence entre l'application du nitrate d'argent et celle de la potasse caustique.

Depuis que j'emploie le cautère actuel et la potasse caustique, seule ou combinée avec la chaux, je n'ai vu entre mes mains qu'un seul accident sérieux. L'inflammation réactionnelle, qui est déterminée artificiellement dans un but thérapeutique, semble limiter presque constamment son action au col de l'utérus, sans s'étendre au corps de l'organe. Si la malade garde le repos au lit, ou sur un sofa, pendant les six ou huit jours que dure l'inflammation, elle ne s'aperçoit souvent de rien ; seulement, lorsqu'elle fait des mouvements, elle sent que la matrice est douloureuse.

Depuis douze ans que je mets ce mode de traitement en usage, il ne m'est arrivé qu'une seule fois, je l'ai dit il n'y a qu'un instant, de voir survenir une inflammation sérieuse ; encore ne suis-je pas certain que c'est bien au traitement qu'il faut en rapporter le développement. C'était une jeune dame, âgée de vingt-quatre ans, mariée, sans enfants, qui m'avait consulté à diverses reprises pendant deux ans, pour une maladie inflammatoire du col. Cette maladie paraissait remonter avant son mariage, qui avait eu lieu à l'âge de vingt et un ans ; elle était remarquable par sa tendance aux rechutes. Lorsque je fus consulté pour la première fois, il y avait une ulcération étendue du col et de sa cavité. Un traitement de quelques mois fit justice de ces accidents, et la malade parut se rétablir. Dans les dix-huit mois qui suivirent, il y eut plusieurs rechutes, toutes à la suite de la menstruation qui était fort douloureuse, ainsi qu'elle l'avait toujours été. Pensant que les accidents pouvaient tenir à une congestion menstruelle excessive, déterminée elle-même par un état de constriction de la cavité du col, j'eus recours, mais sans succès, à la dilatation avec des tentes en éponge. Je crus alors que ces rechutes pouvaient être dues à un travail inflammatoire très-limité, occupant la cavité du col, et qui n'était pas encore guéri. Effectivement, en examinant, quelque temps après la menstruation, je trouvai quelques gouttes de pus qui s'échappaient de l'orifice ; et toutes les fois qu'il y avait des rechutes, il y avait un écoulement assez abondant de muco-pus par le même point. Afin de modifier convenablement la vitalité de la membrane muqueuse, siége de l'inflammation chronique, je la touchai très-légèrement avec un petit cylindre de pâte de Vienne, de manière à n'avoir qu'une escarre très-superficielle. Cette cautérisation ne fut suivie que d'une réaction très-modérée, et dix ou douze jours après, les règles parurent. Cette fois, elles furent suivies de quelques frissons et d'un état fébrile. Lorsque je revis la malade, quelques jours après, je fus assez étonné de trouver un abcès du ligament large gauche, qui s'était ouvert dans le rectum. J'étais resté huit ou dix jours sans voir la malade, et celle-ci n'avait probablement pas été assez souffrante pour réclamer mes soins. Dans cet intervalle, le tissu cellulaire du ligament large s'était enflammé et avait suppuré. Il est probable que si j'avais été appelé de bonne heure, et si j'avais pu mettre en usage un traitement énergique, j'aurais prévenu la suppuration. Aujourd'hui, cette dame se rétablit lentement des suites de cette inflammation, qui remonte déjà à six mois ; elle rend encore du pus par les garderobes, et le toucher fait reconnaître, sur le côté gauche de l'utérus, une tuméfaction très-appréciable, dont le volume diminue cependant peu à peu. Cette inflammation des annexes de l'utérus a eu cependant un effet avantageux, en ce qu'elle a mis un terme aux rechutes d'inflammation utérine, si fréquentes auparavant. Il semble que l'irritation locale des ligaments larges ait exercé une espèce de dérivation sur l'inflammation utérine. J'espère cependant que, à mesure que l'inflammation chronique s'éteindra dans les ligaments larges, le travail phlegmasique ne se reproduira pas dans l'utérus ; je l'espère d'autant plus que, sous l'influence des cautérisations avec les cylindres de pâte de Vienne, l'inflammation chronique a été guérie dans la cavité du col.

En rapportant le fait qui précède comme exemple d'une inflammation avec abcès des ligaments larges, produite par l'extension de l'inflammation réactionnelle, qui a suivi une cautérisation un peu énergique, je dois ajouter cependant qu'il n'y a pas eu coïncidence parfaite entre le développement des accidents et celui de cette inflammation réactionnelle. En général, du huitième au dixième jour, l'inflammation causée par une cautérisation, quelque énergique qu'elle soit, est complétement tombée. Or, dans ce cas, les règles ont paru le douzième jour ; et c'est au moment de leur apparition que les frissons et la fièvre sont survenus. Ne pourrait-on pas considérer l'inflammation des ligaments larges comme la conséquence d'une de ces rechutes qui survenaient, chez cette dame, aux périodes menstruelles, et qui, au lieu de se localiser dans le col ou dans le corps de l'utérus, s'est localisée dans les ligaments larges ?

Lorsque je réfléchis que j'ai cautérisé très-profondément le col, et que je l'ai vu cautériser par d'autres, dans un si grand nombre de cas de maladies inflammatoires, je suis vraiment surpris que ce soit le seul accident sérieux que j'aie vu arriver. Ce fait seul prouve l'exactitude de l'assertion que j'ai émise dans la première édition de cet ouvrage, à savoir : que les cautérisations profondes du col de l'utérus, même portées fort loin, ne font pas courir aux malades plus de danger que la plus petite opération chirurgicale. Cependant, la cautérisation de l'utérus, surtout la cautérisation profonde, est une véritable opération ; et, à ce titre, on doit n'y recourir qu'avec précaution et réserve. Si, dans ma pratique, je suis encore à voir des accidents sérieux, d'autres seront peut-être moins heureux que moi. Ainsi, j'ai appris dernièrement de M. Gendrin que, dans ces dernières années, il a observé, à la suite de cautérisations profondes, plusieurs cas de métrite aiguë et d'abcès des ligaments larges. Cet honorable médecin m'a dit aussi qu'il avait vu les mêmes accidents après des cautérisations par le nitrate d'argent, même après de simples injections. J'ajouterai que les deux cas les plus graves de métrite aiguë que j'ai observés depuis quelque temps, en dehors de la gestation, se sont développés à la suite d'injections vaginales faiblement astringentes.

D'après ce qui précède, il est évident que toute manœuvre chirurgicale appliquée sur l'utérus, quelque simple qu'elle soit d'ailleurs, n'est jamais absolument dénuée de dangers. Les cautérisations énergiques ne doivent donc être employées que dans les cas où elles sont instamment réclamées par l'état des malades ; mais en même temps il ne faut pas que leur danger détourne d'y avoir recours, quand on peut en attendre de bons résultats. N'est-il pas vrai que, toutes les fois que l'on fait intervenir l'art chirurgical pour débarrasser un malade d'une maladie quelconque, on lui fait toujours courir de véritables dangers? Eh bien! le traitement chirurgical des maladies utérines est peut-être celui qui expose le moins à des chances fâcheuses.

Hypertrophie et induration. — En traçant l'histoire du traitement local de l'inflammation et de l'ulcération du col de l'utérus et de sa cavité, j'ai donné, en grande partie, celle du traitement de l'hypertrophie et de l'induration qui accompagnent ordinairement ces états morbides.

L'hypertrophie du col de l'utérus est presque toujours le résultat de la combinaison de deux conditions pathologiques : la congestion inflammatoire et l'hypertrophie nutritive. La présence de l'inflammation donne lieu à un développement anormal des vaisseaux et des capillaires du col tout entier, et par suite à une augmentation plus ou moins considérable de son volume et de sa densité. D'un autre côté, la persistance de ce travail morbide finit par donner lieu à l'hypertrophie celluleuse et à l'induration. La lymphe plastique exsudée s'organise; de nouveaux vaisseaux se forment, et le col de l'utérus peut acquérir ainsi un volume énorme. Cette hypertrophie nutritive est souvent liée à une inflammation chronique des parties profondes.

Les moyens antiphlogistiques que nous avons énumérés : injections, bains de siége, émissions sanguines locales, cautérisations superficielles, diminuent toujours notablement l'hypertrophie du col, en agissant sur l'élément congestif et inflammatoire ; et si cet élément existe seul, elles font généralement justice de l'hypertrophie. Lorsque l'inflammation superficielle et l'inflammation profonde sont entièrement déracinées, il importe peu qu'il reste un léger degré d'hypertrophie nutritive; la nature se charge seule, et sans aucun traitement, de faire diminuer et disparaître graduellement cette hypertrophie. Je vois tous les jours des faits de ce genre.

Il est des cas, cependant, dans lesquels les moyens thérapeutiques que nous venons d'énumérer n'ont d'autre résultat que de diminuer l'inflammation chronique des parties profondes, qui se lie à l'hypertrophie, ou bien dans lesquels ces moyens, quoique éteignant le travail morbide, laissent encore après eux un certain degré d'hypertrophie suffisant pour produire l'abaissement de l'utérus et donner lieu à des accidents sérieux. Dans le premier cas, alors même que l'ulcération est cicatrisée, les malades ne sont pas à l'abri de toute rechute ; la surface cicatrisée reste rouge, congestionnée, et à la moindre cause, l'ulcération se reproduit; de plus, les symptômes locaux et généraux de l'inflammation utérine persistent, quoiqu'à un moindre degré. Dans le dernier cas, si l'hypertrophie est très-considérable, c'est une altération trop sérieuse pour qu'on l'abandonne à elle-même, surtout si l'on ne peut espérer de la nature la résolution de l'engorgement.

Les principaux moyens thérapeutiques recommandés par les auteurs les plus modernes, dans le traitement de l'hypertrophie inflammatoire du col de l'utérus, sont ceux que nous avons déjà vus figurer dans le traitement de la prétendue première période du cancer : les émissions sanguines locales, les applications topiques d'iode, et des mercuriaux, l'administration intérieure de ces deux derniers agents.

Je ne me suis pas assez bien trouvé de l'iode et des mercuriaux, administrés à l'intérieur ou à l'extérieur dans le traitement de l'hypertrophie, pour engager les médecins à en faire usage. Tout me fait croire que si d'autres personnes disent en avoir obtenu de véritables succès dans l'hypertrophie du col, cela tient à ce qu'elles mettent sur le compte du mercure ou de l'iode ce qui est le fait du traitement local. Il serait difficile de porter assez loin l'administration intérieure de l'iode et du mercure, pour agir sur une hypertrophie celluleuse ou nutritive, semblable à celle du col de l'utérus ; et il faudrait plus que du courage pour employer longtemps des agents aussi énergiques, chez des femmes déjà affaiblies, débilitées et plongées dans un état cachectique par une maladie d'ancienne date. Chez ces femmes, l'hypertrophie n'est pas le résultat d'une maladie générale, dont on puisse venir à bout par un traitement médical, quoique l'état général puisse y contribuer ; mais bien la conséquence d'un travail d'irritation et d'inflammation locale chronique, semblable à l'hypertrophie des amygdales, que l'on observe si souvent à la suite des amygdalites répétées. Il ne serait pas plus irrationnel de donner le mercure et l'iode pour combattre cette hypertrophie chronique des amygdales que de traiter ainsi l'hypertrophie limitée au col de l'utérus. Le traitement chirurgical est aussi bien indiqué dans l'une que dans l'autre de ces hypertrophies.

S'il était impossible de faire disparaître l'hypertrophie du col de l'utérus par un traitement local, je comprendrais parfaitement qu'on essayât ces moyens, ou tous autres, quelque énergiques qu'ils soient, surtout lorsque l'hypertrophie est jointe à un travail d'inflammation chronique et profonde, qui entretient cet ensemble de symptômes locaux et généraux, qu'on observe dans l'inflammation utérine; mais heureusement il n'en est pas ainsi: l'hypertrophie peut résister au traitement antiphlogistique ordinaire, mais elle cède presque constamment à l'influence résolutive des cautérisations profondes avec la potasse ou le cautère actuel. Cette assertion est si généralement vraie, qu'il ne m'a jamais paru nécessaire de recourir à l'administration intérieure de ces médicaments dans l'hypertrophie, limitée au col. Je les réserve pour combattre les symptômes généraux, et pour les cas où l'hypertrophie s'étend au corps de l'utérus, et résiste au traitement local ordinaire.

Cette manière de traiter l'hypertrophie par les cautérisations énergiques est si prompte et si efficace, que je la crois appelée à devenir une méthode générale. Quant aux caustiques à employer, entre la potasse et le cautère actuel, je n'hésite pas un instant à choisir le premier, quand il s'agit de faire une escarre profonde sur le col hypertrophié. Si l'on se sert du cautère actuel, il faut, pour arriver aux mêmes résultats, employer de larges cautères olivaires, et éteindre sur le col plusieurs de ces cautères rougis à blanc. Comme le cautère agit par combustion, son action produit un bruit particulier et une fumée abondante; de sorte que les malades en sont toujours effrayées, quoiqu'au fond les douleurs n'en soient pas très-vives. La rétraction des tissus environnants qui accompagne cette brûlure est aussi un peu douloureuse pour les malades. Lorsque, au contraire, on fait usage de potasse caustique ou des cylindres de pâte de Vienne, les malades ignorent entièrement quelle étendue, quelle profondeur on a données à la cautérisation, et les sensations qu'elles éprouvent diffèrent à peine de celles qu'elles sont accoutumées à ressentir dans le cours habituel de la maladie.

Dans l'un comme dans l'autre cas, le résultat ultérieur est le même. La nature suscite un travail inflammatoire, destiné à éliminer les escarres; l'inflammation s'étend plus ou moins aux tissus hypertrophiés, suivant les dimensions de l'escarre, suivant la nature et l'étendue de l'hypertrophie. A mesure que l'inflammation s'éteint, les tissus diminuent de volume sous l'influence de l'absorption. Grâce à ce travail si simple, dont les effets se prolongent pendant deux ou trois semaines seulement, l'hypertrophie diminue et disparaît peu à peu, sans qu'il en résulte de véritables souffrances pour les malades.

J'ai déjà insisté longuement sur la manière de pratiquer ces cautérisations, sur les précautions dont elles doivent être entourées, sur leurs résultats immédiats et consécutifs : j'ai bien peu de chose à y ajouter. Je ne saurais cependant trop mettre en garde les médecins contre une erreur qu'ils pourraient commettre, en donnant à mes opinions une interprétation autre que celle que je leur donne moi-même. Jamais je ne me suis proposé de *détruire* le col hypertrophié par la cautérisation, mais bien de déterminer un travail d'inflammation et d'élimination artificielle, au moyen d'une escarre *limitée*, établie au centre de la région hypertrophiée. Je ne compte pas le moins du monde sur la destruction des tissus par les caustiques, pour obtenir la diminution du volume du col hypertrophié ; mais seulement et exclusivement sur l'*inflammation qui succède à la cautérisation*. Toute tentative pour détruire les tissus hypertrophiés par la cautérisation directe, me paraît à la fois dangereuse et inutile : dangereuse, parce que le travail inflammatoire réactionnel pourrait acquérir une trop grande intensité, et se propager à l'utérus et aux ligaments larges, et encore parce que je considère comme à peu près impossible de limiter l'action d'un caustique, lorsqu'on l'emploie avec si grande profusion ; inutile, parce qu'une simple escarre, grande comme un schelling, suffit pour atteindre le but qu'on se propose, celui de réduire l'hypertrophie. Il peut être nécessaire de revenir plusieurs fois aux cautérisations ; mais y a-t-il une comparaison à établir entre l'inconvénient de prolonger de quelques semaines le traitement d'une maladie qui remonte à plusieurs années, et le danger de perforer le vagin, de produire une péritonite, ou de donner lieu à une métrite suraiguë?

Les ulcérations qui succèdent à la chute des escarres produites par les cautérisations profondes avec la potasse caustique, se cicatrisent très-rapidement, même lorsqu'elles sont abandonnées à elles-mêmes. Toutefois, il est préférable de les toucher de temps en temps avec le nitrate d'argent, afin de réprimer les granulations luxuriantes, et de favoriser la cicatrisation qui se fait ordinairement en quatre ou six semaines. Cette circonstance montre combien il y a de différence entre les ulcérations morbides et les ulcérations produites artificiellement : les dernières tendent franchement à se cicatriser, tandis que les premières ont au moins autant de tendance à se perpétuer. Elle montre encore combien est rationnel le traitement des ulcérations morbides par la cautérisation, qui substitue à un travail pathologique un travail de bonne nature.

En parlant du traitement chirurgical de l'hypertrophie de l'utérus, je n'ai pas même fait allusion à l'amputation du col ; je considère cette opération comme presque toujours inapplicable. D'une part, elle est d'une exécution difficile, et elle peut être suivie d'hémorrhagies, ainsi que cela est arrivé à Lisfranc, qui plus d'une fois a enlevé des cols enflammés et hypertrophiés, pour des cols cancéreux ; ensuite, il est presque impossible d'enlever toute l'hypertrophie qui tient habituellement à l'utérus par une large base, et dont ce qui reste ne tarde pas à acquérir un aussi grand développement qu'auparavant. J'ai vu des cas dans lesquels on avait pratiqué l'amputation du col hypertrophié, dans la conviction où l'on était que la maladie était cancéreuse ; mais par un examen attentif, je me suis assuré qu'on n'avait enlevé qu'une partie du tissu hypertrophié. L'état des malades s'était très-peu amélioré depuis l'opération. A mon avis, l'amputation du col est à rayer de la pratique, excepté dans les cas de tumeurs pédiculées, cancéreuses ou cancroïdes, insérées sur le col, et lorsque ces tumeurs sont reconnues d'assez bonne heure pour qu'on puisse les extirper facilement avec la portion du col qui les supporte.

Une objection que l'on a faite à l'emploi des cautérisations profondes du col, c'est que ces cautérisations déterminent des cicatrices, qui peuvent gêner la dilatation du col de l'utérus dans des accouchements ultérieurs. Pour mettre en avant une pareille objection, il faut évidemment n'avoir jamais vu employer ces cautérisations, et n'avoir pas réfléchi un seul instant à la structure du col de l'utérus et à ce qui se passe dans les accouchements. Le fait est qu'on n'observe *jamais*, vers le col de l'utérus, une cicatrice dure et fibreuse, en quelque circonstance que ce soit, et cela, par la bonne raison qu'il n'entre pas, dans la structure du col, de tissu qui puisse servir de base à ces cicatrices. Les cicatrices dures, qui succèdent à la guérison des plaies, des brûlures, ou des ulcérations qui intéressent toute l'épaisseur de la peau, tiennent à ce qu'il existe, dans le tégument externe, une trame fibreuse, épaisse, dans laquelle viennent se ramifier les vaisseaux et les nerfs. Ce tissu fibreux ne se répare que partiellement après une perte de substance. Il se fait bien une exsudation abondante de lymphe plastique, qui s'organise ultérieurement ; mais la perte de substance est principalement comblée par le rapprochement et le froncement du tissu fibreux des bords de la plaie ; et c'est le point où se fait la réunion qui constitue la cicatrice dure. Dans le col de l'utérus, on n'observe rien de pareil : la membrane muqueuse a bien une trame fibreuse ; mais cette trame fibreuse est rudimentaire ; les membranes muqueuses sont presque entièrement composées de vaisseaux et de nerfs ; et l'on sait avec quelle facilité les vaisseaux se reproduisent, quand ils ont été détruits. Il n'y a donc que peu ou point de froncement, dans la cicatrice qui succède à une ulcération profonde, surtout pas d'induration ; toute trace de la cicatrice ne manque même pas à disparaître, ainsi qu'on le voit tous les jours sur la membrane muqueuse des lèvres, des joues, et sur les autres membranes muqueuses accessibles à nos recherches. Lors même qu'une ulcération s'est cicatrisée récemment sur une membrane muqueuse, la cicatrice est à peine sensible au toucher, et l'œil ne tarde pas à en perdre les traces.

Il faut se rappeler que, dans l'hypertrophie et dans l'induration du col de l'utérus, ce n'est pas dans le tissu musculaire de l'organe, qui est assez rare, mais bien dans le tissu cellulaire que se fait l'augmentation considérable de volume ; par conséquent, une escarre, qui offre en apparence une dimension et une profondeur considérables, peut ne pas atteindre en réalité le tissu propre de l'organe.

A l'appui de ce qui précède, je peux rapporter des faits nombreux. J'ai vu souvent des femmes, qui avaient été traitées auparavant par des cautérisations profondes, accoucher sans difficulté ou sans accident. L'expérience de M. Gendrin l'a conduit au même résultat. Bien loin de croire que ces cautérisations, en faisant disparaître l'hypertrophie inflammatoire du col, peuvent mettre ultérieurement obstacle à la délivrance, je suis convaincu qu'elles ont, au contraire, pour effet de la faciliter, en faisant disparaître l'induration du col. Ainsi que je l'ai démontré plus haut, presque tous les cas de rigidité du col que l'on rencontre dans la pratique, sont le résultat d'une hypertrophie inflammatoire ; et la rigidité du col, pendant le travail, serait bien plus commune encore, n'était que l'induration et l'hypertrophie de cette portion de l'organe diminuent graduellement par les progrès de la grossesse. J'ajouterai qu'il y a les plus grands rapports entre le travail de résolution et de ramollissement physiologique, qui s'opère dans le col induré pendant la grossesse, et le ramollissement qui se produit sous l'influence de l'inflammation réactionnelle, suscitée par les cautérisations profondes. Dans tout ce qui précède, j'ai considéré seulement l'hypertrophie comme circonscrite au col de l'utérus, et ne s'étendant pas au corps de l'organe. Assez souvent l'hypertrophie existe dans les deux régions à la fois. J'exposerai plus loin le traitement de l'hypertrophie du corps de l'utérus, à propos de la métrite chronique.

Déplacement du col de l'utérus. — Ainsi que nous l'avons vu, le col de l'utérus, lorsqu'il est enflammé et augmenté de volume, peut être déplacé en différents sens : il peut être dans le prolapsus, en rétroversion, ou en antéversion.

Le prolapsus du col est presque toujours le résultat de l'inflammation et de l'hypertrophie de cette portion de l'organe, et non pas, comme on le suppose généralement, du relâchement des ligaments latéraux. Aussi, règle générale, toutes les tentatives que l'on fait pour remédier au prolapsus et pour maintenir l'utérus dans sa position naturelle, à l'aide de pessaires ou autres moyens mécaniques, sont non-seulement irrationnelles, mais encore nuisibles. A la vérité, les pessaires, tant qu'ils sont en place, relèvent et soutiennent l'utérus ; mais en même temps, ils aggravent les accidents inflammatoires, par l'irritation que leur présence détermine dans les tissus enflammés ; de plus, la dilatation continuelle du vagin détruit les derniers restes de la contractilité naturelle dans ce conduit, et prive le col de l'utérus de son soutien naturel le plus important ; en d'autres termes, quatre-vingt-dix-neuf fois sur cent, les malades se trouvent plutôt mal que bien de l'emploi des pessaires.

Le traitement rationnel du prolapsus partiel consiste à s'assurer de la véritable nature et de l'étendue de la maladie inflammatoire qui le détermine, et à traiter cette maladie par les moyens que j'ai indiqués plus haut.

Le prolapsus existe à un plus ou moins haut degré, dans l'immense majorité des cas d'inflammations du col que l'on observe dans la pratique. L'utérus est si faiblement suspendu dans le bassin, qu'il suffit de la moindre augmentation de poids pour modifier sa position. A mesure que le col revient à son volume normal, à mesure que le vagin reprend sa contractilité, sous l'influence d'un traitement approprié, on voit le col prolapsé remonter peu à peu dans le bassin, et même reprendre sa position naturelle, lorsque toute trace d'inflammation a disparu. Cette élévation graduelle du col, à mesure que s'éteint le travail inflammatoire, est le fait général ; dans quelques cas, cependant, elle ne s'opère que partiellement, même après la disparition de l'hypertrophie. Toutefois, il est rare que les choses se ainsi, excepté chez les femmes dont les parois du vagin sont très-relâchées, ou qui ont eu de nombreux accouchements.

Lorsque l'utérus reste encore un peu abaissé après la cessation de tout travail inflammatoire, il est rare que les malades se plaignent de douleur ou de tiraillement, à moins qu'elles ne se fatiguent par un exercice exagéré; dans ces cas, les seuls moyens à employer sont le repos et quelques injections astringentes ou froides. Pas n'est besoin de pessaires, dont la présence ne pourrait qu'aggraver les accidents.

A mon avis, les seules circonstances dans lesquelles on serait autorisé à avoir recours quelquefois aux pessaires, sont celles dans lesquelles il y a chute complète, lorsque, après la guérison de la maladie inflammatoire, le déplacement de l'utérus ne cède pas au repos et aux injections astringentes, qui ont pour but de rendre au vagin sa tonicité et sa contractilité naturelles. Dans ces cas même, on peut se dispenser quelquefois des pessaires; en effet on peut voir, sous l'influence d'un traitement persévérant, la matrice qui s'était montrée à la vulve, ou qui s'était échappée à l'extérieur, reprendre sa place dans le bassin.

Dans la procidence complète et incurable de l'utérus, lorsqu'il faut impérieusement avoir recours à des moyens artificiels pour soutenir l'utérus, le moyen dont on se trouve le mieux est un bandage avec une pelote vulvo-périnéale. Toutefois, comme ces bandages empêchent seulement l'utérus de s'échapper au dehors, et ne remédient pas à son abaissement dans le vagin, on pourrait faire usage des pessaires vaginaux, quelque incommodes et douloureux qu'ils soient, si l'on pouvait en attendre une influence curative contre le prolapsus, si l'on pouvait ainsi rendre (comme on dit) leur tonicité aux ligaments. Malheureusement je n'ai jamais vu, dans ma pratique, ni dans celle des autres, que les pessaires eussent des résultats aussi favorables. Les pessaires m'ont toujours paru agir comme des moyens artificiels de sustentation, comme la béquille dont se sert le boiteux; c'est-à-dire qu'ils n'exercent aucune influence favorable quelconque sur le prolapsus, et que lorsqu'on les retire, le déplacement se reproduit immédiatement. D'un autre côté, j'ai vu, et je vois tous les jours les grands inconvénients qu'entraîne l'emploi peu judicieux de ces moyens de sustentation. Comment en serait-il autrement, quand on considère que les pessaires sont généralement employés pour remédier à l'un des symptômes de l'inflammation du col de l'utérus? N'ai-je pas rapporté plus haut (p. 130) l'observation d'une jeune fille vierge, atteinte d'une inflammation ulcérative du col, et à laquelle un praticien en renom n'avait pas craint de faire porter un pessaire, pour remédier à un prétendu relâchement des ligaments?

Les bandages et les ceintures abdominales ont été fort recommandés et employés par beaucoup de praticiens, dans le traitement du prolapsus de l'utérus. Ces moyens n'ont cependant d'autre avantage que de soustraire momentanément l'utérus à la pression des organes abdominaux. Comme l'utérus est caché dans le bassin, un bandage placé sur l'abdomen ne peut guère relever ou soutenir directement cet organe. Cependant ces bandages soulagent notablement les femmes chez lesquelles l'utérus est augmenté de volume, sensible à la pression et prolapsé. Mais ce ne sont que des moyens palliatifs, applicables seulement chez les femmes dont on n'a pas encore reconnu la nature de la maladie ou qui ne veulent pas se soumettre à un traitement curatif. Dès que l'hypertrophie inflammatoire de l'utérus a disparu, dès que l'organe a repris sa position normale, il n'y a plus de sensibilité morbide, et la pression des organes abdominaux est supportée sans difficulté. Il m'arrive rarement de faire porter des bandages à mes malades, et, le plus souvent, celles qui en avaient porté auparavant les abandonnent d'elles-mêmes, longtemps avant la guérison complète de la maladie, parce qu'elles n'en obtiennent plus de soulagement. Cependant il est des femmes, dont l'abdomen est large, ou relâché, chez lesquelles un bandage peut être utile, parce qu'il semble maintenir l'utérus dans sa position normale, avant comme après le traitement.

La rétroversion du col de l'utérus, avec ou sans antéversion du corps, est un déplacement très-commun chez les femmes mariées, et que l'on n'observe pas seulement chez les personnes affectées d'induration inflammatoire du col. Des tentatives ont été faites, dans ces dernières années, pour traiter ce déplacement, au moyen d'instruments particuliers. Pour moi, je suis persuadé qu'on se fait illusion, quand on croit rétablir le corps et le col de l'utérus dans sa situation normale, en introduisant la sonde utérine dans la cavité du col, et en portant celui-ci en avant. Cette opération, fût-elle répétée tous les jours pendant plusieurs semaines de suite, n'aurait aucun résultat favorable pour les malades; mais, en revanche, elle donne lieu à des douleurs très-vives. Par ce traitement, on ne va nullement attaquer la cause du déplacement; et dès que l'instrument est retiré, le col reprend immédiatement sa situation vicieuse.

La rétroversion du col, il faut bien se le rappeler, se lie, d'une part à l'augmentation de volume et à l'induration du col (c'est un effet de la pesanteur), et d'autre part, elle tient aux rapports sexuels, qui ont lieu dans ces circonstances. Le seul moyen de remédier à ce déplacement est de rendre, au col hypertrophié et induré, son volume et sa consistance normale. Ce résultat obtenu, l'utérus se relève dans le bassin, le col cesse de presser sur le rectum, et reprend peu à peu, jusqu'à un certain point, sa position normale. Je dis *jusqu'à un certain point,* car il est très-rare que le col se redresse entièrement, lorsqu'il a été porté dans la rétroversion; mais cette dernière circonstance est peu importante, parce qu'une légère déviation du col en arrière et du corps en avant ne donne naissance à aucun symptôme morbide en l'absence de toute maladie inflammatoire, et ne réclame par suite aucun traitement.

Les remarques qui précèdent s'appliquent, sous tous les rapports, à l'antéversion de l'utérus, qui est presque toujours liée à la rétroversion extrême du col, et qui semble même ne reconnaître aucune autre cause. Quant à l'antéversion du col, on l'observe en même temps que la rétroversion du corps. J'en parlerai donc à propos de cette dernière espèce de déplacement.

Douleur. — Les diverses douleurs locales, que nous avons décrites ailleurs, constituent l'un des symptômes prédominants de l'inflammation et de l'ulcération du col. Comme les autres symptômes, elles varient notablement pendant le cours du traitement ; elles ne réclament en général aucun traitement particulier. Toutefois, après la cautérisation, après des applications de sangsues, après des fatigues, à l'approche ou pendant la durée des règles, on les voit présenter des exacerbations qu'il importe de combattre. Le remède le plus prompt et le plus efficace contre les douleurs utérines, contre les douleurs qui occupent la partie inférieure du dos et les ovaires, c'est l'opium donné en lavement par la voie rectale ; l'opium agit, ainsi, plus favorablement que donné par la bouche. On peut administrer de quinze à vingt-cinq gouttes de laudanum, dans une très-petite quantité d'eau tiède et y revenir une heure après, si l'on n'a pas obtenu l'effet calmant qu'on en attendait. J'ai fait usage, dans ces derniers temps, d'une préparation de M. Squire, à laquelle il a donné le nom de *bi-méconate de morphine*. J'ai cru remarquer que cette préparation occasionnait moins de céphalalgie et agissait moins sur l'estomac que les autres préparations d'opium.

A ces lavements opiacés, on peut joindre les injections vaginales calmantes, les bains de siége tièdes, le repos au lit, les larges cataplasmes sur l'abdomen, les applications de sangsues aux époques menstruelles, et l'administration à l'intérieur de l'éther sulfurique, du chloroforme et du *cannabis indica,* sous forme de teinture ou d'extrait.

Le chloroforme est un excellent moyen pour calmer les douleurs utérines intenses, sous quelque aspect qu'elles se présentent, qu'elles soient une exacerbation des douleurs habituelles, ou qu'elles revêtent la forme d'accidents spasmodiques ou névralgiques. On peut faire usage du chloroforme en inhalations, et à l'intérieur par la bouche ou en lavements.

Les inhalations de chloroforme, portées seulement jusqu'au point de produire l'insensibilité sans agir sur la contractilité musculaire, m'ont paru très-utiles pour soulager les douleurs les plus vives. Presque toujours, à la suite de ces inhalations, mes malades ont eu plusieurs heures d'un sommeil réparateur. J'ai obtenu, chez plusieurs d'entre elles, les mêmes effets de l'administration par la bouche de 30 ou de 40 gouttes de chloroforme battues avec un jaune d'œuf, avec du gruau épais, ou uni au camphre. J'ai encore obtenu les mêmes effets sédatifs de cette dose de chloroforme en lavement. Comme le chloroforme ne se mêle pas à l'eau, il faut nécessairement le battre avec un mucilage, un jaune d'œuf ou du gruau, pour qu'il reste en suspension. Fort souvent les lavements de chloroforme sont mal supportés, à cause de l'effet irritant de cette substance, et les malades ne les gardent pas assez longtemps pour en obtenir les effets désirables.

Toutes les douleurs utérines disparaissent ordinairement dès la guérison de la maladie du col. Mais il n'en est pas toujours ainsi : les douleurs, dans le dos surtout, peuvent persister longtemps après la disparition de toute trace de la maladie, et cela avec une intensité variable. Le moyen qui m'a le mieux réussi contre cette forme de douleur névralgique consiste à faire des applications répétées de larges vésicatoires. Les vésicatoires calment en général les douleurs dans le dos, alors même que la maladie utérine est dans toute son intensité. Si j'en fais rarement usage pendant le traitement, c'est que le soulagement n'est jamais que momentané, et qu'un vésicatoire appliqué dans cette région est un moyen assez douloureux et assez désagréable. Mais, une fois la guérison de la maladie utérine obtenue, je fais appliquer successivement un, deux ou trois vésicatoires volants, jusqu'à ce que j'aie fait disparaître entièrement la douleur. On pourrait encore employer, dans le même but, les emplâtres opiacés et belladonés, les applications de ventouses ou de sangsues sur cette région ; mais ces derniers moyens sont moins efficaces que les vésicatoires.

Lorsque les douleurs utérines ou vésicales sont continuelles, et que les moyens précédents n'ont apporté qu'un soulagement momentané, je me suis souvent bien trouvé, à l'exemple de

M. Gendrin, d'ouvrir un cautère immédiatement au-dessus de la symphyse du pubis, sur la ligne médiane. Ce cautère doit être entretenu pendant plusieurs mois. Ce moyen n'agit pas seulement sur les douleurs ; il peut aussi hâter la résolution de l'inflammation utérine chronique.

Les douleurs des régions ovariques droite et gauche, qui accompagnent si souvent l'inflammation, surtout l'ulcération du col de l'utérus, ne réclament aucun traitement particulier. Dans l'immense majorité des cas, ce sont simplement des douleurs sympathiques, qui n'indiquent pas du tout l'existence d'une ovarite aiguë ou chronique. Leur présence presque constante dans la région ovarique gauche est une circonstance bien singulière dans l'histoire de l'ulcération du col de l'utérus. Cette circonstance peut même devenir le point de départ d'une erreur de diagnostic. Je vois tous les jours des femmes qui ont été traitées pour une ovarite chronique, à cause de cette sensibilité anormale dans la région ovarique, tandis qu'en réalité il n'existe autre chose chez elles qu'une maladie inflammatoire du col, et que les ovaires ne sont ordinairement le siége d'aucun travail phlegmasique.

Dilatation de la cavité du col. — La menstruation peut rester quelquefois douloureuse après la guérison de l'inflammation du col ; et cela parce qu'il existe un rétrécissement sur un point quelconque de la cavité cervicale. Tantôt ce rétrécissement est le résultat d'un épaississement et d'une hypertrophie morbide du col, qui a diminué le calibre de la cavité cervicale dans un point qui ne participait pas à l'inflammation ; et, à cet égard, il faut se rappeler que l'inflammation de la cavité du col a presque constamment pour résultat d'entraîner la dilatation de la portion enflammée de ce conduit ; tantôt le rétrécissement tient à ce que le mouvement de retrait qui s'opère après la guérison, dans la région enflammée et dilatée, a été porté trop loin.

Le rétrécissement de la cavité du col s'est-il produit à la suite d'une inflammation, et par l'un des deux mécanismes que je viens d'indiquer, le plus souvent sa présence n'est que temporaire, et la nature en fait peu à peu justice, sans qu'il soit nécessaire de faire intervenir aucun traitement particulier. En quelques mois, ce qui reste de l'induration du col disparaît peu à peu, et la partie supérieure de la cavité devient libre; tandis que la portion inférieure se relâche presque constamment, à quelque degré que fût portée auparavant la contraction.

Dans les circonstances ordinaires, le rétrécissement du col ne réclame donc aucun traitement particulier; mais si, lorsque depuis quelque temps tout travail inflammatoire est éteint à l'extérieur, comme à l'intérieur du col, la menstruation continue à s'accompagner de douleurs anormales, il n'y a plus à hésiter, il faut pratiquer la dilatation artificielle de la cavité du col. L'état de la menstruation est le seul guide qu'on doive suivre dans l'emploi de cette méthode opératoire. J'ai dit plus haut que je n'attachais pas autant d'importance que certaines personnes à l'examen de la cavité du col, pratiqué avec la sonde utérine. En effet, je vois tous les jours des femmes, chez lesquelles la cavité du col reste rétrécie après le traitement, au point de ne pouvoir permettre l'introduction de la sonde utérine; cependant, chez ces femmes, la menstruation est facile, point douloureuse et assez abondante. Je me garderai bien, dans ces cas, d'avoir recours à la dilatation, sinon peut-être pour combattre la stérilité.

Ainsi qu'on a pu le voir plus haut, je n'ai qu'une médiocre confiance en cette opinion qui considère le rétrécissement de la cavité du col comme une cause fréquente de stérilité. Il m'est arrivé trop souvent d'échouer avec la dilatation dans des cas de ce genre; et dans les quelques cas où cette pratique a été suivie de succès, je suis encore à me demander s'il ne faut pas rapporter ce résultat favorable à la guérison antérieure de l'inflammation. Je citerai le fait suivant comme exemple de la difficulté que l'on éprouve à se former une opinion sur ce sujet.

L'été dernier (1848), je fus consulté par une dame de vingt-cinq ans, mariée depuis près de deux ans. Cette dame, d'une constitution délicate, éprouvait depuis quelques années des accidents de dyspepsie et de dysménorrhée. Son état s'était beaucoup aggravé depuis son mariage. Elle offrait aussi divers symptômes de maladie utérine, et, en l'examinant, je trouvai le col de l'utérus et la portion supérieure du vagin légèrement enflammés et sans ulcération. La maladie locale disparut, et la santé générale s'améliora, grâce à un traitement approprié. Deux mois après, la malade pouvait être considérée comme guérie, et cette cause importante de stérilité ayant disparu, nous pouvions espérer que la conception aurait lieu. L'utérus était revenu à l'état normal; mais la cavité du col était trop petite pour qu'on pût y faire pénétrer la sonde utérine : on ne pouvait pas même faire franchir l'orifice interne à la plus petite bougie. Je fis part de cette circonstance à la malade et à son mari, qui désirait beaucoup avoir des enfants, et je leur dis que si ce rétrécissement ne disparaissait pas spontanément, si la stérilité persistait, il faudrait ultérieurement en venir à la dilatation. Quelques mois plus tard, cette dame vint me revoir : sa santé s'était beaucoup améliorée; l'utérus était toujours parfaitement sain, et la contraction du col n'avait nullement diminué. Il fut décidé que nous emploierions la dilatation, à son retour des bains de mer où elle se rendait pour deux mois. Elle n'y était pas depuis une quinzaine de jours, qu'elle devint enceinte. Si j'avais pratiqué la dilatation chez cette dame avant son départ, on n'eût pas manqué d'en conclure que ce résultat favorable était dû à la dilatation, et ce fait fût encore venu à l'appui des bons effets de la dilatation dans la stérilité.

Les faits de ce genre montrent combien il est difficile d'arriver à la vérité, quand il s'agit de déterminer la valeur d'une méthode thérapeutique. Les faits individuels ne prouvent souvent rien, malgré leurs apparences concluantes. Pour attribuer un résultat donné à un traitement médical ou chirurgical, il faut que ce résultat se produise d'une manière générale, par suite de l'emploi de ce traitement; or, la dilatation du col n'a jamais donné, entre mes mains, de résultat de ce genre. Toutefois, comme le rétrécissement peut être cause de stérilité, je n'hésite pas à recommander la dilatation et à y avoir recours dans les cas où l'inflammation a été parfaitement guérie, et dans lesquels la stérilité subsiste encore un certain temps après, de trois mois à un an, suivant les circonstances, ou bien lorsqu'il existe un rétrécissement de la cavité du col chez des femmes stériles, indépendamment de l'inflammation.

On peut employer divers procédés pour pratiquer la dilatation de la cavité du col. Le docteur Mackinstosh, d'Edimbourg, qui paraît avoir eu le premier l'idée de cette dilatation, faisait usage de bougies métalliques, de calibres différents, qu'il portait et laissait dans la cavité du col, et dont il augmentait graduellement le volume. Il appliquait, par conséquent, à la dilatation de cette cavité, les principes qui président à la dilatation de l'urètre chez l'homme. M. Simpson a apporté à la dilatation du col plusieurs modifications ingénieuses, qui constituent de véritables améliorations. Au lieu de ces longues bougies, que l'on ne peut laisser en place que pendant un temps très-court, il se sert de petites bougies de deux pouces et demi de longueur, terminées par un disque ou une extrémité bulbeuse. Le vagin, qui vient se plisser autour du disque, empêche la bougie d'être expulsée par la contraction de la cavité du col. D'abord l'on n'emploie qu'une très-petite bougie, et on ne la laisse en place que pendant vingt-quatre heures; ensuite on augmente le diamètre de ces bougies, et on les laisse plus longtemps en place, jusqu'à ce que l'on ait obtenu la dilatation de l'orifice interne et jusqu'à ce que la sonde pénètre librement dans la cavité utérine. M. Simpson emploie aussi, pour la dilatation, des cônes d'éponge préparée et comprimée, qui sont introduits dans la cavité du col, aussi haut que l'on peut les porter, à l'aide d'un stylet ou d'un instrument particulier. Sous l'influence de l'humidité et de la chaleur, l'éponge augmente graduellement de volume, dilate et entr'ouvre la cavité du col de l'utérus. On s'est servi longtemps d'un dilatateur métallique, formé de deux branches, qui ont la longueur de la cavité du col, et qui, s'entr'ouvrant par le mouvement du manche, représentent alors une espèce de cône. L'instrument est introduit fermé, et on l'ouvre seulement dans la cavité du col. Enfin, M. Simpson a inventé un instrument très-ingénieux, auquel il donne le nom d'*utérotome*, et dont il se sert pour faire des scarifications sur l'orifice interne ou sur la cavité du col. Cet instrument, qui se rapproche du lithotome caché, offre un long bistouri étroit, caché dans l'extrémité d'un instrument qui a la forme d'une bougie, et que l'on fait saillir en pesant sur le manche.

La dilatation pratiquée avec les longues sondes métalliques ordinaires est une opération peu efficace. Les parois de la cavité du col ont une si grande épaisseur, elles possèdent une contractilité si marquée, qu'il ne suffit pas de l'introduction d'une sonde métallique, tous les deux ou trois jours, pendant quelques minutes, pour dilater convenablement le col rétréci. D'un autre côté, si l'on emploie la violence, le peu que l'on a obtenu, on ne le doit qu'à la contusion des tissus; de sorte qu'on ne tarde pas à le perdre.

Il en est de même, et à plus forte raison, du dilatateur métallique. Un instrument de ce genre pourrait peut-être être employé pour dilater un canal membraneux; mais dans la cavité du col, il ne peut agir qu'en froissant, en déchirant les tissus qu'on se propose de dilater. C'est donc un instrument à rejeter de la pratique.

Les petites bougies métalliques, à extrémité bulbeuse, de M. Simpson, ne présentent aucun de ces inconvénients; si l'on s'en sert avec précaution, on peut en obtenir de bons résultats. Jamais il ne faut employer de violence, parce que la dilatation ne se propose d'autre but que de lasser, pour ainsi dire, la résistance et la contractilité de la portion du col dans laquelle elles sont introduites. Il faut avoir soin de les choisir d'une dimension convenable, assez grosses cependant pour qu'elles soient embrassées par les parois de la cavité du col. S'il n'y a pas d'inflammation, la présence de ces bougies ne détermine ni irritation, ni inconvénient d'aucune nature. Dans un temps très-court, qui dépasse rarement vingt-quatre heures, le col s'est relâché autour de la bougie, et on peut la remplacer par une bougie plus volumineuse. La grande difficulté qu'on éprouve dans l'introduction de ces bougies, c'est qu'elles sont pourvues d'un bulbe. Si la vulve est relâchée et largement ouverte, rien de plus facile ; mais si au contraire, ainsi qu'il arrive souvent, la vulve est petite et resserrée, il est extrêmement difficile d'introduire ce bulbe, et de guider l'autre extrémité de la bougie vers l'orifice de l'utérus, même en se servant de l'instrument conducteur ou mandrin, imaginé par M. Simpson, dont on introduit l'extrémité dans la portion bulbeuse, et que nous avons fait représenter plus loin. J'ai cherché à surmonter cette difficulté en me servant de petites bougies sans bulbe, et en les maintenant en place avec une petite éponge, introduite dans le vagin, comme un pessaire. Mais cela ne vaut pas les bougies de M. Simpson, parce que ces bougies sans bulbe sont presque toujours expulsées ; enfin, la présence de l'éponge détermine souvent de l'irritation du vagin.

Ces difficultés m'ont conduit à employer presque exclusive-

Fig. 7.

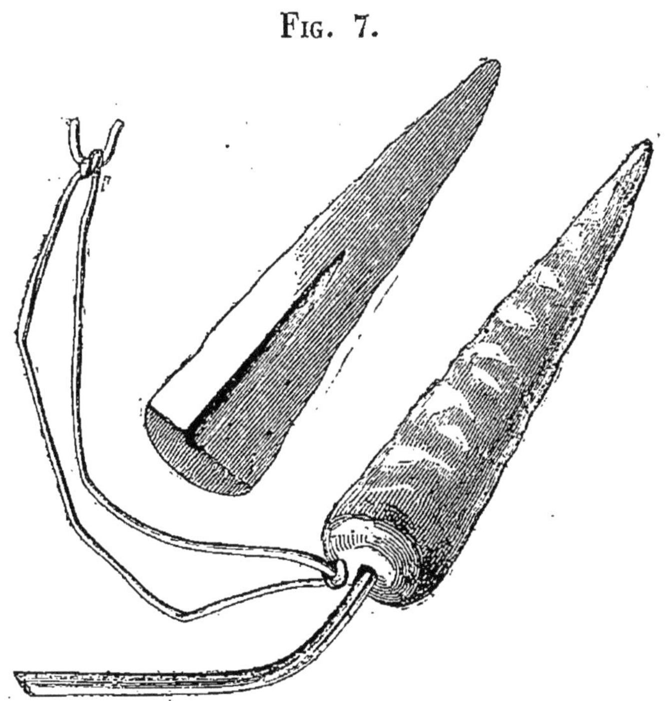

Tentes en éponge de M. Simpson. — L'une des figures représente la tente portée sur le mandrin, l'autre une coupe de la même tente.

Fig. 8.

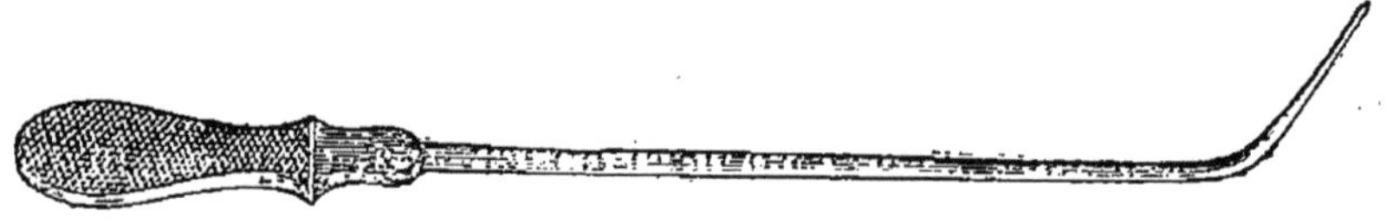

Mandrin de M. Simpson, réduction de moitié.

ment, pour la dilatation, les tentes en éponge de M. Simpson, mais plus petites que celles dont se sert ce professeur distingué. Ce sont de très-petits cônes d'un pouce à un pouce trois quarts de longueur, dont l'extrémité la plus petite est mousse, et qui sont enduits d'une couche mince de cire. Je prends un de ces cônes, le plus petit ordinairement, et je le porte dans la cavité du col, aussi haut que je le peux, au moyen d'un stylet ou du mandrin de M. Simpson, et je le laisse en place pendant vingt-quatre ou trente-six heures; la cire qui sert d'enveloppe à l'éponge se ramollit, et protége en quelque sorte les tissus contre la dilatation produite par le gonflement de l'éponge, la résistance du col est vaincue, et le résultat obtenu sans avoir irrité la membrane muqueuse. Si au contraire l'éponge n'est pas bien couverte de cire, la membrane muqueuse peut être irritée, et fournir un peu de sang. Les malades retirent elles-mêmes l'éponge vingt-quatre heures après, au moyen d'un fil de soie qui traverse la base du cône, et qui vient pendre au dehors. L'expansion de l'éponge s'opère ordinairement sans douleur, parfois même sans aucune sensation quelconque; quelquefois cependant il semble aux malades qu'elles ont la sensation de quelque chose qui s'entr'ouvre du côté de la matrice. Si on laisse l'éponge en place plus de vingt-quatre heures, elle est presque toujours expulsée spontanément dans le vagin, sans doute par la pression du mucus, qui est sécrété naturellement au-dessus d'elle. Si l'introduction de l'éponge a été mal faite, elle tombe beaucoup plus tôt dans le vagin. Il est assez facile de dire quelle est la portion de la tente qui s'est dilatée dans le col de l'utérus, parce que cette portion est moins développée que celle qui est restée dans le vagin : la ligne de démarcation est indiquée par une espèce de rétrécissement. Si la tente présente un développement uniforme et complet dans toute son étendue, comme si on l'avait trempée dans l'eau, c'est que très-probablement elle n'a pas été introduite dans la cavité du col, ou bien qu'elle en a été chassée avant de se dilater.

Lorsque l'orifice de l'utérus est très-étroitement fermé, et qu'on doit employer des tentes très-petites, il est de toute nécessité de les placer avec le spéculum, parce que la chaleur et l'humidité du vagin ramollissent la tente, ou du moins son extrémité, avant qu'elle ait franchi l'orifice. Lorsque l'orifice est plus ouvert, lorsqu'on peut employer une tente plus volumineuse, on n'a pas besoin de spéculum, et on peut la porter avec le stylet ou le mandrin, jusque dans la cavité du col, la malade étant couchée sur le côté gauche. La première éponge ne pénètre pas à une profondeur de plus d'un quart de pouce ou d'un demi-pouce; mais chaque nouvelle tente qui est introduite pénètre plus haut; ainsi de suite, jusqu'à ce que la dilatation soit complète. Comme je n'introduis les tentes que tous les cinq ou six jours, afin d'éviter l'irritation, il faut souvent tout l'intervalle compris entre deux périodes menstruelles, pour obtenir la dilatation de la cavité du col. Le jour où l'on retire la tente, il y a, en général, un écoulement muqueux assez abondant; aussi fais-je des injections froides, répétées, dans le vagin, afin de faire tomber l'irritation que cette manœuvre peut avoir produite.

En marchant ainsi avec prudence, en s'assurant de temps en temps de l'état des parties, au moyen du spéculum, en suspendant la dilatation, dans le cas d'irritation de la membrane muqueuse, on voit, en quelques semaines, la cavité du col se dilater sans aucun accident. Il n'en est pas ainsi quand on fait de la dilatation forcée, et lorsqu'on cherche à dilater le col dans le cas où il est enflammé [1].

[1] Voici les détails que M. le professeur Simpson a donnés dans un Mémoire récent (*Monthly Journal*, janvier 1850) sur le mode de préparation

Il fut un temps où j'employais très-souvent l'utérotome de M. Simpson pour débrider l'orifice interne, et je m'en étais bien trouvé pour faire disparaître la constriction apparente qui existe dans ce point. Une simple incision, d'une ligne de profondeur, faite de chaque côté, presque sans douleur pour la malade, suffit pour établir une libre communication entre les deux cavités; mais pour pratiquer cette légère incision, il faut que l'extrémité de l'instrument *ait franchi l'orifice interne;* sans quoi l'incision ne porterait pas sur le point que l'on veut atteindre. J'ai analysé depuis avec soin l'état de cette région dans l'état normal, et je me suis assuré qu'un degré d'écartement, suffisant pour permettre

de ces tentes en éponges. « Les éponges que j'emploie, dit l'honorable « professeur, offrent la forme d'un cône ou d'une pyramide allongée. J'en « ai de longueurs et de grandeurs diverses, suivant le but que je me propose. « Pour préparer ces tentes, on trempe un morceau d'éponge dans une forte « solution de gomme arabique; on le lie ensuite et on le comprime au-« tour d'une tige centrale, au moyen d'une ficelle, en lui donnant la forme « d'un cône; puis on le fait sécher, on enlève la ficelle, et, plus tard, on « enduit la surface de la tente avec du suif, ou avec un mélange de cire et « d'axonge, pour faciliter son introduction. Le canal intérieur, qui doit « recevoir la tige du mandrin qui sert à porter la tente dans la cavité du « col, ne doit pas avoir une profondeur de plus d'un demi-pouce ou d'un « pouce, à partir de la base du cône. Un des côtés de cette base est tra-« versé par un fil, qui sert à retirer l'éponge. »

M. Simpson donne encore, sur l'introduction de ces moyens dilatateurs, quelques détails que nous croyons devoir reproduire : « Pour pratiquer la « dilatation de la cavité du col, il faut choisir une tente aussi régulière-« ment conique que possible et dont l'extrémité ne soit ni trop mousse, « pour s'arrêter dans le col, ni trop flexible pour s'y couder. Quand la fi-« celle a été bien enroulée en spirale autour de l'éponge, la tente reste fixée « d'elle-même dans la cavité cervicale. Pour porter la tente dans la ca-« vité du col, on suit le même procédé que pour le cathétérisme utérin, « c'est-à-dire que l'éponge portée sur le mandrin est guidée par la main « gauche, tandis que l'index de la main droite, en contact avec l'orifice « du col, dirige l'extrémité de l'éponge. L'éponge, une fois placée, se di-« late en absorbant l'humidité des parties environnantes; mais, quelque-« fois, il faut faire des injections d'eau tiède pour faciliter sa dilatation. « En vingt ou trente heures, la tente a acquis tout le développement qu'elle « peut avoir... Il faut savoir que, par leur séjour dans les voies génitales, « les éponges contractent, au bout de quelques heures, une odeur très-« fétide. » (*Note du traducteur.*)

le passage de l'utérotome à travers l'orifice interne, est en réalité plus qu'il ne faut chez la femme bien portante, et qu'il n'y a pas de raison pour l'agrandir encore. Lors donc que l'on a dilaté la cavité du col au moyen des éponges, et que l'orifice interne est assez relâché pour admettre une bougie de dimension moyenne ou l'extrémité de l'utérotome, je considère la dilatation comme portée aussi loin qu'il est nécessaire et désirable ; c'est dire par conséquent qu'on a très-rarement besoin d'avoir recours à l'utérotomie.

Après que l'orifice interne a été divisé avec l'utérotome, il s'écoule généralement un peu de sang pendant quelques minutes. Si l'on ne prend aucun moyen pour maintenir l'écartement, les surfaces incisées se cicatrisent immédiatement par première intention. Il faut donc introduire de suite une bougie métallique de dimension moyenne, en ayant bien soin de lui faire franchir l'orifice interne. Cette bougie est maintenue en place pendant quatre ou cinq jours, si sa présence ne détermine ni douleurs, ni accidents. Dans le cas contraire, on la retire pour quelques heures, pour un jour, et on l'introduit de nouveau.

L'emploi des moyens dilatateurs empêche l'incision de guérir ; mais on n'y gagne pas grand'chose ; en quelques semaines, en quelques mois, l'orifice interne se ferme de nouveau. Je n'ai pas examiné une malade chez laquelle j'ai pratiqué cette opération sans trouver l'orifice interne aussi fermé qu'auparavant, lorsqu'il s'était écoulé un certain temps depuis le débridement. Cela n'a rien qui doive surprendre, quand on songe que, ainsi que je l'ai établi, l'orifice interne est naturellement fermé ; de sorte que lorsqu'on cherche à établir une large communication permanente entre la cavité du corps et celle du col de l'utérus, on va directement contre une disposition naturelle.

Repos, exercice. — Les malades affectées d'inflammation et d'ulcération du col de l'utérus doivent garder, autant que possible, le repos dans la position horizontale, sur un lit ou sur une chaise longue. Dans cette situation, l'utérus est soustrait à la pression des organes, et n'obéit pas à la pesanteur. Dans la position debout, au contraire, le poids de l'utérus tend à l'entraîner en bas ; et dans la marche, l'organe vient frotter contre les organes environnants, ce qui réveille les douleurs. Le repos absolu est surtout indispensable après les manœuvres chirurgicales, alors que la vitalité des tissus enflammés a été réveillée par des applications locales, et que l'utérus est devenu le siége d'une sensibilité plus vive.

Cela ne veut pas dire que je considère comme nécessaire, pour la plupart des malades affectées de maladies inflammatoires du col de l'utérus, de rester constamment étendues sur un sofa ou sur une chaise longue. Ce qu'il faut éviter, c'est de prendre trop d'exercice, de rester trop longtemps debout, de monter ou de descendre des escaliers. Mais si les femmes peuvent supporter le mouvement de la voiture, elles se trouvent très-bien de cette espèce de promenade, surtout pour leur santé générale. On peut leur permettre aussi quelques courtes promenades à pied, mais sans fatigue, dans les cas où il n'y a pas d'hypertrophie ni de déplacement, et lorsque ces promenades ne donnent lieu à aucune espèce de douleur. En un mot, on doit se guider sur la nature des symptômes, sur le degré de la maladie, sur les sensations des malades, en se rappelant que, s'il est des cas dans lesquels le repos absolu est indispensable, il ne faut jamais y avoir recours sans nécessité. Il est à peine utile de dire que, pendant la durée du traitement, les rapports sexuels doivent être formellement interdits.

Etat de la vessie et du rectum. — Nous avons vu que la vessie et le rectum participent toujours plus ou moins à la congestion qui accompagne l'inflammation du col de l'utérus, et que quelquefois l'inflammation s'étend de l'utérus à ces organes. Lorsqu'il en est ainsi, les moyens dirigés contre la maladie utérine (sangsues, cataplasmes, bains de siége, injections vaginales) agissent également, en diminuant l'irritation du rectum ou de la vessie, et tous les symptômes morbides sans exception, qui se montrent du côté des organes pelviens.

Il ne faut pas confondre l'irritation de la vessie, qui résulte du travail inflammatoire, avec celle qui est due au contact de l'urine altérée dans ses propriétés. Je parlerai de cette dernière forme de l'irritation vésicale, à propos du traitement à diriger contre les troubles de la digestion et de l'assimilation.

J'ai l'habitude de combattre l'irritation de la muqueuse du gros intestin, et l'espèce de paralysie qui en est si souvent la conséquence, par des moyens très-simples, et principalement par des quarts de lavement d'eau froide, dont je fais continuer l'emploi pendant un certain temps. Les lavements d'eau tiède relâchent l'intestin ; et si on y revient souvent, ils augmentent ou produisent même la constipation. Il n'en est pas ainsi des lavements froids, lorsqu'ils sont bien supportés, ce qui a lieu le plus souvent ; ces lavements rétablissent la contractilité de la fibre musculaire, et font tomber l'irritation de la membrane muqueuse. Il ne faut employer que des quarts de lavement ou des demi-lavements, afin de ne pas distendre l'intestin et de ne pas occasionner un refroidissement trop considérable.

Lorsque le rectum est comme paralysé, et que les matières endurcies s'accumulent plusieurs jours de suite dans sa partie inférieure, sans avertir les malades de leur présence, ou sans que l'intestin fasse effort pour s'en débarrasser, ainsi que cela arrive le plus souvent dans les maladies utérines chroniques, l'usage journalier des lavements froids rend les plus grands services ; ils débarrassent la partie inférieure de l'intestin, sans que les malades soient obligées d'avoir recours aux laxatifs, et l'on peut en faire usage pendant des mois et des années, sans le moindre inconvénient. Si la constipation tient à l'inaction de la partie supérieure du canal intestinal ; si les matières s'accumulent au-dessus du rectum, les lavements de toute espèce sont généralement sans efficacité. Dans ces cas cependant je recommande souvent à mes malades de persévérer daus l'emploi des lavements froids, mais seulement comme addition aux moyens qui consistent à appliquer le froid sur les organes pelviens ; et cela dans le but de rétablir peu à peu la contractilité du rectum, et de le préparer ainsi à ses fonctions nouvelles, lorsque les autres causes de constipation auront disparu.

Traitement général. — Quelle que soit l'importance du traitement général dans le cas de maladies inflammatoires du col de l'utérus, il n'en est pas moins vrai que le traitement médical, proprement dit, ne saurait être considéré que comme un accessoire du traitement local. La preuve, c'est qu'en employant une médication générale seulement, il est absolument impossible de venir à bout de la maladie ; tandis que, par les moyens locaux, on peut triompher entièrement de l'inflammation utérine, et faire disparaître les phénomènes réactionnels et sympathiques qu'elle entraîne à sa suite.

Les divers phénomènes par lesquels se traduisent les troubles de la digestion, de l'assimilation, de la nutrition, de la circulation et de l'innervation, sont des symptômes purement sympathiques, c'est-à-dire, le résultat de la réaction de l'organe malade sur les diverses fonctions de la vie organique et animale auxquelles cet organe est relié par son système nerveux. Il suit de là que lorsqu'on a fait disparaître la cause de ces perturbations fonctionnelles, l'organisme ne tarde pas, le plus souvent, à rentrer de lui-même dans ses conditions normales, pourvu cependant que la maladie n'ait pas apporté une dépression trop profonde. Fort heureusement, cette dépression est rarement portée assez loin pour cela ; et même dans les cas où la maladie a duré fort longtemps, l'économie conserve encore presque toujours assez de puissance pour revenir à son état antérieur. J'ai vu des femmes, affectées depuis plus de vingt ans d'inflammation utérine chronique, et plongées, par cette maladie, dans un état de faiblesse extrême, se rétablir parfaitement par la seule énergie, par la seule vitalité de leur constitution. Il y a donc beaucoup à attendre des forces latentes de l'économie, dans les cas où on a déraciné la maladie locale.

Tout en ayant grande foi dans les efforts de la nature pour le rétablissement de la santé générale, après la guérison de l'affection utérine, ce n'est pas une raison pour dédaigner les ressources que la médecine, la diététique et l'hygiène peuvent offrir au médecin dans les cas de ce genre. Avec leur aide, on hâte le rétablissement et on rétablit les forces dans un temps infiniment plus court qu'on ne l'obtiendrait en abandonnant les malades à elles-mêmes.

Le phénomène principal qui exprime l'état de souffrance du tube digestif, dans le cas d'inflammation du col de l'utérus, c'est la faiblesse. L'estomac participe évidemment à la faiblesse générale et à la dépression du système nerveux ; il n'a plus assez d'énergie pour donner à la chylification toute l'étendue convenable. De là ces digestions rapides et imparfaites, ou lentes, laborieuses et douloureuses.

Dans ces circonstances, le traitement le plus habituellement suivi par les médecins anglais consiste à gorger les malades faibles et débilitées, d'aliments et de stimulants de toute espèce, de fer et de quinine. Cette pratique est cependant des plus fâcheuses ; l'expérience me le démontre tous les jours. Je vois continuellement des malades qui sont traitées ainsi depuis des mois et des années, et qui, au lieu de retirer quelques bons effets de cette alimentation tonique et nourrissante, vont peu à peu s'affaiblissant et maigrissant de plus en plus, en même temps qu'elles sont tourmentées par une petite fièvre continuelle. Chez ces femmes, la plus grande partie des aliments passe sans être attaquée par la digestion ; et ceux qui sont digérés ne le sont que d'une manière imparfaite ; de sorte que le chyle de mauvaise nature, qui est versé dans le sang, est éliminé immédiatement par les reins, sous forme d'urate d'ammoniaque, d'oxalate de chaux ; en même temps, et jusqu'à ce que la digestion soit terminée, les malades éprouvent de la céphalalgie, des palpitations, des maux de cœur, de l'agitation pendant la nuit, des cauchemars et autres symptômes analogues.

Il ne faut pas oublier que charger l'estomac d'une malade affaiblie, d'une alimentation trop riche, ce n'est pas la nourrir, et que relever momentanément la circulation et le système nerveux par l'administration répétée du vin et d'autres stimulants, ce n'est pas fortifier. Ce n'est pas, comme on dit vulgairement, ce qui est introduit dans l'estomac qui nourrit, mais bien ce qu'on digère, ce qui peut fournir un chyle de bonne nature, susceptible d'être assimilé et de réparer les pertes de l'économie. On voit tous les jours des malades maigrir et perdre leurs forces, quoique prenant trois ou quatre fois par jour des aliments très-nourrissants, tandis qu'on peut les voir engraisser en ne leur donnant qu'un peu de riz et de lait, ou tout autre aliment d'une digestion facile.

Les mêmes remarques s'appliquent à l'emploi des principaux toniques, tels que le fer et la quinine. Les médicaments que l'on administre tous les jours, sans tenir compte de l'état des fonctions digestives, sont absolument contre-indiqués dans les troubles de la digestion. Donnés dans ces circonstances, ils font souvent plus de mal que de bien : ils donnent lieu à de la céphalalgie, à de la congestion vers la face, à un état de malaise général. C'est ce qu'on voit très-bien dans le traitement de la fièvre intermittente : tant que la langue est chargée et que les fonctions de l'estomac ne sont pas rétablies, on ne gagne pas grand'chose à donner le sulfate de quinine. Avant tout, pour que le sel fébrifuge soit supporté et puisse manifester son action bienfaisante, il faut rétablir les fonctions digestives.

Les seuls toniques auxquels on puisse avoir recours dans le traitement de ces perturbations fonctionnelles du tube digestif, sont les acides minéraux et les végétaux amers, les premiers surtout. Les stimulants, tels que les alcooliques, le vin et les liqueurs fermentées, ne peuvent être que nuisibles : ils ne rétablissent pas la vitalité de l'estomac, ils n'augmentent pas sa puissance de digestibilité; mais, en revanche, ils tendent au contraire à dépraver les sécrétions et à agir défavorablement sur la formation du chyle. Il ne faut pas s'y tromper, ces moyens ne relèvent pas les forces ; et si les malades peuvent le croire pendant un certain temps, c'est que ces stimulants font disparaître momentanément les sensations de langueur, de débilité et de dépression, et leur donnent une force artificielle qui cache le véritable état des choses. Pour savoir à quoi s'en tenir à cet égard, il n'y a qu'à suspendre les stimulants pendant quelques jours, et l'on verra la faiblesse reparaître, peut-être même plus grande qu'elle n'était avant l'emploi des stimulants. Ces observations s'appliquent également aux stimulants diffusibles, tels que l'ammoniaque et le sel volatil d'ammoniaque, lorsqu'on les donne avec excès.

L'usage habituel de l'opium et des autres narcotiques a le même effet pernicieux : d'une part, ils agissent défavorablement sur la constitution, et, de l'autre, ils cachent aux malades le véritable état de leur santé, par l'état de calme ou d'excitation dans lequel ils les entretiennent. Rien n'est surtout plus fâcheux et plus irrationnel que d'administrer constamment de l'opium à des femmes sur le véritable état desquelles on n'est pas fixé, et auxquelles on pourrait faire subir avec avantage un traitement opportun, de nature à calmer et à faire disparaître les phénomènes sympathiques en même temps que les symptômes locaux. En user ainsi, c'est faire contracter à ces malheureuses femmes l'habitude des opiacés ; et lorsque la maladie utérine est guérie, il leur faut encore traverser bien des souffrances physiques et morales avant de reprendre leur état de santé habituel.

Par ce qui précède, on peut juger combien est mal fondé le traitement généralement suivi par les praticiens dans ce pays ; traitement qui consiste à donner des fortifiants aux malades qui doivent leur faiblesse générale et les troubles fonctionnels qu'elles éprouvent à une inflammation utérine chronique, qui n'a pas été reconnue ou du moins convenablement traitée. C'est parce qu'on a cru que la langueur et la débilité étaient idiopathiques, qu'elles tenaient à un affaiblissement de la vitalité, qu'on s'est adressé aux toniques ; et cependant rien n'est plus irrationnel qu'une pareille doctrine : d'un côté, parce qu'elle repose sur une erreur de diagnostic, et, de l'autre, parce qu'elle conduit à cette pratique fâcheuse de stimuler, de surmener les facultés digestives déjà afffaiblies par la maladie. Ajouterai-je que des erreurs aussi désastreuses pour les malades sont commises tous les jours en

Angleterre par des médecins très-haut placés, et que je vois continuellement des femmes anémiques, affectées de maladies utérines chroniques et de troubles intenses de la digestion et de la nutrition, chez lesquelles on combat, depuis des années, une prétendue faiblesse idiopathique par une alimentation animalisée, des stimulants, des toniques et l'exercice?

Les principes d'après lesquels doit être institué le traitement de ces troubles de la digestion et de la nutrition se rapportent à deux indications principales : la première a pour but de combattre, par les moyens locaux convenables, la maladie utérine locale, sans la guérison de laquelle tout traitement général serait parfaitement inutile ; la seconde se propose de ne pas charger l'estomac et les fonctions digestives, au delà de ce qui est conciliable avec la réparation de l'organisme.

L'estomac est un organe musculeux qui réclame du repos, même dans l'état de santé, aussi bien que les autres organes musculaires. Le cœur lui-même, quoique toujours en mouvement, du moins en apparence, est disposé de telle manière que ses éléments musculaires restent en repos pendant une grande partie des vingt-quatre heures. Combien, à plus forte raison, n'est-il pas nécessaire de donner du repos à l'estomac lorsqu'il est débilité et malade, lorsque ses sécrétions sont dépravées, et lorsqu'il y a affaiblissement dans la puissance digestive! Et c'est précisément cet état de l'estomac que l'on choisit pour introduire dans ce viscère, à courts intervalles, dans les vingt-quatre heures, des stimulants et des aliments substantiels qui réclameraient plusieurs heures pour une digestion complète.

Le traitement le plus rationnel, celui que je suis constamment, consiste à mettre l'estomac dans le repos le plus complet possible. Je ne traite pas ces perturbations fonctionnelles de l'estomac, autrement que je ne ferais pour une articulation froissée ou fatiguée. Qui voudrait conseiller à un malade de marcher toute la journée avec un genou ou un cou-de-pied contusionné, pour donner de la force à son articulation? N'est-il pas aussi contraire à la raison de maintenir un estomac malade ou affaibli dans un état de plénitude et de travail continuel, dix-huit heures par jour sur vingt-quatre, afin de rétablir ses forces? D'après ces motifs, je rejette du traitement des troubles sympathiques de l'estomac le précepte si généralement admis dans le traitement de la dyspepsie, à savoir que les malades doivent prendre des aliments peu à la fois et souvent. Au contraire, je ne permets à mes malades de manger de la viande qu'une seule fois par jour; je réduis le nombre des repas à trois, et encore peu substantiels, et j'engage les femmes à user d'aliments dont la digestion s'opère facilement et rapidement dans l'estomac. Avec ces précautions, le travail de l'estomac ne dure que huit ou neuf heures par jour; et cependant l'économie reçoit une quantité suffisante de chyle pour entretenir la nutrition, ce qui vaut mieux que de lui fournir un chyle donné par une alimentation plus nourrissante, mais aussi d'une élaboration moins complète.

Ce besoin d'alimentation, ces sensations de faiblesse, que les malades présentent si souvent dans cet état de perturbation fonctionnelle de la digestion, sont des symptômes véritablement morbides; ils tiennent probablement, ou bien à ce que les digestions se font d'une manière incomplète, ou bien à ce que le chyle, formé dans la digestion, n'est pas susceptible d'une assimilation complète, et est éliminé par les reins, très-peu de temps après sa pénétration dans le torrent circulatoire. Rien ne répond mieux à cette opinion si généralement répandue parmi le peuple, que, dans l'état de faiblesse, il ne faut jamais laisser l'estomac vide. En effet, de deux choses l'une : ou bien les aliments sont parfaitement digérés et peuvent fournir à l'économie des éléments suffisamment réparateurs; dans ces cas, la sensation de la faim est apaisée pendant un certain temps, et la vacuité de l'estomac ne s'accompagne d'aucune sensation désagréable : c'est une espèce de temps de repos pour l'organe, dans lequel il puise de nouvelles forces pour se préparer à un nouvel exercice; ou bien, au contraire, les aliments, par suite de faiblesse ou de maladie, ne sont plus assez digérés pour fournir à l'économie les éléments de la nutrition, et les malades éprouvent la sensation de la faim, très-peu de temps après leur repas. Aussi, cette sensation morbide d'appétence pour les aliments est-elle modifiée beaucoup plus efficacement par une alimentation peu abondante ou peu substantielle, que lorsqu'on gorge les malades d'aliments solides qui ne sont pas digérés, ou qui le sont incomplétement.

Voici le mode d'alimentation que je fais suivre habituellement à mes malades : pour déjeuner, une tasse de chocolat léger, à l'eau ou au lait, avec une tranche de pain au beurre ; pour second déjeuner, un œuf, un bouillon ou un pudding farineux léger, ou tout simplement un peu de pain au beurre ; pour dîner, du poisson, de la volaille, du gibier ou de la viande de boucherie alternativement ; des végétaux, si les malades les supportent bien : on complète le dîner avec un peu de pudding léger fait avec du lait et du riz, du pain au beurre, du sagou, de l'arrow-root, etc. Si les fonctions digestives sont considérablement troublées, les malades doivent s'en tenir, pendant quelque temps, au poisson et à la volaille. En fait de viande, elles font bien de ne pas manger plus d'une côtelette de mouton, et, en fait de volaille, plus d'une aile de poulet ; dans la soirée, on permet un peu de thé léger, mais sans aliment solide. En somme, dans leurs trois repas, les malades ne doivent pas prendre plus de 6 à 12 onces de pain, plus de 8 à 16 onces de lait, sous une forme ou sous une autre, et de 2 à 4 onces de viande, un peu de beurre, quelques végétaux, un bouillon ou un œuf comme accessoires. Certes, cette alimentation, sans être nutritive, n'est pas débilitante ; elle suffirait largement aux besoins de l'économie chez des personnes habituellement sujettes aux dyspepsies ; à plus forte raison est-elle suffisante chez des personnes malades. C'est un fait assez singulier, et dont la vérité m'est cependant démontrée de plus en plus, que les personnes qui souffrent d'accidents dyspeptiques peuvent se nourrir avec une quantité beaucoup moindre d'aliments que celle qui leur serait nécessaire dans l'état de santé parfaite.

Ainsi que je l'ai dit plus haut, toute espèce de stimulant doit être rejetée de l'alimentation ; et parmi les stimulants, je comprends les infusions fortes de thé et de café. Pour boisson, les malades doivent s'en tenir à l'eau pure ou rougie, et à une infusion de thé faible. On peut cependant leur accorder, pour déjeuner, un peu de café fort, étendu dans beaucoup de lait, que les malades supportent souvent mieux que le lait pur. Quant aux fortes infusions de thé, elles sont ordinairement d'un effet fâcheux, et donnent lieu surtout à des spasmes et à de la cardialgie.

Il est des malades qui, n'étant pas habituées à boire de l'eau, finissent par arriver à ne prendre presque pas de liquides. C'est une mauvaise pratique, parce que l'économie animale a autant besoin de boisson que d'aliments pour exécuter ses fonctions multiples. Il faut de toute nécessité que les femmes prennent, sous une forme ou sous une autre, à peu près deux pintes de liquide dans les vingt-quatre heures. J'ai vu souvent des malades, chez lesquelles les urines étaient constamment chargées d'urates, faute de l'ingestion d'une quantité suffisante de boisson.

Il est de la plus haute importance de régler les heures des repas. Je suis loin d'approuver l'habitude que l'on a, en général, de donner à déjeuner aux malades et aux dyspeptiques très-peu de temps après le réveil, ou immédiatement après qu'ils ont quitté le lit. Il est infiniment préférable de mettre un intervalle entre le réveil et le repas ; de cette manière, on permet à l'estomac de prendre ses forces et de se préparer pour le repas du matin. Cette pratique est d'autant plus fondée, qu'il est rare que les malades aient faim immédiatement en se levant. C'est donc entre neuf et dix heures, plus ou moins, suivant l'heure à laquelle les malades se lèvent, qu'il faut placer le premier repas. Quant au dîner, il peut se faire plus ou moins tard, dans l'après-midi, suivant les conditions ou les habitudes des malades. Les personnes accoutumées à dîner de bonne heure semblent digérer mieux leur principal repas dans le milieu de la journée que plus tard. Jamais cependant elles ne doivent dîner plus tôt qu'à deux heures de l'après-midi; sans cela, à l'approche de la nuit, la faim se ferait sentir, et les malades seraient contraintes de souper, ce qui ne manquerait pas de troubler leur sommeil. Lorsque le dîner est pris de bonne heure, on doit accorder un souper léger entre six et sept heures du soir.

Il est d'autres personnes qui ne peuvent digérer facilement des aliments solides dans le milieu du jour; chez ces personnes, il semble que l'estomac ait besoin de toute la journée pour rassembler les forces nécessaires à la digestion. Dans ces cas, on peut permettre un petit déjeuner au milieu du jour, et le dîner ou le dernier repas de la journée est renvoyé à cinq ou six heures du soir.

Si j'ai exposé si minutieusement les règles diététiques qui doivent présider au traitement des troubles de la digestion et de la nutrition, c'est que je suis convaincu que, de leur observation rigoureuse, dépend la guérison définitive des malades, après la curation de l'état local. On peut sans doute employer avec succès, dans le même but, les agents médicamenteux; mais ce sont seulement des moyens accessoires. Si les forces de l'estomac sont constamment surexcitées, si les stimulants augmentent incessamment l'irritation, le traitement médical ne fera que mitiger l'intensité des symptômes morbides, et la santé générale ne se rétablira pas, alors même que tout symptôme de maladie locale aura disparu.

Les principales préparations médicamenteuses dont je fais usage contre ces troubles de la digestion, sont les alcalins, principalement la liqueur de potasse, les acides minéraux, plus particulièrement l'acide hydro-chlorique étendu d'eau, les amers végétaux, l'acide hydrocyanique et le sous-nitrate de bismuth. J'administre les alcalins ou les acides étendus dans une quantité d'eau, et je les fais prendre une heure, ou une heure et demie après le déjeuner. J'ai cru remarquer que, administrés de cette manière, ces médicaments empêchent la formation des urates pendant le cours de la digestion; ou du moins si ces urates se forment, ils restent en solution dans l'urine, et n'en troublent pas la transparence. Cette précaution est bonne à prendre, surtout chez les malades dont les urines sont chargées d'urates, et chez lesquelles la présence de ces sels dans l'urine détermine ou entretient l'irritation de la membrane muqueuse des reins, des uretères et de la vessie.

Les malades qui ont longtemps dissimulé leur faiblesse réelle par l'emploi des stimulants et d'une alimentation exagérée, ne tardent pas à éprouver, immédiatement après qu'on leur a soustrait cette stimulation artificielle, une sensation excessive de prostration, de langueur et de malaise, qui se prolonge pendant un certain temps. C'est que l'emploi des stimulants entretient l'économie dans un état d'excitation fébrile qui semble donner des forces ; et la coloration de la face qui en est la conséquence peut simuler, en certains cas, aux yeux d'un observateur superficiel, la coloration de la santé. Aussi est-il souvent assez difficile de persuader à la malade et à sa famille, qu'il vaut mieux être laissée sous l'influence de son état de maladie, paraître pâle, languissante et faible, que de devoir à des stimulants une apparence toute contraire, mais artificielle.

Si la malade a assez de bon sens pour accepter la faiblesse comme le symptôme et la conséquence naturelle de la maladie pour laquelle elle est en traitement ; si elle se conforme rigoureusement aux prescriptions qui lui sont faites, elle ressent bientôt tous les bienfaits de ce changement de pratique ; elle n'éprouve plus ces alternatives d'excitation morbide ou de dépression excessive ; de jour en jour son état devient plus calme et plus naturel ; et à mesure que la maladie locale s'améliore, que les phénomènes réactionnels s'éteignent, on voit les forces reparaître, non pas d'une manière artificielle et pour un certain temps, mais d'une manière efficace et permanente.

Il est des femmes si profondément imbues de cette idée, que pour regagner leurs forces, il faut qu'elles prennent des aliments ou des stimulants (à cet égard, on retrouve souvent chez elles la trace d'opinions émises par les hommes de l'art), qu'aucun raisonnement ne pourrait les convaincre qu'elles ne mourraient pas d'inanition si elles ne mangeaient pas continuellement, et si elles ne soutenaient leurs forces avec du porter, du vin, des alcooliques. Chez ces femmes, tout raisonnement est inutile ; et cette langueur, qu'elles éprouvent dans les premiers jours où on les a mises à un régime plus sévère, leur est une preuve qu'elles ne peuvent se passer de la stimulation accoutumée. On est donc obligé de transiger avec elles, sous peine de perdre leur confiance, et l'on se borne à combattre la maladie locale, qui est, en définitive, la cause primitive et principale des accidents. Dans ces cas, on finit par guérir la lésion locale, quoique avec un peu plus de difficulté ; mais les malades conservent souvent leurs troubles de la digestion. Je dirai, en terminant, qu'il est quelques cas rares dans lesquels il faut avoir recours de toute nécessité aux stimulants médicaux ou autres, malgré leurs inconvénients, parce que l'économie est réduite momentanément à un état de débilité qui rend indispensable une stimulation temporaire.

L'irritation de la membrane muqueuse des organes urinaires des reins, des uretères, de la vessie, et plus particulièrement de ce dernier organe, reconnaît le plus souvent pour cause la présence, dans les urines, d'une grande quantité d'urates. Ces sels, tenus en suspension, irritent la membrane muqueuse et peuvent devenir souvent le point de départ d'une irritation très-vive, d'une inflammation subaiguë. Lorsqu'il en est ainsi, il n'y a de soulagement réel pour les malades qu'à partir du moment que la digestion a repris son cours normal ; et comme les troubles de la digestion sont eux-mêmes sous l'influence de la maladie utérine, c'est, en définitive, de celle-ci qu'il faut d'abord s'occuper, avant de remédier à l'irritation vésicale.

Il est des cas dans lesquels l'urine a repris ses propriétés normales par suite du rétablissement des fonctions digestives, que la vessie continue à présenter encore un état d'irritation pathologique. L'urine, ce fluide si irritant pour les surfaces muqueuses ou cutanées, n'agit pas heureusement de la même manière sur la membrane muqueuse du réservoir destiné à la contenir ; mais lorsque la sensibilité de la vessie a été pathologiquement surexcitée, l'urine, même à l'état normal, peut être longtemps encore une source d'irritation. De là ce besoin fréquent d'uriner, ces douleurs que produit l'urine à son passage dans l'urètre, surtout au col de la vessie. J'ai essayé beaucoup de substances médicamenteuses dans le but de modifier ces accidents, mais sans grand succès. Le plus souvent, on voit ces phénomènes s'affaiblir graduellement après la disparition des causes qui les ont produits, c'est-à-dire l'altération de l'urine et le voisinage de la maladie de l'utérus. Lorsque cette irritation de la vessie a duré pendant plusieurs années, ce réservoir peut rester dans un état de contraction tel qu'il puisse à peine contenir quelques onces d'urine, même en l'absence de tout état morbide. C'est là une condition très-fâcheuse, parce que les malades sont forcées de rendre leurs urines toutes les deux ou trois heures, et que la guérison est ordinairement très-douteuse.

Ainsi que nous l'avons vu, la guérison de l'inflammation et de l'ulcération de l'utérus peut avoir quelquefois des effets assez fâcheux sur l'irritation de la vessie, qui augmente considérablement, ou qui apparaît, même lorsqu'elle n'existait pas auparavant. Frappé de cette circonstance, j'ai pensé que cela pouvait tenir à la suppression d'une dérivation habituelle, exercée par l'inflammation utérine. J'ai cru devoir remplacer cette dérivation par un cautère appliqué immédiatement au-dessus du pubis, et entretenu pendant plusieurs mois. Le succès a couronné quelquefois cette tentative. Quant aux préparations médicamenteuses, je citerai comme ayant été le plus utiles, les alcalins seuls ou combinés avec la jusquiame ou avec le camphre, le baume de copahu et autres substances résineuses.

Dans le cas de perturbation des fonctions digestives, la constipation peut dépendre souvent de l'inertie de la partie supérieure du gros intestin. Les matières n'arrivent pas jusqu'au rectum ; et c'est en vain qu'on donne des lavements pour procurer des évacuations. Si l'on ne réussit pas à faire disparaître la constipation à l'aide de moyens diététiques seulement, de l'usage du pain bis, de certains fruits, etc., il faut avoir recours aux purgatifs. Pour moi, je ne les emploie que lorsqu'ils sont absolument indispensables, et je prescris alors quelques grains de pilules de rhubarbe composées, ou de quelque autre purgatif doux, que je fais prendre aux malades le soir en se couchant. C'est toujours avec regret que j'emploie les purgatifs d'une manière suivie, parce que le rétablissement des fonctions digestives se fait, dans ce cas, avec la plus grande difficulté. Les purgatifs ont encore l'inconvénient d'augmenter la tendance aux hémorrhoïdes et au prolapsus de l'anus, qui est si marqué chez beaucoup de malades affectées de maladies de l'utérus.

Lorsque les hémorrhoïdes et la chute de l'anus coexistent avec l'inflammation utérine, ces affections ne réclament, à proprement parler, aucun traitement particulier. Seulement il est plus que jamais nécessaire d'entretenir la liberté du gros intestin, parce que l'accumulation des matières, gênant la circulation intestinale, accroît mécaniquement la maladie du rectum. Les lavements froids rendent de grands services dans ces circonstances, comme moyen de diminuer la congestion et le relâchement de la membrane muqueuse. L'affection utérine définitivement guérie, et la malade revenue à la santé, le prolapsus de l'anus disparaît souvent complétement, sans aucun autre traitement; il en est de même des hémorrhoïdes; toutefois la guérison spontanée est moins commune.

Lorsque la congestion s'étend au foie, et qu'il survient des symptômes bilieux, ou bien lorsque ces symptômes se manifestent indépendamment de la congestion, en même temps que les troubles des fonctions digestives, il peut être utile d'avoir recours à l'administration du calomel ou des pilules bleues. Le calomel convient surtout dans le cas de diarrhée ou de vomissement bilieux ; mais il est rarement utile d'en continuer l'usage ; les applications de sangsues seules échouent souvent devant ces symptômes de congestion du foie, quelle qu'en soit la cause ; mais lorsqu'on s'en sert en temps utile, on peut empêcher la congestion utérine de s'étendre à l'organe hépatique, et prévenir ainsi l'explosion périodique des accidents bilieux, dans les cas où il y a tendance à ces accidents. Je me suis arrêté aujourd'hui à un traitement qui consiste à faire appliquer des sangsues de temps en temps après les époques menstruelles, dans le cas où, après la guérison de la maladie utérine, la menstruation reste rare ou est supprimée, et dans lesquels la congestion, s'étendant graduellement de l'utérus aux autres organes abdominaux, donne naissance à des symptômes bilieux lorsqu'elle atteint le foie.

L'amaigrissement, le trouble de la nutrition générale qui accompagnent si fréquemment les maladies inflammatoires chroniques de l'utérus, tiennent, en grande partie, aux troubles des fonctions digestives. Il faut donc s'attacher à faire disparaître la cause primitive du mal. La réaction sympathique que l'utérus malade exerce sur l'estomac atteint, à leur source, les fonctions nutritives. Le seul moyen d'annihiler cette réaction morbide, c'est de guérir la maladie utérine. Sans cela, le chyle produit dans la digestion continue à être altéré, et la nutrition générale se détériore de plus en plus. Nul doute aussi que l'utérus n'exerce directement une action sympathique dépressive sur les fonctions d'assimilation et de nutrition; mais la preuve que l'état d'amaigrissement, que la pâleur, la coloration jaunâtre, la teinte anémique enfin, tiennent surtout à une dépravation de la digestion, c'est que si l'estomac résiste à l'action de la maladie locale, s'il conserve son activité fonctionnelle, les malades peuvent rester pendant de longues années avec leur affection sans éprouver de faiblesse ou de débilité, sans perdre même les apparences extérieures de la santé.

Les troubles des sens spéciaux, de la vue, de l'ouïe et de la sensibilité cutanée que l'on observe parfois dans les maladies inflammatoires chroniques du col de l'utérus, ne réclament aucun traitement particulier : ce sont des états purement symptomatiques de l'état morbide général de l'économie, que l'on ne peut traiter qu'en guérissant la maladie qui en est le point de départ. De cette manière, on s'oppose presque constamment à l'exagération de ces perturbations fonctionnelles; mais il n'est pas toujours facile de rendre aux malades, même après la guérison de la maladie utérine, l'intégrité du sens qu'elles avaient perdu.

L'hystérie convulsive, qui reconnaît pour cause une maladie utérine, est presque toujours une complication formidable. Les accès convulsifs sont généralement graves et répétés ; ils surviennent à la moindre exacerbation, souvent même, sous l'influence immédiate des moyens thérapeutiques mis en usage pour traiter la maladie locale qui occasionne l'affection hystérique. Le praticien peut se trouver ainsi placé dans un dilemme fort embarrassant : s'il ne combat pas la maladie utérine, les accès convulsifs deviennent de plus en plus fréquents et intenses, et peuvent même mettre la vie des malades en danger ; d'un autre côté, s'il pratique la cautérisation de l'ulcération qui existe le plus souvent dans des cas de ce genre, chacune de ces cautérisations peut être suivie de la reproduction des accès convulsifs. Entre ces dangers, il faut choisir le moindre. Comme en définitive la guérison de la malade, tant sous le rapport de l'affection utérine que de la maladie convulsive, dépend de la guérison de l'inflammation et de la cicatrisation de l'ulcération, il faut mettre en usage le traitement rigoureusement indiqué, sans se préoccuper de ses effets immédiats, mais cependant en prenant toutes les précautions convenables pour prévenir les accès convulsifs, ou pour en diminuer l'intensité. Dans ce but, on peut employer avec succès les lavements laudanisés, et le chloroforme à l'intérieur ou en inhalations. En général, les accès convulsifs disparaissent dès que la maladie utérine est guérie, ou bien ils ne se montrent qu'aux époques menstruelles, et encore pendant un temps très-court. Au reste, le remède le plus sûr pour se mettre à l'abri des accès convulsifs ramenés par la menstruation, et qui peuvent se montrer avant, pendant et après les règles, c'est encore une application de sangsues sur le col de l'utérus. On se trouve aussi très-bien des applications de sangsues, de sinapismes, de vésicatoires, sur la région sacro-dorsale.

Lorsque les malades ne dorment pas ou n'ont qu'un sommeil

peu réparateur et troublé par des rêves, je me garde bien de prescrire des opiacés ou d'autres calmants, qui font ordinairement plus de mal que de bien. Le meilleur moyen de rendre le sommeil, c'est d'améliorer l'état de la maladie locale et des troubles fonctionnels sympathiques qu'elle entraîne à sa suite. Le retour du sommeil doit être considéré comme un symptôme très-favorable, indiquant une amélioration réelle.

Inflammation du col de l'utérus, considérée en général.

Sous l'influence du traitement local et général que je viens de faire connaître, l'inflammation, l'ulcération et l'hypertrophie du col de l'utérus peuvent toujours être conduites à une bonne terminaison, et les malades être rendues à un assez bon état de santé. Le plus ordinairement, tous les symptômes locaux disparaissent avec la maladie qui en est l'origine ; mais les choses ne se passent pas toujours ainsi. Les douleurs dans le dos, l'irritation vésicale, la difficulté dans la marche, peuvent persister, plus ou moins, à un plus ou moins haut degré, longtemps après la guérison complète de la maladie locale; toutefois, ces accidents disparaissent presque toujours à la longue, à moins que le corps de l'utérus ne reste dans un état d'inflammation, d'hypertrophie chronique, ou bien que des changements morbides permanents ne se soient produits dans la vessie ou dans le rectum.

Les mêmes remarques peuvent s'appliquer aux symptômes généraux. Il peut arriver que la santé ait ressenti, de la persistance de la maladie utérine, une atteinte tellement profonde que l'économie ait besoin d'un certain temps pour se retremper et pour se soustraire aux conséquences fâcheuses de la maladie. C'est ainsi que, dans certains cas, les troubles de la digestion et de la nutrition persistent, et que les malades présentent encore pendant quelque temps des symptômes nerveux et hystériques. Mais, dans presque tous les cas, ces accidents finissent par disparaître, à moins que les altérations pathologiques que j'ai énumérées plus haut ne s'établissent et ne persistent indéfiniment. En général, dans la majorité des cas, à mesure que la maladie utérine marche vers la guérison, la santé générale se rétablit, et peu de temps après la guérison complète de la maladie locale, le rétablissement est parfait ou à peu près parfait. Quelquefois cependant, la santé semble avoir trop souffert pour que le rétablissement puisse avoir lieu.

La durée du traitement varie nécessairement suivant la nature, l'étendue et l'intensité de la maladie, suivant les changements de structure qu'elle a déterminés, et suivant l'influence exercée par la menstruation sur ses phénomènes. Cette dernière circonstance est une de celles qui influent le plus sur la durée du traitement. Si les accidents s'exaspèrent à chaque époque menstruelle, le traitement est toujours assez long. Aussi le voit-on durer plusieurs mois dans tous les cas de ce genre, principalement dans les cas d'ulcération et d'hypertrophie, qui sont si souvent accompagnés de ces exacerbations aux époques menstruelles. Depuis que je me suis fait un devoir d'examiner avec le plus grand soin l'état de la cavité du col, et de ne pas cesser le traitement tant qu'il reste en ce point le moindre vestige de maladie, je mets beaucoup plus de temps pour guérir mes malades; mais en revanche, une fois guéries, je ne vois plus ces rechutes de l'ulcération, si communes autrefois dans la pratique, et qui tiennent évidemment à ce que la maladie n'a pas été suivie dans l'intérieur de la cavité du col, et par conséquent n'a pas été entièrement déracinée.

Au reste, il y a bien peu de maladies dans lesquelles le traitement donne des résultats plus satisfaisants que ceux que l'on obtient dans les maladies utérines, pourvu que l'on connaisse leur nature véritable, et qu'on use d'une thérapeutique rationnelle. Je vois tous les jours des femmes pâles, faibles, dont la constitution est fortement détériorée, et dont la vie est troublée depuis des années par des souffrances désespérantes, revenir, grâce au traitement, à un état de santé parfaite, comme par une espèce de résurrection.

L'un des résultats les plus heureux de la guérison de la maladie utérine, c'est de rendre aux femmes leur égalité de caractère, le calme et la tranquillité qu'elles avaient autrefois. On voit en effet, surtout dans les classes élevées de la société, les femmes les plus intelligentes et les plus raisonnables, devenir, sous l'influence d'une maladie utérine, irritables, difficiles, nerveuses, capricieuses. Ce changement, qui survient dans leur caractère, les rend à charge à elles-mêmes et à ceux qui les entourent; eh bien! le traitement que l'on fait subir à l'affection utérine a l'influence la plus heureuse sur cet état moral, et, à mesure que les femmes se rétablissent, elles redeviennent ce qu'elles étaient auparavant.

Inflammation du col de l'utérus chez les filles vierges, pendant et après la grossesse et à une époque avancée de la vie.

Les règles que j'ai posées, relativement au traitement local et général de l'inflammation et de l'ulcération du col de l'utérus, s'appliquent au traitement de ces maladies, quelle que soit la phase de l'existence féminine à laquelle on les observe. J'ai donc bien peu de chose à ajouter, relativement aux diverses formes de ces affections utérines.

Chez les filles vierges, toute la difficulté du traitement gît dans la question de savoir s'il faut recourir à un examen physique direct. La maladie une fois bien connue, le traitement ne diffère, sous aucun rapport, de celui de la même affection chez les femmes mariées.

L'existence de la grossesse, bien loin d'être un obstacle au traitement local de l'inflammation et de l'ulcération du col de l'utérus, doit, au contraire, engager à recourir à ce traitement sans aucun délai, à moins que la malade ne soit parvenue à la dernière période de la grossesse. Dans ce dernier cas, comme le fœtus est déjà viable, et que le relâchement du vagin s'oppose, jusqu'à un certain point, à ce qu'on explore parfaitement le col, il vaut mieux, à moins que les symptômes ne soient urgents, s'en tenir à des injections astringentes, et ajourner tout examen au spéculum après l'accouchement. Pendant les six ou sept premiers mois de la grossesse, au contraire, le devoir du médecin est de traiter la maladie, parce que, en guérissant l'ulcération, ou en modifiant sa vitalité, non-seulement on épargne beaucoup de souffrances aux malades, mais encore on prévient souvent l'avortement. Le traitement local comprend les injections astringentes et les cautérisations avec le nitrate d'argent, ou avec le nitrate acide de mercure. Je ne me sers jamais, dans ces circonstances, de la pâte de Vienne, parce que son emploi pourrait donner lieu à une réaction trop énergique. D'ailleurs, la grossesse fait peu à peu elle-même ce qu'on attend des cautérisations profondes, c'est-à-dire qu'elle ramollit l'induration. Les applications de sangsues sur le col ne me paraissent nullement indiquées. Je dois dire cependant que j'en ai fait appliquer, sans avoir connaissance de la grossesse, chez des femmes enceintes d'un ou de deux mois, et que non-seulement je n'ai pas eu d'accident, mais encore que les femmes s'en sont généralement bien trouvées.

Lorsque tout fait supposer, après un avortement ou un accouchement, qu'il existe une ulcération du col de l'utérus, j'attends toujours quatre ou cinq semaines avant de faire un examen, à moins que l'avortement n'ait eu lieu de très-bonne heure. Que l'écoulement sanguin soit arrêté ou non, j'applique le spéculum et je cautérise la surface ulcérée avec le nitrate d'argent. Quelle que soit l'origine de l'écoulement sanguin, qu'il soit ou non fourni par l'ulcération, la cautérisation arrête cet écoulement d'une manière presque certaine, et la maladie rentre dans le cadre habituel des inflammations avec ulcération du col de l'utérus. Je ferai ici une remarque que j'aurais peut-être dû faire plus tôt : c'est que, pendant un certain temps après l'accouchement, et durant toute la période de l'allaitement, la membrane muqueuse du vagin conserve une coloration d'un rose vif, résultat d'une congestion physiologique sympathique. Il ne faudrait donc pas considérer cette coloration comme un état pathologique, et faire subir un traitement en conséquence.

Relativement au traitement de l'inflammation et de l'ulcération du col chez les femmes âgées, je ne ferai qu'une seule remarque, et cette remarque porte sur la difficulté que l'on éprouve à en obtenir la guérison. Une ulcération, quelquefois peu étendue, résiste aux moyens habituels, et réclame, pour guérir, l'emploi des caustiques les plus énergiques, du cautère actuel ou de la pâte de Vienne. La guérison obtenue, l'atrophie, qui se produit physiologiquement dans l'utérus après la cessation définitive de la menstruation, s'empare de l'organe et en diminue quelquefois le volume avec une extrême rapidité.

Métrite aiguë.

L'inflammation aiguë de l'utérus, qui survient en dehors de la grossesse, s'étend rarement au péritoine. Aussi n'est-il pas nécessaire, dans cette forme de métrite, d'employer un traitement antiphlogistique aussi énergique que dans la métrite puerpérale.

Chez les femmes jeunes et pléthoriques, chez lesquelles les symptômes inflammatoires sont très-marqués, il peut être utile en commençant de faire une saignée du bras. Le plus souvent, cependant, il suffit d'une application de sangsues sur le bas-ventre, à l'hypogastre ou dans les régions ovariques. On peut faire appliquer de dix à vingt sangues, suivant l'intensité des accidents, et y revenir une seconde fois dans les vingt-quatre heures, si les symptômes inflammatoires persistent. Il faut se le rappeler : dans la métrite aiguë non puerpérale, s'il y a peu à craindre que l'inflammation s'étende au péritoine, il faut se défier de voir l'inflammation se propager aux ligaments larges, et donner lieu à la formation d'un véritable abcès. Il faut donc, au début, proportionner l'intensité des moyens mis en usage avec les craintes que l'on peut avoir relativement à la marche et à la terminaison de la maladie. Les applications de sangsues seraient certainement plus utiles si on les faisait directement sur le col de l'utérus ; mais dans cette affection, la sensibilité de l'organe utérin et des parties adjacentes est si exagérée, qu'on ne peut guère songer à l'introduction du spéculum.

A ces moyens, il faut ajouter des cataplasmes de graine de lin, peu épais et assez larges pour recouvrir toute la partie inférieure de l'abdomen. Ces cataplasmes paraissent agir principalement en relâchant les parois abdominales. Malheureusement, il est des femmes qui ne peuvent les supporter, et chez lesquelles le poids du cataplasme réveille les douleurs. Dans ces cas, on peut substituer aux cataplasmes des fomentations tièdes et calmantes.

Le traitement général comprend les moyens suivants : repos absolu au lit, diète, administration des purgatifs, des médicaments salins diaphorétiques et du tartre stibié à petite dose. Il est rarement utile de donner le tartre stibié à haute dose, ou d'administrer le calomel et l'opium, comme on le fait dans la métro-péritonite puerpérale. Toutefois, si les symptômes inflammatoires, au lieu de céder aux moyens que nous venons d'énumérer, augmentaient d'intensité ; si l'on pouvait craindre l'extension de la maladie à d'autres organes importants, il ne faudrait pas hésiter à recourir à l'emploi de ces agents pour enrayer l'inflammation.

Traitée d'une manière judicieuse, la métrite aiguë se termine presque toujours par résolution, dans un intervalle de cinq à douze jours. Il peut arriver cependant, malgré l'emploi d'un traitement énergique, que l'inflammation s'étende aux ligaments larges, donne naissance à un abcès, ou passe à l'état chronique.

Métrite chronique.

La métrite chronique, qu'elle occupe la totalité de l'utérus, ou qu'elle soit limitée à un point particulier de cet organe, comme cela a lieu ordinairement, constitue une maladie des plus rebelles aux moyens thérapeutiques ; elle est surtout rebelle lorsqu'elle occupe la paroi postérieure de la matrice, et lorsqu'elle résulte de l'extension graduelle de l'inflammation et de l'induration chronique du col, au corps de cet organe. Lorsqu'elle succède à une inflammation aiguë de l'utérus, ou bien à une inflammation avec suppuration des ligaments larges, elle est en général plus facile à déraciner.

Si la métrite chronique est produite ou entretenue par une ulcération ou une inflammation subaiguë du col de l'utérus, la première chose à faire est de combattre cette affection locale par les moyens que nous avons indiqués plus haut. Cette pratique est absolument nécessaire, parce que la maladie du col agit comme une épine qui entretient l'irritation dans le système utérin tout entier. En employant les émissions sanguines locales et les autres moyens antiphlogistiques dont nous avons parlé, en soutenant la santé générale par les moyens diététiques et par les agents médicamenteux qui sont indiqués, on obtient souvent la guérison de la maladie du corps de l'utérus, en même temps que celle de l'inflammation du col. Dans quelques cas, cependant, bien que le col soit le point de départ de la maladie, l'induration inflammatoire chronique persiste dans le corps de l'utérus après la disparition complète de tous les phénomènes morbides du côté du col.

Dans ces derniers cas, comme dans tous ceux dans lesquels l'inflammation chronique a élu droit de domicile dans le corps de l'utérus, la ténacité de la maladie est extrême, et la difficulté de la faire disparaître non moins grande. Aussi est-il à peu près impossible de dire combien il faudra de temps pour obtenir la résolution de la maladie ; quelques mois peuvent suffire, d'autres fois il faudra des années d'un traitement actif et persévérant.

Les moyens thérapeutiques locaux le plus généralement applicables dans ces circonstances sont : le repos dans la position horizontale, l'emploi des injections vaginales, émollientes ou astringentes, et les applications de sangsues sur le col de l'utérus, faites de temps en temps, avant, pendant ou après les règles, suivant l'époque à laquelle se montrent les accidents. C'est le plus souvent la menstruation qui entretient l'inflammation chronique. Rien n'est donc plus utile pour calmer les exacerbations de l'inflammation et de la douleur qui surviennent aux époques menstruelles, que de tirer directement du sang de l'utérus, par l'application de quelques sangsues sur le col. Pendant ces exacerbations, on se trouve fort bien aussi des lavements avec quelques gouttes de laudanum, ou du chloroforme administré par diverses voies. On parvient ainsi à faire traverser à la malade la période menstruelle, sans qu'il en résulte un accroissement marqué et permanent dans l'intensité de la maladie utérine. Dans les cas extrêmement rebelles, je fais appliquer quelquefois un cautère, immédiatement au-dessus du pubis, que j'entretiens pendant quelques mois. Je me suis bien trouvé de ce traitement, que j'avais vu employer avec succès par M. Gendrin.

A l'ensemble des moyens généraux de traitement dont j'ai donné la description dans les pages précédentes, on peut ajouter, dans les cas de métrite chronique, l'administration de l'iode ou des mercuriaux. Je dois cependant déclarer que je n'ai pas obtenu, de ces médicaments, les bons effets auxquels je m'attendais d'après les assertions de quelques médecins. Cette différence entre les résultats que j'ai obtenus dans ma pratique et ceux annoncés par d'autres médecins, mérite une explication; mais cette explication, si elle est exacte, ne viendra guère à l'appui de l'opinion de ceux qui attachent tant d'importance à l'action de ces médicaments, dans le traitement de l'inflammation et de l'hypertrophie chronique du col de l'utérus.

La plupart des malades affectées de métrite chronique, que j'ai rencontrées dans ma pratique, étaient atteintes de leur maladie utérine depuis plusieurs années; par suite, leur santé générale était depuis longtemps fortement altérée. Chez ces malades, ainsi que je l'ai dit plus haut, on n'aurait guère été autorisé à employer, sans nécessité absolue, des médicaments comme l'iode ou les mercuriaux. En effet, pour obtenir de ces agents une action efficace sur la nutrition d'un organe chroniquement enflammé, il faudrait de toute nécessité en prolonger l'emploi pendant un certain temps, et en saturer l'économie. Or, comment justifier l'emploi de pareils moyens, chez des femmes déjà réduites à un état de faiblesse et d'amaigrissement extrêmes par l'effet d'une maladie chronique?

Ces opinions que je professe relativement à l'administration de l'iode et des mercuriaux, sous quelque forme, et de quelque manière qu'ait lieu cette administration, m'ont conduit à ne jamais employer ces moyens, tant que je n'ai pas encore épuisé toutes les ressources du traitement local et général. Je me suis assuré ainsi qu'il est rarement nécessaire d'y avoir recours, et que le plus souvent on peut obtenir sans eux la guérison de l'inflammation chronique. D'un autre côté, dans le petit nombre de cas rebelles, dans lesquels, faute de succès, je me suis cru obligé d'en faire usage, je n'ai pas obtenu, à beaucoup près, des résultats aussi favorables. Je me crois donc autorisé à conclure que, si ces agents thérapeutiques ont réussi plus souvent entre les mains d'autres praticiens qu'entre les miennes, c'est parce qu'ils en ont fait usage, d'une manière générale, dès l'abord, dans les premières périodes du traitement, en même temps que d'autres moyens qui, à eux seuls, eussent suffi probablement pour guérir la maladie.

Lorsque tous les moyens thérapeutiques usuels, en y comprenant l'emploi de l'iode et des mercuriaux, ont échoué contre l'inflammation et l'induration chronique de l'utérus, j'ai établi, avec succès, dans plusieurs cas, des espèces de cautères sur le col de l'utérus, avec la potasse caustique ou la pâte de Vienne, alors même que le col était parfaitement sain.

Le premier cas dans lequel j'ai eu recours à ce mode de traitement si énergique, est celui d'une dame que je traitais depuis plus de deux ans, sans avoir pu obtenir de résultat favorable, malgré les nombreux moyens que j'avais employés; la lèvre postérieure de l'utérus présentait plusieurs nodosités très-douloureuses ; elle était fortement augmentée de volume, et en rétroversion ; la maladie existait depuis plusieurs années ; j'avais fait appliquer un cautère au-dessus du pubis ; et de tous les moyens que j'avais employés, c'était le seul dont je me fusse assez bien trouvé. Je songeai que si j'appliquais un cautère sur le col de l'utérus qui était sain, mais hypertrophié, j'obtiendrais un effet révulsif beaucoup plus puissant. J'hésitai longtemps dans la crainte d'une violente réaction inflammatoire, et surtout dans la crainte d'une métrite aiguë ; mais la persistance des accidents leva tous mes scrupules, et je me décidai à appliquer la cautérisation. J'y revins quatre fois, à intervalles de six à dix semaines, et toujours avec d'heureux résultats. Les nodosités de la région postérieure de l'utérus diminuèrent beaucoup de volume ; il en fut de même de l'hypertrophie ; et la malade se trouva débarrassée en grande partie des douleurs et de la gêne qu'elle éprouvait dans l'abdomen. L'amélioration a marché graduellement depuis : il y a maintenant un an que j'ai pratiqué la cautérisation pour la dernière fois.

Depuis lors, j'ai adopté le même traitement, et j'en ai obtenu des succès, peut-être même plus marqués que dans le cas précédent, tout cela sans aucun accident fâcheux. L'application de la potasse caustique s'accompagne bien d'un peu plus de douleur et de troubles réactionnels plus marqués que dans les cas où la cautérisation est pratiquée pour l'inflammation du col seulement ; mais rien ne m'a fait concevoir jusqu'à ce jour des craintes sur la production d'une réaction inflammatoire trop vive. Il ne faut pas oublier d'ailleurs que, pour obtenir la résolution d'une maladie aussi rebelle, il faut agir profondément sur la vitalité des tissus malades, et susciter par conséquent un certain degré de réaction utérine. En même temps je dirai que je ne recommande cette méthode de traitement que pour les cas extrêmes, contre lesquels tous les autres moyens ont échoué et qui remontent déjà à une époque ancienne.

Lorsque l'inflammation occupe principalement la paroi postérieure de l'utérus, et que celle-ci, en rétroversion, pèse sur le rectum, comme cela a lieu habituellement, il est difficile de remédier à la constipation, qui est presque toujours le symptôme prédominant. Les lavements d'eau froide ou tiède, si utiles dans d'autres cas, ne peuvent être employés, parce que toute tentative pour dilater la partie inférieure de l'intestin soulève l'utérus rétroversé et enflammé, et donne lieu, en général, à des douleurs très-vives. On est bien forcé d'en venir alors aux purgatifs. Seulement, il faut choisir des purgatifs doux, qui agissent particulièrement sur la partie inférieure des intestins, et les donner à aussi petite dose que possible. Il ne faut encore y revenir que rarement, et seulement pour empêcher l'accumulation des matières endurcies, immédiatement au-dessus de l'utérus rétroversé. Dans les cas de ce genre, on peut considérer comme une grande amélioration cette circonstance, que les malades peuvent prendre des lavements, sans en éprouver de douleur.

Toutes les tentatives mécaniques, sans exception, qui ont pour but de replacer l'utérus enflammé et rétroversé, sont non-seulement inutiles, mais encore fâcheuses pour les malades. Si l'utérus est rétroversé, c'est qu'il est enflammé et augmenté de volume. Le seul traitement rationnel du déplacement, c'est celui de la maladie qui l'occasionne. Je ne saurais trop le redire : l'utérus n'est pas une articulation susceptible d'être luxée, que l'on puisse réduire par des moyens mécaniques ; c'est un organe suspendu et comme équilibré dans la cavité du bassin. C'est donc une conduite on ne peut plus irrationnelle que de vouloir rétablir l'utérus dans sa position normale, au moyen d'une sonde ou d'une bougie, lorsqu'il a été déplacé par une hypertrophie inflammatoire. On peut relever l'utérus rétroversé avec la sonde utérine des centaines de fois, que le déplacement se reproduira immédiatement, quand on aura retiré la sonde, parce que rien ne maintient l'organe dans la situation nouvelle où on l'a placé.

Ainsi que je l'ai dit ailleurs, la rétroversion de l'utérus peut se produire dans trois cas différents : ou bien il existe des tumeurs fibreuses dans la paroi postérieure de l'organe, et l'utérus est entraîné en arrière ou en rétroversion par le poids de ces tumeurs ; ou bien la rétroversion, quelle qu'en soit la cause, est *accompagnée* d'une maladie inflammatoire du corps ou du col de l'utérus ; ou bien enfin il y a rétroversion, sans aucune altération phlegmasique.

Dans le premier cas, les symptômes morbides manquent complétement, jusqu'au moment où la tumeur fibreuse augmente notablement de volume, et vient, par la pression qu'elle exerce sur le rectum, mettre obstacle au passage des matières. Dans ces cas, que la tumeur soit petite ou grosse, à quelque degré que soit portée la rétroversion, il n'y a malheureusement rien à faire : petite, c'est en vain qu'on voudrait entraîner l'utérus en avant, il tomberait immédiatement en arrière ; volumineuse, si la tumeur ne s'échappe pas du bassin, elle ne tarde pas à devenir fixe et immobile.

Lorsque l'inflammation de l'utérus, de son col, ou de ses cavités accompagne la rétroversion, quelle que soit d'ailleurs la cause de celle-ci, c'est la maladie inflammatoire qui donne lieu aux principaux symptômes morbides, et non pas la rétroversion : c'est donc la maladie inflammatoire, et non le déplacement qu'il faut combattre. Si l'opinion contraire prévaut parmi quelques médecins modernes, c'est qu'ils sont sous l'influence de vues théoriques erronées : ils s'attachent à la maladie secondaire et négligent la maladie primitive ; ils poursuivent l'ombre pour le corps. Cette erreur a malheureusement des conséquences fâcheuses dans la pratique, et je vois continuellement des malades, chez lesquelles on a méconnu et négligé une maladie inflammatoire très-évidente, et que l'on a torturées de toutes manières, pour réduire une rétroversion, que l'on regardait comme le point de départ de tous les accidents [1].

[1] Depuis que j'ai écrit ce qui précède, j'ai été consulté pour une dame dont l'observation vient tout à fait à l'appui de l'opinion que je défends ici. Cette dame a été réglée assez tard : les règles avaient été d'abord irrégulières et toujours très-douloureuses. Mariée à l'âge de vingt-deux ans, elle quitta immédiatement l'Angleterre pour aller habiter un pays tro-

Ce qui prouve que la rétroversion de l'utérus n'est qu'un épiphénomène de la maladie, dans les cas auxquels je viens de faire allusion, c'est-à-dire ceux qui sont accompagnés d'un état phlegmasique, c'est que, les accidents inflammatoires guéris, tous les symptômes morbides disparaissent, sans qu'on ait besoin de combattre directement la rétroversion ; et dans la plupart des cas, l'utérus reprend peu à peu, entièrement ou à peu de chose près, sa situation naturelle. Mais que l'utérus se replace ou non, cela est de peu d'importance. J'ai obtenu un rétablissement complet, avec possibilité d'accomplir tous les devoirs de la vie sociale, chez un très-grand nombre de femmes, qui pré-

pical. Bientôt après son arrivée, elle commença à avoir des flueurs blanches, à éprouver des douleurs dans le dos et dans les côtés ; en même temps le coït devint très-douloureux; sa santé allait s'altérant rapidement. On crut à une influence fâcheuse du climat, et la malade fut renvoyée en Angleterre, un an après. Elle se mit entre les mains d'un médecin haut placé, qui la traita longtemps pour une prétendue maladie des pays chauds, sans soupçonner l'existence d'une affection utérine. Pendant deux ans, cette dame consulta un grand nombre de médecins, sans qu'elle sût à quoi s'en tenir sur la nature de sa maladie. Les symptômes locaux persistaient, quoique d'une intensité moindre qu'auparavant. Elle se décida à retourner auprès de son mari; mais elle était à peine arrivée qu'elle tomba de nouveau malade. Les symptômes utérins augmentèrent rapidement, la faiblesse fit des progrès, et à deux reprises différentes la malade eut la fièvre du pays. Cette fois, l'existence de l'affection utérine fut reconnue par les médecins qui lui donnaient des soins; mais on ne fit rien pour la combattre, et on conseilla à la malade de changer de climat et d'aller se faire soigner en Angleterre. A son arrivée, elle réclama les soins d'un accoucheur éminent, qui professe la doctrine mécanique des déplacements utérins. Elle éprouvait alors des douleurs vives dans les régions lombo-dorsales, ovariques et hypogastriques, des pesanteurs dans le ventre, avait des flueurs blanches abondantes, et pouvait à peine marcher. Elle était pâle et amaigrie, ressentait des douleurs atroces aux époques menstruelles, ne pouvait supporter le coït, et était sujette à de la dyspepsie, de la cardialgie, de la céphalalgie et de l'insomnie ; autrement dit, elle présentait tous les symptômes généraux et locaux d'une inflammation utérine chronique.

Le toucher fut pratiqué chez cette dame ; on lui dit qu'elle avait seulement un déplacement de l'utérus, que cet organe était en rétroversion, et que si on le ramenait à sa position naturelle, elle se trouverait parfaitement bien. En conséquence, l'utérus fut replacé avec la sonde utérine, à de courts intervalles, pendant six semaines, et on lui fit porter, d'une manière permanente, le pessaire de M. Simpson. Le replacement de l'uté-

sentaient encore de la rétroversion lorsque j'ai cessé de leur donner des soins, et qui doivent très-probablement en présenter encore ; ces femmes n'éprouvaient aucun symptôme qui pût leur faire croire que l'organe ne fût pas dans sa situation normale. Je ne crois pas même, contrairement à ce qu'on a affirmé, que ces déplacements s'opposent ultérieurement à l'imprégnation. La véritable cause de la stérilité, c'est la maladie inflammatoire qui accompagne la rétroversion, et non la rétroversion elle-même.

Lorsque la rétroversion n'est compliquée ni de la présence de tumeurs ni de celle d'une altération inflammatoire, il n'existe

rus déterminait toujours beaucoup de douleur, de même que l'introduction du pessaire intra-utérin. Cependant, après beaucoup de souffrances, elle finit par s'y accoutumer, et le porta pendant six mois. Après ce temps, le pessaire fut enlevé par le médecin qui lui dit que la matrice avait repris sa place normale, que l'on avait fait pour elle tout ce que pouvait l'art médical, et qu'elle ne tarderait pas à être rendue à la santé.

Cela se passait deux ans avant que je fusse consulté, et dans l'intervalle la malade resta dans un état valétudinaire, comme avant son arrivée en Angleterre. Persuadée qu'on ne pouvait rien faire pour elle, elle n'avait réclamé aucun secours médical. Lorsque je fus appelé auprès d'elle, je trouvai les symptômes généraux et locaux tels que je les ai décrits plus haut ; quant à l'état local, le corps de l'utérus était fortement augmenté de volume et porté en rétroversion, de manière à comprimer le rectum, et tellement sensible à la pression, qu'il pouvait à peine supporter le contact du doigt. Le col de l'utérus était aussi enflammé et augmenté de volume ; son orifice et ses cavités étaient entr'ouverts et ulcérés dans une grande étendue.

Il est évident que, dans ce cas, la maladie a commencé par l'inflammation utérine, et que la rétroversion de l'utérus a été seulement le résultat ou le symptôme de l'hypertrophie inflammatoire. Considérer la rétroversion comme *toute* la maladie, comme la cause de toutes les souffrances éprouvées par cette dame depuis son mariage, était donc une chose profondément irrationnelle, et le traitement mécanique employé chez elle pour redresser l'utérus, sans rien faire contre l'inflammation, véritable cause de la maladie, était à la fois une erreur d'omission et de commission, parce que ce traitement ne pouvait qu'aggraver l'inflammation, et qu'en augmentant l'hypertrophie, il pouvait accroître la tendance au déplacement, contre laquelle on se proposait de lutter.

L'état de cette dame s'est amélioré rapidement sous l'influence d'un traitement antiphlogistique rationnel, pendant tout le temps qu'elle est restée confiée à mes soins. (*Note de l'auteur.*)

jamais de symptômes morbides de quelque importance, et par conséquent ce déplacement ne réclame aucune espèce de traitement. Comme nous l'avons vu d'ailleurs, la rétroversion peut être congéniale, et l'on comprend qu'il ne peut y avoir non plus rien à faire contre un déplacement de ce genre.

M. Simpson, dans un mémoire récent (*Dublin Quarterly Journal*, tome V, 1848, p. 394), a dit, en posant les règles du traitement de la rétroversion, que le redressement du col de l'utérus, pratiqué temporairement et d'un jour à l'autre, avec la bougie ou la sonde, est une pratique insuffisante. Il a ajouté qu'il était nécessaire de maintenir l'organe déplacé, à l'aide de moyens de sustentation permanente. Ces moyens, M. Simpson croit les avoir trouvés dans un pessaire intra-utérin, que nous avons fait représenter ici, et qui est composé de deux portions : l'une qui est intro-

FIG. 9.

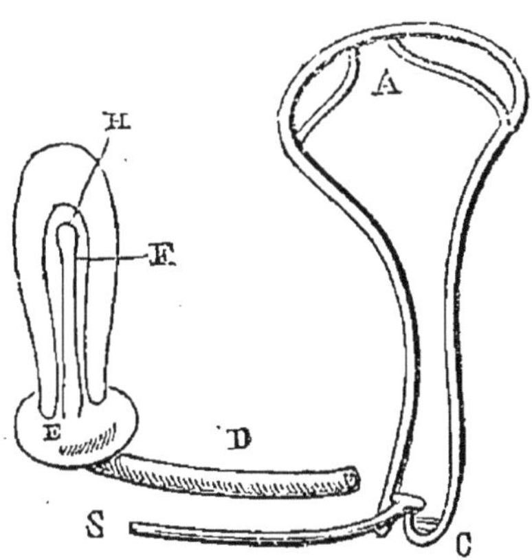

Pessaire intra-utérin de M. Simpson (il est représenté introduit dans la cavité utérine).

duite dans la cavité utérine, et l'autre destinée à maintenir en place celle-ci, qui se compose d'une tige vaginale, tubuleuse, dans laquelle pénètre une tige aplatie, qui tient en dehors à une espèce de carcasse en fil d'archal, laquelle repose sur la partie antérieure du pubis. M. Simpson dit avoir employé ce pessaire sur une grande échelle, et s'en être généralement bien trouvé. J'admettrais, à la rigueur, que les femmes pussent porter ce pessaire utérin, sans douleur ou sans accident, dans le cas où il n'existe aucune trace de maladie inflammatoire du côté de l'utérus, de son col ou de ses cavités ; pourvu cependant que la tige utérine ne pénétrât pas au delà de l'orifice interne. Mais lorsqu'il y a inflammation, il est évident que ce pessaire doit irriter les parties et faire beaucoup de mal. J'ai eu occasion d'observer plusieurs fois des accidents, dans des cas d'ulcération et d'inflammation du col de l'utérus et de sa cavité, que l'on n'avait pas craint de traiter par l'emploi de ce pessaire. Je dois à la vérité de reconnaître que les malades auxquelles je fais allusion n'étaient pas confiées aux soins de M. Simpson, mais bien aux soins de plusieurs médecins, qui ont adopté les opinions de ce professeur, et le traitement qu'il a recommandé contre ce déplacement. Mais je dois aussi ajouter que dans ces derniers temps, on a publié plusieurs cas de métrites et de péritonites mortelles, survenus après l'emploi de ce pessaire.

Je suis encore à trouver, depuis plusieurs années, un seul cas dans lequel l'emploi de ce pessaire m'ait paru indiqué, et, si je ne m'en suis pas servi jusqu'à ce jour, c'est que je n'ai encore pu en rencontrer l'indication précise. J'ai bien vu des cas de rétroversion, car ce déplacement est très-fréquent, mais aucun dans lequel il m'ait paru indispensable de recourir au traitement mécanique. Tantôt la rétroversion était produite par des tumeurs, et il eût été chimérique de vouloir replacer l'organe avec un moyen mécanique ; tantôt la rétroversion était accompagnée de lésions inflammatoires, qui contr'indiquaient l'emploi du pessaire, et dont la guérison fit cesser tous les symptômes morbides ; tantôt, enfin, la rétroversion ne se traduisait par aucun phénomène pathologique, et dans ces circonstances, rien ne pouvait justifier une telle intervention de l'art.

Métrite interne.

L'inflammation qui occupe l'intérieur de la cavité utérine cède en général aux moyens dont on fait usage contre l'inflammation du col ou de sa cavité, qui accompagne presque constamment la métrite interne. Alors même que l'on reconnaît de bonne heure l'existence de cette maladie, il n'est pas toujours nécessaire de porter les agents thérapeutiques jusque dans la cavité utérine. Seulement la coexistence de la métrite interne doit faire insister davantage sur le traitement antiphlogistique, et en particulier sur les applications locales de sangsues.

Si la métrite interne ne cède pas à ces moyens thérapeutiques, si elle persiste après la guérison de l'inflammation subaiguë de l'utérus, de son col ou de la cavité cervicale, il peut devenir nécessaire de porter directement des caustiques sur la membrane muqueuse utérine. Le nitrate d'argent solide me paraît encore le moyen auquel on peut avoir recours avec le plus de sécurité. On se sert d'un instrument semblable à celui que les chirurgiens emploient pour cautériser l'urètre. Ces cautérisations sont excessivement douloureuses ; elles sont ordinairement suivies d'une abondante exsudation de sang, quelquefois même d'une véritable hémorrhagie. Telles sont, dans certains cas, l'acuité et la durée de la douleur produite par la cautérisation de la membrane interne de la cavité utérine, telle est l'intensité des troubles généraux fonctionnels qu'elle entraîne à sa suite, que j'ai peine à comprendre qu'on ait pu donner, de nos jours, le conseil de faire habituellement usage de ces cautérisations, pour ramener les règles dans l'aménorrhée. C'est un remède trop douloureux et trop violent, à mon avis, pour le but qu'on veut atteindre, et il est beaucoup plus simple et plus rationnel de se borner à l'application de quelques sangsues sur le col.

On a fait grand usage en France, dans le traitement de la métrite interne, des injections caustiques de nitrate d'argent dans la cavité utérine. Il n'est pas douteux, ainsi que je l'ai démontré ailleurs, qu'un grand nombre de médecins français ont décrit et traité, comme inflammation de la cavité utérine, l'inflammation de la cavité du col ; de sorte que tout ce qu'ils disent des injections dans la métrite interne, s'applique réellement à l'inflammation de la cavité cervicale. Lorsque l'inflammation occupe véritablement la cavité utérine, les injections caustiques au nitrate d'argent sembleraient devoir être préférées aux cautérisations avec le nitrate solide. Malheureusement les faits connus jusqu'ici tendent à faire croire que ces injections présentent de véritables dangers. Plusieurs cas de mort par péritonite ont eu lieu à Paris, à la suite de ces injections, l'un d'entre eux dans les salles de M. Jobert, à l'hôpital Saint-Louis, pendant que j'étais son interne. La malade, belle jeune femme de vingt-quatre ans, portait une tumeur fibreuse volumineuse de l'utérus, qui avait probablement entr'ouvert l'orifice interne. C'était le moment où M. Jobert essayait les injections utérines. Il fit une injection astringente dans la cavité du col, pour tarir un écoulement mucoso-purulent qui avait lieu par l'orifice. Presque immédiatement la malade fut prise de frissons, de fièvre, de douleurs atroces dans l'abdomen; quelques jours après elle succombait à une métro-péritonite. Je fis l'autopsie, et je ne trouvai autre chose que les lésions de la péritonite et une tumeur fibreuse, qui était comprise dans l'épaisseur des parois de l'utérus, et avait le volume de cet organe au quatrième mois de la grossesse. Le liquide de l'injection avait probablement pénétré dans la cavité utérine, et de là, par la trompe de Fallope, dans le péritoine, où il était devenu le point de départ d'une péritonite mortelle.

Sans doute cet accident aurait eu lieu plus souvent dans des cas de ce genre, entre les mains des médecins français, si l'orifice interne n'était naturellement contracté, et n'avait, le plus souvent, empêché le liquide de pénétrer dans la cavité utérine que l'on considérait, mais à tort, comme le siége de la maladie.

Quelquefois la métrite interne est si rebelle, que les cautérisations avec le nitrate d'argent solide sont tout à fait insuffisantes. Dans ces cas, je me suis servi de nitrate acide de mercure pur ou étendu d'eau, que j'ai porté dans la cavité utérine, et j'ai réussi, de cette manière, à guérir la maladie. Pour porter le caustique dans la cavité utérine, sans atteindre les parois de la cavité du col, je porte d'abord dans celle-ci un petit tube d'argent, ou un morceau de sonde ordinaire, à travers lequel j'introduis un pinceau à lavis, trempé dans le caustique. Je n'ai recours à ce moyen que dans les cas les plus rebelles et comme dernière ressource, parce que (je ne saurais trop le répéter), ces cautérisations sont presque toujours accompagnées de douleurs excessives, de nausées, d'envies de vomir, d'hémorrhagie, et d'une vive réaction fébrile.

Fort heureusement, on a rarement besoin de recourir aux cautérisations de la membrane interne de l'utérus. La métrite interne n'est pas une maladie commune, et lorsqu'elle existe, elle cède habituellement au traitement antiphlogistique ordinaire, en même temps que la métrite aiguë, qui l'accompagne souvent. Toutefois, si elle n'a pas cédé à ces moyens au bout d'un certain temps, il faut, de toute nécessité, employer les moyens locaux. On reconnaît que la maladie marche vers une modification heureuse à ce que l'écoulement utérin change de nature : de sanieux ou sanguinolent qu'il est d'abord, il devient purulent; puis il prend l'aspect muqueux et finit par disparaître.

Inflammation et abcès des annexes de l'utérus.

Le traitement des inflammations des annexes de l'utérus, ou des ligaments larges, à sa première période ou période d'acuité, est le même que celui de la métrite aiguë. Toutefois, comme il y a beaucoup plus à craindre la suppuration, si l'inflammation n'est pas attaquée d'une manière suffisante, il faut employer avec énergie et promptitude le traitement antiphlogistique, principalement les saignées locales et générales.

Si l'existence de l'inflammation des ligaments larges est reconnue dans les premiers temps, si elle est traitée énergiquement, on prévient souvent la formation du pus ; et si le pus est déjà formé, on peut en provoquer l'absorption. Les choses peuvent ne pas se passer aussi favorablement, et du pus peut se former dans les parties enflammées ; il peut même venir former tumeur du côté du vagin. Dans ces cas, on a proposé d'ouvrir l'abcès et de donner issue au pus. Paul d'Egine a décrit avec soin cette opération ; et, de nos jours, M. Récamier l'a fortement préconisée.

Certes, si la tumeur phlegmoneuse venait pointer dans le vagin, si la fluctuation était assez évidente pour ne laisser aucun doute sur son contact immédiat avec le vagin, il n'y aurait pas à hésiter, il faudrait ouvrir la tumeur ; mais les choses ne se passent pas le plus souvent ainsi : on sent seulement une tumeur, ou bien il y a une fluctuation obscure, et il y aurait plus que de l'imprudence à faire une incision dans le vagin, dans de telles conditions. Je suis convaincu que les chirurgiens prudents trouveront rarement l'occasion de pratiquer l'ouverture artificielle de ces abcès.

L'inflammation a-t-elle persisté malgré un traitement antiphlogistique énergique, le pus s'est-il frayé une voie à l'extérieur, à travers le vagin, le rectum, les parois abdominales ou la vessie, on en est réduit à combattre les symptômes à mesure qu'ils se présentent, à aider la nature dans les efforts qu'elle fait pour le rétablissement, et à soutenir, par un traitement hygiénique et médical convenable, les forces des malades pendant tout le temps que s'accomplit le travail de réparation. A cette période de la maladie, trouvent également leur application, les règles que nous avons données plus haut pour le traitement général des affections chroniques inflammatoires de l'utérus et de son col.

Les exacerbations périodiques qui surviennent aux époques menstruelles pendant les premiers mois, réclament souvent l'emploi de quelques sangsues, des purgatifs et des médicaments salins. Plus tard, on peut se borner à prescrire le repos au lit, pendant un jour ou deux, et à faire appliquer des cataplasmes sur le ventre. La diarrhée qui est produite par l'ouverture de l'abcès dans le rectum cesse bientôt sous l'influence des lavements amylacés ou laudanisés. Elle est souvent remplacée par de la constipation, que l'on combat par de doux laxatifs, ou par des lavements d'eau froide ou tiède.

Dans la forme la plus grave de la maladie, celle que l'on observe dans l'état puerpéral, les désordres qui ont eu lieu du côté du bassin sont si considérables, que la santé générale en est profondément altérée, et que les malades se trouvent réduites au marasme le plus profond. Dans ces cas, il faut de toute nécessité, pour soutenir les forces, donner des stimulants puissants, tels que le vin, la quinine. On est surtout obligé de tenir cette conduite dans les cas de perforation abdominale. Dès que la fluctuation se fait sentir au-dessous des parois du ventre, et que la peau commence à rougir, ce qu'il y a de mieux à faire, c'est d'ouvrir immédiatement l'abcès, soit avec la lancette, soit avec la potasse caustique, afin de donner issue au pus.

Malgré l'état très-grave et souvent désespéré en apparence, dans lequel se trouvent les femmes qui présentent des inflammations du ligament large et des suppurations très-étendues consécutives, presque toujours le rétablissement a lieu, grâce à un traitement convenable, mais (il faut le dire) après avoir passé par des souffrances et des épreuves très-prolongées.

APPENDICE.

MÉTHODES D'EXPLORATION DE L'UTÉRUS ET DE SES ANNEXES.

Si le diagnostic des maladies utérines a fait, dans ces dernières années, de si grands progrès, si j'ai pu rassembler dans ce livre des résultats intéressants et nouveaux, c'est que l'on possède aujourd'hui des méthodes d'exploration d'une grande perfection. Je crois donc être utile à mes lecteurs, en leur donnant quelques détails sur les divers modes d'exploration de l'utérus et de ses annexes, sur la manière dont ils doivent s'en servir, et sur les résultats qu'ils ont droit d'en attendre.

Les méthodes d'exploration physique des organes utérins sont au nombre de trois : le *toucher*, le *spéculum*, la *sonde utérine*.

Le *toucher* a été employé, de temps immémorial, comme moyen de reconnaître l'état de l'utérus et de ses annexes. Jusqu'ici, cependant, son emploi n'a donné que des résultats assez limités, même par rapport à l'état du col de l'utérus, qui est cependant la région la plus accessible, et qui est le plus fréquemment le siége de la maladie. Cela tient à ce qu'on ne s'est pas assez attaché à contrôler les résultats donnés par le toucher, par ceux que peut fournir l'inspection directe. Ne méconnaît-on pas tous les jours, par exemple, des ulcérations et des hypertrophies inflammatoires du col ? Eh bien ! si l'on fait en quelque sorte l'éducation du toucher, si l'on s'habitue à saisir les modifications les plus légères, si l'on contrôle surtout les données fournies par le doigt avec celles que donne l'examen au spéculum, on arrive à reconnaître des altérations extrêmement légères, qui avaient échappé à d'autres, ou qu'ils n'auraient pu reconnaître sans un examen physique direct. Au reste, ce n'est pas seulement pour l'examen des maladies utérines que l'éducation des sens est indispensable : l'histoire de la médecine, depuis trente ans, n'a fait que mettre en lumière cette nécessité pour toutes les branches de l'art de guérir.

On peut pratiquer l'examen de l'utérus et de ses annexes avec le toucher, dans quelque position que ce soit. En Angleterre, on examine ordinairement les femmes dans la position obstétricale, c'est-à-dire couchées sur le côté gauche. Cette position est aussi bonne qu'une autre pour l'exploration du col de l'utérus ; on peut s'assurer ainsi du volume, des dimensions, de la direction de cette portion de l'organe, de l'état de l'orifice et des lèvres du col. Mais cette situation ne convient plus si l'on veut examiner l'état du corps de l'utérus, des ovaires et des ligaments larges ; parce qu'il est difficile, souvent même impossible de déprimer suffisamment les parois abdominales avec l'autre main.

Le doigt, introduit dans le vagin, est arrêté en haut par le cul-de-sac vaginal, de sorte que, pour constater l'état des organes intérieurs, il faut, d'une part, refouler ce cul-de-sac en haut, et, de l'autre, avec la main placée sur les parois abdominales, déprimer les organes intérieurs, et venir les mettre à portée du doigt. Pour cela, la malade doit être couchée sur le dos, le bassin relevé avec un coussin, les jambes fléchies, et les muscles abdominaux dans le relâchement. On porte le doigt dans le vagin, en tournant sa pulpe vers le pubis, et en fléchissant le poignet. On arrive ainsi jusque sur le col ; et tandis que, avec une main placée sur l'hypogastre et sur les régions ovariques, on déprime les organes renfermés dans le bassin, le doigt refoule le cul-de-sac vaginal, s'il s'agit d'examiner la paroi antérieure ou postérieure de l'organe, ou l'état des ligaments larges. De cette manière, on peut en quelque sorte saisir l'utérus entre la main placée à l'extérieur et le doigt placé dans le vagin, et reconnaître la plus légère altération pathologique, dans le volume, la position de l'utérus, des ovaires ou des ligaments larges. Cet examen est naturellement plus difficile lorsque les parois abdominales sont fortement chargées de graisse, ou lorsque les malades contractent obstinément leurs muscles abdominaux.

Dans quelques cas, il est utile d'examiner les malades debout, afin de s'assurer si l'utérus change de direction, ou s'abaisse pendant la marche ou la station debout. On peut aussi reconnaître de cette manière quelle a été l'influence du traitement dans le cas de prolapsus de l'utérus, et jusqu'à quel point l'organe s'est relevé dans le bassin.

On a inventé et proposé plusieurs variétés de *spéculums;* mais toutes ces variétés peuvent se réduire à deux : le *spéculum plein* et le *spéculum à valves.*

Le *spéculum plein* peut être cylindrique ou conique ; il peut être en métal ou en verre. Le spéculum conique est préférable au spéculum cylindrique, parce que la lumière y arrive plus facilement sur les parties que l'on veut examiner. Les spéculums coniques sont de plusieurs modèles. Il est généralement plus facile de se servir du spéculum plein que de celui à valves ; parce que, une fois qu'il a franchi la vulve, il suffit de l'enfoncer doucement dans la direction du col, pour mettre celui-ci à découvert. Le spéculum plein est celui qui est le plus en usage en France. Je m'en sers beaucoup ; cependant je lui ai reconnu un très-grand inconvénient : c'est que, à moins de l'employer de très-grande dimension (ce qui ne peut se faire sans déterminer de vives douleurs), on peut ne pas reconnaître l'existence d'une maladie dans la cavité du col. En effet, la pression, exercée par le rebord du spéculum sur le col reçu dans son ouverture, ferme l'orifice utérin, s'il est entr'ouvert par la maladie, et met obstacle à la constatation de cet état pathologique. Je vois souvent des malades, chez lesquelles on n'a pas reconnu une maladie très-étendue de la cavité du col, quoiqu'on les ait examinées au spéculum, ou qui ont été regardées comme guéries, alors qu'il restait encore de l'inflammation dans la cavité cervicale, par cela seul qu'on s'est servi d'un spéculum plein. Mais, dans les cas où il n'y a pas de maladie de la cavité du col, et lorsqu'on peut employer sans douleur un spéculum assez large pour embrasser toute la circonférence de celui-ci, le spéculum plein est aussi bon que tout autre.

On a longtemps employé des spéculums en verre ; mais il est arrivé des accidents qui en ont fait abandonner presque entièrement l'usage. Aujourd'hui, on peut s'en servir sans danger, depuis la modification que leur a fait subir M. Ferguson. Voici en quoi consiste cette modification : la surface extérieure du spéculum est étamée comme une glace, et l'étamage est protégé par une couche mince de caoutchouc, qui, dans le cas où le spéculum viendrait à se briser, protégerait parfaitement les parois du vagin contre les fragments de verre. L'étamage donne aux parois du spéculum un pouvoir réflecteur tel, que des flots de lumière arrivent sur les parties à examiner. Je ne connais aucun spéculum plein que l'on puisse comparer à celui-ci, sous ce rapport ; et n'était sa grande fragilité, je le préférerais à tous les autres. Règle générale, les spéculums coniques en métal sont préférables, parce que l'on n'a pas à se préoccuper de leur fragilité, d'autant plus que la lumière arrive assez abondamment sur les organes internes, si la malade est convenablement située vis-à-vis une fenêtre. J'ai quatre modèles de ces spéculums coniques en métal ; le plus petit, n° 1, peut le plus souvent être employé chez les filles vierges, sans division de l'hymen. Le plus volumineux, n° 4, ne convient qu'aux femmes enceintes, ou à celles qui présentent un relâchement extrême de la vulve et du vagin.

Le *spéculum à valves* peut être à deux, à trois ou à quatre valves. Je rejette le spéculum trivalve ou quadrivalve, à cause du volume et de la proportion du métal qu'il faut introduire dans le vagin.

Le spéculum bivalve est celui que j'emploie aujourd'hui presque exclusivement. Ses principaux avantages sont de permettre à l'opérateur de découvrir plus complétement le col, et aussi, par l'expansion de ses valves, d'écarter les lèvres de l'orifice, de manière que l'on puisse vérifier l'état de la cavité cervicale. Avec la modification que je lui ai fait subir, cet instrument peut être introduit sans douleur aucune. La modification consiste principalement en un aplatissement des valves, tel que, avant sa dilatation, l'instrument n'est presque formé que de deux lames métalliques, comme en juxtaposition, qui occupent peu de place, et qui peuvent franchir presque sans douleur l'orifice vulvaire le plus étroit. J'ai fait exécuter deux modèles de cet instrument : l'un très-petit, l'autre plus volumineux, de manière à adapter l'instrument aux conditions particulières.

Les principales objections que l'on fait à l'emploi du spéculum bivalve, c'est que son maniement réclame plus d'adresse et d'habileté de la part de l'opérateur que celui du spéculum conique, et que quand on l'entr'ouvre, le vagin, s'il est relâché, vient s'interposer entre les valves, et dérobe le col à la vue. La première objection est fondée : toute personne inexpérimentée trouvera bien plus facile (ainsi que je l'ai dit) de saisir le col avec le spéculum conique qu'avec le spéculum bivalve. Lorsqu'on emploie ce dernier spéculum, le col ne tombe pas de lui-même dans le champ de l'instrument ; il faut aller le chercher, le mettre à découvert, ce qui demande toujours une certaine habitude. Aussi, jusqu'à ce qu'ils l'aient acquise, j'engage les jeunes médecins à s'en tenir à l'emploi du spéculum conique ; et s'ils se servent du spéculum bivalve, qu'ils se gardent bien d'attribuer à l'instrument des difficultés qu'ils ne doivent qu'à leur inexpérience.

Lorsque le vagin se précipite entre les branches écartées du spéculum bivalve, il peut arriver, dans certains cas, qu'il faille renoncer à cet instrument. M. Coxeter a prévenu la difficulté, en combinant très-ingénieusement le spéculum conique et le spéculum bivalve : il a construit un instrument qui, fermé, représente le spéculum conique n° 3, légèrement aplati transversalement. Ainsi qu'on peut le voir dans la gravure suivante, ce cône est composé de deux valves qui peuvent s'écarter jusqu'à un certain point, au moyen d'une charnière. On a donc, avec cet instrument, la protection que donne le spéculum conique, et la puissance dilatatrice du spéculum bivalve. Je me suis si bien trouvé de ce spéculum, que j'ai renoncé presque entièrement au spéculum conique du grand modèle. Le spéculum de M. Coxeter convient dans les mêmes cas que le grand spéculum conique, c'est-à-dire pendant la grossesse, lorsque le vagin est fortement

Fig. 10.

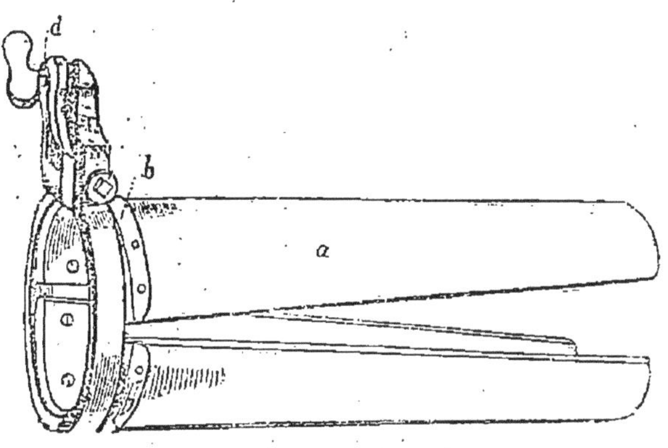

Spéculum bivalve de M. Coxeter

relâché, et lorsqu'on a besoin de protéger les parois du vagin, comme dans le cas de cautérisations avec la potasse caustique ou la pâte de Vienne.

La position des malades pendant cet examen est une chose importante ; si l'on se sert d'un spéculum conique ou cylindrique, la malade peut être examinée, indifféremment, couchée sur le côté ou sur le dos. Si l'on se sert du spéculum bivalve, il faut que la malade soit couchée sur le dos, le bassin relevé par un coussin assez dur et les jambes fléchies. On fait coucher les femmes sur un lit ou sur un divan, en ayant soin qu'elles soient tournées vers la fenêtre et qu'il y ait suffisamment de jour. S'il n'y a pas dans la chambre de lit ou de divan, on peut se servir de trois chaises placées à côté l'une de l'autre. Je préfère de beaucoup la lumière du jour à la lumière artificielle. La malade disposée comme il vient d'être dit, l'opérateur, debout ou à genoux, se place de côté, et écarte avec l'index et le médius de la main gauche les grandes et les petites lèvres, tandis que, de la main droite, il présente le spéculum à l'orifice vulvaire. L'introduction du spéculum ne doit pas se faire avec violence, mais bien en pressant successivement de côté et d'autre, en haut et en bas, de manière à lui faire place. Quand on se sert du spéculum bivalve, on attend, pour écarter les lames, que l'instrument soit arrivé sur le col, et on fait l'écartement avec lenteur ; sans cela, les replis du vagin pénétreraient dans l'axe du spéculum. Lorsque cette dernière circonstance a lieu, il est souvent impossible pour l'opérateur de tourner la difficulté, et ce qui vaut mieux, c'est de retirer le spéculum et de l'introduire de nouveau. Pour être bien certain de la direction que l'on doit donner au spéculum, il faut s'assurer, avec le doigt préalablement introduit dans le vagin, de la situation occupée par le col ; on évite ainsi des tâtonnements et des recherches qui peuvent être douloureuses. A mesure que le spéculum pénètre dans le vagin, on doit le suivre de l'œil, et le débarrasser avec soin du pus ou du mucus, qui pourrait cacher les parties, avant d'écarter les valves. La surface lisse des lèvres du col, la résistance à la pression exercée avec l'instrument, annoncent que le spéculum est parvenu sur le col ; et c'est seulement lorsqu'on est bien sûr d'y être arrivé, que l'on peut en écarter les branches.

Quelque spéculum que l'on emploie, il faut, pour que l'examen soit satisfaisant et complet, que le col tout entier paraisse dans le champ de l'instrument, et que les parties soient assez éclairées pour qu'on puisse reconnaître les moindres changements morbides dans l'état local de l'organe.

En général un examen au spéculum est une chose assez facile ; mais il n'en est pas toujours ainsi. Dans quelques cas, soit que le vagin soit trop étroit, soit que le col occupe une position vicieuse, l'introduction du spéculum peut présenter de grandes difficultés et réclamer beaucoup d'adresse et d'habitude.

La *sonde utérine* est un instrument fort utile pour le diagnostic des maladies de l'utérus. L'idée de l'exploration méthodique de la cavité utérine était certes une idée fort simple ; elle n'avait cependant été émise par aucun médecin avant le professeur Simpson, auquel la science doit cette ingénieuse application. La sonde utérine, ainsi qu'on peut le voir dans la planche suivante, n'est autre chose qu'une sonde métallique graduée, avec un manche. Les pouces et les demi-pouces sont marqués sur cette sonde, et à deux pouces et demi de son extrémité, se trouve une petite saillie, qui marque la profondeur des deux cavités utérines dans l'état normal. Lorsqu'on examine une femme avec la sonde, sans application préalable du spéculum, pour être bien certain qu'elle a été introduite dans la cavité de l'utérus, il faut chercher avec le doigt pour savoir si elle a pénétré jusqu'à la saillie que nous venons d'indiquer. Il ne suffit pas que l'on puisse replacer l'utérus ou le redresser, pour en conclure que la sonde a pénétré dans son intérieur, parce que l'on peut arriver à ces mêmes résultats en faisant pénétrer la sonde jusqu'à l'orifice interne, c'est-à-dire dans une profondeur d'un pouce et demi ou d'un pouce trois quarts. Pour qu'on puisse conclure la pénétration dans la cavité utérine, il faut absolument que la sonde ait pénétré de plus de deux pouces. Je suis persuadé que l'on commet continuellement des erreurs en ce genre, parce que l'on croit être entré dans la cavité de l'utérus, tandis que l'on n'est que dans la cavité du col.

Fig. 11.

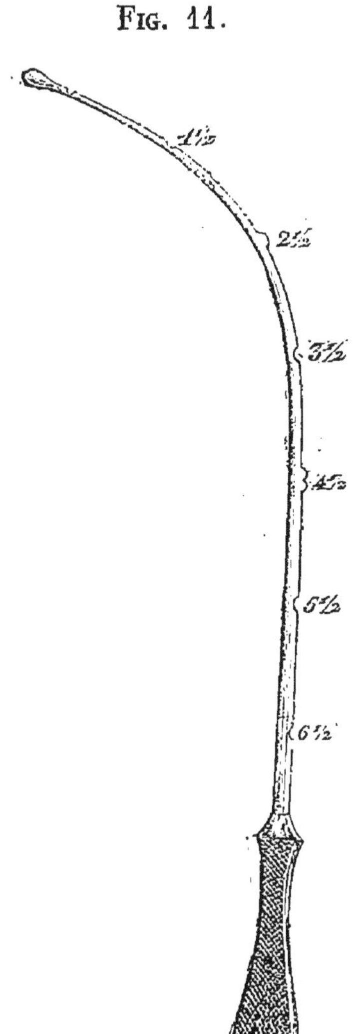

Sonde utérine de M. Simpson (réduction de moitié).

Ainsi que je l'ai dit plus haut, la sonde utérine est un moyen de diagnostic très-important, surtout dans le cas de rétroversion. C'est même, dans les cas difficiles, le seul moyen d'établir la distinction entre la véritable rétroversion et les tumeurs développées dans la paroi postérieure de l'utérus, ou dans son voisinage immédiat. La planche suivante montre la direction que prend la sonde dans les cas de rétroversion, comparativement à celle qu'elle affecte à l'état normal.

FIG. 12.

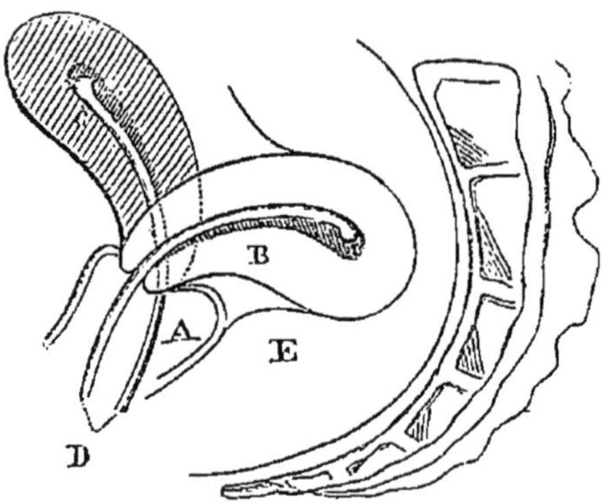

Sonde utérine introduite dans la cavité de l'utérus en rétroversion (les lignes ponctuées indiquent la direction qu'affecte la sonde utérine dans l'état normal).

Malgré son utilité incontestable, la sonde utérine ne doit être employée que dans les cas où elle est absolument nécessaire, et introduite dans la cavité utérine qu'avec précaution. En effet, son contact avec la membrane interne de la cavité utérine détermine fréquemment des douleurs, des nausées, des syncopes, et l'écoulement de quelques gouttes de sang. C'est ce qui me porte à croire que la tige utérine des pessaires de M. Simpson ne pénètre pas généralement dans la cavité de l'utérus, mais reste seulement en contact avec la membrane muqueuse de la cavité du col, qui est infiniment moins siblesen. S'il en était autrement, j'aurais peine à comprendre que la présence continuelle de ce pessaire ne finît pas par déterminer des accidents sérieux.

La sonde utérine peut aussi être utilisée pour ramener le col de l'utérus dans le champ du spéculum, quand on n'en aperçoit qu'une partie, et pour écarter les lèvres de l'orifice dilaté, afin d'y suivre de l'œil la dilatation et les altérations morbides. En l'absence de sonde utérine, on peut se servir, dans le même but, d'une sonde ordinaire quelconque.

FORMULAIRE THÉRAPEUTIQUE.

PURGATIFS.

(Pilules laxatives.)

PR. Extrait de coloquinte........................ 6 décigr.
Extrait de jusquiame........................... 6 décigr.
Aloès sucotrin................................. 3 décigr.

Mêlez. Pour six pilules laxatives, une le soir en se couchant.

(Poudre purgative.)

PR. Calomélas.................................... 20 centigr.
Poudre de scammonée.......................... 20 centigr.

Mêlez. Pour une poudre purgative, à prendre le soir.

(Autre.)

PR. Rhubarbe...................................... 3 gramm.
Magnésie (carbonate de)..................... 1 gramm.
Huile de cannelle.............................. 1 goutte.

Mêlez pour poudre purgative.

(Potion purgative.)

PR. Sulfate de magnésie......................... 30 gramm.
Carbonate de magnésie........................ 4 gramm.
Teinture de rhubarbe........................... 15 gramm.
Eau de menthe................................... 200 gramm.

Mêlez. Pour potion purgative, trois cuillerées à soupe, le matin, à jeun.

(Pilules et mixture purgatives.)

PR. Extrait de coloquinte........................ 15 centigr.
Calomélas... 15 centigr.

Rhubarbe.. 20 centigr.

Mêlez. Pour deux pilules à prendre le soir ; et le lendemain matin, à jeun, la potion suivante :

Pr. Sulfate de magnésie........................ 8 gramm.
Teinture de rhubarbe........................ 8 gramm.
Extrait de réglisse........................ 4 gramm.
Infusion de séné........................ 40 gramm.
Mêlez. Pour potion purgative.

(Purgatif salin.)

Pr. Magnésie (carbonate de)................ 2 gramm.
Sulfate de magnésie........................ 15 gramm.
Huile essentielle de menthe, une goutte.

Mêlez, broyez pour une poudre, à prendre le matin, à jeun, dans une grande tasse d'eau tiède.

STIMULANTS ET TONIQUES.

(Mixture stimulante.)

Pr. Teinture de valériane........................ 12 gramm.
Teinture de cardamome........................ 12 gramm.
Eau de camphre........................ 160 gramm.

Mêlez. Une ou deux cuillerées à bouche de temps en temps.

(Mixture stimulante et tonique.)

Pr. Esprit d'ammoniaque aromatique............ 12 gramm.
Teinture de gentiane........................ 15 gramm.
Eau de menthe........................ 150 gramm.

Mêlez. Deux cuillerées à bouche, selon l'occasion.

(Autre.)

Pr. Teinture de cardamome........................ 8 gramm.
Décoction de *quassia amara*........................ 250 gramm.

Mêlez. Deux ou trois cuillerées à bouche, deux fois le jour.

(Mixture tonique.)

Pr. Ammonio-citrate de fer.................... 4 gramm.
Sirop.................................. 30 gramm.
Eau.................................. 160 gramm.
Mêlez. Une cuillerée à bouche, deux fois le jour.

(Mixture tonique.)

Pr. Quinine................................ 4 gramm.
Acide sulfurique........................... 1 gramm.
Infusé de roses........................... 240 gramm.
Mêlez. Une cuillerée à bouche, deux fois le jour.

POUDRE TONIQUE.

Pr. Carbonate de fer...................... 30 gramm.
Deux grammes, deux fois le jour.

FORMULES STOMACHIQUES.

(Mixture alcaline.)

Pr. Liqueur de potasse...................... 15 gramm.
Teinture de jusquiame...................... 8 gramm.
Esprit de nitre dulcifié...................... 8 gramm.
Eau.................................... 200 gramm.
Mêlez. Une cuillerée à soupe, deux fois le jour, une heure après le déjeuner et le dîner, dans une tasse d'eau.

(Mixture alcaline.)

Pr. Liqueur de potasse...................... 15 gramm.
Sirop d'orange.......................... 30 gramm.
Eau.................................... 200 gramm.
Mêlez. Prenez comme ci-dessus.

(Mixture alcaline et tonique.)

Pr. Carbonate de potasse.................... 8 gramm.

Décoction de gentiane.......................... 240 gramm.

Mêlez. Trois cuillerées à bouche, matin et soir.

(Mixture alcaline et amère.)

Pr. Carbonate de soude.......................... 8 gramm.
Infusé de houblon.......................... 240 gramm.

Mêlez. Prenez comme ci-dessus.

(Mixture acide.)

Pr. Acide hydrochlorique.......................... 8 gramm.
Sirop d'orange.......................... 30 gramm.
Eau.......................... 200 gramm.

Mêlez. Une cuillerée à soupe, deux fois le jour, dans un verre d'eau, avant ou après les repas.

(Autre.)

Pr. Acide hydrochlorique.......................... 4 gramm.
Acide nitrique.......................... 2 gramm.
Sirop.......................... 30 gramm.
Eau.......................... 210 gramm.

Mêlez. Prenez comme ci-dessus.

(Autre.)

Pr. Acide sulfurique.......................... 8 gramm.
Sirop.......................... 30 gramm.
Eau.......................... 210 gramm.

Mêlez. Prenez comme ci-dessus.

(Mixture acide, tonique ou amère.)

Pr. Acide hydrochlorique.......................... 8 gramm.
Sirop.......................... 30 gramm.
Décoction de gentiane..........................
ou de houblon.......................... } 210 gramm.
ou d'autre amer..........................

Mêlez. Prenez comme ci-dessus.

ASTRINGENTS ET ANTIHÉMORRHAGIQUES.

(Mixture astringente.)

Pr. Acide sulfurique........................ 4 gramm.
Teinture de jusquiame ou d'opium............. 4 gramm.
Infusé de roses de Provins.................. 240 gramm.

Mêlez. Prenez deux cuillerées à bouche dans une tasse d'eau, trois fois le jour.

(Pilules astringentes.)

Pr. Acétate de plomb........................ 6 décigr.
Conserve de roses.......................... Q. S.

Quantité suffisante pour faire douze pilules.

Une, deux ou trois par jour.

(Potion antihémorrhagique.)

Pr. Teinture de cannabis indica............... 4 gramm.
Sirop....................................... 30 gramm.
Eau... 210 gramm.

Une cuillerée à bouche toutes les six heures.

(Poudre antihémorrhagique.)

Poudre de sabine............................ 12 gramm.

Divisez en six paquets. Un, deux ou trois par jour.

(Autre.)

Seigle ergoté............................... 12 gramm.

Divisez en six paquets. Un, deux ou trois par jour, en *substance* ou en infusé.

(Pilules astringentes.)

Pr. Acétate de plomb........................ 6 décigr.
Opium en poudre............................. 2 décigr.
Conserve de roses, quantité suffisante pour douze pilules.

Une toutes les six heures.

(Potion astringente.)

Pr. Baume de copahu......................... 30 gramm.

Mucilage de gomme arabique.................. 60 gramm.
Teinture de lavande...................... 8 gramm.
Eau de camphre.......................... 150 gramm.
Mêlez. Une cuillerée à bouche, trois fois le jour.

(Potion astringente.)

Pr. Esprit de térébenthine.................. 8 gramm.
Mucilage de gomme arabique................. 90 gramm.
Teinture de jusquiame..................... 8 gramm.
Eau.................................... 140 gramm.
Mêlez. Une ou deux cuillerées à bouche, toutes les six ou huit heures.

(Capsules astringentes.)

Pr. Capsules de baume de copahu. Une, toutes les six ou huit heures.

FORMULE POUR L'ADMINISTRATION DU CHLOROFORME A L'INTÉRIEUR.

Pr. Chloroforme.......................... 15 décigr.
Camphre................................ 25 centigr.
Ether sulfurique........................ } ãã 15 déc.
Teinture de myrrhe...................... }
Mucilage de gomme arabique................ 8 gramm.
Sirop d'orange.......................... 8 gramm.
Eau camphrée............................ 30 gramm.
Mêlez pour une potion, à prendre par cuillerée d'heure en heure.

AUTRE FORMULE.

Pr. Chloroforme.......................... 15 décigr.
Carbonate de magnésie.................... 15 décigr.
Camphre................................. 5 décigr.
Sirop d'orange.......................... 8 gramm.
Eau camphrée............................ 40 gramm.
Mêlez pour une potion, à prendre *ut suprà*.

On peut encore mélanger tout simplement le chloroforme avec du mucilage de gomme arabique, ou avec de l'eau au moyen d'un jaune d'œuf, mais la suspension n'est pas aussi complète que dans les formules précédentes. La première formule me paraît la meilleure.

INJECTIONS.

(Injection calmante.)

Pr. Eau de guimauve.......................... 500 gramm.
Laudanum................................ 4 gramm.

Mêlez.

(Autre).

Pr. Décoction de têtes de pavôt............... 500 gramm.
Teinture de jusquiame...................... 8 gramm.

Mêlez.

(Injection astringente.)

Pr. Alumine................................ 4 gramm.
Eau..................................... 500 gramm.

Mêlez.

(Autre.)

Pr. Sulfate de zinc.......................... 4 gramm.
Eau..................................... 150 gramm.

Mêlez.

(Autre.)

Pr. Alumine................................ 2 gramm.
Sulfate de zinc............................ 2 gramm.
Eau..................................... 500 gramm.

Mêlez.

(Autre.)

Pr. Nitrate d'argent......................... 2 gramm.
Eau distillée............................. 120 gramm.

Mêlez.

(Autre.)

PR. Acétate de plomb........................ 4 gramm.
Eau.................................. 500 gramm.

Mêlez.

(Autre.)

PR. Alumine.............................. 4 gramm.
Décoction d'écorce de chêne................ 500 gramm.

Mêlez.

STATISTIQUE

DES MALADIES UTÉRINES

OBSERVÉES AU DISPENSAIRE GÉNÉRAL DE L'OUEST,

DU MOIS DE MARS 1846 AU MOIS DE MARS 1849.

Du mois de juillet 1846 au mois de mars 1849, c'est-à-dire dans un intervalle de près de trois ans, un très-grand nombre de malades ont passé sous mes yeux au dispensaire général de l'Ouest ; mais trois cents seulement présentaient du côté des organes utérins des symptômes de nature à appeler mon attention. Ces trois cents malades, je les ai examinées avec la plus grande attention, et j'ai pris immédiatement sur leur état quelques notes sommaires qui ont été consignées sur les registres du dispensaire. Quoique incomplètes à certains égards, ces dernières pourront cependant être utilisées plus tard, et servir de base à une statistique des maladies utérines et en particulier des maladies inflammatoires du système utérin.

Voici quelle était la nature de l'affection dont ces trois cents malades étaient atteintes au moment où elles se présentèrent à mon examen :

Inflamm. du col de l'utérus avec ulcération et hypertrophie	108
» avec ulcération seulement......	103
» avec hypertrophie seulement....	6
Métrite simple du col avec ou sans vaginite............	5
Congestion du col et du vagin....................	1
Inflammation aiguë du corps de l'utérus..............	1
Inflammation chronique du corps de l'utérus...........	4
Métrite interne..............................	1
Procidence de l'utérus avec ulcération ou hypertrophie inflammatoire........................	20

Procidence de l'utérus simple, dont une pendant la grossesse		4
Abcès des ligaments larges		2
Ovarite		1
Tumeurs et polypes fibreux, avec ulcération du col	2	8
» sans ulcération	6	
Polypes vasculaires, avec ulcération du col	6	8
» sans ulcération	2	
Métrorrhagie		4
Aménorrhée		4
Dysménorrhée mécanique		1
Névralgie utérine		1
Cancer ulcéré		14
Tumeur et hydropisie de l'ovaire		4
		300

On voit que sur les 300 malades affectées de maladies du système utérin, 232, ou 77 pour cent, offraient une maladie franchement inflammatoire, à peu d'exceptions près limitée à l'utérus; et encore pourrait-on y ajouter les 20 cas de procidence de l'utérus avec ulcération ou hypertrophie, et les 8 cas de polypes vasculaires ou fibreux avec ulcération, ce qui donnerait la proportion de 257 cas de maladies inflammatoires de l'utérus, ou de 85 pour cent.

Sur les 108 cas d'inflammation du col de l'utérus avec ulcération et hypertrophie, 96 ont été observés chez des femmes mariées ayant eu auparavant des enfants ou un avortement, 6 chez des femmes mariées et stériles, 6 chez des femmes enceintes.

Sur les 103 cas d'inflammation du col avec ulcération, 62 chez des femmes ayant eu des enfants ou des avortements, 19 chez des femmes enceintes, 14 chez des femmes stériles, 8 chez des filles vierges.

Sur les 6 cas d'inflammation du col avec hypertrophie seulement, 3 chez des femmes multipares, 1 chez une femme stérile, 2 chez des filles vierges.

Sur les 5 cas de métrite simple du col avec ou sans vaginite, 3 chez des femmes mariées et ayant eu des enfants, 2 chez des vierges.

Tous les cas d'inflammation du corps de l'utérus et de métrite interne ont été observés chez des femmes ayant eu déjà des enfants.

Des 20 femmes affectées de procidence de l'utérus avec ulcération ou hypertrophie, aucune n'avait eu moins de trois enfants, et plusieurs en avaient eu sept, dix, et vingt même dans un cas.

Les 3 cas d'abcès des ligaments larges et d'ovarite ont été constatés chez des filles vierges; les 6 cas de polypes vasculaires, avec ulcération du col, quatre fois chez des femmes mariées ayant eu des enfants, une fois chez une femme stérile et une fois chez une fille vierge.

Relativement à l'âge, la moyenne, pour les femmes affectées d'inflammation du col avec hypertrophie et ulcération, était de trente-trois ans; dans le cas d'ulcération seulement, de trente ans; dans le cas d'hypertrophie seulement, de trente-six ans; dans le cas de procidence avec ulcération ou hypertrophie, de quarante-quatre ans, tandis que l'âge moyen des 14 femmes affectées de cancer utérin était de quarante-neuf ans.

Je crois ces renseignements statistiques suffisants pour venir à l'appui des doctrines que j'ai soutenues dans ce livre. Je ne m'appesantirai ni sur les symptômes locaux et généraux que présentaient les malades (j'y ai déjà insisté suffisamment dans différents points de cet ouvrage), ni sur le résultat du traitement. En ce qui touche ce dernier point, on comprend de reste que pour des personnes qui viennent de temps en temps réclamer des soins à la consultation d'un dispensaire, il serait impossible de donner des résultats statistiques un peu complets, puisque le médecin ne peut le plus ordinairement ni suivre le traitement qu'il a prescrit, ni s'assurer qu'il a été ponctuellement exécuté.

TABLE ANALYTIQUE.

APPENDICE.

FIN DE LA TABLE ANALYTIQUE.

Imprimerie de HENNUYER et Ce, rue Lemercier, 24. Batignolles.

www.ingramcontent.com/pod-product-compliance
Ingram Content Group UK Ltd.
Pitfield, Milton Keynes, MK11 3LW, UK
UKHW020152250726
13967UKWH00003B/1015

9 782012 964259